《内经》乾坤

从经典中读出灵感

田合禄 李海霞 著

中国科学技术出版社

·北 京·

图书在版编目（CIP）数据

《内经》乾坤：从经典中读出灵感 / 田合禄，李海霞著. —北京：中国科学技术出版社，2024.1

ISBN 978-7-5236-0140-2

Ⅰ．①内… Ⅱ．①田… Ⅲ．①《内经》—研究 Ⅳ．① R221

中国国家版本馆 CIP 数据核字（2023）第 051832 号

策划编辑	韩　翔
责任编辑	于　雷
文字编辑	卢兴苗
装帧设计	华图文轩
责任印制	李晓霖

出　　版	中国科学技术出版社
发　　行	中国科学技术出版社有限公司发行部
地　　址	北京市海淀区中关村南大街 16 号
邮　　编	100081
发行电话	010-62173865
传　　真	010-62179148
网　　址	http://www.cspbooks.com.cn

开　　本	710mm×1000mm　1/16
字　　数	390 千字
印　　张	29
版　　次	2024 年 1 月第 1 版
印　　次	2024 年 1 月第 1 次印刷
印　　刷	北京盛通印刷股份有限公司
书　　号	ISBN 978-7-5236-0140-2/R·3056
定　　价	78.00 元

内容提要

　　《易纬·乾凿度》有云："夫有形生于无形，乾坤安从生？故曰有太易、有太初、有太始、有太素也。太易者，未见气也；太初者，气之始也；太始者，形之始也；太素者，质之始也；气形质具而未离，故曰混沌。"太易、太初、太始、太素是宇宙天地万物形成的四个阶段，气、形、质具备，生命由此而生。

　　《黄帝内经》是研究天道规律与生命规律的一部自然科学著作，包括《素问》和《灵枢》两部分。本书以《黄帝内经》原文为基础，分为上篇《素问》感悟、下篇《灵枢》感悟，所选篇章均为宇宙天地变化对人体生命规律的影响，同时作者根据多年临床经验阐释了自己的理解和解读。本书内容原创，思路独特，通俗易懂，实用性强，适合中医药工作者、中医药院校广大师生及中医药爱好者阅读参考。

前　言

　　中医是研究人体生命的科学，是科学就要有发展、有创新。中医如何发展？中医如何创新？笔者认为应该在继承的基础上发展和创新。越高的大厦，越要有坚实的基础，没有坚实基础的大厦，就成了空中楼阁，好看不好用，并且很快就会坍塌。那么中医要继承什么？首先是对经典的继承，《黄帝内经》作为经典中的经典，必须要花大工夫来学习其中的精华，把这种精华继承下来、传承下去，并结合时代的信息，才能发展和创新中医。

　　读书不是死记硬背，要读活，要读出灵感来，死记硬背可能会有继承，但不会有发展和创新。要想达到继承和发展创新的双收目的，在读经时必须善于体悟，要发挥悟性。不才虽然脑子愚钝，但在勤求古训中也有一点儿感悟，于是写出来供大家评说，希望能起到抛砖引玉的作用。

滑县田堤口　田合禄

癸卯年夏于北京寓所

目　录

上篇　《素问》感悟

下篇 《灵枢》感悟

上篇 《素问》感悟

　　《黄帝内经》是以黄帝与大臣岐伯、伯高、雷公、少俞、少师等对话形式来研究天道规律与生命规律的一部自然科学的书，包括《素问》和《灵枢》两部分。《素问》："素"者，本也，本体、本原，乃"太素"之意。何谓太素？《易纬·乾凿度》："夫有形生于无形，乾坤安从生？故曰有太易、有太初、有太始、有太素也。太易者，未见气也；太初者，气之始也；太始者，形之始也；太素者，质之始也；气形质具而未离，故曰混沌。"太易、太初、太始、太素是宇宙天地万物形成的四个阶段，气、形、质具备，生命由此而生，黄帝问宇宙天地变化对人体生命规律的影响，即《素问》名称之来源。

　　《灵枢》：灵的繁体字是"靈"，从巫，巫皆是从事天文历法研究者，所以灵有神明的意思。如《素问·生气通天论》说："故圣人抟精神，服天气，而通神明。"还有《素问·至真要大论》说："天地之大纪，人神之通应也。""枢"，乃天枢之枢，关键在于天道。因此，《灵枢》同样是研究宇宙天地变化对人体生命规律影响的一部著作。

上古天真论篇第一

　　医家对《素问·上古天真论》的解读不尽人意，故笔者重新解读如下，希望读者指教。

所谓"天真"，真指真气。《灵枢·刺节真邪》说："真气者，所受于天，与谷气并而充身也。"其言"所受于天"，指受天之"五气"。所谓"谷气"，指受地之"五味"。后天滋养先天，后天真气是根本，故《黄帝内经》开篇即言"天真"之气。

《素问》第一篇讲的是生命科学。

一、"形与神"是研究《黄帝内经》的总纲领及中医生命科学的主线

《黄帝内经》第一篇《素问·上古天真论》是全书最重要的整体性的纲领性文献，系统而精彩。先是提出了以"形与神俱"为生命科学主线的核心写作大纲，其要点是以父母精卵结合给予先天"形"体为生命基础，后结合天地阴阳气味给予的后天生命主宰者"神"，"形神"合一，成为一个完整的双生命体的个体，才能与天地阴阳相应。后天生成的营卫气血——"神"滋养着先天"形"体，故《素问·上古天真论》强调："上古有真人者，提挈天地，把握阴阳，呼吸精气，独立守神，肌肉若一，故能寿敝天地，无有终时，此其道生。""提挈天地，把握阴阳"是为了"呼吸精气（天地气味）"，而"独立守神"与"肌肉（形）若一"，即"形神"合一，高度强调"形与神"的合一，不是单独强调"天道"。人是中医学研究的主体，天地阴阳是客体，主体人生活在客体自然环境中，有形人体是本、是基础，无形天地阴阳是末、是主宰，不能本末颠倒。

后天滋养先天，父母给予的先天形体生命，如果没有后天血气——"神"的滋养就会死亡。《灵枢·天年》说："黄帝问于岐伯曰：愿闻人之始生，何气筑为基，何立而为楯，何失而死，何得而生？岐伯曰：以母为基，以父为楯，**失神者死，得神者生也**。黄帝曰：何者为神？岐伯曰：血气已和，荣卫已通，

五脏已成，神气舍心，魂魄毕具，乃成为人。"又说："百岁，五脏皆虚，神气皆去，形骸独居而终矣。"《素问·移精变气论》说："得神者昌，失神者亡。"形骸即形体，只有"形骸"，没有"神气"就是尸体。神不舍心，先天"形骸"得不到后天"神气"的滋养，就会死亡。"神气皆去"是因"今时之人……以酒为浆，以妄为常，醉以入房，以欲竭其精，以耗散其真，不知持满，不时御神，务快其心，逆于生乐，起居无节，故半百而衰也"。《素问·汤液醪醴论》说："嗜欲无穷，而忧患不止，精气弛坏，营泣卫除，故神去之而病不愈也。""嗜欲无穷，而忧患不止"，损伤了营卫血气，故而"神去"。

那么怎样才能活到天年度百岁呢？只有"虚邪贼风，避之有时，恬惔虚无，真气从之，精神内守"，一是防范外邪风、寒、暑、湿、燥、火的侵犯，二是守神从真气。关于"真气"，《灵枢·刺节真邪论》说："真气者，所受于天，与谷气并而充身也。""真气"是天之五气和地之五味的合一，其实就是"神"，神气、真气、胃气，一而异名也。《灵枢·营卫生会》说："营卫者精气也，血者神气也，故血之与气，异名同类焉。"活到百岁，只有"知道""合于道"的人才能达到。"真气受于天"，故名"天真"。《素问·离合真邪论》说："真气者，经气也。"由此可知，神注入心为心神，布五脏为五脏神，行经脉中为"经气"。

《素问·阴阳应象大论》说："阴阳者，天地之道也。"《素问·阴阳离合论》说："天为阳，地为阴。"《灵枢·阴阳系日月》说："天为阳，地为阴。""道"就是阴阳，阴阳就是天地。故《素问·四气调神大论》说顺春夏为阳、秋冬为阴的四时阴阳为"得道"，《素问·上古天真论》称为"合于道"。《周易·系辞传》说："一阴一阳之谓道。"老子称"道生一"。《周易·说卦传》说："立天之道，曰阴曰阳。"《素问·天元纪大论》说要"谨奉天道"。《素问·阴阳应象大论》说："天地者，万物之上下也；阴阳者，血气之男女也；左右者，阴阳之道路也；水火者，阴阳之征兆也；阴阳者，万物之能始也。"《素问·天元纪大论》说："天地之道也，万物之纲纪……天地者，万物之上下也；左右者，阴阳之道路也；水火者，阴阳之征兆也；金木者，生成之终始也。"这个"道"，就是天、地、人三才之道。天地合气味而生"神"，而天之五气和地之五味有时间和空间之万变，故《素问·天元纪大论》说："物生谓之化，物极谓之变，阴阳不测谓之神。"万物有形，人有"形"体，所以这个"道"就是"形神合一"之道。这就是《黄帝内经》的"真要"，故《素问·至真要大论》说："知其要者，一言而终，不知其要，流散无穷。"上古之人"法则天地……合同于道""淳德全道，和于阴阳，调于四时""提挈天地，把握阴阳，呼吸精气，独立守神，肌肉若一"，故能"道生"。

《素问·阴阳离合论》说："天为阳，地为阴，日为阳，月为阴。"《灵枢·阴阳系日月》说："天为阳，地为阴，日为阳，月为阴。"1973年马王堆汉墓出土的帛书《周易》说："阴阳之义合日月。"日月是最大的天象，如《周易·系辞传》说："法象，莫大乎天地；变通，莫大乎四时；悬象著明，莫大乎日月。"《素问·阴阳应象大论》说"阴阳应象"，就是说"阴阳"来自于"象"。那么"象"是什么呢？《素问·五运行大论》说："夫变化之用，天垂象，地成形，七曜纬虚，五行丽地。"又说："夫阴阳者，数之可十，推之可百，数之可千，推之可万，天地阴阳者，不以数推，以象之谓也。"传世《周易·系辞传》和1973年马王堆汉墓出土的帛书《周易》都说："天垂象，见吉凶，圣人象之。"可知"象"是指天象、气象，而天象主要是指日月。故《素问·八正神明论》说："先知日之寒温，月之虚盛，以候气之浮沉，而调之于身，观其立有验也。"

二、"形"的产生及其生长发育是生命的基础

《黄帝内经》将"形"体分为男女加以论述。

女子七岁，肾气盛，齿更发长。二七而天癸至，任脉通，太冲脉盛，月

事以时下，故有子。三七，肾气平均，故真牙生而长极。四七，筋骨坚，发长极，身体盛壮。五七，阳明脉衰，面始焦，发始堕。六七，三阳脉衰于上，面皆焦，发始白。七七，任脉虚，太冲脉衰少，天癸竭，地道不通，故形坏而无子也。

丈夫八岁，肾气实，发长齿更。二八，肾气盛，天癸至，精气溢泻，阴阳和，故能有子。三八，肾气平均，筋骨劲强，故真牙生而长极。四八，筋骨隆盛，肌肉满壮。五八，肾气衰，发堕齿槁。六八，阳气衰竭于上，面焦，发鬓颁白。七八，肝气衰，筋不能动，八八，天癸竭，精少，肾脏衰，形体皆极，则齿发去。肾者主水，受五脏六腑之精而藏之，故五脏盛乃能泻。今五脏皆衰，筋骨懈惰，天癸尽矣。故发鬓白，身体重，行步不正，而无子耳。

帝曰：有其年已老而有子者，何也？岐伯曰：此其天寿过度，气脉常通，而肾气有余也。此虽有子，男不过尽八八，女不过尽七七，而天地之精气皆竭矣。

帝曰：夫道者年皆百数，能有子乎？岐伯曰：夫道者能却老而全形，身年虽寿，能生子也。

"形"来源于父母。这里说得很明白，人的"形"体来源于父母交媾之精卵，《灵枢·天年》说："人之始生……以母为基，以父为楯。"女子二七和男子二八后交媾可以生子，其谓"全形"是健康的，"形坏"是不健康的。"形"包括五脏六腑、奇恒之腑、皮肉、经脉、筋骨等解剖结构。

"形"是父母遗传的，属于先天，决定着人的生命周期，《黄帝内经》称作"天数""气数"。以现代科学描述，DNA决定了人的生命周期，大约是100岁。"形"为器，《素问·六微旨大论》说："器者，生化之宇，器散则分之，生化息矣。"形器的功能是"生化"，"生化"也有"天数"周期性，女子"七七，任脉虚，太冲脉衰少，天癸竭，地道不通，故形坏而无子也"，男子"八八，天癸竭，精少，肾脏衰，形体皆极，则齿发去"。所谓"形坏""形体皆极"是指"形器"没有"生化"作用了。一般来说，女子的"生化"周期是49年，男子的"生化"周期是64年。"生化"功能有一个衰败过程，女子始于"五七"35

岁，男子始于"五八"40岁，所以"衰"不同于"老"，"衰"指"生化"功能，"老"指"天数"生命周期。形器虽然衰败不能"生化"了，但还可以靠其蓄积生存一段时间，蓄积尽了，也就到了"天数"年了。"生化"周期比生殖周期长。生殖周期从"天癸至"开始，到"天癸竭"结束，生殖周期男女有别，女子从"二七"（14岁）"天癸至"到"七七"（49岁）"天癸竭"，只有36年的生殖周期；男子从"二八"（16岁）"天癸至"到"八八"（64岁）"天癸竭"，则有49年的生殖周期。这个先天之"器"是人体生命存活的基础。"天癸"有形属阴，"阳予之主"是"阳生阴长"的产物，先有阳气衰，后有天癸竭，故女子"五七"（35岁）后阳气开始衰退至"七七"（49岁）而"天癸竭"，男子"六八"（48岁）"阳气衰竭于上"至"八八"（64岁）而"天癸竭"。故《素问·阴阳应象大论》说："年四十，而阴气自半也，起居衰矣。年五十，体重，耳目不聪明矣。年六十，阴痿，气大衰，九窍不利，下虚上实，涕泣俱出矣。"

人是一个生物，是生物就会有生物周期。人的生物周期由DNA决定，分为四个功能周期。

1. 生命周期　天数、气数、天命。生、长、壮、老、死，1—100岁。100岁就是按大衍之数50来计算的，正负阴阳一个周期就是100岁。从胎儿开始，是虚岁。

《灵枢·天年》说：人生十岁，五脏始定，血气已通，其气在下，故好走；二十岁，血气始盛，肌肉方长，故好趋；三十岁，五脏大定，肌肉坚固，血脉盛满，故好步；四十岁，五脏六腑、十二经脉，皆大盛以平定，腠理始疏，荣华颓落，发颇斑白，平盛不摇，故好坐；五十岁，肝气始衰，肝叶始薄，胆汁始减，目始不明；六十岁，心气始衰，苦忧悲，血气懈惰，故好卧；七十岁，脾气虚，皮肤枯；八十岁，肺气衰，魄离，故言善误；九十岁，肾气焦，四脏经脉空虚；百岁，五脏皆虚，神气皆去，形骸独居而终矣。

人50岁首先从应春的肝气开始衰退，其次是应夏的心气衰退，春夏主阳气属于阳仪系统，然后是应长夏的脾阳衰退，最后是应秋肺气和应冬肾气的阴气衰竭，诸器宇生化终止，人体无法生"神"，没有"神气"了，就只剩下没有"生化"能力的"形骸"。

古人还大体将人分为少、壮、老三个阶段。《素问·示从容论》说："夫年长则求之于腑，年少则求之于经，年壮则求之于脏。"并给出了"年忌"时间，《灵枢·阴阳二十五人》说："凡年忌下上之人，大忌常加七岁，十六岁，二十五岁，三十四岁，四十三岁，五十二岁，六十一岁，皆人之大忌，不可不自安也，感则病行，失则忧矣。当此之时，无为奸事，是谓年忌。"

2. **生殖周期** 《素问·上古天真论》说：女子七岁，肾气盛，齿更发长；二七而天癸至，任脉通，太冲脉盛，月事以时下，故有子；三七，肾气平均，故真牙生而长极；四七，筋骨坚，发长极，身体盛壮；五七，阳明脉衰，面始焦，发始堕；六七，三阳脉衰于上，面皆焦，发始白；七七，任脉虚，太冲脉衰少，天癸竭，地道不通，故形坏而无子也。

丈夫八岁，肾气实，发长齿更；二八，肾气盛，天癸至，精气溢泻，阴阳和，故能有子；三八，肾气平均，筋骨劲强，故真牙生而长极；四八，筋骨隆盛，肌肉满壮；五八，肾气衰，发堕齿槁；六八，阳气衰竭于上，面焦，发鬓颁白；七八，肝气衰，筋不能动；八八，天癸竭，精少，肾脏衰，形体皆极，则齿发去。肾者主水，受五脏六腑之精而藏之，故五脏盛乃能泻；今五脏皆衰，筋骨懈惰，天癸尽矣，故发鬓白，身体重，行步不正，而无子耳。

男：49年（16—64岁），女：36年（14—49岁），生殖周期是由天癸决定的。

3. **生化周期** 女1—49岁，男1—64岁，"器者，生化之宇"就是说，49岁和64岁是"生化"的顶峰期，之后为衰败期。生化作用是由阳气决定的。如同春夏为"阳生阴长"，秋冬为"阳杀阴藏"一样。这个周期是周岁，出生肺门、脾门打开服食气味后才有"生化"作用。

《周易·系辞传》大衍之数50其用七七四十九节律，是讲女性的节律；

八八六十四节律，是讲男性的节律。乾道成男，坤道成女，男女节律有别，相差 15 年。

"肾气"是肾脏"器"的"气化"反映。肾精不是先天的物质，是后天的储存。《素问·上古天真论》说："肾者主水，受五脏六腑之精而藏之，故五脏盛乃能泻。"由此可知，肾藏的是五脏六腑之精，肾藏的脏腑之精在肾"生化"作用下肾精"化生"了"肾气"，故有"肾气衰"之言。肾脏、肾气和肾精是三个不同概念，肾脏是解剖之名，肾气是应天的气化之名，肾精是肾脏储藏之物名。

《素问·上古天真论》说："人年老而无子者，材力尽邪？将天数然也？"所谓"材力"是指原材料，原材料来源于生"神"的"天地之精气"，即天地之气味，到了女子七七（49 岁）、男子八八（64 岁）之年，形器已坏，不能"生化"了，故云"天地之精气皆竭"。所以"得道"之人往往在黄庭丹田"神"上下功夫，"提挈天地，把握阴阳，呼吸（天地）精气，独立守神（气味生成）"，所以要"四气调神"。

现在都认为肾是先天之本，多因《素问·上古天真论》讲到肾气盛才能有子，肾气衰则无子。但《素问·上古天真论》说"肾者主水，受五脏六腑之精而藏之，故五脏盛乃能泻"，也就是说，肾气的盛衰决定于五脏精气的盛衰，五脏精气的盛衰不是决定于肾气，而是决定于生命周期"逆于生乐，起居无节"，只有生殖周期决定于肾气，这一错误观念必须纠正。

把青海湖比作肾脏，青海湖的水源好比是五脏六腑之精气，只有当青海湖的水源枯竭后，青海湖才会慢慢地干枯。肾也是如此，在五脏六腑之精慢慢衰竭后，肾最后才衰竭。

关于女子二七天癸至、男子二八天癸至，《灵枢·天年》说："人生十岁，五脏始定。"又说："血气已和，荣卫已通，五脏已成，神气舍心，魂魄毕具，乃为成人。"可知个体人从出生开始获得肺天脾地气味所生之"神"——营卫气血到"五脏始定""五脏已成，神气舍心"是有一个积蓄的过程，要到女子

二七、男子二八才能积蓄到"五脏盛，乃能泻"的男女交媾时候。按照《黄帝内经》的定义，"10岁"以前的儿童都不是完整意义上的"成人"，所以北方有一个风俗——12岁开锁，开锁以后就脱离儿童成了少年，表示进入智慧成长阶段了。

4. 七、八发育周期 经文明确提出女子以7年为一个阶段周期，男子以8年为一个阶段周期，这是因为男子为阳、为日，以阳生为基础，阳生于春，配肝；女子为阴、为月，以阴生为基础，阴生于秋，配肺。《灵枢·阴阳系日月》说："日生火，月生水。"故女子月经称月水。与洛书相配的话，左8肝，右7肺，如《素问·刺禁论》说："肝生于左，肺藏于右。"

三、"神"的主宰作用

论"形"之后，紧接着论神。

黄帝曰：上古有真人者，提挈天地，把握阴阳，呼吸精气，独立守神，肌肉若一，故能寿敝天地，无有终时，此其道生。

中古之时，有至人者，淳德全道，和于阴阳，调于四时，去世离俗，积精全神，游行天地之间，视听八达之外，此盖益其寿命而强者也，亦归于真人。

其次有圣人者，处天地之和，从八风之理，适嗜欲于世俗之间，无恚嗔之心，行不欲离于世，被服章，举不欲观于俗，外不劳形于事，内无思想之患，以恬愉为务，以自得为功，形体不敝，精神不散，亦可以百数。

其次有贤人者，法则天地，象似日月，辨列星辰，逆从阴阳，分别四时，将从上古合同于道，亦可使益寿而有极时。

论"神"，真人是"呼吸精气，独立守神"；至人是"调于四时……积精全神"（这里的"精"指"呼吸精气"的"精"，不是肾精）；圣人是"处天地之和，从八风之理……形体不敝，精神不散"；贤人是"逆从阴阳，分别四时"；

即依据"四气调神"，都不离天地四时阴阳——日月的相互运动。强调"守神""全神"，并强调以"形"为基础，谓"形体不敝"则"精神不散"。因为"神"来源于天地四时阴阳气味（《素问·六节藏象论》），所以"守神""全神"离不开"天地""四时阴阳"，而把握天地、四时、阴阳的规律就是"道"，没有高于天地、四时、阴阳的虚无之"道"。所谓"天真"，指人体生命双结构的真实来源。于此可知，《黄帝内经》所论人体生命的主线是由先天父母给予的"形"到后天天地给予的"神"，这是实实在在的真理！

要想"全神"，就必须按春夏秋冬四时时序调神，故第二篇就是《素问·四气调神大论》。其先讲春夏秋冬四时生、长、收、藏正常之气，四时四象，谓"夫四时阴阳者，万物之根本也，所以圣人春夏养阳，秋冬养阴，以从其根，故与万物沉浮于生长之门。"后讲逆四时失道者，谓"逆春气，则少阳不生，肝气内变。逆夏气，则太阳不长，心气内洞。逆秋气，则太阴不收，肺气焦满。逆冬气，则少阴不藏，肾气独沉。"

"天地合气，命之曰人"而生神，故云"生气通天"。虽然第三篇云《素问·生气通天论》，强调天阳之气，谓"阳气者，若天与日，失其所则折寿而不彰，故天运当以日光明，是故阳因而上卫外者也。""阳气者，一日而主外，平旦人气生，日中而阳气隆，日西而阳气已虚，气门乃闭。"如果"反此三时，形乃困薄"，还是要回到主体人之"形"体来，所以最后说："阴之所生，本在五味……是故谨和五味，骨正筋柔，气血以流，腠理以密，如是则骨气以精，谨道如法，长有天命。"只有天气五气和地气五味合和生神，形体、腠理、筋骨"气血以流"，《素问·脏气法时论》说"气味合而服之，以补精益气"，如是才能"长有天命"。《灵枢·根结》也说："用针之要，在于知调阴与阳，调阴与阳，精气乃光，合形与气，使神内藏。""神内藏"才是生命之要。

对于人体生命来说，"形"是基础，没有先天之"形"，"神"则无所舍。故《黄帝内经》非常重视"形"，并提出形器心为"形"之主，于是有《素问·灵兰秘典论》一篇，突出"心为君主之官""心为五脏六腑之大主"。

"形"虽然是人体生命的基础，但养之者是天地气味合成的"神"，是以《素问·六节藏象论》专论生神天地之气，以肝、心、肺、肾应天之气春、夏、秋、冬四时四象，"脾、胃、大肠、小肠、三焦、膀胱"应地之气，属阴土，加一个少阳胆，从而提出"天以六六为节，地以九九制会"的规矩，"六六之节，所以正天之度"，"九九制会"为"气之数"，"天度者，所以制日月之行也；气数者，所以纪化生之用也"为五运六气理论打下了基础。五运六气理论的两大内容——司天在泉和标本中气都有论及。如云"五日谓之候，三候谓之气，六气谓之时，四时谓之岁，而各从其主治焉。五运相袭，而皆治之，终期之日，周而复始，时立气布，如环无端，候亦同法。故曰：不知年之所加，气之盛衰，虚实之所起，不可以为工矣。"五运的太过和不及就是阐述司天在泉，而谓。

心者，生之本，神之变也。其华在面，其充在血脉，为阳中之太阳，通于夏气。肺者，气之本，魄之处也，其华在毛，其充在皮，为阳中之太阴，通于秋气。肾者，主蛰，封藏之本，精之处也。其华在发，其充在骨，为阴中之少阴，通于冬气。肝者，罢极之本，魂之居也。其华在爪，其充在筋，以生血气，其味酸，其色苍，此为阳中之少阳，通于春气。脾、胃、大肠、小肠、三焦、膀胱者，仓廪之本，营之居也，名曰器，能化糟粕，转味而入出者也。其华在唇四白，其充在肌，其味甘，其色黄，此至阴之类，通于土气。凡十一脏，取决于胆也。

这是在阐述标本中气。其"脾、胃、大肠、小肠、三焦、膀胱者，仓廪之本，营之居也，名曰器，能化糟粕，转味而入出者也。其华在唇四白，其充在肌，其味甘，其色黄，此至阴之类，通于土气。凡十一脏，取决于胆也"就是讲从本的太阴少阳两经，《素问·五脏别论》说："夫胃、大肠、小肠、三焦、膀胱，此五者，天气之所生也，其气象天。"肺主天气，于是肺吸入天之气，脾摄入地之气，谓："天食人以五气，地食人以五味，五气入鼻，藏于心肺，上使五色修明，音声能彰。五味入口，藏于肠胃，味有所藏，以养五气，气和而生，津液相成，神乃自生。"神就是营卫气血，在肠胃生成的营卫气血分两道输布于身体各部。《灵枢·五味》说："谷始入于胃，其精微者，先出于胃之两焦，以溉五脏，别出两行，营卫之道。"则是由从中气的厥阴、阳明两经来完成，也就是《素问·阴阳应象大论》说："左右者，阴阳之道路也。"厥阴从中气少阳由左升阳，阳生阴长，上奉阳气、营血于心火；阳明从中气太阴由右降阴，阴降阳藏于肾水，就是《素问·阴阳应象大论》说："水火者，阴阳之征兆也。"此"征兆"就是心肾的外在表象，讲心肾病，合起来就是四时四象。《素问·刺禁论》阐述为："肝生于左，肺藏于右；心部于表，肾治于里；脾为之使，胃为之市。"

从上述可知，人体生命的核心主线是形神系统，心主形，为五脏六腑之大主，黄庭土类生神，主神，神气舍心的关隘是门静脉和肝胆，所以黄庭土类（后天）、门静脉、肝、心（先天）是人体生命的主轴线。

四、青春常在

健康长寿是每个人的愿望，总希望"青春"常在。那么，怎样才能做到"青春"常在呢？"青春"常在为什么就能健康长寿呢？这首先得明白"青春"是什么。春就是春天，因为春天万物生长，青青的草木，一派翠绿，所以叫作青春。一年四季，春生、夏长、秋收、冬藏，万物生长之机在于春，没有春天正常的阳生阴长，就没有正常的夏长、秋收、冬藏了。天人相应，人道法于天道，在人体中肝胆系统配应于"青春"，也就是说，肝胆系统主宰着人体的阳生阴长功能，肝胆系统的健康是人体健康长寿的基础，肝胆系统的职责失常则五脏系统皆乱，俗称"肝为五脏之贼"，所以《素问·六节藏象论》说"凡十一脏，皆取决于胆"。为什么要取决于胆呢？金元四大医家之一李东垣说："胆者，少阳春生之气，春气升则万化安，故胆气春升，则余脏从之。"张志聪也说："胆主甲子，为五运六气之首，胆气升则十一脏腑之气皆升，故取决于胆也。所谓求其至也，皆归始春。"这个少阳之气就是寄居肝胆中的三焦相火，张景岳称作人体内的一轮红日。因此养生保健首先要抓住"春生少阳之气"，使阳气不衰，故《素问·生气通天论》说："阳气者，若天与日，失其所则折寿而不彰。"阳气旺就精力充沛，体格健壮，即所谓"阳气者，精则养神，柔则养筋"。正因为如此，《黄帝内经》才称肝为"将军之官"，将军的职责就是卫国、平乱保太平。卫国就是卫外，使邪气不能侵犯人体；平乱就是安定五脏系统不生疾病。"阳气固，虽有贼邪，弗能害也""失之则内闭九窍，外壅肌肉，卫气散解"而生病矣。

《灵枢·天年》讲人"半百而衰"是从肝气开始，曰"五十岁，肝气始衰，肝叶始薄，胆汁始减，目始不明"，然后才是"心气始衰"（六十岁）、"脾气虚"（七十岁）、"肺气衰"（八十岁）、"肾气焦"（九十岁）、"五脏皆虚"（百岁）。《素问·上古天真论》也说是"六七""六八"从"阳气衰竭"开始，"七八肝气衰"。为什么衰老会从肝胆系统开始呢？因为肝胆主春生少阳之气，主阳生阴长，没有阳生阴长，就会"天癸竭"。关于"天癸"的定义，注家众说纷纭，莫衷一是。我们首先说"癸"字，《说文解字》说："癸，象水从四方流入地中之形。"因此说"癸"为水。"天癸"就是从天上来的水。它是阳生阴长的产物，阴气升于天为云成雨，就是天水，就是"天癸"，即所谓"天一生水"，降落则为肾水。天癸竭，就是上源之水竭，终致肾的精水竭，就失去了生殖能力。天癸，即天水。乾为天，又乾为首、为肺，首为头，所以天水，就是头上来的水和肺水。

"二七""二八""肾气盛，天癸至"是因为《灵枢·本输》说"少阳属肾"，《灵枢·本脏》说"肾合三焦"，张元素说"胆属木，为少阳相火，发生万物"，所以肾脏的募穴就在少阳胆经上。肾属水，何以至"肾气盛"？全赖少阳相火之气化也。有了少阳相火，才能阳生阴长，阳生阴长了，才能"阴精上奉"，才能"天癸至"，才能"其人寿"。少阳主人一身之阳气，所以胆的募穴叫日月，故《周易·系辞传》说："日月相推而明生焉"。又如《黄庭外景经·肝之章》说："肝之为气修而长，罗列五脏生三光……上合三焦道饮浆，精候天地长生道，我神魂魄在中央。"指出了肝与少阳三焦的密切关系，以及肝胆在养生中的重要作用。春位四季之首，肝木是生气之源，故有此健身作用；不要轻易把胆囊割除，它有免疫作用。

至于"肝为五脏之贼"的原因，首先《灵枢·本输》说"少阳属肾，肾上连肺，故将两脏"；其次肾脏的募穴京门在少阳胆经上，脾脏的募穴章门在肝经上；最后是肝通心、相火代心行事。肝通脾、肾、心、肺四脏，故为五脏之贼。

第一，春生少阳之气失常会在经络方面有反应，做经络检查可以发现中渚、天井、太冲、丘墟、阳陵泉、膈俞、天宗、肩井、风池等穴位有阻滞不通现象。当人们常处于亚健康状态，就可以在这些穴位做按摩、推拿、针灸等治疗。上海陈玉琴女士的敲打胆经、按压心包经就是一种很好的疏通少阳方法。

第二，《素问·上古天真论》所论四类养生高手都不离"时"，如真人"提挈天地，把握阴阳"，至人"和于阴阳，调于四时"，圣人"处天地之和"，贤人"法则天地……逆从阴阳，分别四时"。因此《素问·四气调神大论》提出按时养生的方法。

第三，用桂枝汤、补中益气汤、逍遥散之类的方剂对证调理。

第四，气功家的炼丹就是培养少阳之气，达到阳光灿烂，谓之金丹。笔者不主张一般人炼金丹，很多人都是因为炼金丹出偏差导致疾病缠身。笔者在《太极医学传真》一书中向大家推荐的腹部按摩"延年益寿九转法"，适合所有人使用并且不会出任何偏差。

第五，食疗。可以吃核桃、韭菜、香菜、羊肉、狗肉、牛肉等，炒菜用些生姜、大料、花椒，炖肉用些肉桂等。

春生少阳之气的作用是阳生阴长，仅注意"阳生"还不行，还要注意"阴长"，阴阳互根互用的问题。阳是火，阴是水，同时还要注意饮水。"水是最好的药"，虽然提法有些偏激，但还是可取的。如果一个人缺水了，无水化气，也就无阳可升。实际上"阳生阴长"的过程就是水循环过程，是一个"风调雨顺"的环境。《黄帝内经》说风配应于春和肝胆。风调，就是春气正常、肝胆系统正常。它们正常了，才有"阳生阴长"，因为"阴长"，所以"雨顺"，大家看看春夏之雨就懂得其中奥妙了。

上古之人，其知道者，法于阴阳，和于术数，食饮有节，起居有常，不妄作劳，故能形与神俱而尽终其天年，度百岁乃去。

就是说，善于养生的人要"法于阴阳，和于术数"，那么，就要明白什么是"阴阳"，什么是"术数"。

传世本《易传》说"阴阳之义配日月"，帛书《易传》说"阴阳之义合日月"，故《说文》引秘书说"日月为易"，而《庄子》说"易以道阴阳"。这就是说，阴阳就是日月，日为阳，月为阴，昼为阳，夜为阴。总之研究阴阳的消长变化规律，就是研究日月的运动规律。因为"法象莫大乎天地，变通莫大乎四时，悬象著明莫大乎日月"，日月运动是天道的代表。所以孔子写作的《诗》《书》《礼》《易》《乐》《春秋》等几部经典都是究天人之道的书。"天之道"以天文历法为标志，"民之故"就是政事。所以孔子在《周易·系辞传》中说《易经》"是以明于天之道而察于民之故"。日月地三体运动便产生了四时阴阳，所以"法于阴阳"，就是顺从四时阴阳，跟着太阳养生。养生之事，就是"民之故"。故第二篇就是《素问·四气调神大论》，专讲四时养生问题。

班固在《汉书·艺文志》中说："阴阳家者流，盖出于羲和之官，敬顺昊天，历象日月星辰，敬授民时，此其所长也。及拘者为之，则牵于禁忌，泥于小数，舍人事而任鬼神[1]。""数术者，皆明堂、羲和、史卜之职也[2]。""太史令尹咸校数术。"关于阴阳、数术，司马迁在《史记·太史公自序》中是这样说的："尝窃观阴阳之术，大祥而众忌讳，使人拘而多所畏。然其序四时之大顺，不可失也……夫阴阳四时、八位、十二度、二十四节各有教令，顺之者昌，逆之者不死则亡，未必然也，故曰'使人拘而多畏'。夫春生夏长，秋收冬藏，此天道之大经也。弗顺则无以为天下纲纪，故曰'四时之大顺，不可失也'[3]。"由此可知，阴阳家、术数家皆"出于羲和之官"。

《尚书·尧典》说：乃命羲和，钦若昊天，历象日月星辰，敬授人时。

分命羲仲，宅嵎夷，曰旸谷，寅宾出日，平秩东作，日中星鸟，以殷仲春，厥民析，鸟兽孳尾。

申命羲叔，宅南交，平秩南讹，敬致，日永星火，以正仲夏，厥民因，鸟兽希革。

分命和仲，宅西，曰昧谷，寅饯纳日，平秩西成，宵中星虚，以殷仲秋，厥民夷，鸟兽毛毨。

申命和叔，宅朔方，曰幽都，平在朔易，日短星昴，以正仲冬，厥民隩，鸟兽氄毛。

帝曰：咨，汝羲暨和。期三百有六旬有六日，以闰月定四时成岁。允厘百工，庶绩咸熙。

羲和是研究天文历法的官，考察"日月星辰，敬授人时"。班固又说："儒家者流，盖出司徒之官，助人君顺阴阳教化者也。游文于六经之中，留意于仁义之际，祖述尧、舜，宪章文武，宗师仲尼，以重其言，于道为最高。孔子曰：'如有所誉，其有所试。'唐、虞之隆，殷、周之盛，仲尼之业，已试之

---

① 班固：《汉书》第 118 页，中州古籍出版社，1996 年。
② 班固：《汉书》第 121 页，中州古籍出版社，1996 年。
③ 司马迁：《史记》第 278 页，中州古籍出版社，1996 年。

效者也①。"原来儒家主要是讲"阴阳教化"学说的,只是"留意于仁义之际"而已。所以孔子的主要任务也是研究考察"日月星辰,敬授人时"的,故能作《易传》,传《易经》之精髓。日月星辰变化深深地影响着人们的生活,故古人敬称太阳为太阳神、月亮为月亮神,孔子在观卦《象传》说:"观天之神道,而四时不忒。圣人以神道设教,而天下服矣。"何谓神?《周易·系辞传》曰:"阴阳不测之谓神"。何谓道?《周易·系辞传》曰:"一阴一阳之谓道"。所谓"神道",就是阴阳变化之道,而不是鬼神、上帝之神。所谓"神道设教",就是进行"助人君顺阴阳教化"之事。由此可知,"法于阴阳"就是顺从天地四时阴阳的规律,"和于术数"就是指女七、男八之数及天干、地支、六十甲子之数。

本篇要注意的要点如下。

第一,顺应天道四时阴阳就能长寿。

第二,二七而天癸至,任脉通,太冲脉盛,月事以时下,故有子……七七任脉虚,太冲脉衰少,天癸竭,地道不通,故形坏而无子也……二八肾气盛,天癸至,精气溢泻,阴阳和,故能有子……七八肝气衰,筋不能动。由此得知月经系统如下(图1)。

《素问·评热病论》说:"月事不来者,胞脉闭也。胞脉者,属心而络于胞中,今气上迫肺,心气不得下通,故月事不来也。"

有人说:"因为肾是人天癸所出之脏,天癸乃人之本元物质,是化生精气和生殖繁衍的精微物质,所以肾是先天之本。"这种说法是没有理解"天癸"本义的错误说法。癸为水,所谓"天癸",乃是天上之水,即天一之水,来源于水之上源肺,而藏之于肾。

第三,人老先是阳气衰,阳不生阴不长,故天癸竭而无子。

---

① 班固:《汉书》第117页,中州古籍出版社,1996年。

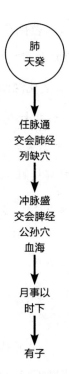

图1　月经系统

第四，上古有真人者，提挈天地，把握阴阳，呼吸精气，独立守神，肌肉若一，故能寿敝天地，无有终时，此其道生。

天为阳，地为阴，把握天地阴阳。而天食人以五气，地食人以五味。"精气"指上文"天地之精气"，就是五气、五味的精气。如《素问·脏气法时论》说："气、味合而服之，以补精益气。"神，指气味合所生之神，《素问·六节藏象论》说："天食人以五气，地食人以五味。五气入鼻，藏于心肺，上使五色修明，音声能彰；五味入口，藏于肠胃，味有所藏，以养五气，气和而生，津液相成，神乃自生。"肌肉指形体，"若一"指形体与神合一，如谓"上古之人，其知道者，法于阴阳，和于术数，食饮有节，起居有常，不妄作劳，故能形与神俱，而尽终其天年，度百岁乃去。"《灵枢·天年》说："百岁，五脏皆虚，神、气皆去，形骸独居而终矣。"

《素问·上古天真论》提出了人体生命健康的最高标准是"形与神俱"。神是后天五气、五味生成的，不是先天，不是无中生有。形体是先天父母给的，后天五气、五味生成的营卫血气——神滋养先天形体，达到形神天人合一境界。健康与否取决于两个方面，一是顺应太阳运动规律产生的四时阴阳、五气五味养生，依据"四气调神"，就能健康长寿；二是逆四时阴阳作息而伤阴阳，以酒为浆，以妄为常，醉以入房，以欲竭其精，以耗散其真，不知持满，不按时御神，务快其心，逆于生乐，起居无节，从而伤害健康，而致短命。

整部《黄帝内经》都是在讨论"形与神"的离合问题，合则生，离则死。"形"是讨论先天形体，即脏腑组织结构功能及其解剖问题；"神"是讨论后天天地之气，即讨论天文、地理规律对人体的生理病理影响。所以一个"上工医生"要如《素问·著至教论》和《素问·气交变大论》所说："上知天文，下知地理，中知人事。"

四气调神大论篇第二

【题解】

这里的神指什么？

《素问·六节藏象论》说："天食人以五气，地食人以五味。五气入鼻，藏于心肺，上使五色修明，音声能彰；五味入口，藏于肠胃，味有所藏，以养五气，气和而生，津液相成，神乃自生。"说明神来源于天地之五气、五味。《灵枢·平人绝谷》说："神者，水谷之精气也。"《灵枢·小针解》说："神者，正气也。"《素问·八正神明论》说："血气者，人之神，不可不谨养。"《灵枢·营卫生会》说："血者，神气也。"气味来源于四时阴阳，所以四时气是调神的关键。顺应四时阴阳气则"得神"，逆四时阴阳气则"失神"。

一、四气，指四时之气

"春三月……逆之则伤肝，夏为寒变，奉长者少。""逆春气，则少阳不生，肝气内变。"

春三月是阳气上升的时候，逆春气，指春生少阳之气不生了，木不生火，故夏天气温偏低，如 2007 年为农历丁亥年，丁为木运不及，初气客气是阳明燥金、二气客气是太阳寒水，少阳春气不生，故 2007 年夏天气温偏低。

"夏三月……逆之则伤心，秋为痎疟，奉收者少，冬至重病。""逆夏气则太阳不长，心气内洞。"

疟疾以间歇性寒战、高热、出汗及脾脏肿大、贫血为主症。逆夏气则夏天气温低，是因为少阳之气不生。少阳不生则阳气不足，心火内起，则发寒热，故曰"疟不离少阳"。心火乘于脾土，可能会引起脾脏肿大。夏天阳气不足而寒，则冬暖不冰，病"冬温"，故见"冬至重病"。洞：①（水流）急。脉主血液如水，心火内起，故脉搏出现数急，如《伤寒论》说太阳病"脉数急者，为传也"。②通"恫"，恐惧。心虚则恐惧。

"秋三月……逆之则伤肺，冬为飧泄，奉藏者少。""逆秋气，则太阴不收，肺气焦满。"

秋燥不及则火有余，肺热则"肺气焦满"，上源无水，故冬藏少而肾阴虚。飧，通飧。《古今韵会举要·魂韵》："飧，《说文》：'餔也。'谓晡时食也。本从夕食，言入旦则食饭。夕则食飧，飧为饭别名。"飧泄，就是夕时泄，而不是水谷不分、完谷不化的病症。

"天明则日月不明，邪害空窍，阳气者闭塞，地气者冒明，云雾不精，则上应白露不下，交通不表（明），万物命故不施，不施则名木多死。"

"阳气者闭塞"指阳明司天，"地气者冒明"指少阴在泉。阳明燥金能克木，故"名木多死"，如 2005 年是农历乙酉年，即出现名木多死的现象。

"冬三月……逆之则伤肾，春为痿厥，奉生者少。""逆冬气，则少阴不藏，肾气独沉。"

冬应寒藏，逆之不寒则冬温，故王冰说"逆，谓反行夏令也"。冬温一则损伤肾水，二则阳气不藏而外泄，到了春天失去了阳生阴长的机能，失柔养筋则痿，肝气不升则厥，《灵枢·本神》说："精伤则骨酸痿厥。"水损阳弱，没有生气，故曰"肾气独沉"。此处的厥字，讲晕厥，参看《素问·厥论》及病机十九条的"诸风掉眩，皆属于肝"，不讲逆冷。这里讲的是"肾气"，不是肾精、肾水，肾气来源于肾水的气化，靠的是潜藏的少阳之气蒸化，今因冬暖少阳损伤，不得气化，故见"肾气独沉"。

二、四时分为阴阳二门

《素问·四气调神大论》最后将四时分为阴阳二门，谓"春夏养阳，秋冬养阴"，并总结出"四时阴阳"是"死生之本"，养生之"道"就是从"四时阴阳"。谓"从阴阳则生，逆之则死，从之则治，逆之则乱"。

"天气，清净光明者也，藏德不止，故不下也。天明则日月不明，邪害空窍。阳气者闭塞，地气者冒明，云雾不精，则上应白露不下。交通不表，万物命故不施，不施则名木多死。"

这段话可参阅《素问·生气通天论》说："苍天之气，清净则志意治，顺之则阳气固，虽有贼邪，弗能害也，此因时之序。"《素问·至真要大论》说："夫阴阳之气，清静则生化治，动则苛疾起，此之谓也。"《类经》第一卷第五注："天德不露，故曰藏德。健运不息，故曰不止。""德"，《周易·系辞传》说"生生不息曰德"，指自然界在运动变化中具有的生生不息的能力，包括一年四季顺次序生长化收藏的过程。天气是清净光明的，蕴藏着生生不息的循环运动。"不下"，指不会脱离这一运动规律。如此清净蔚蓝的天空才能显示出日月的光明，如果天失去清净蔚蓝，就显示不出日月的光明，故而导致山川受害。《礼记·礼运》："地秉阴，窍于山川。"这时，阳气闭塞不通，地气溢明（冒，训漫溢），云雾弥漫，相应的雨露不能下降，天地不交通，万物生生不息的规律被破坏，于是连高大的树木也会死亡。如2005年农历乙酉年，阳明司天，燥金司权，凉燥伤损阳气而闭塞；少阴在泉，君火溢明。所以这一年名木多死，因金能克木。

"夫四时阴阳者，万物之根本也。所以圣人春夏养阳，秋冬养阴，以从其根；故与万物沉浮于生长之门，逆其根则伐其本，坏其真矣。故阴阳四时者，万物之终始也；死生之本也；逆之则灾害生，从之则苛疾不起，是谓得道。道者，圣人行之，愚者佩之。从阴阳则生，逆之则死；从之则治，逆之则乱。反顺为逆，是谓内格。"

这里提出了"春夏养阳，秋冬养阴"的命题，对于为什么要"春夏养阳，秋冬养阴"以及这里的阴阳指的是什么，历代医家对此多有发挥，可惜注解纷纭，莫衷一是。

其一，唐代王冰《增广补注黄帝内经素问》说："阳气根于阴，阴气根于阳，无阴则阳无以生，无阳则阴无以化，全阴则阳气不振，全阳则阴气不穷。春食凉，夏食寒，以养于阳；秋食温，冬食热，以养其阴。"这是以春夏为阳、秋冬为阴，从阴阳互根之理提出的一种养生方法，属于四时正常的阴阳理法，在人则属于正常的阴阳生理。

其二，清代张志聪《黄帝内经素问集注》："四时阴阳之气，生长收藏，化育万物，故为万物之根本。春夏之时，阳盛于外，而虚于内；秋冬之时，阴盛于外，而虚于内，故圣人春夏养阳，秋冬养阴，以从其根而培养之。"这是从天人相应观点提出的养生方法，有验于天者，必有验于人，首先要明了人的五脏和四季气化的对应关系，具体对应关系如下。

春（风）气通于肝。夏（火）气通于心。长夏（湿）气通于脾。秋（燥）

气通于肺。冬（寒）气通于肾。

故春夏养肝心，长夏养脾，秋冬养肺肾。春夏阳气在外，阴气在里，阳盛于外则多里寒，容易得肠胃病，"夏吃姜"以养阳。而秋冬阴气在外，阳气在里，阴盛于外则多里热，"冬吃萝卜"以养阴。

其三，明代张景岳《类经》："夫阴根于阳，阳根于阴，阴以阳生，阳以阴长，所以圣人春夏则养阳，以为秋冬之地；秋冬则养阴，以为春夏之地，皆所以从其根也。今有春夏不能养阳者，每因风凉生冷，伤此阳气，以致秋冬多患疟泻，此阴胜之为病也。有秋冬不能养阴者，每因纵欲过热，伤此阴气，以致春夏，多患火证，此阳胜之为病也。"这是从病理角度阐述，阳虚之人容易感受风冷而更伤人阳气，故要春夏养阳；阴虚之人容易感受风热而更伤人阴气，故要秋冬养阴。

其四，明代李时珍《本草纲目·四时用药例》："春月宜加辛温之药……夏月宜加辛热之药……长夏宜加甘苦辛温之药……秋月宜加酸温之药……冬月宜加苦寒之药……以顺冬沉之气……所谓顺时气以养天和也。"这是从人的病理角度阐述，春夏阳虚之人要服温热药食以养阳固外，长夏多湿要服苦辛温药食燥湿健脾，秋天多凉燥袭人要服酸温药食以平凉燥，冬天多里热要服苦寒药食以坚肾去热。多学习五运六气就明白此理了。

所谓从其"根"，根于四时阴阳也，但不能局限于临床用药去理解"养阴、养阳"，还应当从饮食、起居、情志等多方面对其深刻含义进行探讨。

生气通天论篇第三

一、生气有两解

第一，生气是少阳春生之气，就是阳气。少阳之上，相火主之，标本皆阳，是为纯阳，配纯阳乾卦，乾为天为日，《周易》喻为龙，能"潜渊"，能"飞天"，故曰"生气通天"。"阳气固，虽有贼邪，弗能害也""阳气者，若天与日，失其所则折寿而不彰""失之则内闭九窍，外壅肌肉，卫气散解"而生病矣。将太阳比作人体的阳气是何等生动啊，在自然界，万物生长靠太阳，人体也是如此，人的生老病死全决定于这一轮红日，所以"失其所则折寿而不彰""失之则内闭九窍，外壅肌肉，卫气散解"而生病矣。

第二，《素问·生气通天论》说："夫自古通天者，生之本，本于阴阳……九窍，五脏，十二节，皆通乎天气。""九窍，五脏，十二节"指先天形体生气本于天气，天气是指天食人五气之气，即风、寒、暑、湿、燥五气，五气应四时阴阳，人不呼吸这五气就没有生气了，是死人，所以说"生气通天"。《素问·生气通天论》详细论述了"因于寒""因于暑""因于湿""因于气""因于露风""春伤于风""夏伤于暑""秋伤于湿""冬伤于寒"等"因于"五气的发病情况，结论是"四时之气，更伤五脏"。

阳气是卫外的，阳气虚不能卫外，五气才能伤人，《伤寒论》太阳病上篇就有详细论述，中篇讲感受六淫。关于阳气损伤，《素问·生气通天论》说是因为"六淫""烦劳""大怒""饱食、大饮"，即邪伤、劳作、情志、饮食四因。

二、阳气损伤的原因

1. **外邪伤阳** 谓"因于寒，欲如运枢，起居如惊，神气乃浮。因于暑，汗烦则喘喝，静则多言。体若燔炭，汗出而散。因于湿，首如裹。湿热不攘，大筋软短，小筋弛长。软短为拘，弛长为痿。因于气，为肿。四维相代，阳气乃竭。"参考后文"春伤于风……夏伤于暑……秋伤于湿……冬伤于寒……四时之气，更伤五脏"之言，此处四个"因于"当是指四时之邪气，故高士宗解"气"为风气，谓："气犹风也，《阴阳应象》云：'阳之气以天地之疾风名之.'故不言风而言气。因于气为肿者,风淫末疾,四肢肿也。"寒、湿伤阳好理解,暑邪多汗伤阳,风气疏泄也伤阳。

关于"四维",承前文当言四时,不言四肢。如《素问·至真要大论》说:"寒暑温凉,盛衰之用,其在四维,故阳之动,始于温,盛于暑;阴之动,始于清,盛于寒。"朱济公训本条的"四维"为"四时"是对的。"四维相代",就是"四时之气,更伤五脏"之意。"邪害空窍,阳气者闭塞",即言阳气受伤。

春为四时之首,肝木为生气之源,春不生则夏不长、秋不收、冬不藏,故曰风为"百病之始"。

2. 烦劳、情志伤阳气 谓"阳气者,烦劳则张,精绝,辟积于夏,使人煎厥;目盲不可以视,耳闭不可以听,溃溃乎若坏都,汩汩乎不可止。阳气者,大怒则形气绝,而血菀于上,使人薄厥。有伤于筋,纵,其若不容。汗出偏沮,使人偏枯。汗出见湿,乃生痤疿。高粱之变,足生大丁,受如持虚。劳汗当风,寒薄为皶,郁乃痤。"

烦劳情志伤阳,阳不生,阴不长,天癸不至,故精绝。阳虚生阴火,至夏使其阴火旺,故"使人煎厥"。烦劳,不仅是形体的烦劳,还包括脑力的烦劳,笔者有亲身体会。目盲、耳闭都是脾胃病阳不生、阴不长导致阴火所致。

大怒伤肝,生气不能周流全身,故"形气绝"。怒发冲冠,于是气逆血瘀于上。"薄",训急。"厥",训昏厥。"薄厥",突然昏厥的意思。"阳气者,精则养神,柔则养筋。"阳气伤,既伤神,也伤筋。容,训用,《释名》释姿容:"容,用也。"筋伤弛缓不用。阳虚寒湿薄则郁火起,而发皶、痤、疿。

3. 饱食、大饮 天气,既是人体生气所需,也是致病因素。如水能载舟,亦能覆舟。

病例 1:刘某,男,1946 年(阴历丙戌)出生,2007 年 12 月 1 日就诊。

主诉:右头部带状疱疹 1 个多月,右眼红赤,疼痛难忍。在某医院输液 1 个月未见好转,服用中药也不见好,被人介绍就诊于笔者。此人属于寒湿体质,怕冷，舌淡，苔白腻，疱疹发暗。

方药：麻黄30克，桂枝10克，杏仁15克，炙甘草10克，白芷30克，羌活10克，蜈蚣2条，全蝎6克，苍术30克，石膏15克，贯众15克。5剂。

12月6日二诊：药后头痛大大好转。上方去贯众、石膏，加黄芪30克，当归10克。服10剂愈。

按：带状疱疹即属疔疮类。

病例2：张某，女，1970年（阴历庚戌）3月出生，2007年6月13日初诊。

主诉：面部痤疮2个月，自觉内热，舌质淡，苔薄白。

方药：以阳和汤加味温阳为主。熟地黄10克，鹿角霜10克，麻黄10克，姜炭6克，白芥子6克，当归6克，肉桂3克，紫花地丁15克，蒲公英15克，白芷10克，炙甘草6克。

以此方加减服30剂愈。此例即是寒湿所生痤疮。

又谓："阳气者，精则养神，柔则养筋。开阖不得，寒气从之，乃生大偻。陷脉为瘘，留连肉腠。俞气化薄，传为善畏，及为惊骇。营气不从，逆于肉理，乃生痈肿。魄汗未尽，形弱而气烁，穴俞以闭，发为风疟。"阳虚不能腐熟水谷化生精微，营卫俱伤，可导致神、筋、经脉、脏腑等多种疾病。阳虚则寒气从之，或发背脊弯曲不能直立之病，或生疮瘘。心神不足则畏惧。《素问·金匮真言论》说肝"病发惊骇"，《素问·阴阳类论》说"三阳一阴，太阳脉胜，一阴不能止，内乱五脏，外为惊骇"，三阳即太阳，太阳脉胜即寒气胜；一阴是厥阴肝，肝主生阳，今厥阴肝不能升发阳气以抗御寒气，则内乱五脏，外发惊骇，这是太极阳仪——心肝系统的疾病。

以上皆是论述阳气受伤所得的多种病症，阳气受伤原因有外因之逆四时之六气，内因之烦劳情志。阳气伤，外失固护而邪犯躯体，内失气化而营卫气血失养，营卫行涩经脉不通，脏腑失养而弱，水饮停蓄旱涝不均。因"阳不胜其阴"，会导致"五脏气争，九窍不通"。疾病有神浮、喘喝、发热、痿、肿、煎厥、薄厥、半身不遂、疔疮、痤疮、斑疹、曲背、瘰漏、痔漏、恐惧、惊骇、痈肿、风疟等。这类疾病不能单纯用清热解毒药治疗，必须考虑到阳虚寒盛是根本。

又谓："春伤于风，邪气留连，乃为洞泄。夏伤于暑，秋为痎疟。秋伤于湿，上逆而咳，发为痿厥。冬伤于寒，春必温病。四时之气，更伤五脏。"这应该和《素问·阴阳应象大论》"冬伤于寒，春必温病，春伤于风，夏生飧泄，夏伤于暑，秋必痎疟；秋伤于湿，冬生咳嗽"及《素问·四气调神大论》所说"春三月……逆之则伤肝，夏为寒变，奉长者少。夏三月……逆之则伤心，秋为痎疟，奉收者少，冬至重病。秋三月……逆之则伤肺，冬为飧泄，奉藏者少。冬三月……逆之则伤肾，春为痿厥，奉生者少""逆春气则少阳不生，肝气内变。逆夏气则太阳不长，心气内洞。逆秋气则太阴不收，肺气焦满。逆冬气则少阴不藏，肾气独沉"结合起来看。风、暑、湿、寒乃四时正气，"春伤于风"则"逆春气"而伤肝，"夏伤于暑"则"逆夏气"而伤心，"秋伤于湿"则"逆秋气"而伤肺，"冬伤于寒"则"逆冬气"而伤肾，故曰"四时之气，更伤五脏"。五脏伤后，并涉及所生脏腑发病。

另外，《灵枢·论疾诊尺》说："冬伤于寒，春生瘅热；春伤于风，夏生飧泄肠澼；夏伤于暑，秋生痎疟；秋伤于湿，冬生咳嗽。是谓四时之序也。""四时之变，寒暑之胜，重阴必阳，重阳必阴；故阴主寒，阳主热，故寒甚则热，热甚则寒，故曰寒生热，热生寒，此阴阳之变也。"

关于"冬伤于寒，春必温病"（《素问·阴阳应象大论》同），《灵枢·论疾诊尺》作"冬伤于寒，春生病热"，后人曾发展成"伏气温病"说。

附：伏气发展简史

《素问·热论》对伤寒热病下了定义，谓"夫热病者，皆伤寒之类也……人之伤于寒也，则为病热"，确立了"热病"的病因是"伤于寒"。寒是病因，热是症状，不是"伏寒化热"，更不是"寒邪入里化热"，是寒盛而生热。《素问·水热穴论》说："帝曰：人伤于寒而传为热何也？岐伯曰：夫寒盛则生热也。"王冰注："寒者冬气也，冬时严寒，万类深藏，君子固密不伤于寒，触冒之者乃名伤寒。其伤于四时之气皆能为病，以伤寒为毒者，最成杀厉之气，中而即病者，名曰伤寒，不即病者，寒毒藏于肌肤，至夏至前变为温病，夏至后变为热病。然其发起，皆为伤寒致之，故曰热病者，皆伤寒之类也。"又注："寒毒藏于肌肤，阳气不得散发而内怫结，故伤寒者反为病热。"伤寒即伤于寒，是病因，病热是症状。王冰之注皆本于张仲景《伤寒论》，并非王冰的原创，一见于《伤寒论·伤寒例》，一见于《伤寒论》第48条"面色缘缘正赤者，阳气怫郁在表……若发汗不彻，不足言，阳气怫郁不得越"。于是北宋伤寒学家韩祗和在《伤寒微旨论》中大昌"伤寒乃怫阳为患"之说。王冰"夏至前变为温病，夏至后变为热病"说本于《素问·热论》，谓："凡病伤寒而成温者，先夏至日者为病温，后夏至日者为病暑。"

"冬伤于寒，春必温病""冬伤于寒，春生病热""寒毒藏于肌肤，至夏至前变为温病，夏至后变为热病""凡病伤寒而成温者，先夏至日者为病温，后夏至日者为病暑"之说被后世医家演变为伏气温病学说，与新感温病不同的是，伏气温病、暑病、热病的病因还是寒邪，只是把症状热换成了病名——温病、暑病。

张仲景《伤寒论·伤寒例》概括说："伤寒之病，多从风寒得之"，而称为"伤寒热病"，并进一步申诉说"是以辛苦之人，春夏多温热病者，皆由冬时触寒所致……从立春节后，其中无暴大寒，又不冰雪；而有人壮热为病者，此属春时阳气，发于冬时伏寒，变为温病"，这种"伤寒热病"是因"冬时伏寒"导致的"热病"，属于"四时之气"——"四时正气为病"，其与"时行之气"——"时行疫气"导致的"冬温""寒疫"是不同的，《伤寒论·伤寒例》说"从春分以后，至秋分节前，天有暴寒者，皆为时行寒疫也。三月四月，或有暴寒，其时阳气尚弱，为寒所折，病热犹轻；五月六月，阳气已盛，为寒所折，病热则重；七月八月，阳气已衰，为寒所折，病热亦微。其病与温及暑病相似，但治有殊耳""其冬有非节之暖者,名曰冬温。冬温之毒,与伤寒大异"。这说明中医外感热病有三种。

第一,四时正气即四时主气导致的新感外感热病,所谓"其伤于四时之气,皆能为病"也。《伤寒论·伤寒例》说:"《阴阳大论》云:春气温和,夏气暑热,秋气清凉,冬气冷冽,此则四时正气之序也。"如"从霜降以后,至春分以前,凡有触冒霜露,体中寒即病者,谓之伤寒也。九月十月,寒气尚微,为病则轻;十一月十二月,寒冽已严,为病则重;正月二月,寒渐将解,为病亦轻。此以冬时不调,适有伤寒之人,即为病也。"此属新感伤寒也。其病"病发于阳"或"病发于阴",有伤寒、温病、火湿、疫病之分。

第二,"时行之气"。"时行疫气"导致的"冬温""寒疫"热病,如2003年的严重急性呼吸综合征(SARS)和2019年的COVID-19,COVID-19大流行期间还为此专门设置了"发热"门诊部。这种疫病多是两感疫病,不同于《素问·热论》说的表里两经"两感于寒"者,是先感于一种邪气,后又感受另一种邪气,张仲景称作"又感异气",如2019年的COVID-19就是冬末先感受非时少阳相火之气,后又感受寒湿之气而发病的,就属于两感外感疫病。

第三,《伤寒论·伤寒例》提出外感伏气为病,即寒邪伏藏肌肤导致的温病、暑病、热病。寒邪是病因,并将温、暑、热症状演变为病名温病、暑病、热病,属于《难经》"伤寒有五"的"广义伤寒"(《难经·五十八难》提出广义的伤寒有五种,即中风、伤寒、湿温、热病、温病),与伤于寒的狭义伤寒不同。这种伤寒伏邪热病不同于四时新感温病,治法大异。

"冬伤于寒,春必温病""寒毒藏于肌肤,至夏至前变为温病,夏至后变为热病""凡病伤寒而成温者,先夏至日者为病温,后夏至日者为病暑"之说是伤寒热病说;而"冬不藏精,春必病温"是阴精亏损说的温病,没有寒邪伏气。二者不可同日语,伤寒热病逐邪第一,精亏温热病补阴液第一,切记!

伤寒、温病、火湿、疫病四种,虽然都属于新感外感病,但伤寒、温热、湿热三类属于四时正气为病，不传染、不流行；疫病属于非时之气为病，具有传染性、流行性，两者不可混淆。而伤寒伏气热病，虽然属于四时正气为病，但往往延时发作，不同于四时新感外感病。

《伤寒论·伤寒例》提出伤于寒更感异气则变为温疟、风温、温毒、温疫四种病，谓伤于寒"若更感异气，变为他病者，当依后坏证病而治之。若脉阴阳俱盛，重感于寒者，变成温疟。阳脉浮滑，阴脉濡弱者，更遇于风，变为风温。阳脉洪数，阴脉实大者，更遇温热，变为温毒，温毒为病最重也。阳脉濡弱，阴脉弦紧者，更遇温气，变为温疫。以此冬伤于寒，发为温病。"在先伤于寒为热病的基础上，又重新感受寒、风、温热、温气之邪气，变为杂气病，使病情更加复杂，所以应该按"坏证病而治之"。疫病多属于此类病。张仲景在《伤寒论·伤寒例》认为，中风、伤寒、温病、温疟、风温、温毒、暑病、温疫、寒疫、冬温等 10 种热病都与外感寒邪有关，归纳为"皆伤寒之类也"，故书名《伤寒论》，以"发热"为主症，张仲景直称之为"伤寒热病"。

虽然都是"伤寒热病"，但病情有浅深，治法当不同，必须"随证治之"。如《伤寒论》第 48 条的"阳气怫郁"在表的轻证当用小剂辛温小发其汗，如桂枝麻黄各半汤；若"阳气怫郁"加重变热，则用辛温辛凉合剂，如大青龙汤、麻杏石甘汤、越婢汤是也，可治郁热在肌肤、肺；小柴胡汤是热气怫郁在胸胁，栀子豉汤则是心火怫郁在心，等等不一也，当依"坏证病而治之"。特别是冬温、寒疫之新感疫病与伏邪为病治法大异，冬温、寒疫疫病解毒逐邪为第一要义，而伏寒温病暑病要视邪伏病位而定，或汗或下或吐随之，但必以祛伏寒源头为第一要义，视标本缓急而定。

寒邪郁闭皮肤在表轻证，或只发痒或发湿疹，稍重则面色红赤，进一步则郁于胸中、胸胁、心中、肺中、胸背、颈项、四肢等处，可随证治之。王冰深悉此理，他在注《素问·热论》"人之伤于寒也，则为病热，热虽甚不死"时指出："寒毒薄于肌肤，阳气不得散发，而内怫结，故伤寒者反为热病。"北宋伤寒大家韩祗和深知张仲景《伤寒论》"阳气怫郁"之旨和王冰注的精神，他在《伤寒微旨论》中说："夫伤寒之病，医者多不审察病之本源，但只云病伤寒，即不知其始阳气郁结，而后成热病矣。"又根据"寒毒薄于肌肤，阳气不得散发而怫结，故伤寒反为热病也"得出结论："伤寒之病本于内伏之阳为患也。"韩祗和弃寒邪之病因，只抓"内伏之阳"导致的热证，从而定制辛凉解表法，虽为后世温病派奠定了理论基础，却偏离了张仲景伤寒热病，寒邪是伤寒热病的病因、热是伤寒热病的症状这一基本理论，基于这一基本理论，张仲景在治疗伤寒热病时往往是寒热药并用，至白虎汤证时才用辛凉重剂解表，但也用粳米、炙甘草温里。

张仲景遵从《黄帝内经》提出"伏气病"的概念，引起了后世医家的争鸣。

喻嘉言以"冬伤于寒，春必病温"主三阳，"冬不藏精，春必病温"主少阴，"既冬伤于寒，又冬不藏精"同时并发则属于两感，其说有可取之处。而陈其昌认为"悉归少阳掌握""全赖一少阳之气为之流贯于其间"（《寒温穷源》）。

笔者认为，韩祗和"伤寒之病本于内伏之阳为患"和陈其昌认为"悉归少阳掌握"是找到了伤寒热病的底板，但言之未尽。"冬伤于寒"藏于肌肤，至"春必病温""夏必病暑"，寒是病因，寒包括寒、燥、湿三邪，号称"伤寒之类"，温、暑是热病症状，寒毒之所以能藏于肌肤是少阳腑肌肤、腠理阳气不足，不能驱逐寒邪外出，少阳阳气反被寒邪怫郁于内，张仲景称作"阳气怫郁"，这是"寒毒薄于肌肤，阳气不得散发，而内怫结，故伤寒者反为热病"的轻证，怫郁于胸胁、胸中、肺、结胸则加重矣，甚者导致心火内郁成郁火，出现心烦、心中窒塞、心中懊憹或谵语妄言等症状；心主营血主血脉，郁火伤及营血多发斑疹、疮疡、痈疽、动脉硬化、静脉曲张等证候。总之，伤寒热病是少阳三焦相火、太阳心火为病，病位多涉及阳明肺及心包络血脉。寒邪藏伏必伤人阳气，阳气受伤，水湿不化，故有水气停聚，《黄帝内经》设置《素问·水热穴论》专论水热病。王好古在《阴证略例》《此事难知》中认为，肺热可以逆传入心出现谵语妄言，不一定是胃热，且邪高病下，脏腑相连，往往导致横膈膜之下腹腔内各种脏腑组织发病。横膈膜之下腹腔内各种脏腑组织病久了还可以逆上导致横膈膜之上的脏腑组织发病，如奔豚气之类。严重者还可导致奇恒之腑发病。

伤寒热病，不仅是"伤寒之类"外入寒邪导致热病，更多的还是患者自身寒燥湿体质导致的热病，临床屡屡见之，同样需要发汗解表、升阳散火。

对于《素问·热论》提出的伤寒日传一经说，张仲景认为过于死板，不符合临床，于是他修订为一二日、二三日、三四日等，并在《伤寒论》第4条说"伤寒一日，太阳受之，脉若静者，为不传，颇欲吐，若躁烦，脉数急者，为传也"，第5条说"伤寒二三日，阳明少阳证不见者，为不传也"，松散了日传一经说。

以上是言寒邪伤三阴三阳经的发病情况，在经未入于腑者"开鬼门"可汗，入于腑者"洁净府"可下，若入于脏营卫俱伤而"五脏不通，则死矣"。

伏寒热病，《灵枢》的《灵枢·寒热病》《灵枢·热病》，《素问》的《素问·刺热论》《素问·评热病论》等均有记载。《灵枢·五变》说："小骨弱肉者，善病寒热……颧骨者，骨之本也。颧大则骨大，颧小则骨小。皮肤薄而其肉无䐃，其臂懦懦然……然臂薄者，其髓不满，故善病寒热也。"

关于"伏气"说，《黄帝内经》早有论述，如《素问·阴阳应象大论》说："冬伤于寒，春必温病。春伤于风，夏生飧泄。夏伤于暑，秋必痎疟。秋伤于湿，冬生咳嗽。"《素问·疟论》说夏暑藏于皮肤之间，《素问·风论》说风藏于皮肤之间，说明四时之气都可以发生伏气之病，伏邪久而成积。《灵枢·五变》说："余闻百疾之始期也，必生于风雨寒暑，循毫毛而入腠理，或复还，或留止，或为风肿汗出，或为消瘅，或为寒热，或为留痹，或为积聚。"此言外感邪气"循毫毛而入腠理"，或"留止"，或为"风肿"，或"留痹"，或"积聚"等，这些都是伏邪为病。据此张鑫等指出：伏邪具有"动态时空""隐匿""自我积聚""潜证导向"的特征。邪气潜伏于身，没有固定处所，是动态变化的，如

《灵枢·刺节真邪》说："虚邪之入于身也深……有所疾前筋，筋屈不得伸，邪气居其间而不反，发为筋瘤。有所结，气归之，卫气留之，不得反，津液久留，合而为肠瘤，久者数岁乃成，以手按之柔。已有所结，气归之，津液留之，邪气中之，凝结日以易甚，连以聚居，为昔瘤，以手按之坚。有所结，深中骨，气因于骨，骨与气并，日以益大，则为骨瘤。有所结，中于肉，宗气归之，邪留而不去，有热则化而为脓，无热则为肉瘤。凡此数气者，其发无常处，而有常名也。"《灵枢·百病始生》说："是故虚邪之中人也，始于皮肤，皮肤缓则腠理开，开则邪从毛发入，入则抵深，深则毛发立，毛发立则淅然，故皮肤痛。留而不去，则传舍于络脉，在络之时，痛于肌肉，其痛之时息，大经乃代。留而不去，传舍于经，在经之时，洒淅喜惊。留而不去，传舍于输，在输之时，六经不通，四肢则肢节痛，腰脊乃强。留而不去，传舍于伏冲之脉，在伏冲之时，体重身痛。留而不去，传舍于肠胃，在肠胃之时，贲响腹胀，多寒则肠鸣飧泄，食不化，多热则溏出麋。留而不去，传舍于肠胃之外、募原之间，留著于脉，稽留而不去，息而成积。或著孙脉，或著络脉，或著经脉，或著输脉，或著于伏冲之脉，或著于膂筋，或著于肠胃之募原，上连于缓筋，邪气淫泆，不可胜论。黄帝曰：愿尽闻其所由然。岐伯曰：其著孙络之脉而成积者，其积往来上下，臂手孙络之居也，浮而缓，不能句积而止之，故往来移行肠胃之间，水凑渗注灌，濯濯有音，有寒则膜膜满雷引，故时切痛。其著于阳明之经，则挟脐而居，饱食则益大，饥则益小。其著于缓筋也，似阳明之积，饱食则痛，饥则安。其著于肠胃之募原也，痛而外连于缓筋，饱食则安，饥则痛。其著于伏冲之脉者，揣揣应手而动，发手则热气下于两股，如汤沃之状。其著于膂筋，在肠后者，饥则积见，饱则积不见，按之不得。其著于输之脉者，闭塞不通，津液不下，孔窍干壅，此邪气之从外入内，从上下也。黄帝曰：积之始生，至其已成奈何？岐伯曰：积之始生，得寒乃生，厥乃成积也。黄帝曰：其成积奈何？岐伯曰：厥气生足悗，悗生胫寒，胫寒则血脉凝涩，血脉凝涩则寒气上入于肠胃，入于肠胃则䐜胀，䐜胀则肠外之汁沫迫聚不得散，日以成积。卒然多食饮，则脉满，起居不节，用力过度，则络脉伤，阳络伤则血外溢，血外溢则衄血，阴络伤则血内溢，血内溢则后血，肠胃之络伤，则血溢于肠外，肠外有寒，汁沫与血相抟，则并合凝聚不得散而积成矣。卒然外中于寒，若内伤于忧怒，则气上逆，气上逆则六输不通，温气不行，凝血蕴裹而不散，津液涩渗，著而不去，而积皆成矣。"伏邪的重要特点是非常隐蔽，在邪气未发作时，无论是患者，还是医生都难以察觉，所以患者无主诉，临床无证可辨，即所谓潜证。在各种诱因下，最后由量变到质变突然发作，这就是最早的"伏气"说。伏气又称伏邪，伏气之名，最早见于《伤寒论·平脉法》，谓："师曰：伏气之病，以意候之，今月之内，欲有伏气。假令旧有伏气，当须脉之。"而伏邪之名，最早见于《温疫论》。关于伏气之病，历代医家有不同的见解，有的医家认为有伏气，有的医家则否定伏气的存在。各家对伏气的病因性质及所伏部位认识也不一致。现就笔者对伏气病的认识辨析如下。

凡持伏气说者，无不推源于《黄帝内经》。"冬伤于寒，春必病温"，冬季感受寒邪，伏藏体内，至春季发为温病。这就是他们所谓《黄帝内经》的"伏寒化温"说，视为"温病伏邪病因学说的最早理论根据"（《温病学绪论》）。

清代钱潢不承认这是"伏寒化温"说。他在《伤寒溯源集》中说："经文之以冬伤于寒而曰春必温病者，盖借天地四时，以喻人身之阴阳脏腑，天人一致之理也。非谓冬月为寒邪所伤，至春而后为温病也。"寄瓢子在《温热赘言》中也说："冬伤于寒者，乃冬伤寒水之脏，即冬不藏精的互词，何得以寒邪误解，安有寒邪内入，相安无事，直待春时始发之理。"清代邵新甫在《临证指南医案》温热门医案后所作的按语中说："冬伤于寒，春必病温者，重在冬不藏精也。盖烦劳多欲之人，阴精久耗，入春则里气大泄，木火内燃，强阳无制，燎原之势，直从里发。"陈平伯也不赞成"伏寒化温"说，谓："冬令严寒，阳气内敛，人能顺天时而固密，则肾气内充，命门为三焦之别使，亦得固腠理而护皮毛。虽当春令升泄之时，而我身之真气，则内外弥纶，不随升令之泄而告匮。纵有客邪，安能内侵，是《内经》所以明治病之源也。""立言归重于冬，非谓冬宜藏而他时可不藏精也。即春必病温之语，亦是就近指点。总见里虚者表不固，一切时邪，皆易感受。"（《温热经纬·陈平伯外感温病篇》）钱潢、寄瓢子、邵新甫、陈平伯四人的论述重点是冬不藏精，春必病温，不承认"伏寒"说。邵新甫认为"冬不藏精"是因肾精水耗伤，肝肾阴虚，故相火燎原，从里外发，至春少阳之气生发之时而病温。陈平伯认为"冬不藏精"是三焦少阳阳气，即阳精。阳精固密，邪气安能侵入？总之，他们认为，"冬伤于寒"不是春天温病的直接病因，以寒邪潜伏来解释春温之病缺乏根据，因为春温没有"伤于寒"的证候，也没有"寒化温"的过程。这句经文仅仅指出内因在外感病发病过程中所起的主导作用，并不说明"伏寒化温"，也不能说是"伏气温病"病因学说的最早理论根据。其实他们混淆了"冬伤于寒，春必病温"和"冬不藏精，春必病温"，这是两个不同的概念，"冬伤于寒，春必病温"属于冬伤于寒的伏寒说，"冬不藏精，春必病温"属于冬伤肾精说，怎能同日而语！

《伤寒论·伤寒例》说："春气温和，夏天暑热，秋天清凉，冬气冰冽，此则四时正气之序也。冬时严寒，万类深藏，君子固密，则不伤于寒，触冒之者，乃名伤寒耳……不即病者，寒毒藏于肌肤，至春变为温病，至夏变为暑病。暑病者，热极重于温也。是以辛苦之人，春夏多温热病者，皆由冬时触寒而致，非时行之气也。""从立春节后，其中无暴大寒，又不冰雪，而有人壮热为病者，此属春时阳气，发于冬时伏寒，变为温病。"《黄帝内经》明确提出寒邪内伏之事，但没有提出邪伏部位的问题，是《伤寒论》首创"伏寒变为温病"说，即"伏寒热病"说。《伤寒论·伤寒例》认为是寒邪伏藏导致阳气怫郁的热病，即"寒毒藏于肌肤，至春变为温病，至夏变为暑病"，不是热从里发，也不是"伏气温病"，仍属于四时正气为病，需要解表。而"冬不藏精，春必病温"，才是"伏气温病"，需要直清里热。其实《伤寒论》的四时正气病已经包含了新感温病说，但直到明清才加以完善。

从魏晋至宋元的医家多宗《伤寒论》之说，直到明代吴又可才奋起批判《伤寒论》的伏气学说。他说："所言冬时严寒所伤，中而即病者为伤寒，不即病者，至春变为温病，至夏变为暑病。然风寒所伤，轻则感冒，重则伤寒。即感冒一证，风寒所伤之最轻者，尚尔头疼身痛、四肢拘急、鼻塞声重，痰嗽喘急、恶寒发热，当即为病，不能容隐，今冬时严寒所伤，非细事也，反能藏伏过时而发耶……何等中而不即病者，感则一毫不觉，既而延至春夏，当其已中之后，未发之前，饮食起居如常，神色声气，纤毫不异，其已发之证，势不减于伤寒？况风寒所伤，未有不由肌表而入，所伤皆营卫，所感均系风寒，一者何其蒙懵，藏而不知，一者何其灵异，感而即发。同源而异流，天壤之隔，岂无说耶？既无其说，则知温热之源，非风寒所中矣。"（《温疫论·伤寒例正误》）吴又可大胆地向千古旧说宣战，干脆否定伏气学说，一针见血地指出人体感邪不可能"藏伏过时而发"，他的用意在于申明"温热之源非风寒所中"，然又称所感"异气"为伏邪，首创"伏邪"之名，谓"温疫之为病，非风、非寒、非暑、非湿，乃天地间别有一种异气所感""此邪伏于募原"。既谓外感"异气"，则属外感温病范畴，其感而即发，不当因其感传受邪部位在里而称为伏邪，以致混淆了外感病与内伤病的界限。以苦心力学之士，尚不免智者千虑之失，尚何怪后人之无从取法，青白不分哉！甚矣学问之难也！

清代刘松峰亦否认伏寒说，谓："人伤于寒，岂能稽留在身，俟逾年而后病耶。"（《松峰说疫》）清代柳宝诒亦反对寒伏肌肤说，谓："若皮肤有卫气流行之处，岂容外邪久伏？""其所受之寒……断无伏于肌肤之理。"（《温热逢源》）

吴又可所倡外感"伏邪"说，使伏气温病学说突破了"伏寒"这一病因上的旧说，推动了病因学说的发展，得到后世一些医家的支持，并不断扩充其内容。叶天士《温热论·三时伏气外感篇》就指出不同季节有不同的伏气病。叶子雨说："伏气之为病，六淫皆有，岂仅一端。"刘吉人在《伏邪新书》中开卷就指出："感六淫而不即病，过后方发者，总谓之曰伏邪。已发者，而治不得法，病情隐伏，亦谓之伏邪；有初感治不得法，正气内伤，邪气内陷，暂时假愈，后仍复作者，亦谓之伏邪。有已发治愈，而未能尽除病根，遗邪内伏，后又复发，亦谓之曰伏邪。夫伏邪有伏燥，有伏寒，有伏风，有伏湿，有伏暑，有伏热。"把伏邪的范围，由"伏寒"扩大为"六淫伏邪"，这符合《黄帝内经》四时伏邪说。由于病因的扩大，使伏气温病的范围大为扩充。如王孟英引用沈宗淦时说："伏气为病，皆自内而之外，不止春温一病。盖四时之气皆有伏久而发者，不可不知也。"（《温热经纬·仲景伏气温热篇》）这种"伏邪"病因学说的发展，是病因学说的畸形发展，放之临床，并不符合实际情况。他们没有认识到感受外邪由口鼻吸入发病外传，与内伤火病由内发病外传的区别，而统称为"伏邪"。虽然外邪传里发病再外传，需要的时间可能比由表部受邪发病的时间长一些，但仍属外感病范围，为实邪。如柳宝诒说："伏温是外感中常有之病，南方尤多，非怪证也。"（《温热逢源》）南方多湿热病，湿热之邪由口鼻吸入传里发病再外传，薛生白《湿热病》论述甚详，此不赘言。内伤火病，因虚而起病，属内伤范围，为虚火，必须审别清楚。后来一些医家有所察觉醒悟，于是开始摒弃外感"伏邪"说，重新寻求在临床中常见的内生外发火热病症的病因。如何廉臣在论述伏气温病病因时就避开旧论，重视于"温热"二字，直截了当地说"凡伏气温热皆是伏火"（《重订广温热论》）。揭开了伏气温病的真正病因及病理变化本质的千古之谜，首次明确"伏火"为伏气温病的共同病因，并进一步明确指出"伏火"包括君火、相火二气，认为"发自少阳胆经者，必相火炽""发于太阴肺经者，必君火被内风相煽，蒸肺津而消胃液""肝络郁而相火劫液""心络郁而君火烁阴"（《重订广温热论》）。至此，伏气温病说发生了根本性的变化，由外感六淫"伏邪"说，转变为内伤君相二火的"伏火"说。认定由内达外的发热病，即是内伤火病。这对认识由内达外发热病的病因病理、临床证候、诊断、治疗及用药，无疑是十分重要的。

何氏将他的"伏火"学说，概括为一因、二纲、四目。一因即"伏火"这一病因；二纲即燥火、湿火两大纲领；四目即兼、夹、复、遗四个子目。盖"温热皆伏火"，但"同一伏火，湿火与燥火，判然不同"（《重订广温热论》），故何氏以湿火证治与燥火证治作为大纲。心火乘于脾土，火土二家为病而生湿火。刘河间、李东垣、朱丹溪均有此说。相火蒸腾灼阴伤液而为燥火。故何氏谓"湿火与燥火，判然不同。"这是对朱丹溪"湿热、相火为病甚多"（《格致余论·叙》）说的发挥。何氏认为燥火、湿火之辨尚不能尽"伏火"治法之全貌，故又纬之以兼、夹、复、遗四目。其论治伏火与兼邪的关系谓"治法以伏邪（火）为重，他邪为轻，故略治他邪，而新病即解"（《重订广温热论·论温热兼证疗法》）。论治伏火与挟邪的关系则主张"以夹邪为先，伏邪为后，盖清其挟邪，而伏邪始能透发，透发方能传变，传变乃可解利也"（《重订广温热论·温热夹症疗法》）。论复症则赅其食复、劳复、自复、怒复、四损、四不足之复的治法。论遗症则详列二十二症之异治。此论重点突出，观点明确，纲举目张，形成颇为系统的辨治体系。

今人王季儒在《温病刍言》中肯地说："阴虚内热就是温病的伏邪。"阴虚火旺则发热。"阴虚"包括营血之虚和肾水之虚，"内热"包括君相二火亢盛。所以，伏气温病应改名为内伤火病，脱离温病范畴，纳入内伤范围。伏气温病学说，经过几千年激烈的争鸣，直到今天才确立了合乎客观实际的、名副其实的内容。

从伏气的内伏部位及外发途径辨析：晋唐时代，对伏气部位的认识，多袭《伤寒论·伤寒例》"寒毒藏于肌肤"说，但后世医家在实践中大多摒弃《伤寒论·伤寒例》意见，提出邪伏少阴、邪伏膜原和邪伏血气三种主要观点。

庞安常首创"邪伏少阴"（《伤寒总病论》）说，其后周禹载、叶天士、喻嘉言、张路玉、章虚谷、王孟英、柳宝诒等人均宗邪伏少阴说，其中柳宝诒对此阐发最详，柳宝诒说："其所受之寒，无不伏于少阴，断无伏于肌肤之理。""邪伏少阴，随气血而动，流行于诸经，或乘经气之虚而发，或挟新感之邪而发。

其发也，或由三阳而出，或由肺胃；最重者热不外出，而内陷于手足厥阴；或肾气虚，不能托邪，而燔结于少阴。是温邪之动，路径多歧，随处可发。"（《温热逢源》）柳氏还把伏少阴之邪，分为少阴伏寒和少阴伏温两种情况。谓"伏寒化热，由少阴而发，每有骨节烦疼，腰脊强痛之证"，此由少阴外发太阳也；"若伏温化热，由少阴而出，间有不涉于胃者"，此由少阴外发太阳阳明也。柳氏既认为"皮肤有卫气流行"，不能"容外邪久伏"，而少阴肾为元气、卫气生发之处（《内经》曰"卫出下焦"），生命之根蒂，岂能容忍客邪盘踞耶？可见柳氏之说，有自相矛盾之处，认理欠真，也是学力未到矣。可见医之为道，非博识不能至其简约，非精不能明其理，难矣哉！

仔细推敲审度《温热逢源》一书，其"伏寒化热"一说，实际上应是少阳之气不足，生发之气下陷于肾，阳不生阴不长，心火偏盛于上的病理变化，故柳氏谓"寒邪化热而发之证，外虽微有形寒，而里热炽甚，不恶风寒，骨节烦痛，渴热少汗。"（《温热逢源》）其实，外微有形寒是阳虚的表现，不是感受外邪，此乃认证之差讹。阳虚卫气不流行，津液郁结凝阻络脉，则骨节烦疼。其"伏温化热"一说，实际上应是肾水亏损，水不养相火，相火蒸腾的病理变化。故柳氏谓"伏温由少阴而发，外出于三阳经证，内结于胃腑，则见阳明腑证……不归于胃腑，而即窜入厥阴者，在手厥阴则神昏谵语，烦躁不寐，甚则狂言无序，或蒙闭不语。在足厥阴则抽搐蒙痉，昏眩直视，甚则循衣摸床。"（《温热逢源》）相火亢盛，其势燎原，外发三阳，内烁三阴，其证最危重，预后多不良。

吴又可首创"邪伏膜原"说，其后薛生白、俞根初、蒋问斋、张锡纯等人均主张此说。但吴氏指其为"杂气"内伏之地，薛氏指其为湿热入舍之所，俞氏、蒋氏、张氏则指其为冬寒久伏之处。如俞根初《通俗伤寒论》说："伏温内发，新寒外束，有实有虚，实邪多发于少阳膜原，虚邪多发于少阴血分阴分。"蒋问斋《医略十三篇》说："伏邪者，冬寒伏于膜原之间，化热伤阴，表里分传，多为热证。"张锡纯《医学衷中参西录》更是大张此说："寒气之中人也，其重者即时成病，即冬令之伤寒也；其轻者微受寒侵，不能即病。由皮肤内侵，潜伏于三焦脂膜之中，阻塞气化之升降流通，即能暗生内热，迫至内热积而益深，又兼春回阳生，触发其热，或更薄受外感，以激发其热，是以其热自内暴发，而成温病，即后世方书所谓伏气成温也。"从张氏所述，可以悟觉以下三个问题：一是寒伤少阳，生发之气下陷，三焦之气不能周流贯通全身，阳不生阴不长，心火内生；二是心火借春末夏至前君火主时之时，可增加心火偏盛之势；三是新感外邪引动内伤火病而发病。据此可知伏气温病是指内伤火病兼感外邪。少阳主膜原人皆知之，太阴主膜原则鲜为人知。如张隐庵说："太阴在内主膜原。"（《黄帝内经素问集注》）薛生白亦主张少阳、太阴同主膜原说，谓"膜原者，外通肌肉，内近胃腑，即三焦之门户，实一身之半表半里也。"（《湿热病篇》）少阳三焦不能通调水道，脾失健运不能运输津液，加之心火乘脾，热蒸湿动，故湿火之邪多居膜原。其外发途径，薛氏认为多在"阳明、太阴"二经；吴又可认为在"太阳居多，阳明次之，少阳又次之"；薛氏和吴氏各执其偏，一重于里，一重于表，故蒋氏合二家之说，认为膜原邪气外发多"表里分传"。

章虚谷力倡"邪伏血气之中"，有"荣血中伏热之邪"（《温热经纬·内经伏气温热篇》）。并认为"温病初由伏邪，随气血流行，在诸经中，及其邪之发也，不知从何经而动。既发之后，各随其邪所在之经而治之。"（《温热经纬·仲景伏气温病篇》）心主君火，心主血脉，心火亢盛必伏于血脉之中。三焦主相火，三焦主气，相火亢盛必走于气分。故云君相二火亢盛必伏于血气之中。俞根初、王孟英、何廉臣等人均倡此说。如俞根初说："虚邪多发于少阴血分阴分。"王孟英说："伏气温病，自里出表，乃先从血分而后达于气分。"（《温热经纬·叶香岩外感温热篇》）内伤之火伏于血、气之中，此为正论，可师可法。

总之，伏气温病的病因病理、内伏部位、外发途径，在其漫长的发展过程中，经过历代医家的激烈争鸣和不断的临床总结，重新寻找到了伏气温病的病因是"伏火"，内伏部位在血气之中，外发途径为表里六经。

手少阴心主君火，故古人有火伏少阴的见证。少阳三焦主相火，故古人有火伏少阳的见证。君火走血分，相火走气分，故古人有火伏血气的见证。

《伤寒论》中关于汗、吐、下误治后的条文，太阳篇 49 条、阳明篇 11 条、太阴篇 2 条、厥阴篇 4 条、霍乱篇 1 条。其中不见少阳和少阴的条文。

太阳、阳明、厥阴三篇合为 64 条属于"病发于阳"，太阴、霍乱两篇合为 3 条属于"病发于阴"。故汗、吐、下的误治主要来源于"病发于阳"诸篇，由于汗、吐、下的误治，一是导致病邪由浅表向深里传变，可以深入经络、脏腑、气血形成痼疾，往往形成外感伏邪藏匿身体内损害身体，多生气滞；二是肺的宣发、肃降功能失调，使肺的升降出入和代谢功能失常，而出现气滞、痰饮、水气、血瘀等病理产物进而内生病邪伏匿身体内损害身体，因此伏邪有外邪和内邪之分。这就是伏邪发生的病理特点。

伏邪所伏时间不等，有的几天，有的几个月，有的几年甚至几十年。

既然有伏邪存在，就必然有伏邪存在的表现，如颈项僵强头晕、肩背困重如压石头、肩背按压疼痛、无汗畏寒怕冷，或汗出怕风，或但头汗出，或上热下寒，或阳气怫郁，或胸痛胸闷，或水肿痰饮，或体节疼痛，或默默不欲饮食，或进食汗出，或进食无汗，或大小便不调等表现。

伏邪的发病部位，或只"病发于阳"，或只"病发于阴"，或表里同病。

伏邪发病，或因新感引动，或因季节引动，或因情志引动，或因积邪太重引动，总之不一而已。

伏邪发病的特点，或久病反复发作，或有周期性发作，或有时间性发作，或病位固定，或病位不固定，根据患者的体质及病性不同而有不同的表现。

伏邪的治疗总原则只有一个，即开通透邪法，也就是《伤寒论》的"开通"上焦太阳阳明，谓"上焦得通，津液得下，胃气因和，身濈然汗出而解"，恢复肺的宣发肃降及升降出入、代谢功能，通过汗、吐、下之法把病邪驱逐体外，于是就出现了各种排病现象。"上焦得通"有两层含义：一是肺的宣发功能从外通，"汗出而解"（肺主天气，"清阳为天""清阳发腠理"《素问·阴阳应象大论》），"开鬼门"也；二是肺的肃降功能从里通，"津液得下，胃气因和"而解。肺主天气，天气下降，"天气下为雨""浊阴出下窍"（《素问·阴阳应象大论》）即是"津液得下"。肺主肃降，天气下降而津液润通其下，"胃气因和"就无"胃家实"了，"洁净府"也。治疗方法尽在《伤寒论》《金匮要略》之中，就不一一列举了。总之，万病不离六经，万病不治求太极。

《黄帝内经》云："正气存内，邪不可干。"邪气之所以内伏，必是正气不足。所以治疗伏邪，不论是从外解，还是从内解，扶正祛邪均为常法。

太阳主外，太阴主内，排除病邪之出路，外出者从太阳在表以汗（包括泪、衄、斑疹等），内出者从太阴在里以吐下（包括咳痰涎、吐、泻、便、尿、经、带、矢气、嗳气、呃逆等）。这个排病过程先是"病发于阳"的部位见热、汗、吐、呕或痰涎，后是"病发于阴"的部位而见腹泻、腹痛、小便、经、带等。

"病发于阳"可以导致许多种病症，如体表病、"半在里，半在外"、胃家实、蓄血证、蓄水证、热入血室等。

寒邪郁闭皮肤在表，轻证或只发痒或发湿疹，稍重则面色红赤，更进一步则郁于胸中、胸胁、心中、肺中、胸背、颈项等处，可随证治之。

当笔者理解了五运六气体质说之后，在临床中发现五运六气体质说亦存在伤寒热病，伤寒类之热病即寒燥湿阴邪类，如阳明卯酉和太阳辰戌年出生的人，多出汗少或无汗，多为火热病，当属于伤寒热病范畴。其实李东垣的阳虚阴火病亦当属于伤寒热病范畴。这样虽然扩大了伤寒热病的范围，但非常适合临床应用。

张仲景不仅将《黄帝内经》以症状为名的"热病"改造为以病因为名的"伤寒"，还将《素问·热论》的"狭义伤寒"发展为《难经》的"广义伤寒"，并且将病因和症状分别隶属于两套三阴三阳体系（图2）中。病因六淫属于外来

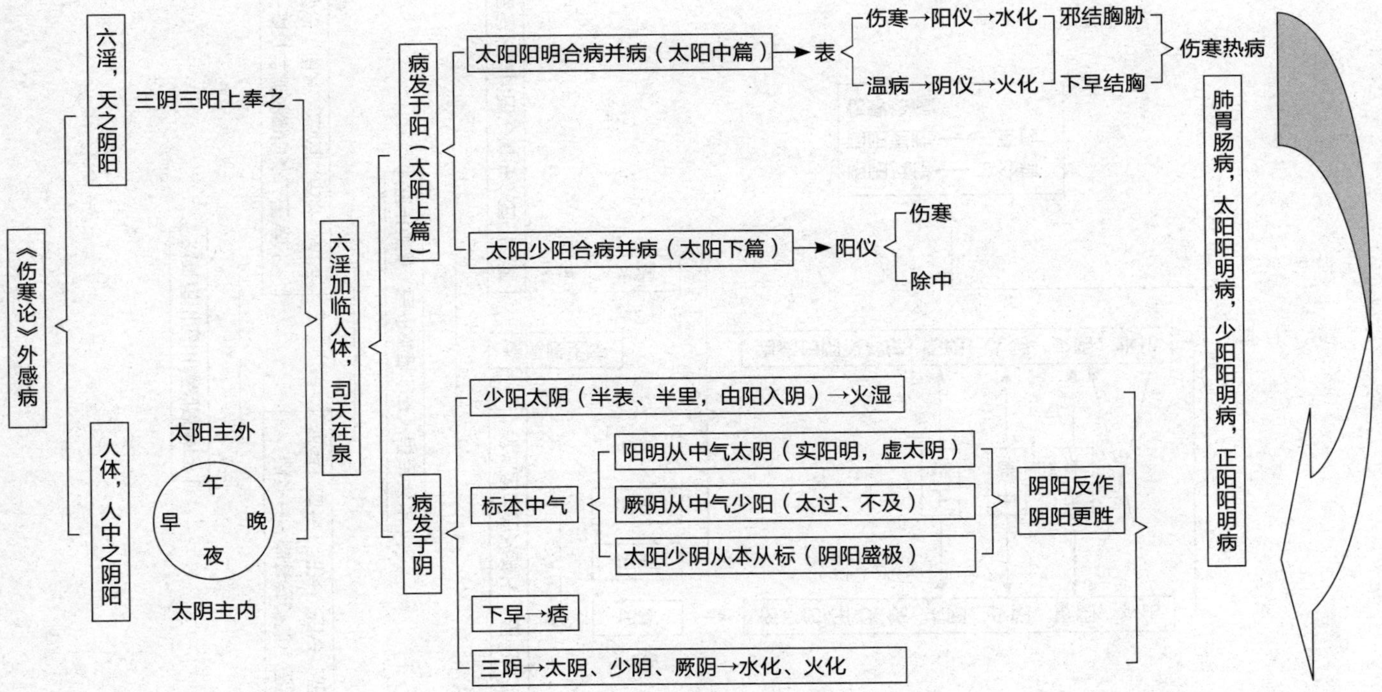

肺胃肠病，太阳阳明病，少阳阳明病，正阳阳明病

伤寒热病

邪结胸胁

下早结胸

伤寒→阳仪→水化

温病→阴仪→火化 →表

伤寒

除中 →阳仪

阴阳反作
阴阳更胜

太阳阳明合病并病（太阳中篇）→表

太阳少阳合病并病（太阳下篇）→阳仪

少阳太阴（半表、半里，由阳入阴）→火湿

阳明从中气太阴（实阳明，虚太阴）

厥阴从中气少阳（太过、不及）

太阳少阴从本从标（阴阳盛极）

标本中气

下早→痞

三阴→太阴、少阴、厥阴→水化、火化

病发于阳（太阳上篇）

病发于阴

六淫加临人体，司天在泉

三阴三阳上奉之

太阳主外　太阴主内

午　早　夜　晚

六淫，天之阴阳

人体，人中之阴阳

《伤寒论》外感病

图 2　外感两套三阴三阳体系

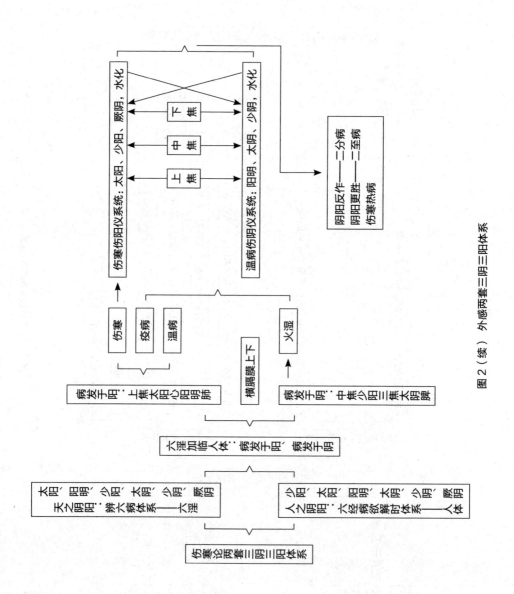

图2（续）外感两套三阴三阳体系

的天之阴阳，《素问·六元正纪大论》和《素问·热论》中的三阴三阳次序为太阳→阳明→少阳→太阴→少阴→厥阴。这一套三阴三阳系统是风、寒、暑、湿、燥、火六淫的代名词，称作"某某之为病"，并根据病邪进入人体的途径不同，分为"病发于阳"和"病发于阴"两个大病位，笔者称作三阴三阳辨证；而其寒热症状属于人体之阴阳，为六经欲解时的三阴三阳次序，为少阳→太阳→阳明→太阴→少阴→厥阴，源于《素问·四时刺逆从论》，称作"某某病"，并以横膈膜上下为界，三阳在横膈膜之上（包括阳仪系统），三阴在横膈膜之下（包括阴仪系统），邪结横膈膜之上，病发横膈膜之下，称作"邪高痛（病）下"，笔者称作六经辨证。

张仲景以春夏秋冬四时论四时正气为病，却以春分、秋分二分（卯酉赤道线）为界论疫病，秋分至春分得非时之温热发为冬温疫病，春分至秋分得非时之寒冷发为寒疫病，继承发展了《黄帝内经》五疫说和五之气至二之气的温疫说。

外感天之阴阳的六淫，要以三阴三阳来辨证，辨六淫属性，名"某某之为病"。人感受六淫，要以人之阴阳六经辨证，辨病位病势，名"某某病"。

金匮真言论篇第四

本篇从天人相应的观点继续阐述四时阴阳五行与人体脏腑经络的关系。

一、八风变五风

黄帝问曰：天有八风，经有五风，何谓？岐伯对曰：八风发邪，以为经风触五脏，邪气发病。

"八风"见《灵枢·九宫八风》《素问·八正神明论》。八风中的正"五风"伤五脏（图3）。

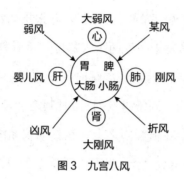

图3 九宫八风

"天有八风"为八方大弱风、谋风、刚风、折风、大刚风、凶风、婴儿风、弱风。八方八风变为应五脏风就是"经有五风"，就是将四隅的弱风、谋风、折风、凶风归纳为脾土类，脾土类位中央，故谓"八风发邪，以为经风触五脏"。

二、五脏应五季

"所谓得四时之胜者，春胜长夏，长夏胜冬，冬胜夏，夏胜秋，秋胜春，所谓四时之胜也。"

五脏五行应五季而有克制（图4）。

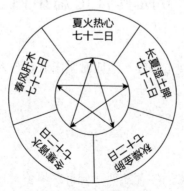

图4 五分岁时五行（以太阳运行为中心）

三、五风触五脏发病及治疗腧穴位置

"东风生于春，病在肝，俞在颈项；南风生于夏，病在心，俞在胸胁；西风生于秋，病在肺，俞在肩背；北风生于冬，病在肾，俞在腰股；中央为土，病在脾，俞在脊。故春气者病在头，夏气者病在脏，秋气者病在肩背，冬气者病在四肢。故春善病鼽衄，仲夏善病胸胁，长夏善病洞泄寒中，秋善病风疟，冬善病痹厥。"

五风伤五脏而发病，肝病颈项头鼽衄，治疗腧穴在颈项；心病心脏胸胁，治疗腧穴在胸胁；肺病肩背、风疟，治疗腧穴在肩背；肾病肢痹厥飧泄，治疗腧穴在腰股；脾病肠胃洞泄寒中，治疗腧穴在脊。

厥阴肝俞在颈项，太阳心俞在胸胁，阳明肺俞在肩背，颈项、胸胁、肩背都在横膈膜之上，属于天阳为表，所以厥阴、太阳、阳明属于大表部。少阴肾俞在腰股，太阴脾俞在脊，腰股、脊在横膈膜之下，属于地阴为里，脾主四肢，水湿下流于肾，故冬病在四肢，所以少阴、太阴属于里部，诊在跌阳脉、少阴脉（图5）。

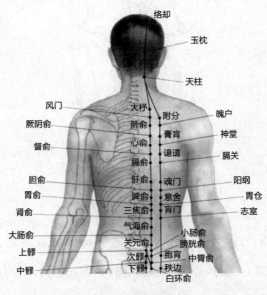

图5 背部腧穴

四、根于胫足

"故冬不按跷，春不鼽衄，春不病颈项，仲夏不病胸胁，长夏不病洞泄寒中，秋不病风疟，冬不病痹厥飧泄而汗出也。夫精者，身之本也。故藏于精者，春不病温。夏暑汗不出者，秋成风疟。此平人脉法也。"

为什么按跷会涉及四时发病呢？因为胫部通应四时（图6）。

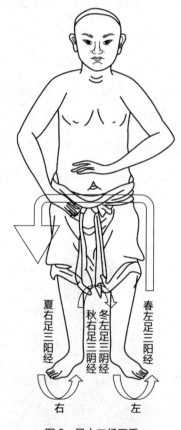

图 6　足十二经四季

《灵枢·阴阳系日月》说："寅者，正月之生阳也，主左足之少阳；未者，六月，主右足之少阳；卯者，二月，主左足之太阳；午者，五月，主右足之太阳；辰者，三月，主左足之阳明；巳者，四月，主右足之阳明，此两阳合于前，故曰阳明。

申者，七月之生阴也，主右足之少阴；丑者，十二月，主左足之少阴；酉者，八月，主右足之太阴；子者，十一月，主左足之太阴；戌者，九月，主右足之厥阴；亥者，十月，主左足之厥阴，此两阴交尽，故曰厥阴。

正月、二月、三月，人气在左，无刺左足之阳；四月、五月、六月，人气在右，无刺右足之阳；七月、八月、九月，人气在右，无刺右足之阴；十月、十一月、十二月，人气在左，无刺左足之阴。"

"蹻"同"跷"，指胫足。胫足三阴三阳脾肾肝为根、为本，生神藏阳，冬天不要扰动阳气潜藏，因为冬天藏阳是一年生发之本，故四时五脏不病。《诸病源候论·肾病候》说："肾气盛，为志有余，则病腹胀飧泄，体肿喘咳，汗出憎风，面目黑，小便黄，是为肾气之实也。"《素问·脏气法时论》说："肾病者……寝汗出。"

所谓"夫精者，身之本也。故藏于精者，春不病温"（《素问·生气通天论》）指冬天要藏阳，不伤精，伤精则阳不能潜藏。如果冬天伤精，阳气不潜藏，不只是春必病温，四季五脏都会发病。所谓"夏暑汗不出者，秋成风疟"，指夏天寒凉伤阳闭塞玄府，秋发风疟。此言冬夏二至前后失养而发病。

《素问·气府论》找穴有"腹脉法"和"脊推法"，"此平人脉法"当指《素问·气府论》的"脉法"，即找"俞在颈项""俞在胸胁""俞在肩背""俞在腰股""俞在脊"之"脉法"，不是诊脉脉法。

《素问·金匮真言论》说："冬不按蹻"乃不按摩胫足。

《素问·针解》说："巨虚者，蹻足骬独陷者。"即古代一种治疗方法，按摩胫足。

《素问·调经论》说："病不知所痛，两蹻为上。"因为足三焦在胫足部，六腑合穴在胫部，故按摩两胫足，能调补元气。

《素问·刺腰痛》说："刺直阳之脉上三痏，在蹻上郄下五寸横居，视其盛者出血。"指阳蹻脉之申脉穴，胫部足三焦部。

《素问·经脉别论》说："少阴脏独至，是厥气也，跷前卒大，取之下俞，少阳独至者，一阳之过也。"胫部足少阳胆经足三焦经。

《素问·刺腰痛》治疗腰部痛多用胫足部穴。

五、昼夜分阴阳

"故曰：阴中有阴，阳中有阳。平旦至日中，天之阳，阳中之阳也；日中至黄昏，天之阳，阳中之阴也；合夜至鸡鸣，天之阴，阴中之阴也；鸡鸣至平旦，天之阴，阴中之阳也。故人亦应之。"

这是讲日月相互运动产生的阴阳消长过程，以卯酉线昼夜分阴阳，昼阳是"天之阳"，平旦至日中的上午是"阳中之阳"，日中至日落的下午是"阳中之阴"。夜阴是"天之阴"，日落至半夜（鸡鸣）是"阴中之阴"，半夜至平旦是"阴中之阳"。人与天相应也，看下文之相应（图7和图8）。

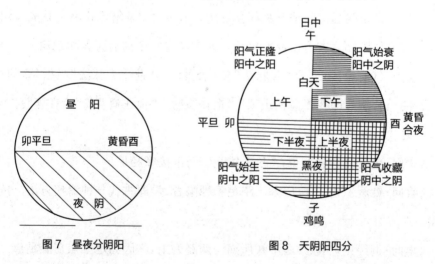

图7　昼夜分阴阳　　　　　　图8　天阴阳四分

一日分阴阳是以卯酉线为标准来划分的，相应的人体五脏是以横膈膜上下划分的，横膈膜以上为胸背心肺为表阳，横膈膜以下为腹部脾肾肝为里阴（表1）。

表1　四时五脏阴阳表里对应关系

一日分时段	季节	天之阴阳	阴阳属性	人身阴阳	部位	相应五脏
平旦至日中	夏	阳	阳中之阳 ++	阳（外表）	背	心
日中至黄昏	秋		阳中之阴 +-			肺
合夜至鸡鸣（夜半）	冬	阴	阴中之阴 —— 阴中之至阴 ———	阴（内里）	腹	肾 脾
鸡鸣至平旦	春		阴中之阳 -+			肝

六、人之阴阳

"夫言人之阴阳，则外为阳，内为阴。"

这里的"人之阴阳"是讲人的表里，即认为人的外表与外界接触的部分属于阳，内部不与外界接触的部分属于阴。《灵枢·营卫生会》说"太阴主内，太阳主外"，与下文言"人身之阴阳"是不同的。

七、人身之阴阳

"言人身之阴阳，则背为阳，腹为阴。

言人身之脏腑中阴阳，则脏者为阴，腑者为阳。肝、心、脾、肺、肾五脏皆为阴，胆胃大肠小肠膀胱三焦六腑皆为阳。"

这里的"人身之阴阳"是讲人身的生理解剖结构。第一，背与腹以横膈膜为生理解剖基础，横膈膜之上"背为阳"，横膈膜之下"腹为阴"，乃上下纵向分阴阳；第二，以脏腑分阴阳，"肝、心、脾、肺、肾五脏皆为阴，胆、胃、大肠、小肠、膀胱、三焦、六腑皆为阳"，乃以脏腑分阴阳。

人身以横膈膜为生理解剖部位，十二椎之上的背部属于横膈膜之上为天部属阳，腹部属于横膈膜之下为地部属阴。

人身之脏腑，脏为阴，腑为阳。肝、心、脾、肺、肾五脏皆为阴，胆、胃、大肠、小肠、膀胱、三焦六腑皆为阳。脏与腑之间用经脉联系。心与小肠互为阴阳表里，肺与大肠互为阴阳表里，脾与胃互为阴阳表里，肾与膀胱互为阴阳表里，肝与胆互为阴阳表里，心与包络三焦互为阴阳表里。属于十二脏腑十二经脉理论的表里（图9）。

横膈膜之下的太阴脾对阳明胃，少阴肾对太阳膀胱，厥阴肝对少阳胆。

横膈膜之上的太阳小肠对少阴心，阳明大肠对太阴肺，少阳三焦对厥阴心包。

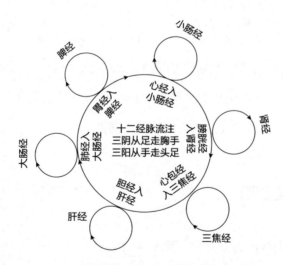

图9 十二经脉营气流注循环及表里两经相互循环

《灵枢·营气》说："营气之道，内谷为宝。谷入于胃，乃传之肺，流溢于中，布散于外，精专者行于经隧，常营无已，终而复始，是谓天地之纪。故气从太阴出注手阳明，上行至面，注足阳明，下行至跗上，注大指间，与太阴合；上行抵脾，从脾注心中，循手少阴出腋下臂，注小指，合手太阳，上行乘腋，出𩩲内，注目内眦，上巅，下项，合足太阳，循脊下尻，下行注小指之端，循足心，注足少阴，上行注肾。从肾注心，外散于胸中；循心主脉，出腋下臂，出两筋之间，入掌中，出中指之端，还注小指次指之端，合手少阳，上行注膻中，散于三焦，从三焦注胆，出胁，注足少阳，下行至跗上，复从跗注大指间，合足厥阴，上行至肝，从肝上注肺，上循喉咙，入颃颡之窍，究于畜门。其支别者，上额，循巅，下项中，循脊入骶，是督脉也，络阴器，上过毛中，入脐中，上循腹里，入缺盆，下注肺中，复出太阴。此营气之所行也，逆顺之常也。"营血在血管里，推动营血运行的动力是肺气，故十二经脉流注从肺经开始，营血→神生于肺脾合和，故接肺者脾，肺脾生成的营血→神注入心，体循环的废物从肾排出，故接心肾，阳气藏于肾，故接之者为上焦心包，潜阳出于肝胆，故下接肝胆而循环一周，复从肺始（图10）。肺有三大功能：一主皮毛，二推动血脉运行，三推动胃肠运动通降。

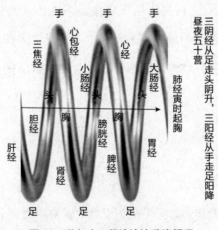

图 10　营气十二经脉流注升降循环

《灵枢·根结》说："一日一夜五十营，以营五脏之精，不应数者，名曰狂生。所谓五十营者，五脏皆受气，持其脉口，数其至也。五十动而不一代者，五脏皆受气；四十动一代者，一脏无气；三十动一代者，二脏无气；二十动一代者，三脏无气；十动一代者，四脏无气；不满十动一代者，五脏无气，予之短期，要在终始，所谓五十动而不一代者，以为常也。以知五脏之期，予知短期者，乍数乍疏也。"

八、病发阴阳

"所以欲知阴中之阴，阳中之阳者何也？为冬病在阴，夏病在阳，春病在阴，秋病在阳。皆视其所在，为施针石也。"

细分"阴中之阴，阳中之阳"是为了分春夏秋冬四时之病，以根据病位施治。春夏上半年为阳仪系统肝心主之、秋冬下半年为阴仪系统肺脾肾主之，乃横向之表里。

"冬病在阴，夏病在阳，春病在阴，秋病在阳"，因"夏病在阳""秋病在阳"，故夏秋心肺在横膈膜之上，"病发于阳"主表；"冬病在阴""春病在阴"，故冬春脾肾肝在横膈膜之下，"病发于阴"主里。下文作了具体阐释。

夏天太阳心、秋天阳明肺"病发于阳"，冬天太阴脾少阴肾、春天厥阴肝少阳胆三焦"病发于阴"（参考《伤寒论》六经欲解时图及五运六气三阴三阳理论）。

九、五脏分阴阳

"故背为阳，阳中之阳，心也（++）；背为阳，阳中之阴，肺也（+-）；腹为阴，阴中之阴，肾也（--）；腹为阴，阴中之阳，肝也（-+）；腹为阴，阴中之至阴，脾也（---）。"

上文言"肝、心、脾、肺、肾五脏皆为阴"，这里又依据"背为阳，腹为阴"之理将五脏分阴阳，层次分明。

背阳腹阴的真实意义是指横膈膜之上为阳、横膈膜之下为阴（图11）。

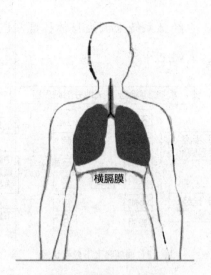

横膈膜

图 11　横膈膜上下分阴阳

横膈膜之上背中的心肺为阳，心为"阳中之阳"，肺为"阳中之阴"；横膈膜之下腹中的肝脾肾为阴，肾为"阴中之阴"，肝为"阴中之阳"，脾为"阴中之至阴"。

横膈膜之上的天部背阳，"背为阳，阳中之阳，心也；背为阳，阳中之阴，肺也"，心肺在横膈膜之上为阳，"病发于阳"主表。心为太阳，肺为阳明，还有少阳三焦，是三阳在横膈膜之上主表，属于手经。

横膈膜之下的地部腹阴，"腹为阴，阴中之阴，肾也；腹为阴，阴中之阳，肝也；腹为阴，阴中之至阴，脾也"，脾肾肝在横膈膜之下为阴，"病发于阴"主里，脾为太阴，肾为少阴，肝为厥阴，是三阴在横膈膜之下主里，属于足经。

这是以五脏分阴阳表里，属于五运六气理论范围。横膈膜之上三阳经，横膈膜之下三阴经。横膈膜上下为纵向表里。

横膈膜之上为阳，有太阳、阳明、少阳。横膈膜之下为阴，有太阴、少阴、厥阴。

图 12 以人体横膈膜为解剖基础，横膈膜之上为天阳主表，以先天之本心为中心，主血脉循环系统来调控身体各部，位于胸腔；横膈膜之下为地阴主里，

以后天之本脾为中心，主经脉系统来调控身体各部，位于腹腔。《灵枢·营卫生会》说："太阴主内，太阳主外。"

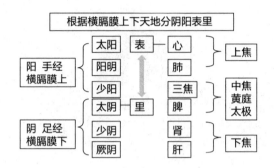

图 12　横膈膜上下分手足经

心主血脉系统，脾主经脉系统，这就建立了以心和脾为中心的两套系统，以心土为中心的五行系统和以脾土为中心的五行系统。《说文》说："人心，土藏，在身之中。"《古尚书》说："脾，木也；肺，火也；心，土也；肝，金也；肾，水也。"《月令》记载："春祭脾，夏祭肺，季夏祭心，秋祭肝，冬祭肾。"扬雄《太玄》说："木脏脾，金脏肝，火脏肺，水脏肾，土脏心。"此乃以横膈膜上下分五行，横膈膜之上为天阳主夏在背，心肺主之；横膈膜之下为地阴主秋冬春在腹，脾肾肝主之。这种以心土为中心的五行系统，可以结合六经欲解时图对比。以脾土为中心的五行系统就是以脾土灌溉四旁的两仪分四时五行系统。

以心为中心者，心为土脏，心为君主之官，以血脉统治天下。以脾为中心者，脾为土脏，脾为仓廪之官，脾舍营生神，灌溉四旁，以经脉统治天下。

横膈膜之上主以寸口脉，横膈膜之下主以趺阳脉、少阴脉（图 13）。

这种分法是吴坤安继承了张仲景，在《伤寒指掌》书中给予实用，他说："凡诊伤寒，当先察舌之形色，分别足经、手经，卫分，营分，在表，在里，再参脉症施治，无不获效。若拘定足六经治病，非但无效，且病亦鲜有合乎六经者。"邵仙根评："伤寒兼六气言，故曰六淫感证。又伤寒邪在足经，故从足六经分表里而施治。温热暑疫，邪入手经，当辨明心营肺卫，从上中下三焦施治，不可拘定足六经认定也。"太阳心和阳明肺同主表，无论是伤寒，还是温病，都首先犯表，所以《伤寒论》言"太阳阳明合病"，伤寒用麻黄汤，温病用葛根汤。

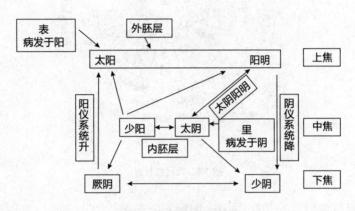

图 13 病发阴阳两仪示意

三阳经在手，心肺三焦，主表，以外感病为主，有胸背诊、尺肤诊。

三阴经在足，脾肾肝，主里，以内伤病为主，有腹骶诊、胫部诊。

三阳在横膈膜之上，心肺三焦主之，三阴在横膈膜之下，脾肝肾主之，与六经欲解时相对应。

9 条：太阳病，欲解时，从巳至未上。

193 条：阳明病，欲解时，从申至戌上。

272 条：少阳病，欲解时，从寅至辰上。

275 条：太阴病，欲解时，从亥至丑上。

291 条：少阴病，欲解时，从子至寅上。

328 条：厥阴病，欲解时，从丑至卯上。

根据这些叙述可以绘制图 14。

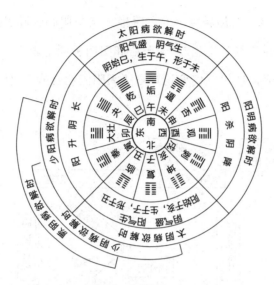

图14 六经欲解时

从六经欲解时看，少阳、太阳、阳明三阳在阳，太阴、少阴、厥阴三阴在阴，属于昼夜分阴阳表里法。

从六经欲解时可以看出，三阴随厥阴少阳而升，沿着春夏阳仪系统升至太阳而转秋阳明肺金，故云太阳主外，心部于表，心为"阳中之阳"；三阳随阳明肺金而降，沿着秋冬阴仪系统降太阴而转冬少阴潜藏，故云脾为"阴中之至阴"。《灵枢·营卫生会》说："太阴主内，太阳主外。"《灵枢·阴阳系日月》说："心为阳中之太阳，脾为阴中之至阴。"这就是三阴上升至手、三阳下降至足的道理。《素问·太阴阳明论》说："故阴气从足上行至头，而下行循臂至指端；阳气从手上行至头，而下行至足。故曰阳病者，上行极而下；阴病者，下行极而上。"《灵枢·逆顺肥瘦》说："手之三阴，从胸走手；手之三阳，从手走头；足之三阳，从头走足；足之三阴，从足走腹。"阳经从手走头，又从头降足；阴经从足升到腹胸至手，如此循环不已，周而复始。

从标本中气来说：厥阴从少阳互为表里，阳明从太阴互为表里。太阳少阴从本从标互为表里。

　　若以横膈膜之上三阳经属手三阳经配以手三阴经，横膈膜之下三阴经属足三阴经配以足三阳经，就是手足十二经脉表里配。

　　若以横膈膜之下足三阴经配以足三阳经，合左右足言则为足十二经脉表里配（图15）。

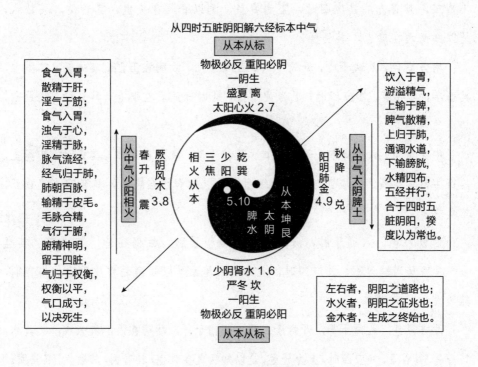

图15　中医太极三部六经体系太极示意

十、各种阴阳表里

　　"此皆阴阳、表里、内外、雌雄相输应也，故以应天之阴阳也。"

　　一个"皆"字概括了以上横膈膜上下纵向之阴阳表里、横向阴阳仪之表里、手足十二经脉之表里、足十二经脉之表里、脏腑之表里诸多阴阳表里，与"天之阴阳"相应。

十一、五脏应四时五方，并以数理公式化

"帝曰：五脏应四时，各有收受乎？岐伯曰：有。

东方青色，入通于肝，开窍于目，藏精于肝，其病发惊骇，其味酸，其类草木，其畜鸡，其谷麦，其应四时，上为岁星，是以春气在头也，其音角，其数八，是以知病之在筋也，其臭臊。

南方赤色，入通于心，开窍于耳，藏精于心，故病在五脏，其味苦，其类火，其畜羊，其谷黍，其应四时，上为荧惑星，是以知病之在脉也，其音徵，其数七，其臭焦。

中央黄色，入通于脾，开窍于口，藏精于脾，故病在舌本，其味甘，其类土，其畜牛，其谷稷，其应四时，上为镇星，是以知病之在肉也，其音宫，其数五，其臭香。

西方白色，入通于肺，开窍于鼻，藏精于肺，故病在背，其味辛，其类金，其畜马，其谷稻，其应四时，上为太白星，是以知病之在皮毛也，其音商，其数九，其臭腥。

北方黑色，入通于肾，开窍于二阴，藏精于肾，故病在溪，其味咸，其类水，其畜彘，其谷豆，其应四时，上为辰星，是以知病之在骨也，其音羽，其数六，其臭腐。"

此段具体阐述五脏与五方四时相应，外通九窍、五臭、五畜、五音、五病，上应五星，配应河图数，是一副完整的天地人相应图。

《素问·天元纪大论》说："寒暑燥湿风火，天之阴阳也，三阴三阳上奉之。"此言天之阴阳之本是"风、寒、暑、湿、燥、火"，以"三阴三阳"标识之。

《素问·天元纪大论》说："木火土金水，地之阴阳也，生长化收藏下应之。"此言地的阴阳就是"木火土金水"五行，以"生长化收藏"之象标识之。

《素问·天元纪大论》合天地之道说："在天为风，在地为木，在天为热，在地为火，在天为湿，在地为土，在天为燥，在地为金，在天为寒，在地为水，

故在天为气，在地成形，形气相感而化生万物矣。"

《素问·五运行大论》说："夫数之可数者，人中之阴阳也。"即《素问·金匮真言论》所言人身之阴阳。

请注意，这里的四时应肝心肺肾，脾应中央，并无长夏，而前文言"四时之胜"时有长夏。

凡是科学的东西都可以数理化，中医是科学的，故可以数理化，从其数东八、南七、中五、西九、北六看是用河图数进行公式化，而不是洛书。

《素问·五常政大论》也有此数："敷和之纪（木运平年）……其类草木……其数八。升明之纪（火运平年）……其类火……其数七。备化之纪（土运平年）……其类土……其数五。审平之纪（金运平年）其类金……其数九。静顺之纪（水运平年）……其类水……其数六。"

脾不主时而灌溉四旁，可知河图是以脾为中心的四时五行图（图16），将脾不主时公式化。

5、6、7、8、9是成数，由1、2、3、4、5生数生成，具体生法如下。

成数：$5+1=6$，$5+2=7$，$5+3=8$，$5+4=9$，$5+5=10$

生数：　　1　　　　2　　　　3　　　　4　　　　5

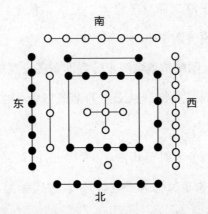

图16　河图表示脾不主时的四时五行（以观测者为中心）

生数1、2、3、4、5各加中数5变为成数6、7、8、9、10，也就是河图数，生数和它变成的成数是一家，如1和6是一家，2和7是一家，3和8是一家，4和9是一家，5和10是一家。以四季配五脏，南方为火配心火，东方为木配肝木，西方为金配肺金，北方为水配肾水。

2、7

3、8   5、10   4、9

1、6

这种河图五行说属于古代"四时五行说"，如《素问·太阴阳明论》说："脾者土也，治中央，常以四时长四脏，各十八日寄治，不得独主于时也。脾脏者常著胃土之精也，土者生万物。"《素问·玉机真脏论》说："脾脉者土也，孤脏以灌四傍者也。"脾胃是能量源，灌注四肢四末。四时末各十八日，共七十二日，所以《素问·刺要论》说："脾动则七十二日四季之月。"王冰注："七十二日四季之月者，谓三月、六月、九月、十二月各十二日后，土寄旺十八日也。"丑、未、辰、戌在四季之末，故曰寄旺于四季之末各十八日。这种"脾者土也，治中央，常以四时长四脏，各十八日寄治"的分法有临床实践应用，如《金匮要略·黄疸病脉证并治》说"黄疸之病，当以十八日为期。"因为土行"不得独主于时"而含于春木、夏火、秋金、冬水之内，故当属于古代《四时五行经》说（图17）。

《灵枢·九宫八风》图就是依据脾土分置四季图设置的（图18）。

土不独主时的"四时五行"以土生养灌溉四旁为主，不主五行之克，而将脾土分置四季末。

这种分法不同于五分岁时五行法。《素问·玉机真脏论》说："一日一夜五分之。"《素问·六节藏象论》称为"五行时"，古代称为"五行时令法"。一年五分之是春、夏、长夏、秋、冬。

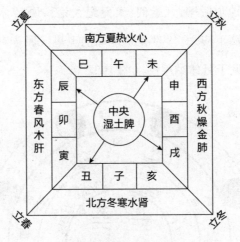

图 17　四时五行示意

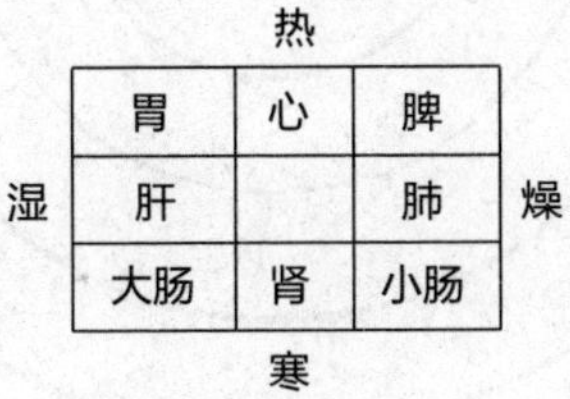

	热	
胃	心	脾
肝		肺
大肠	肾	小肠

湿（左）　燥（右）　寒（下）

图 18　九宫配脏腑

如《素问·脏气法时论》说："肝主春……其日甲乙……心主夏……其日丙丁……脾主长夏……其日戊己……肺主秋……其日庚辛……肾主冬…其日壬癸。"

《灵枢·顺气一日分为四时》说："肝为牡脏，其色青，其时春，其日甲乙……心为牡脏，其色赤，其时夏，其日丙丁……脾为牝脏，其色黄，其时长夏，其日戊己……肺为牝脏，其色白，其时秋，其日庚辛……肾为牝脏，其色黑，其时冬，其日壬癸。"

十天干五方五季的设置在《黄帝内经》有记载，《素问·风论》说："春甲乙……夏丙丁……季夏戊己……秋庚辛……冬壬癸……"

《素问·阴阳类论》说："春甲乙青，中主肝，治七十二日。"

此类五行属于地道阴阳，《素问·天元纪大论》说："木火土金水火，地之阴阳也，生长化收藏下应之。"月亮是地球的卫星，属于月地体系。所以十天干的这种排列次序见于月体纳甲图（图19）。

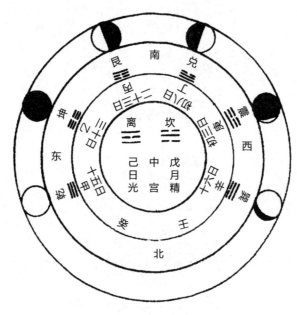

图19　月体纳甲

《淮南子·天文训》则记载："壬午冬至，甲子受制，木用事，火烟青；七十二日丙子受制，火用事，火烟赤；七十二日戊子受制，土用事，火烟黄；七十二日庚子受制，金用事，火烟白；七十二日壬子受制，水用事，火烟黑；七十二日而岁终。"这是用五运六气六十甲子所记五运五行。

月亮是地球的卫星，属于地道，故均用五方十天干表示。将一岁分为时令五行，《素问·天元纪大论》说此属于地道阴阳之五行，因为这里的土行有独立的"时令"，当属于古代"阴阳五行时令"说。《灵枢·阴阳系日月》说："五行以东方甲乙木王春，春者，苍色，主肝，肝者足厥阴也。今乃以甲为左手之少阳，不合于数，何也？岐伯曰：此天地之阴阳也，非四时五行之以次行也。"（图20）

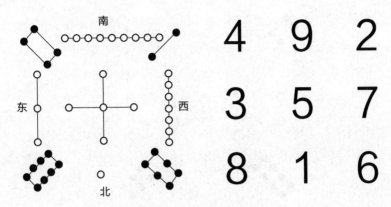

图20　洛书表示天地阴阳升降

至此可以知道，《黄帝内经》创建了以太阳——先天之本"心"为中心的岁时五分五行理论和以大地——后天之本"脾"为中心的四时五行理论。

《素问·三部九候论》说："天地之至数，始于一，终于九焉。"《灵枢·九针论》说："天地之大数也，始于一而终于九。"《素问·六元正纪大论》说："此天地之纲纪，变化之渊源。"可知此数之重要性。此天地之至数中，1数是最小的阳数，9是最大的阳数，冬至阳气最小以1纪之，夏至阳气最大以9纪之，则成洛书。《灵枢·根结》说："阴道偶，阳道奇。"阳居五方正位，阴居四隅，阴阳奇偶分居。

洛书有以下特性。

第一，天地数按次序的运行方向相反，天阳数按顺时针S方向运行，地阴数按逆时针S方向运行。

1在子位为天道主天气，8在丑位为地道主地气。《素问·五常政大论》说："上者右行，下者左行。"当我们面南定位时，太阳周日每天东（左）升西（右）落的顺时针方向运行就是"上者右行""天气右行"，而地球的运行方向相反，是逆时针左行，就是"下者左行""地气左行"。这是讲日地关系。具体到人身而言，肺主天气，脾主地气，肺脾乃后天二本，主气味而生"神"（图21）。

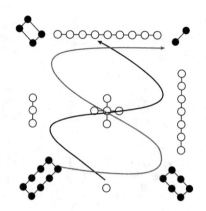

图 21　天道地道阴阳左右运行

第二，天阳下降，地阴上升（图 22）。

《周易·系辞传》说："天一地二，天三地四，天五地六，天七地八，天九地十。天数五，地数五，五位相得而各有合。"

天阳数：1、3、5、7、9，正五方位。

地阴数：2、4、6、8、10，四隅。

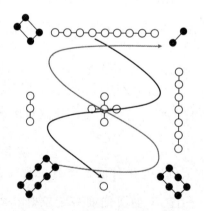

图 22　天阳下降、地阴上升

去其 10，剩下 1 至 9 天地之至数，天阳数在五方正位，地阴数在四隅，可知洛书是按天地数安排的。天阳地阴，所以洛书是以阴阳气的消长配八方。肺为天，肺通天，故将肺数置南阳盛处。

从上述可知，《素问·金匮真言论》用的是河图数公式，与九宫洛书数公式无关。河图数以生数和成数构成，成数由生数加中数五土生成，以5脾为中心。洛书由天阳数和地阴数构成，阳奇阴偶，以天阳数为中心，天气通于肺，地气通于脾，重点在后天肺脾。古人将天地之象纳入河图、洛书之中作为公式公理，《周易·系辞传》说"天垂象，见吉凶，圣人象之；河出图，洛出书，圣人则之"，所则者公式、公理也。

《素问·金匮真言论》和《素问·五常政大论》就用河图数理公式将天地人象配应统一起来（表2）。

表2　天地人相应表

		数理公式	8	7	5	9	6
天地人相应统一	自然界	天	阴阳气	风	火热	湿	燥	寒
			五星	岁星	荧惑星	镇星	太白星	辰星
		地	五行	木	火	土	金	水
			五方	东	南	中	西	北
			五时	春	夏	长夏	秋	冬
			五化	生	长	化	收	藏
			五谷	麦	黍	稷	谷	豆
			五色	青	赤	黄	白	黑
			五畜	鸡	羊	牛	马	彘
			五味	酸	苦	甘	辛	咸
			五臭	臊	焦	香	腥	腐
			五音	角	徵	宫	商	羽
	人	人	五脏	肝	心	脾	肺	肾
			五体	筋	脉	肉	皮	骨
			五官	目	舌	口	鼻	耳
			五华	爪	面	唇	毛	发

（续 表）

天地人相应统一	人	人	五声	呼	笑	歌	哭	呻
			五志	怒	喜	思	忧（悲）	恐（惊）
			病变	握	忧	哕	咳	栗
			病位	颈项	胸胁	脊	肩背	腰股
			五本	罢极之本	生之本	仓廪之本	气之本	封藏之本
			五神	魂	神	意	魄	志
			五病	发惊骇	五脏	舌本	背	溪
			五藏	肝藏血	心藏脉	脾藏意	肺藏气	肾藏精
			五官	将军之官	君主之官	仓廪之官	相傅之官	作强之官

内行星：金星、水星（秋冬阴仪系，自转速度慢，慢为阴）、太阳——地球（土星）。

中：地球、土星。

外行星：木星、火星（春夏阳仪系统，自转速度快，快为阳）（图23）。

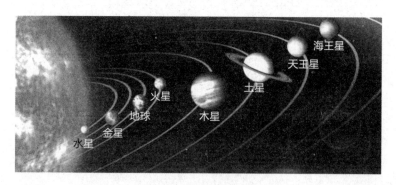

图23 太阳系行星

此以速度快慢分两仪。

《素问·六节藏象论》说："心者……为阳中之太阳，通于夏气。肺者……为阴中之太阴，通于秋气。肾者……为阴中之少阴，通于冬气。肝者……为阳中之少阳，通于春气。"

天 地 人

木星 / 木 / 肝 / 阳中之少阳（+ → -+）

火星 / 火 / 心 / 阳中之太阳（+ → +）

金星 / 金 / 肺 / 阴中之太阴（- → - -）

水星 / 水 / 肾 / 阴中之少阴（- → -）

土星 / 土 / 脾 / 阴中之至阴（- → - - -）

横膈膜之上，阳性。

金星、火星心（君主之官）、肺（相傅之官），离地球近、作用力大，阳性，对胃肠的影响力大。

横膈膜之下，阴性。

水星、木星肝（将军之官）、肾（作强之官），离地球远、作用力弱，阴性，对胃肠的影响力小。

土星，离地球最远、作用力弱，阴性。

此以离地球远近、作用力大小强弱分横膈膜之上下。

《灵枢·阴阳系日月》说："心为阳中之太阳，肺为阳中之少阴，肝为阴中之少阳，脾为阴中之至阴，肾为阴中之太阴。"

天 地 人

火星 / 火 / 心 / 阳中之阳（++）

金星 / 金 / 肺 / 阳中之阴（+-）

水星 / 水 / 肾 / 阴中之阴（- -）

土星 / 土 / 脾 / 阴中之至阴（- - -）

木星 / 木 / 肝 / 阴中之阳（-+）

从以上所述可知，《黄帝内经》以横膈膜分上下、阴阳和左右两仪阴阳，将《黄帝内经》五脏中的阴阳作了定量规范。于是可以得出阴阳的公式。

横膈膜之上为阳，横膈膜之下为阴，即昼夜分阴阳法。

左春夏为阳、右秋冬为阴两仪分阴阳法，即子午（天道）或丑未（地道）寅申（人道）分阴阳法（图24和图25）。

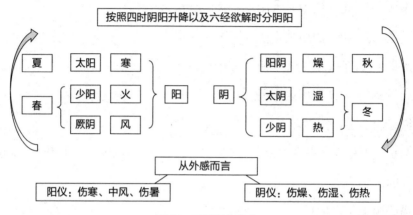

图24　四季两仪发病

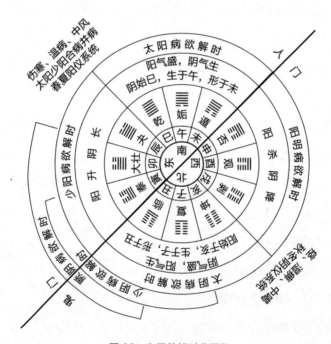

图25　六经欲解时分两仪

合言之的根本原则就是上阳左阳，下阴右阴，表示地阴从左肝心阳生阴长之道，天阳从右肺肾阳杀阴藏之道，所谓"左右者，阴阳之道路也"。

四时分上下半年阴阳两仪。

从中医太极三部六经体系图（图26）可以看出，上半年由厥阴、少阳、太阳主之为阳仪系统，主阳主表；下半年由阳明、太阴、少阴主之为阴仪系统，主阴主里。

《素问·金匮真言论》这种阴阳公式，得到张仲景的传承，用在《伤寒杂病论》中就是"病发于阳""病发于阴"和阳仪系统的"伤寒、中风、温病"以及阴仪系统"痉、湿痹、中暍"。

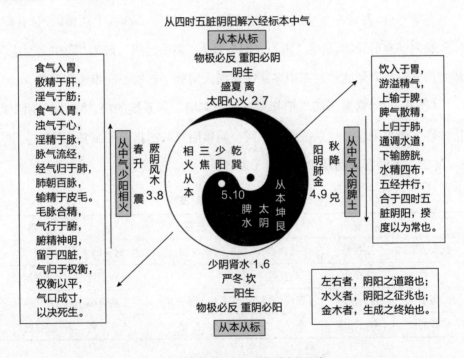

图26　中医太极三部六经体系太极示意

十二、得道

"故善为脉者，谨察五脏六腑，一逆一从，阴阳表里，雌雄之纪，藏之心意，合心于精，非其人勿教，非其真勿授，是谓得道。"

懂得"脉法"的人（并非脉诊），不仅要懂得人体的生理解剖部位，还要懂得脏腑之间位置的逆从、阴阳、表里关系，以及与十二经脉之间的逆从、阴阳、表里关系。我们要将这些核心内容牢牢记在心里，不是真心学中医、捍卫中医的人，不要传授，以免伤害中医，如此才能守正传承中医学理论。

至此可以看出《素问·金匮真言论》的重要性，其贯穿于中医所有基础理论，对临床有实实在在的指导意义。

（一）冬病在阴，夏病在阳，春病在阴，秋病在阳

冬肾春肝，肝肾在下焦属阴，诊腹阴。夏心秋肺，心肺在上焦属阳，诊背阳。

腹阴部有肝肾脾，肝为"阴中之阳"，肾为"阴中之阴"，脾为"阴中之至阴"，故《伤寒论》六经欲解时图中冬病在阴指太阴脾，春病在阴指少阳三焦。

《伤寒论》"病发于阳"即指夏秋太阳阳明心肺系统的病，"病发于阴"即指冬春太阴少阳脾三焦系统的病，而少阴厥阴肾肝则指阳气来复。

（二）四时五脏病及诊断部位（表3）

表3　逆四时则五脏发病

	春	夏	长夏	秋	冬
病在五脏	病在肝	病在心	病在脾	病在肺	病在肾
病位	病在头	病在脏		病在肩背	病在四肢
病名	善病鼽衄	善病胸胁	善病洞泄寒中	善病风疟	善病痹厥
诊断部位	俞在颈项	俞在胸胁	俞在脊	俞在肩背	俞在腰股

横膈膜之上"病发于阳"的心肺病位在肩背、胸胁，而横膈膜之下"病发于阴"的肝脾肾的病位却在头项、脊柱、腰股、四肢阳部，这是因为"病发于阴""无热恶寒"是阴寒盛而阳虚，背为阳，头为诸阳之会，四肢为诸阳之本，故病在阳。

（三）冬不按跷

冬天是阳气潜藏的时候，此时不要按摩阳跷以扰动阳气的潜藏，四时就

不会发病。

（四）藏于精者，春不病温

这要和《素问·生气通天论》"冬伤于寒，春必温病"合看。寒为冬季的正气，此正气受伤，当然是冬行夏令，精水不藏，奉生者少，故"春必温病"。精指水谷所化生之精微，营卫气血旺盛，故春不病温。需要注意此处不是专指房事言。

（五）从天人相应观开创了五脏法时理论

（六）河图

五脏应四时而用河图成数标识，谓东八、南七、西九、北六、中五，南北冬夏为阴阳的代表，故云"病发于阳"七日愈，"病发于阴"六日愈。

按： 以上几篇都是在强调脏气法时的思想，说明脏气法时理论是中医的根本理论。

阴阳应象大论篇第五

本篇重点讲述阴阳化生四时五脏系统。谓："阴阳者，天地之道也，万物之纲纪，变化之父母，生杀之本始，神明之府也。治病必求于本……天地者，万物之上下也；阴阳者，血气之男女也；左右者，阴阳之道路也；水火者，阴阳之征兆也；阴阳者，万物之能始也。"阴阳是本，难以掌握，看水火而已。水火者，寒热也。水流湿，火就燥，水火即为燥湿。寒伤形，热伤气，寒热伤其形气。"寒极生热，热极生寒，寒气生浊，热气生清。清气在下，则生飧泄；浊气在上，则生䐜胀。此阴阳反作，病之逆从也。故清阳为天，浊阴为地；地气上为云，天气下为雨；雨出地气，云出天气。故清阳出上窍，浊阴出下窍；清阳发腠理，浊阴走五脏；清阳实四肢，浊阴归六腑。"这里讲了阴阳水火的升降循环运动。阴阳合为一太极，太极一水火而已。本篇强调的是天人相应、太极阴阳、水火、化生、寒热、燥湿、形气、虚实、升降出入。凡是上窍、腠理、四肢的病变求之于阳气，凡是下窍、五脏、六腑的病变求之于阴气。而其要在于察看水的升降运动。"地气上为云"是阳生阴长的结果，是万物生长的机理，云就是上升的水气，是滋润身体的津液，是心火下交的本原。"天气下为雨"是阴生阳降的结果，万物进入收藏阶段，在自然界对应的是长夏的雨季，配应于人体之脾湿，故说脾主长夏。没有雨季，就没有秋收冬藏，没有脾的健运，输精于肺，肺就不能通调水道于肾和膀胱，就没有肺系、肾系的健康。上窍、腠理、四肢有了疾病，多数是阳气出了问题。下窍、五脏、六腑有了疾病，多数是阴气出了问题。

"阳生阴长，阳杀阴藏，阳化气，阴成形"，这是中医学非常重要的理论。《黄帝内经》讲春夏是"阳生阴长"，即讲阴气随阳气的上升而化升，这是春夏万物生长繁育的必要条件，有人按十二消息卦将春夏解释为阳生阴消，是非常错误的，阴消了，如何长养万物？这里的"杀"字，是衰的意思，而不是杀死的意思，阳气衰弱了，阴气也就不化升了，只好藏于地下。

刘河间阐发《黄帝内经》五运六气，重在水火，他说："论曰：'阴阳者，天地之道也，万物之纲纪，变化之父母，生杀之本始，神明之府也。'故阴阳不测谓之神，神用无方谓之圣……大哉乾元，万物资始；至哉坤元，万物资生。所以天为阳，地为阴，水为阴，火为阳。阴阳者，男女之血气；水火者，阴阳之征兆。惟水火既济，血气变革，然后刚柔有体而形质立焉。"（《素问病机气宜保命集·阴阳论》）乾为天，坤为地，这说明天地水火是万物赖以发生和生存的重要条件。然而，《易传》说"燥万物者，莫熯乎火""润万物者，莫润乎水""火就燥，水流湿"，知火主燥，水主湿，湿燥相济，合适的湿度和温度，才是万物生存的必要条件。所谓湿燥相济，就是没有太过与不及，火太过则失润而物槁，火不及则水盛而物寒；水太过则物渍而不生，水不及则失润而物枯。如何做到无太过不及呢？取决于水能制火。"故火上有水制之，则为既济；水在火下，不能制火为未济也。"（《素问玄机原病式·罡詈》）于是得出万物生化的条件是相互承制。承则制，亢则害。如《素问·六微旨大论》说："亢则害，承乃制，制则生化，外列盛衰；害则败乱，生化大病。"认为"水善火恶"，只要"存得一分阴津，便保得一分生命"。

水对万物生长固然重要，但也离不开土，因此他遵从《黄帝内经》"水土合德"的观点，说"土为万物之本，水为万物之元，水土合德，以阴居阳，同处于下，以立地气，万物根于地，是水土湿寒。若燥热阳实，则地之气不立，万物之根索泽而枝叶枯矣。"（《三消论》）这是从火热的观点立论，认为"水善火恶"。但是，万物生长不能只有"水土湿寒"而无阳光，必须既要有雨露的滋润，还要有阳光的温煦。只有水火相济，寒温协调，方能生生不息。故"五行递相济养，是谓和平，交互克伐，是谓衰兴，变乱失常，患灾害由行，是以水少火多为阳实阴虚而病热也，水多火少为阴实而病寒也。"（《三消论》）由此可知，水与火都不可太过不及，要想使之协调，全在于土的冲和作用，水火土三姓合一，互济互用，方能有生机。这正是本书所要阐发的机理。水、火、土，就是日（火）、月（水）、地（土）三体系，生命离不开日月地三体系的组合，所以我们呼吁人类不要破坏这种组合，否则就会给人类带来灭顶之灾。

张子和同样重视易学的天人相应理论，常用以论述人体的生理病理，如《儒门事亲·证口眼㖞斜是经非窍辨》谓："动则生风，静则风息，天地之常理也，考之易象，有足相符者，震巽主动，坤艮主静，动者皆属木，静者皆属土，观卦者，视之理也，视者目之用也，目之上纲则眨，下纲则不眨，故观卦上巽而下坤；颐卦者，养之理也，养者，口之用也，口之下颔则嚼，故颐卦上艮而下震。口目常动，故风生焉，耳鼻常静，故风息焉。"《儒门事亲·三消之说当从火断》又说："八卦之中，离能烜物，五行之中，惟火能焚物，六气之中，惟火能销物。故火之为用，燔木则消而为炭；焚土则消而伏龙肝；炼金则消而为汁；煅石则消而为灰；煮水则消而为汤；煎海则消而为盐；干汞则消而为粉；熬锡则消而为丹。故泽中之潦涸于炎晖；鼎中之水干于壮火。盖五脏心为君火正化，肾为君火对化；三焦为相火正化，胆为相火对化，得其平，则熟炼饮食，糟粕去焉，不得其平，则燔灼脏腑，而津液竭焉。故入水之物无不长，入火之物无不消。夫一身之心火，甚于上为膈膜之消；甚于中则为肠胃之消；甚于下为膏液之消；甚于外为肌肉之消。上甚不已，则消及于肺，中甚不已，则消及于脾，下甚不已，则消及于肝肾，外甚不已，则消及于筋骨。四脏皆消尽，则心始自焚矣。"张子和也重视水火焉。

李东垣从天人相应"人肖天地"思想出发，援引易学太极、两仪、四象、八卦而论水火土。他说："天地之间，六合之内，惟水与火耳。火者阳也，升浮之象也，在天为体，在地为用；水者阴也，降沉之象也，在地为体，在天为殒杀收藏之用也。其气上下交，则以成八卦矣。以医书言之，则是升浮降沉，温凉寒热四时也。"（《内外伤辨惑论》）又说："易曰：'两仪生四象'，乃天地气交，则八卦是也。在人则清浊之气皆从脾胃出，营气营养周身，乃水谷之气化之也。"（《脾胃论》）"若天火在上，地水在下，则是天地不交，阴阳不相辅，是万物之道，大易之理绝灭矣。"（《内外伤辨惑论》）并提出脾胃不足，都是少阳相火不足不能升发所导致的。

针对李东垣相火不足论，朱震亨提出了相火有余论。朱震亨《格致余论·相火论》[①]开篇即说："太极，动而生阳，静而生阴。阳动而变，阴静而合，而生水、火、木、金、土，各一其性。惟火有二：曰君火，人火也；曰相火，天火也。火内阴而外阳，主乎动者也，故凡动皆属火……天主生物，故恒于动，人有此生，亦恒于动，其所以恒于动，皆相火之为也。"说明从天到人都是相火偏多，火多则伤水而水少，故提出"阳有余，阴不足"之论。在人身，"湿热、相火，为病甚多"，相火"寄于肝肾二部"，"肝肾之阴，悉具相火……相火易起，五性厥阳之火相扇，则妄动矣。火起于妄，变化莫测，无时不有，煎熬真阴，阴虚则病，阴绝则死。"又说："《易》曰：'乾道成男，坤道成女。'夫

---

① 朱震亨：《格致余论》，江苏科学技术出版社，1985 年。

乾坤，阴阳之情性也；左右，阴阳之道路也。男女，阴阳之仪象也。父精母血因感而会，精之施也，血能摄精成其子，此万物资始于乾元也；血成其胞，此万物资生于坤元也。阴阳交媾，胎孕乃凝。"(《受胎论》)张景岳同样重视水火理论，他说："夫阴阳之体，曰乾与坤，阴阳之用，曰水与火。""夫阴阳之性，太者气刚，故日不可灭，水不可竭，此日为火之本，水为月之根也；少者气柔，故火有时息，月有时缺，此火是日之余，月是水之余也[1]。"

《周易·文言》说："同声相应，同气相求。水流湿，火就燥。云从龙，风从虎。圣人作而万物睹。本乎天者亲上，本乎地者亲下。各从其类也。"火盛则燥，水不润亦燥。水盛则湿，火衰亦湿。如是，水火变为燥湿。水寒火热，水火就是寒热，故《太一生水》一文论述了寒热与燥湿的关系，谓："大一生水，水反辅大一，是以成天。天反辅大一，是以成地。天地复相辅也，是以成神明。神明复相辅也，是以成阴阳。阴阳复相辅也，是以成四时。四时复相辅也，是以成仓（仓为冷字，下同）热。仓热复相辅也，是以成湿燥。湿燥复相辅也，成岁而止。故岁者，湿燥之所生也。湿燥者，仓热之所生也。仓热者（四时之所生也）。四时者，阴阳之所生（也）。阴阳者，神明之所生也。神明者，天地之所生也。天地者，大一之所生也[2]。"《鹖冠子·度万》也说："天者，神也；地者，形也。地湿而火生焉，天燥而水生焉。法猛刑颇则神湿，神湿则天不生水；音故声倒则形燥，形燥则地不生火。水火不生，则阴阳无以成气，度量无以成制，五胜无以成势，万物无以成类，百业俱绝，万生皆困。济济混混，孰知其故。天人同文，地人同理，贤人肖殊能，故上圣不可乱也，下愚不可辩也。"故"在天地若阴阳者，杜燥湿以法义，与时迁焉[3]"。所以治水火，要着眼于燥湿。若论燥湿，莫过于清代名医石寿棠。石寿棠所著《医原》[4]一书，论述病因、

---

① 张景岳：《类经图翼》，人民卫生出版社，1965年。
② 李零：《中国方术续考》第433页，东方出版社，2000年。
③ 鹖冠子著，马振献译注：《鹖冠子》，时代文艺出版社，2003年。
④ 石寿棠：《医原》，江苏科学技术出版社，1983年。

辨证、治法、用药等问题，无不突出"燥湿"理论。石氏对于燥湿的系统论述和详细阐发，在中医文献中是独一无二的。他说："燥湿二气，为百病之纲领。""天地之气，阴阳之气也；阴阳之气，燥湿之气也。乾金为天，天气主燥；坤土为地，地气主湿。乾得坤之阴爻成离，火就燥也；坤得乾之阳爻成坎，水流湿也。乾坤化为坎离，故燥湿为先天之体，水火为后天之用，水火即燥湿所变，而燥湿又因寒热而化也。水气寒，火气热。寒搏则燥生，热烁则燥成；热蒸则湿动，寒郁则湿凝；是寒热皆能化为燥湿也。"古希腊伟大科学家亚里士多德（公元前384年—公元前322年）也曾把"水、火、土、气"等自然物质归结为"干、冷、湿、热"四种性质，干为燥，冷为寒，即寒热与燥湿。

这里描述的"清阳为天，浊阴为地；地气上为云，天气下为雨；雨出地气，云出天气"水循环圆运动过程，老子《道德经》称作水"几于道"。谓"上善若水。水善利万物而不争，处众人之所恶，故几于道"。即水的循环往复运动象道一样。所以《吕氏春秋·圜道》就将水与圜道划归一类。

水泉东流，日夜不休，上不竭，下不满，小为大，重为轻，圜道也。（高诱注：水从上流而东，不竭尽也，下至海，受而不瞒溢也。小者，泉之源也，流不止也，集于海是为大也，水湿而重，升作为云，是为轻也。）

《河图图说》说："天一生水。"《运气论奥谚解》说："水生于一，天地未分，万物未成之初，莫不先见于水。"故《黄帝内经》也重视水，《灵枢》说："太一者，水尊号也。先天地之母，后万物之源。"《管子·水地》也说："水者，何也？万物之本原也，诸生之宗室也。"说明水是生化万物的本原。水的这种圆道循环运动是在太阳的蒸腾作用下完成的，起主导作用的是太阳的火热，所以《黄帝内经》提出水火是阴阳征兆的概念。水火是芸芸众生的根本，可导致万物衰死，水火有情似无情。这是《素问·阴阳应象大论》讨论的重点。水火相互作用所产生的气，就是生化万物的元气，这个"气"就成了中国古代哲学的根本。对于水土，《管子·水地》进一步深刻论述，谓："地者，万物之本原，诸生之根菀也，美恶、贤不肖、愚俊之所生也。水者，地之血气，如筋脉之通流者也。故曰：水，具材也……人，水也……具者何也？水是也。万物莫不以生，唯知其托者能为之正。具者，水是也。故曰：水者何也？万物之本原也，诸生之宗室也，美恶、贤不肖、愚俊之所产也……（水）集于天地，而藏于万物，产于金石，集于诸生，故曰水神……是以圣人之化世也，其解在水。故水一则人心正，水清则民心易；一则欲不污，民心易则行无邪。是以圣人之治于世也，不人告也，不户说也，其枢在水[①]。"这说明人的体质与水有直接关系。所以老子贵水，孔子也重水。这种说法还得到了现代科学的证明，日本江本胜先生在其所著《水知道答案》系列书中详细阐述了时空环境对水结晶的影响，水有感情，在不同的环境及感情下有不同的结晶体，从而形成不同的体质。因人体内水分含量达 70%～80%，所以水会影响人的体质。

附：《道德经》精义

我们在读《道德经》前首先要明白道是什么？德是什么？

道的定义

1. 道字的来源　道字在甲骨文和金文中有各种写法（图27）。

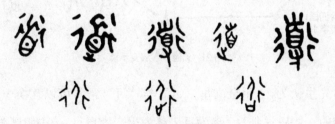

图27　"道"字的演变

---

① 房玄龄注：《管子》第134-136页，上海古籍出版社，1991年。

我在《周易真原——中国最古老的天学科学体系》一书中从字源及其结构讨论了"道"字的含义，认为"道"字的原生母体是太阳周年视运动的轨迹，是"天之道"。由太阳的运行道路对照人类行走的道路，产生了反映社会规律的"人之道"。后世之人，往往将"天之道"与"人之道"相统一起来，就是中国古代哲学史上有名的"天人合一"和"天人感应"的思想观点。古人并据此借用"天之道"的自然规律来说明人类社会"人之道"的规律（图 28）。

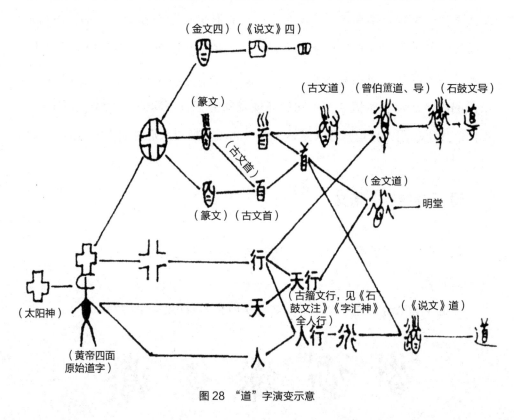

图 28 "道"字演变示意

江林昌先生认为，"甲金文里'日'与'目'常常可以互换……眼睛是可以代表太阳的。《易·说卦》：'离为目，离为火，为日。'……眼睛与太阳同构，原是世界性的神话题材。戴维·利明等《神话学》和 W.施密特《原始宗教与神话》等书均有论述。何崝曾据以指出：'在世界神话中，太阳也是日神、造物神或至上神的眼睛,与中国古代神话传说如出一辙。如埃及神话中,太阳神何鲁斯的右眼为日,左眼为月;古印度天之主宰为瓦如那,其眼睛就是太阳;古波斯光明之神密特拉的眼睛也是太阳。'现在,我们再回过头来看'道'字从首从辵。首的原形为眼睛,即为太阳神;而从辵表行走,即'时'字所从之'足',楚帛书《四时》篇之'推步',均与太阳运动有关。总之,'道'字的本义应该就是太阳及其循环之意。"[1]

综上,所谓"道",其原生形态实际上是指太阳周年视运动的轨迹,"然后推广到月亮、星辰、生物、云、水等自然现象的运动,在推衍到人体、国家的治理和社会的安危"。[2]

2. 道的定义 孔子在《易传》中给"道"下了最高定义,谓"一阴一阳之谓道"及"形而上者谓之道"(《周易·系辞传》)。孔子还进一步论述了"道"的内涵、性质及其作用。

一阴一阳之谓道。继之者,善也。成之者,性也。仁者见之谓之仁,知者见之谓之知,百姓日用而不知,故君子之道鲜矣。显诸仁,藏诸用。鼓万物而不与圣人同忧,盛德大业至矣哉。富有之谓大业。日新之谓盛德。生生之谓易。成象之谓乾,效法之谓坤。极数知来之谓占。通变之谓事。阴阳不测之谓神。

夫《易》广矣大矣,以言乎远则不御;以言乎迩则静而正;以言乎天地之间则备矣。夫乾,其静也专,其动也直,是以大生焉。夫坤,其静也翕,其动也辟,是以广生焉。广大配天地,变通配四时,阴阳之义配日月,易简之善配至德。

孔子说,道就是阴阳,"阴阳之义配日月"则证明孔子是知道"道"来源于日月运动规律的。《说文》也记载"日月为易,象阴阳也",同样指出阴阳

---

[1] 江林昌:《楚辞遇上古历史文化研究——中国古代太阳循环文化揭秘》第 55–56 页,齐鲁书社,2002 年。

[2] 田合禄、田峰:《周易真原》第 39–45 页,山西科学技术出版社,2004 年。

配日月。又乾为阳，坤为阴，我在《周易真原——中国最古老的天学科学体系》中还阐述过乾为日、坤为月，可知"道"就是乾坤。故乾坤变化生成六十四卦的过程，就是"道"的变化过程，也就是日月运动轨迹的变化过程。日月运动形成了四时，所以说"变通配四时"。

道就是日月，就是乾坤。所以《周易·系辞传》说："乾坤，其《易》之缊邪！乾坤成列，而《易》立乎其中矣。乾坤毁，则无以见《易》。《易》不可见，则乾坤或几乎息矣。是故形而上者谓之道，形而下者谓之器。化而裁之谓之变。推而行之谓之通。"道——日月生万物而不见于形迹，就是"形而上者"。生成万物之形体就是器。日月的变化不可见，将它模型化就是乾坤的变化。所以《周易·系辞传》又说："是故阖户谓之坤，辟户谓之乾。一阖一辟谓之变，往来不穷谓之通。见乃谓之象，形乃谓之器。制而用之谓之法。利用出入，民咸用之谓之神。"

孔子将"天之道"用于"人之道"包括《周易·系辞传》所说的仁与知两个方面。吕绍纲认为，孔子"仁与知视为君子理想人格的基本要素"在"天之道"谓"阴阳不测谓之神"，在"人之道"谓"民咸用之谓之神"。

道分阴阳，太极也分阴阳，从这种意义上来说，道与太极是一物。故有学者说，太极就是太阳。然而，《老子》说"天法道，道法自然"。道为日月，"天法道"也就是说，天的实质内容是日月，天之道就是日月之道。自然就是客观规律，"道法自然"即日月按照客观规律运行。

老子不仅讲太阳之道，还讲水之道，也就是水火之道，因为水火的相互作用产生了化生万物的生生之气，所以古人称《道德经》是养生第一书。

不仅老子重视水，曰"上善若水"而贵柔，孔子也重视观水，曰"智者乐水"而贵仁与中庸。人源于水，《褚氏遗书》说："天地定位，而水位乎中。天地通气，而水气蒸达，土润膏滋，云与雨降，而百物生化。人肖天地，亦有水焉。"

3. 德 《老子》讲"道"与"德"，故名《道德经》。孔子受老子的影响，也讲"道""德"。甲骨文和金文中德字的写法如下（图29）。

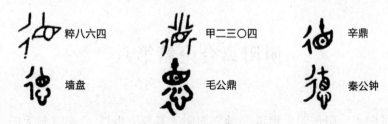

粹八六四	甲二三〇四	辛鼎
墙盘	毛公鼎	秦公钟

图29 "德"字的字源

"德"与"道"一样，其组成中有"目"，即太阳。《说文》："彳，小步也。"说明"德"也来源于太阳运动。所不同的是，道表现的是太阳运动的轨迹，德表现的是太阳生万物的能力，谓之"天德"。孔子在《文言传》中说"元、亨、利、贞"为乾天之"四德"，即所谓的"天德""龙德""君德"。《新书·道德说》："六德六美，德之所以生阴阳天地人与万物也。"故《周易·系辞传》曰："道显神德行。""天地之大德曰生。""夫乾……是以大生焉。夫坤……是以广生焉""乾坤，其《易》之门邪。乾，阳物也。坤，阴物也。阴阳合德，而刚柔有体。以体天地之撰，以通神明之德。"也就是说，生成万物是天地之大德。《庄子·天地》说："物得以生谓之德。"《淮南子·天文》说："日冬至，则北斗中绳，阴气极，阳气萌，故曰冬至为德。"高诱注："德，始生也。""德"或可指四季旺气，如《古今韵会举要·职韵》："德，《增韵》四时之旺气。"故《说文》曰："德，升也。"《集韵·蒸韵》曰："升，成也。"《论语·阳货》曰："旧谷既没，新谷既升。"

由"天德"到人德，故金文"德"多加一个"心"字，"德"变成了"人之道"，"道"则代表"天之道"。孔子在《文言传》中说的"夫大人者，与天地合其德""君子进德修业""君子以成德为行"，讲的就是"人之道"。这样看来，所谓的《道德经》讲的就是天人之道和天人合一之道，所以郑鸿把《老子思想新释》第五篇以"天之道和人之道的对照"为篇题。①

阴阳离合论篇第六

孔子曰"一阴一阳之谓道"，故曰阴阳"其要一也"。一阳就是太阳、阳明、少阳的开、阖、枢为一体，一阴就是太阴、厥阴、少阴的开、阖、枢为一体，二者不是各自为政，而是相互密切联系。此为本篇所讲的一个重要问题，另一个是三阴三阳皆根于足趾井穴。

"黄帝问曰：余闻天为阳，地为阴，日为阳，月为阴，大小月三百六十日成一岁，人亦应之。今三阴三阳，不应阴阳，其故何也？岐伯对曰：阴阳者，数之可十，推之可百，数之可千，推之可万，万之大不可胜数，然其要一也。

天覆地载，万物方生，未出地者，命曰阴处，名曰阴中之阴；则出地者，命曰阴中之阳。阳予之正，阴为之主。故生因春，长因夏，收因秋，藏因冬，失常则天地四塞。阴阳之变，其在人者，亦数之可数。

帝曰：愿闻三阴三阳之离合也。岐伯曰：圣人南面而立，前曰广明，后曰太冲，太冲之地，名曰少阴，少阴之上，名曰太阳。太阳根起于至阴，结于命门，名曰阴中之阳。中身而上，名曰广明，广明之下，名曰太阴，太阴之前，名曰阳明。阳明根起于厉兑，名曰阴中之阳。厥阴之表，名曰少阳，少阳根起于窍阴，名曰阴中之少阳。是故三阳之离合也，太阳为开，阳明为阖，少阳为枢。三经者，不得相失也，搏而勿浮，命曰一阳。

帝曰：愿闻三阴。岐伯曰：外者为阳，内者为阴。然则中为阴，其冲在下，名曰太阴。太阴根起于隐白，名曰阴中之阴。太阴之后，名曰少阴。少阴根

---

① 郑鸿：《老子思想新释》，上海文艺出版社，2002年。

起于涌泉，名曰阴中之少阴。少阴之前，名曰厥阴。厥阴根起于大敦，阴之绝阳，名曰阴之绝阴。是故三阴之离合也，太阴为开，厥阴为阖，少阴为枢。三经者不得相失也，搏而勿沉，名曰一阴。

阴阳靐靐积传为一周，气里形表而为相成也。

此篇重点在于人体阴阳，阐述了人身经脉的阴阳顺序、阴阳定位及三阴三阳的相合相离，及其开阖枢功能。依文作示意图如下（图 30）。

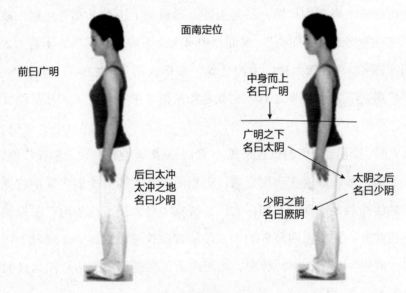

图 30　人身前后上下定位

面南则胸腹为阳、背后为阴，即老子"负阴抱阳"之说①。广明，指向阳处。太冲，指背阴处。人体阴阳的基本定义：向太阳为阳，背太阳为阴。然"数之可十，推之可百，数之可千，推之可万，万之大不可胜数，然其要一也"。狭义阴阳的"基本定义"只有一个，以太阳光为基准，故云"其要一"。

从文述前、后、上、下看，当是以人身立位姿势观察太阳光照射人身的阴阳，若是仰卧位，当是面天面上，而不是面南。"中身"指腰脐部位，据此笔者可

① 任继愈 . 老子新译，上海古籍出版社，1988 年。

以做出中国传统文化的坐标图（图31）。

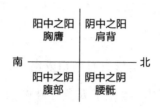

图31　面南负阴抱阳坐标

面南而立，则前为广明，后为太冲。但前面上下并非都是广明，故又说前面"中身"而上为"广明"，前面"中身"而下即"广明"之下为"太阴"，遂太阴主腹部。"后曰太冲，太冲之地，名曰少阴"，太冲、少阴在"中身"而下即广明之下"太阴"之后，也就是在后面"中身"之下，故后面并非都是太冲、少阴。

从太阴、少阴、厥阴的位置来说，《素问·阴阳离合论》说太阴在广明之下，少阴在太阴之后，厥阴在少阴之前，则厥阴当在太阴和少阴之间的位置，这样三阳的次序当是阳明、少阳、太阳。根据"外为阳，内为阴"的原则，则三阳在四肢外、三阴在四肢内的十二经脉排列位置就确定了。同时太阴、阳明在前，厥阴、少阳在中，少阴、太阳在后，也是四肢三阴三阳六经的排列位置（图32、图33）。

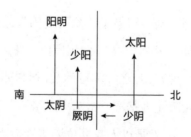

图32　四肢三阴三阳的排列

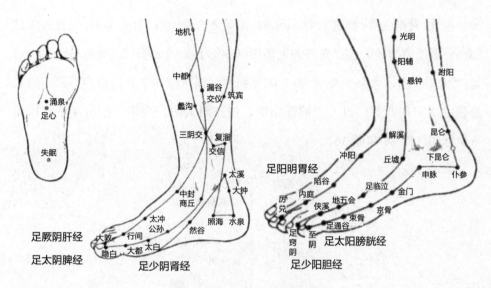

图 33　下肢三阴三阳位置坐标

需要注意的是，躯干部和四肢部的六经排列次序及位置是不一样的，四肢部按三阳在肢外、三阴在肢内，以及阳明太阴在前、少阳厥阴在中、太阳少阴在后排列；躯干部则按四时次序排列，厥阴、少阳、太阳主春夏阳仪系统排列在身侧、身后、头部，少阴、太阴、阳明主秋冬阴仪系统排列在身前胸腹部，所以四肢部和躯干部的六经排列次序及位置不得混淆，然今人多混言。

《素问·金匮真言论》说："言人身之阴阳，则背为阳，腹为阴。"面北背阳腹阴坐标系如图 34。

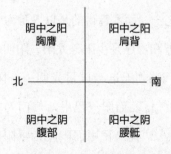

图 34　面北背阳腹阴坐标

面北,背部为外,腹部为阴。《素问·阴阳离合论》说:"外者为阳,内者为阴。"《素问·金匮真言论》说:"夫言人之阴阳,则外为阳,内为阴。"《灵枢·营卫生会》说:"太阴主内,太阳主外。"按太阳光照的强弱次序,平旦日出为少阳,阳光最强的太阳在背部,日入在前部阳明,按三阴太阴、少阴、厥阴次序可作如下坐标图(图35和图36)。

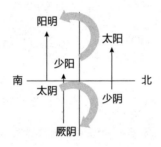

图 35 四肢三阴三阳的排列

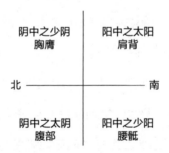

图 36 面北背阳腹阴六经坐标

《素问·阴阳应象大论》《素问·天元纪大论》讲的都是天地宇宙立体图,天地合气生化万物,人是万物之一。而本篇讲的是以人身为中心的前后、上下立体图,重点是人身的六经安排位置和次序是少阳、太阳、阳明、太阴、少阴、厥阴。

《素问·生气通天论》说:"天运当以日光明……阳气者,一日而主外,平旦人气生,日中而阳气隆,日西而阳气已虚,气门乃闭。"

《灵枢·营卫生会第十八》说:"日中而阳陇为重阳,夜半而阴陇为重阴……夜半为阴陇,夜半后而为阴衰,平旦阴尽而阳受气矣。日中为阳陇,日西而阳衰,日入阳尽而阴受气矣。"

《素问·金匮真言论》说："平旦至日中，天之阳，阳中之阳也；日中至黄昏，天之阳，阳中之阴也；合夜至鸡鸣，天之阴，阴中之阴也；鸡鸣至平旦，天之阴，阴中之阳也。故人亦应之。"

《灵枢·顺气一日分为四时》说："春生、夏长、秋收、冬藏，是气之常也，人亦应之。以一日分为四时，朝则为春，日中为夏，日入为秋，夜半为冬。"

以太阳光照度为主立论的排列顺序正是《伤寒论》六经欲解时（图 37）的排列顺序。

其言"平旦""日中""日西""夜半"是以太阳光照四特征点而言，这样六经就用应天的时、位、性之别。《素问·生气通天论》的"平旦""日中""日西"说，将《素问·金匮真言论》以横膈膜上下背阳腹阴分天地阴阳法变为由四特征点四时四象四脏说异变为时间段的四时四象五脏五行说。至此肝心肺肾脾五脏就有了应天的时、位、性之别。

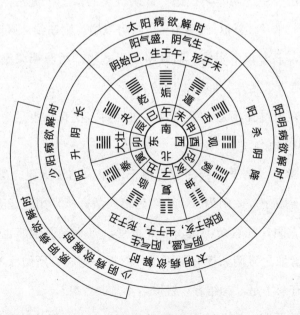

图 37　六经欲解时

《灵枢·根结》说："太阳为开（太阳盛阳主开），阳明为阖（阳明秋凉阳降为阖），少阳为枢（少阳主春生之气，枢发阳气）。故开折则肉节渎而暴病起矣，故暴病者取之太阳，视有余不足。渎者，皮肉宛膲而弱也（太阳阳气不能卫外）。阖折则气无所止息而痿疾起矣，故痿疾者取之阳明，视有余不足。无所止息者，真气稽留，邪气居之也（阳明肺金不能宣发、肃降）。枢折即骨繇而不安于地，故骨繇者取之少阳，视有余不足。骨繇者，节缓而不收也。所谓骨繇者，摇故也，当穷其本也（阳不生阴不长，骨失津液濡养）。"

"太阴为开（太阴脾替胃输布水谷精微为开），厥阴为阖（厥阴主酸收为阖），少阴为枢（少阴主营血输布周身为枢）。

故开折则仓廪无所输，膈洞。膈洞者取之太阴，视有余不足。故开折者，气不足而生病也（太阴脾不能为胃输转水谷精微）。

阖折即气绝而喜悲。悲者取之厥阴，视有余不足。（厥阴气绝则阳气不生，阳明肺金胜则悲。此为一派阴气。《素问·阴阳类论》说：'一阴独至，经绝气浮不鼓，钩而滑……一阴一阳代绝，此阴气至心，上下无常，出入不知，喉咽干燥，病在土脾。'《灵枢·经脉》：'足厥阴气绝。则筋绝。厥阴者，肝脉也。肝者筋之合也，筋者聚于阴气，而脉络于舌本也。故脉弗荣则筋急，筋急则引舌与卵，故唇青、舌卷、卵缩，则筋先死。'）

枢折则脉有所结而不通，不通者取之少阴，视有余不足。有结者，皆取之不足（这是讲血脉）。

太阴根于隐白，结于太仓。少阴根于涌泉，结于廉泉。厥阴根于大敦，结于玉英，络于膻中。太阴为合，少阳为枢。故开折，则仓廪无所输，膈洞。膈洞者，取之太阴，视有余不足，故开折者，气不足而生病也。合折，即气绝而喜悲。悲者取之厥阴，视有余不足。枢折，则脉有所结而不通。不通者，取之少阴，视有余不足，有结者，皆取之不足。

足太阳根于至阴，溜于京骨，注于昆仑，入于天柱、飞扬也。足少阳根于窍阴，溜于丘墟，注于阳辅，入于天容、光明也。足阳明根于厉兑，溜于冲阳，注于下陵，入于人迎，丰隆也。手太阳根于少泽，溜于阳谷，注于小海，入于天窗，支正也。少阳根于关冲，溜于阳池，注于支沟，入于天牖、外关也。手阳明根于商阳，溜于合谷，注于阳溪，入于扶突、偏历也。此所谓十二经者，盛络皆当取之。"

关于三阴三阳的开、阖、枢问题，我们从两方面来阐述。

一、从阴阳仪方面阐述

三阴三阳开、阖、枢之说来源于《黄帝内经》，《素问·阴阳离合论》和《灵枢·根结》记载："太阳为开，阳明为阖，少阳为枢，太阴为开，厥阴为阖，少阴为枢。"这是古人用开门、关门及门轴旋转的功能来形容三阴三阳的生理、病理情况。如《素问·阴阳离合论》说："三阳之离合也，太阳为开，阳明为阖，少阳为枢，三经者不得相失也，搏而勿浮，命曰一阳。""三阴之离合也，太阴为开，厥阴为阖，少阴为枢，三经者不得相失也，搏而勿沉，名曰一阴。阴阳𩕳𩕳，积传为一周，气里形表而为相成也。"这是谈生理。《灵枢·根结》说："太阳为开，阳明为阖，少阳为枢。故开折则肉节渎而暴病起矣，故暴病者取之太阳，视有余不足。渎者，皮肉宛膲而弱也。阖折则气无所止息而痿疾起矣，故痿疾者取之阳明，视有余不足。无所止息者，真气稽留，邪气居之也。枢折即骨繇而不安于地，故骨繇者取之少阳，视有余不足。骨繇者，节缓而不收也。所谓骨繇者，摇故也，当穷其本也。""太阴为开，厥阴为阖，少阴为枢。故开折则仓廪无所输，膈洞。膈洞者取之太阴，视有余不足。故开折者，气不足而生病也。阖折即气绝而喜悲。悲者取之厥阴，视有余不足。枢折则脉有所结而不通，不通者取之少阴，视有余不足。有结者，皆取之不足。"这是谈病理。下面从"中医太极三部六经体系"来谈谈三阴三阳的开阖枢问题。

第一，横膈膜上下分三阴三阳。

横膈膜之上为三阳，太阳主皮毛之开，阳明主皮毛之阖，太阳阳明主皮肤腠理开阖，少阳主枢转阳气卫外。

横膈膜之下为三阴，太阴主胃之开而转输胃津液上输于肺，厥阴主阖负责门静脉转输来的水谷精微上输于心，少阴为胃之关主枢转二阴。

第二，阴阳仪系统三经：太阳、少阳、厥阴。

心主太阳，主人体阳气卫于外而司开阖，如《灵枢·本脏》说："卫气者，所以温分肉，充皮肤，肥腠理，司开阖者也……卫气和，则分肉解利，皮肤调柔，腠理致密矣。"卫气就是卫外的阳气，属于太阳。"司开阖"是太阳的两大功能。开，即"太阳为开"之意。阖，即《素问·皮部论》太阳为关之意。《素问·皮部论》说太阳名"关枢"，即管理少阳枢转阳气的意思，《素问·生气通天论》称此为"阳密乃固"，可见"太阳为关"与"太阳为开"并不矛盾，是一个事物的两个方面。肉节，即分肉之间，腠理也。渎，《太素》卷十经脉根结作"殰"，《素问·阴阳离合论》新校正引《九墟》及《甲乙》卷二第五并作"溃缓"。"渎"通"殰"，讲坏、败坏。朱骏声《说文通训定声·需部》："渎，段借为殰。"所谓"肉节渎"，就是腠理病了。故谓"渎者，皮肉宛膲而弱也"，皮肉之间是腠理。宛，《甲乙》卷二第五作"缓"。《中华大字典》载："焦"通"膲"，膲音焦，肉不丰满也。"宛焦而弱"，就是《灵枢·论勇》所说"三焦理纵"的意思，指三焦腑腠理营卫气血不足。《灵枢·本脏》又说："三焦膀胱者，腠理毫毛其应。密理厚皮者，三焦膀胱厚；粗理薄皮者，三焦膀胱薄；疏腠理者，三焦膀胱缓；皮急而无毫毛者，三焦膀胱急；毫毛美而粗者，三焦膀胱直；稀毫毛者，三焦膀胱结也。"可知腠理的病变与三焦膀胱有关，即与少阳太阳有关。所说皮肉腠理厚、薄、缓、急、直、结的病变，就是三焦腑的病变。《灵枢·论勇》言"三焦理横""三焦理纵"是因为腠理中的水液有满与不满也。《素问·生气通天论》说："气血以流，凑理以密。"凑、湊、腠古通用，故湊理即腠理。腠写成湊，从水旁，正说明腠理的功能与江河灌注相似，为决渎水道。《素问·阴阳应象大论》说："清阳为天，浊阴为地；地气上为云，天气下为雨；雨出地气，云出天气。故清阳出上窍，浊阴出下窍；清阳发腠理，浊阴走五脏；清阳实四肢，浊阴归六腑。"这是用天人相应的理论来阐述腠理的功能，腠理有"窍"，能开闭，是人与自然进行气物交换的复杂组织结构。所谓"通会"，"通"为贯通，会为交会，是气与血贯通交会的处所。《素问·至真要大论》等篇说"开腠理，致津液，通气也"，津液即水液，说明腠理不仅是水道，也是气道。因为卫外功能失常，外邪容易侵入体表，多有急暴疾病发作，所以急暴疾病多取太阳治疗，驱逐邪气，补助正气。

三焦主少阳，寄于肝胆，主少阳春生之气，以奉太阳之长。少阳主阳生阴长者，阳生则阴精上奉，其人寿矣，故云"凡十一脏，取决于胆"。这就是少阳的枢转功能。《灵枢·经脉》载足少阳"是主骨所生病"，骨为奇恒之腑，《素问·五脏别论》说："脑、髓、骨、脉、胆、女子胞，此六者，地气之所生也，皆藏于阴而象于地，故藏而不泻，名曰奇恒之腑。"骨为人体重要的支架，骨内藏髓，髓能养骨，故骨之生长和功能，取决于髓。髓包括骨髓、脊髓和脑髓，其主要生理功能是营养骨骼，使其生长发育。髓的病变表现是髓虚则骨失养，可见骨骼软弱，屈伸无力，或易于碎折；髓虚则无以充脑，脑髓虚亏，则神识衰弱。髓汇聚于脑。脑、骨、髓三者的关键是髓，髓属于阴精，成于阳生阴长之功。如果少阳失常，阳不生阴不长，阴精不能上奉，则髓虚不能充养脑骨，于是骨骼软弱无力，故云"节缓而不收"，动摇不定。现代医学所谓的骨质增生、缺钙等骨病，即属于此病。又牙齿为骨之余，牙齿松动也属于"骨繇"，故牙痛可以从少阳论治，风湿病引起的骨病也可以从骨论治。从经络来说，少阳太阳经脉也循行于牙齿部位，且足少阳经在面部的循行合于手少阳经[1]（图38和图39）。

---

[1] 李鼎主编：《经络学》第63页、第66页，上海科学技术出版社，1984。《上海中医药杂志》1982年第2期《骨繇取之少阳治验》。

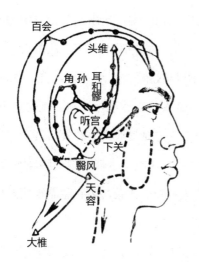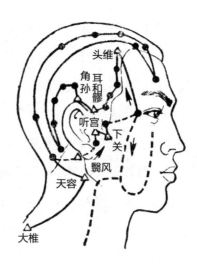

图 38　足少阳循行

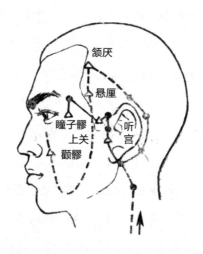

图 39　手少阳循行

　　肝主厥阴，从中气少阳三焦而主春生阳气。如果厥阴失常，就是逆春生之气，也就没有春生少阳生发之气，故云"气绝"。厥阴为阖，一是主门静脉从肠胃吸收水谷精微，上输于肝、心、肺，充养全身，如《素问·经脉别论》说："食气入胃，散精于肝，淫气于筋。食气入胃，浊气归心，淫精于脉。脉气流经，经气归于肺，肺朝百脉，输精于皮毛。毛脉合精，行气于腑，腑精神明，留于四脏，气归于权衡。权衡以平，气口成寸，以决死生。"二是厥阴肝主酸有收敛作用，及将军守卫边疆的作用。太阳、厥阴主阳仪系统，一开一阖，互相配合调剂着体表的汗腺分泌，汗为心之液。

"病发于阳"则太阳阳明病，太阳主开，阳明主阖。如果寒邪不能即除，阳气未能复常，时日久常，"开（太阳主开）阖（厥阴主阖）不得，寒气从之，乃生大偻，陷脉为瘘。留连肉腠，俞气化薄，传为善畏，乃为惊骇。荣气不从，逆于肉理，乃生痈肿。"（《素问·生气通天论》）畏惧心病也，惊骇肝病也。"乃阳气被伤，不能养神之验"（吴昆注）。

《素问·阴阳类论》说："三阳（太阳）一阴（厥阴），太阳脉胜，一阴不能止，内乱五脏，外为惊骇。"意思是说，寒邪侵犯太阳，寒盛于太阳，如果厥阴不能生发阳气充养太阳，增强阳气的抵抗力，驱逐寒邪，则寒邪必然内传而逼于脏，心被寒击，心动则五脏皆动，即邪传五脏，故云内乱五脏，外发惊骇。"天之邪气，感则害人五脏。"（《素问·阴阳应象大论》）

《素问·阴阳类论》说："一阴（厥阴）一阳（少阳）代绝，此阴气至心，上下无常，出入不知，喉咽干燥，病在土脾。"《素问·阴阳别论》说："一阴一阳结，谓之喉痹。""一阳发病，少气善咳善泄，其传为心掣，其传为隔。"厥阴为风，少阳为火，风火上炎多病急慢性咽喉炎。此风火上可顺传于心、肺，横可以传脾胃。隔，隔塞不通也。

《素问·阴阳别论》说："三阳为病发寒热，下为痈肿，及为痿厥腨痛，其传为索泽，其传为㿗疝。""三阳结，谓之隔。"三阳，太阳心火也，主表。《素问·生气通天论》说："开阖不得，寒气从之，乃生大偻。陷脉为瘘，留连肉腠。俞气化薄，传为善畏，及为惊骇。营气不从，逆于肉理，乃生痈肿。"痿厥腨痛、㿗疝，皆阳仪系统疾病。风寒为太阳、厥阴的本气，故外感风寒必伤阳仪太阳厥阴系统，以大小青龙汤为代表。

二、从三阴三阳方面阐述

三阳，太阳主表部之开，阳明主表部之阖，主无形之气从毛窍、上窍之出入。少阳主表部之枢，乃枢转阳气于表部而卫外。

三阴，太阴主里部之开，厥阴主里部之阖，主有形津液之出入。少阴主里部之枢，乃枢转有形之物从二阴排出。

三、分开、阖、枢三类阐述

《素问·阴阳类论》和《素问·阴阳别论》又按开、阖、枢三类加以论述。

1. **枢类病** "二阴一阳发病，善胀，心满，善气。"二阴一阳，病出于肾，阴气客游于心脘下，空窍堤闭塞不通，四肢别离。

病在枢，是枢失常。二阴属肾水，一阳属少阳三焦相火，是水火为病。相火虚衰则脾胃病，故善胀。三焦病，上焦不行，下脘不通，水气不行，则善胀心满。三焦病则善气。

2. **阖类病** "二阳一阴发病，主惊骇，背痛，善噫，善欠，名曰风厥。"病在阖，是阖失常。二阳是阳明，属于肺系，不能说属于胃。一阴是厥阴，二者是燥金和风木的关系，厥阴风木主升，阳明肺金主降。

"二阳一阴，阳明主病，不胜一阴，脉耎而动，九窍皆沉。三阳一阴，太阳脉胜，一阴不为止，内乱五脏，外为惊骇。"因为太阳主心，心为五脏主，心伤故五脏皆乱。阳明不胜厥阴，是厥阴风木反侮阳明燥金，风木升太过，燥金不降，病在肝肺。惊骇与阳气有关，肝主阳气生升而病肝，如《素问·生气通天论》说："阳气者，精则养神，柔则养筋。开阖不得，寒气从之，乃生大偻。陷脉为瘘，留连肉腠。俞气化薄，传为善畏，及为惊骇。"《素问·金匮真言论》说东方通于肝"其病发惊骇"。三阳是太阳，太阳伤于寒邪，一阴厥阴肝木不能生升阳气驱逐太阳寒邪，则肝郁而病发惊骇。"二阳一阴，阳明主病，不胜一阴"讲一阴厥阴风木气胜，可选用风引汤、白虎汤等方剂治疗；"三阳一阴，太阳脉胜，一阴不为止"讲一阴厥阴风木气弱，可选用大小青龙汤、大小柴胡汤等方剂治疗。

背为阳气和肺所主，故有背痛，如《素问·金匮真言论》说西方通于肺"病在背"。肝木旺必克脾胃，故有"善噫、善欠"。

风厥，本篇言厥阴升而不降，故曰风厥。风为阳邪，其性疏泄，病发则身热、汗出，如《素问·评热病论》："汗出而身热者风也，汗出而烦满不解者厥也，病名曰风厥。"又《灵枢·五变》说"人之善病风厥漉汗（汗出不止）"是因为肉不坚、腠理疏。张仲景治疗此病常用风引汤、桂枝汤、桂枝加附子汤等。

3. 开类病 "三阴三阳发病，为偏枯萎易，四肢不举。"

病在开，是开失常。三阴是太阴脾系，三阳是太阳心系，心脾两系为病，寒湿伤阳，少阳相火受伤而阳气不足，李东垣说皆是血病，心脑血管病生焉。太阳为诸阳主气而主筋，阳气虚则为偏枯，阳虚而不能养筋则为痿。《素问·生气通天论》说："阳气者，大怒则形气绝而血菀于上，使人薄厥。有伤于筋，纵，其若不容。汗出偏沮，使人偏枯。"脾主四肢，故不举。

四、根结

"太阳根起于至阴……阳明根起于厉兑……少阳根起于窍阴……太阴根起于隐白……少阴根起于涌泉……厥阴根起于大敦。"

这一理论在《灵枢·根结》篇发展为根、结和根、溜、注、入理论，《灵枢·卫气》发展为标本理论，本强调四肢末端井穴是三阴三阳六经的根本，《灵枢·本输》发展为五输穴理论，现列表说明于下（表4至表10）。

表4　三阴三阳根结

经　名	根　部	穴　名	结　部	穴名	病　症
太阳	足小趾	至阴	命门（目）	睛明	开折，则肉节渎而暴病起
阳明	足次趾	厉兑	颡大（钳耳）	头维	阖折，则气无所止息而痿疾起
少阳	足四趾	窍阴	窗笼（耳中）	听宫	枢折，则骨繇而不安于地
太阴	足大趾	隐白	太仓（上腹）	中脘	开折，则仓廪无所输，膈洞
少阴	足心	涌泉	廉泉（颈喉）	廉泉	枢折，则脉有所结而不通
厥阴	足大趾	大敦	玉英膻中（胸）	玉堂	阖折，则气绝而喜悲

表5　六阳经根溜注入

经　名	根　穴	溜　穴	注　穴	入　穴
足太阳	至阴（井穴）	京骨（原穴）	昆仑（经穴）	天柱、飞扬（络穴）
足少阳	窍阴（井穴）	丘墟（原穴）	阳辅（经穴）	天容、光明（络穴）
足阳明	厉兑（井穴）	冲阳（原穴）	解溪（经穴）	人迎、丰隆（络穴）
手太阳	少泽（井穴）	阳谷（原穴）	阳谷小海（经穴）	天窗、支正（络穴）
手少阳	关冲（井穴）	阳池（原穴）	支沟（经穴）	天牖、外关（络穴）
手阳明	商阳（井穴）	合谷（原穴）	阳溪（经穴）	扶突、偏历（络穴）

表6　十二经标本

经别	本　部		标　部	
	部　位	穴　位	部　位	穴　位
足太阳经	足跟以上五寸所	跗阳	两络命门	睛明
足少阳经	窍阴之间	足窍阴（井）	窗笼之前	听宫
足少阴经	内踝上二寸所	复溜（经），交信	背俞，舌下两脉	肾俞，廉泉
足厥阴经	行间上五寸所	中封（经）	背俞	肝俞
足阳明经	厉兑	厉兑（井）	人迎颊下，夹颃颡	人迎
足太阴经	中封前上四寸中	三阴交	背俞与舌本	脾俞，廉泉

（续 表）

经 别	本 部		标 部	
	部 位	穴 位	部 位	穴 位
手太阳经	外踝之后	养老	命门（睛明）上一寸	
手少阳经	小指次指之间上二寸	液门（荥）	耳后上角下外眦	角孙，丝竹空
手阳明经	肘骨中，上至别阳	曲池（合）臂臑	颜下合钳上	头维
手太阴经	寸口之中	太渊（俞）	腋内动脉	天府
手少阴经	锐骨之端	神门（输）	背俞	心俞
手厥阴经	掌后两筋之间二寸中	内关	腋下三寸	天池

表7　手足三阴经五输穴

流注	穴别	五行	肺	心	心包	肝	脾	肾
出	井	木	少商	少冲	中冲	大敦	隐白	涌泉
流	荥	火	鱼际	少府	劳宫	行间	大都	然谷
注	输	土	太渊	神门	大陵	太冲	太白	太溪
行	经	金	经渠	灵道	间使	中封	商丘	复溜
入	合	水	尺泽	少海	曲泽	曲泉	阴陵泉	阴谷

表8　手足三阳经五输穴

流注	穴别	五行	膀胱	胆	胃	三焦	小肠	大肠
出	井	金	至阴	足窍阴	厉兑	关冲	少泽	商阳
流	荥	水	通谷	侠溪	内庭	液门	前谷	二间
注	俞	木	束骨	临泣	陷谷	中渚	后溪	三间
过	原		京骨	丘墟	冲阳	阳池	腕骨	合谷
行	经	火	昆仑	阳辅	解溪	支沟	阳谷	阳溪
入	合	土	委中	阳陵泉	足三里	天井	小海	曲池

表 9　五输穴五行

五输穴		井	荥	输（原）	经	合
阳经天干	天干	庚	壬	甲	丙	戊
	五行	金	水	木	火	土
阴经天干	天干	乙	丁	己	辛	癸
	五行	木	火	土	金	水
天干合化		乙庚金	丁壬木	甲己土	丙辛水	戊癸火

表 10　颈项标部穴位

经脉	任脉	足阳明	手阳明	手太阳	足少阳	手少阳	足太阳	督脉	手太阴	手厥阴
穴位	天突	人迎	扶突	天窗	天容	天牖	天柱	风府	天府	天池

　　《黄帝内经》强调四肢末端井穴是三阴三阳六经的根本，其结在头、颈、胸、腹，两者有对应关系，说明井穴可以治疗头颈、胸、腹的疾病。三阴三阳六经不但在井穴合，在络穴也相合；不仅有诊断意义，也有治疗意义，贯穿了上病下取、下病上取及阴阳经表里互取的治疗方法。如《灵枢·终始》说"病在上者下取之，病在下者高取之，病在头者取之足，病在腰者取之腘。"以四肢为本是因为脾主四肢，为阳气之本。《灵枢·终始》说"阳受气于四末"，说明四肢是太极太阴脾和少阳三焦在的地方，并发展成五腧穴理论，阳井金和阴井木属太极两仪。后人又据此发展成子午流注针灸理论。

　　病例：王某，1岁，丁亥年生，2008年4月25日初诊。

　　主诉：面瘫，口眼向右㖞斜。

　　针刺：上病下取针内庭为主穴，配迎香、水沟、承浆、地仓、颊车、四白、上关。不留针，10次愈。

　　"圣人南面而立，前曰广明，后曰太冲。太冲之地，名曰少阴，少阴之上，名曰太阳，太阳根起于至阴，结于命门，名曰阴中之阳。中身而上，名曰广明，广明之下，名曰太阴，太阴之前，名曰阳明，阳明根起于厉兑，名曰阴之绝阳。厥阴之表，名曰少阳，少阳根起于窍阴，名曰阴中之少阳。是故三阳之离合也，太阳为开，阳明为阖，少阳为枢。三经者，不得相失也，搏而勿浮，命曰一阳。"

"然则中为阴，其冲在下，名曰太阴，太阴根起于隐白，名曰阴中之阴。太阴之后，名曰少阴，少阴根起于涌泉，名曰阴中之少阴。少阴之前，名曰厥阴，厥阴根起于大敦，名曰阴之绝阴。是故三阴之离合也。太阴为开，厥阴为阖，少阴为枢。三经者，不得相失也，搏而勿沉，名曰一阴。"

结合《素问·五运行大论》所说，"面南"则后北，左东而右西。其言太阴之后是少阴，少阴之前是厥阴，即厥阴在太阴和少阴之中。一是指脐下少腹部位（前广明后太冲，上广明下太冲）；二是指在下肢部位的分布而言（如太阴根于隐白，阳明根于厉兑。少阴根于涌泉，太阳根于至阴。厥阴根于大敦，少阳根于足窍阴）。其言少阴在太冲之地，又曰广明在少阴之前及肚脐中身之上，遂为脾胃部位。而脾胃病的诊断通常在肚脐部位，所以说在"广明之下，名曰太阴"。三阴与六经欲解图的关系如下（图40）。

虽然图40是张仲景用时间来解说三阴三阳病，但我们可以从这里看出三阴三阳的离合及来源关系。三阴在子北太冲之地，按《素问·阴阳离合论》所说排列次序，少阴在太冲之地，太阴之后是少阴，少阴之前是厥阴。太阴之前是阳明，少阴之上是太阳，厥阴之表（下言于上曰表）是少阳。再者，少阳是春生之气，自应在左东。而阳明是秋降之气，自应在右西。也说明《伤寒论》的三阴三阳是根源于《黄帝内经》的，三阴经的起始位置与三阳经相对应。

太阴起于亥，少阴起于子，厥阴起于丑，上右应阳明，上应太阳，上左应少阳。

这一篇要结合《灵枢·根结》一起读。

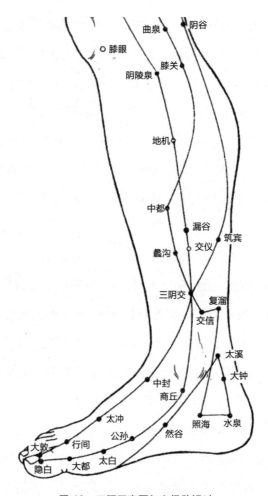

图 40　三阴示意图与六经欲解时

"天地相感，寒暖相移，阴阳之道，孰少孰多，阴道偶，阳道奇。发于春夏，阴气少，阳气多，阴阳不调，何补何泻。发于秋冬，阳气少，阴气多；阴气盛而阳气衰，故茎叶枯槁，湿雨下归，阴阳相移，何泻何补。奇邪离经，不可胜数，不知根结，五脏六腑，折关败枢，开阖而走，阴阳大失，不可复取。九针之玄，要在终始；故能知终始，一言而毕，不知终始，针道咸绝。

太阳根于至阴，结于命门。命门者，目也。阳明根于厉兑，结于颡大。颡大者，钳耳也。少阳根于窍阴，结于窗笼。窗笼者，耳中也。太阳为开，阳明为阖，少阳为枢，故开折，则肉节渎而暴病起矣。故暴病者，取之太阳，视有余不足。渎者，皮肉宛膲而弱也。阖折，则气无所止息而痿疾起矣。故痿疾者，取之阳明，视有余不足。无所止息者，真气稽留，邪气居之也。枢折，即骨繇而不安于地。故骨繇者，取之少阳，视有余不足。骨繇者，节缓而不收也。所谓骨繇者，摇故也。当窍其本也。

太阴根于隐白，结于太仓。少阴根于涌泉，结于廉泉。厥阴根于大敦，结于玉英，络于膻中。太阴为开，厥阴为阖，少阴为枢。故开折，则仓廪无所输膈洞。膈洞者，取之太阴，视有余不足，故开折者，气不足而生病也。阖折，即气绝而喜悲。悲者取之厥阴，视有余不足。枢折则脉有所结而不通。不通者，取之少阴，视有余不足，有结者，皆取之不足。"

第一段就指出三阴三阳要发于时，也就是"脏气法时"的理论。

第二、第三段关于开、阖、枢则是论述人体气机的生理功能与病理变化。人体阴阳之气有升有降，有藏有布，有转有化，古人把这种阴阳升降出入的机转概括为"开""阖""枢"。"开"有出入、布散之意。"阖"有收蓄、收敛的含义。"枢"为枢转。

少阳为枢者，言少阳枢转春生阳气上升，"凡十一脏，皆取决于胆也"，阳气上升，万物皆能化生。

太阳为开者，盛阳在表，不但开而散热，还能让六气从皮毛入于体内而使内外之气交换。

阳明为阖者，阴气生而阳气敛蓄，肃降有权。

太阴为开者，言太阴脾有"散精"替胃行津液四布的功能。

少阴为枢者，言"肾为胃之关"，主二阴，一则收藏水谷之精微转精化气，二则枢转水谷之糟粕由二阴排出体外。

厥阴为阖者，言肝藏血，其性酸主收敛也。

阴阳别论篇第七

从《素问·上古天真论》到《素问·阴阳别论》均讲阴阳生命科学，中医的养生科学是使人不生病，而不是病了才去治疗，所谓不治已病，治未病也。中医的养生首先从阴阳开始，其次是食疗养生，最后才是药物养生。《素问·上古天真论》提出"法于阴阳，和于术数"的阴阳养生方法，即"提挈天地，把握阴阳"。

而如何"把握阴阳"在第二篇《素问·四气调神大论》中就给出了答案，即顺从四时阴阳养生，"阴阳四时者，万物之终始也，死生之本也，逆之则灾害生，从之则苛疾不起""从阴阳则生，逆之则死，从之则治，逆之则乱""所以圣人春夏养阳，秋冬养阴，以从其根，故与万物沉浮于生长之门，逆其根则伐其本，坏其真矣"。

于是第三篇《素问·生气通天论》提出了"通天者生之本，本于阴阳"的命题，就是说，人的生命之本是法于天道阴阳，而阴阳之间的关系是"阴者藏精而起亟也，阳者卫外而为固也""凡阴阳之要，阳密乃固；两者不和，若春无秋，若冬无夏；因而和之是谓圣度。故阳强不能密，阴气乃绝，阴平阳秘，精神乃治；阴阳离决，精气乃绝"。

第四篇《素问·金匮真言论》回答了如何顺从四时阴阳，天人如何结合的问题，指出了人体五脏系统"应天之阴阳"的具体规律，即东方春应肝系统，南方夏应心系统，中方长夏应脾系统，西方秋应肺系统，北方冬应肾系统。

因阴阳看不见，摸不着，故要从象得之，第五篇《素问·阴阳应象大论》就是专门阐发天人阴阳相应之象这个道理的，指出"阴阳者，血气之男女也；左右者，阴阳之道路也；水火者，阴阳之征兆也"，阴阳就是血气、男女、水火、色脉这些有形东西，是有象可察的，并提出"善诊者，察色按脉，先别阴阳""审其阴阳，以别柔刚"的临床原则。

阴阳既是对立的，也是互根统一的，有离有合，第六篇《素问·阴阳离合论》就将此归纳到"一阴一阳之谓道"的大纲上。有生就有死，因而第七篇《素问·阴阳别论》阐发如何判别生死。

"阴阳别论"并不是因为本篇所论阴阳与一般所说的阴阳含义不同而名"阴阳别论"，如吴昆说："此篇言阴阳，与常论不同，自是一家议论，故曰别论。"而是分别、辨别的别，如篇中所说的"别于阳""别于阴"者也。

"所谓阴者，真脏也，见则为败，败必死也。所谓阳者，胃脘之阳也。"

按：张景岳说："阴者，无阳之谓。无阳者，即无阳明之胃气，而本脏之阴脉独见。"关于"真脏"脉的内涵《素问·平人气象论》说无胃气的脉，就是真脏脉，"所谓脉不得胃气者，肝不弦，肾不石也"。也就是肝脉"但弦无胃曰死"、心脉"但钩无胃曰死"、脾脉"但代无胃曰死"、肺脉"但毛无胃曰死"、肾脉"但石无胃曰死"。又说："肝见庚辛死，心见壬癸死，脾见甲乙死，肺见丙丁死，肾见戊己死，是谓真脏见皆死。"《素问·玉机真脏论》说："真肝脉至，中外急，如循刀刃责责然，如按琴瑟弦，色青白不泽，毛折乃死。真心脉至，坚而搏，如循薏苡子累累然，色赤黑不泽，毛折乃死。真肺脉至，大而虚，如以毛羽中人肤，色白赤不泽，毛折乃死。真肾脉至，搏而绝，如指弹石辟辟然，色黑黄不泽，毛折乃死。真脾脉至，弱而乍数乍疏，色黄青不泽，毛折乃死。诸真脏脉见者，皆死不治也。"

辨别真脏脉最好配合观察五脏气。《素问·五脏生成》说："五脏之气：故色见青如草兹者死，黄如枳实者死，黑如炲者死，赤如衃血者死，白如枯骨者死，此五色之见死也；青如翠羽者生，赤如鸡冠者生，黄如蟹腹者生，白如豕膏者生，黑如乌羽者生，此五色之见生也。生于心，如以缟裹朱；生于肺，如以缟裹红；生于肝，如以缟裹绀；生于脾，如以缟裹瓜蒌实；生于肾，如以缟裹紫；此五脏所生之外荣也。"

"胃脘之阳"即少阳三焦相火之阳也。少阳三焦相火主持诸阳，少阳三焦相火腐熟水谷才能有胃气，人身无相火这一轮红日，则全身一派阴气。阳气的根源在胃脘，在太极，少阳三焦与太阴脾组成人身之太极也，变见于脐腹。

从笔者自己患病发现，胃脘少阳三焦相火衰弱，胃脘发冷，在腰背十三椎旁右侧三寸半处的痞根（此穴出自《医学入门》，主治痞块，肝脾肿大，疝痛，腰痛，翻胃）有冷感，并伴有发紧感。痞根在三焦俞、肓门旁，其外是京门。另外，在右腰肾俞处不但有发紧困顿感，还会触摸到大小不一的皮下结节，右腰腿酸困，所以《难经》说右肾为命门，是有一定根据的。

“别于阳者，知病处也。别于阴者，知死生之期。”

按：四时八节源于太阳，三焦相火就是人身的太阳，故辨别胃脘三焦阳气，就能知道时令气候和疾病的宜忌，知道病位在哪里。辨别无胃气的真脏脉，就能知道病人的死生日期。

毛小妹博士在 2009 年 1 月 10 日诊治一男孩，出生于 1997 年 4 月 8 日，中国农历丁丑年的二之气，主客气都是少阴君火。病童自出生胃口就不好，从 2004 年（甲申年）开始反复发作癫痫，昏迷，体温低，大小便不能自理，靠缓泻药才能排便。西医诊断为“自闭症”，服用药物，使用干细胞，效果较好。可是最近再次犯病。毛博士用井原经络测量仪所得情况如下（图 41）。

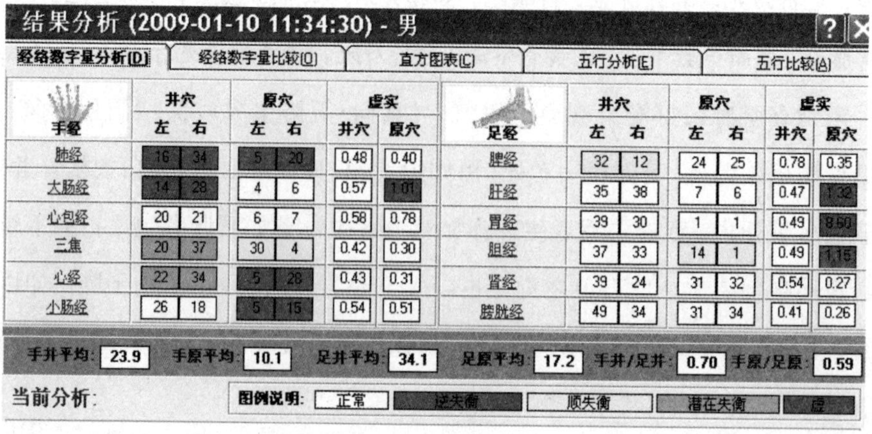
结果分析 (2009-01-10 11:34:30) - 男

经络数字量分析(D)　经络数字量比较(O)　直方图表(C)　五行分析(E)　五行比较(A)

手经	井穴 左	井穴 右	原穴 左	原穴 右	虚实 井穴	虚实 原穴
肺经	16	34	5	20	0.48	0.40
大肠经	14	28	4	6	0.57	1.01
心包经	20	21	6	7	0.58	0.78
三焦	20	37	30	4	0.42	0.30
心经	22	34	5	28	0.43	0.31
小肠经	26	18	5	15	0.54	0.51

足经	井穴 左	井穴 右	原穴 左	原穴 右	虚实 井穴	虚实 原穴
脾经	32	12	24	25	0.78	0.35
肝经	35	38	7	6	0.47	1.32
胃经	39	30	1	1	0.49	8.60
胆经	37	33	14	1	0.49	1.15
肾经	39	24	31	32	0.54	0.27
膀胱经	49	34	31	34	0.41	0.26

手井平均：23.9　手原平均：10.1　足井平均：34.1　足原平均：17.2　手井/足井：0.70　手原/足原：0.59

当前分析：　图例说明：正常　逆失衡　顺失衡　潜在失衡　虚

图 41　结果分析

胃经原穴测不到数值，结果分析图中的"1"是后来所加，说明"胃脘之阳"极度衰弱。胃脘之阳不能由少阳上升，故少阳胆经右侧原穴也测不到数值、三焦经右侧原穴也只有 4。阳仪系统由太阳、少阳、厥阴组成，故也反映到厥阴（肝、心包）、太阳（心、小肠）上，从图上可以看出，肝经和心包经的原穴数值是 7、6，心和小肠的左侧原穴数值是 5。少阳连肺，所以肺和大肠的原穴数值也偏低。而数值最高的是肾和膀胱的左侧井穴。这就验证了"别于阳者，知病处也。别于阳者，知病忌时"的说法是有临床依据的。

"谨熟阴阳，无与众谋。"

按：如果在临床中能够谨慎而熟练地辨别阴阳，即所谓的"阴阳别论"，熟悉了阴阳的道理，就不需要和别人商量，去征求别人的意见。

"死阴之属，不过三日而死。生阳之属，不过四日而死。所谓生阳、死阴者，肝之心谓之生阳，心之肺谓之死阴。肺之肾谓之重阴，肾之脾谓之辟阴，死不治。"

按：五脏五行以相克的形式传变叫作死阴，如心火克肺金的传变方式就是死阴。五脏五行以相生形式的传变叫作生阳，如肝木生心火和肺金生肾水的传变方式就是生阳。

但是，如果肺金生肾水以阴生阴，导致肾水盛甚反侮（反克）脾土而无胃气，就无法救治了。

"二阳之病发心脾，有不得隐曲，女子不月；其传为风消，其传为息贲者，死不治。"

二阳属于肺系（包括肺、大肠、皮毛、鼻、悲等），不单指胃和大肠，本性凉燥。肺属天气，胃、大肠、小肠、三焦、膀胱皆天气所生，必受肺的影响。心属火，脾属土。一来心火克肺金，二来脾土生肺金，故曰"二阳之病发心脾"，这是心脾导致肺系发病。另外，先肺燥金病也能导致心脾发病，如肺源性心脏病，肺失肃降导致胃、大肠、小肠、三焦、膀胱发病而致脾病。

《黄帝内经太素》卷第二十八诸风状论："隐曲不利，谓大小便不得通利。"《素问·阴阳别论》说"三阴三阳俱搏，心腹满，发尽，不得隐曲，五日死"，《素问·至真要大论》说"隐曲不利，互引阴股"及"隐曲之疾"，《素问·风论》说"肾风之状……隐曲不利"，均针对二阳病变而言，肺失肃降，通调失职，小便不利，水液潴留，即发生水肿。而水肿又是肺心病的最重要症状。《素问·调经论》说："孙络水溢，则经有留血。"就描述了这种水肿导致瘀血的机理。《金匮要略·水气病脉证并治》说"血不利则为水"则论述了瘀血导致水肿的病理机理。《素问·评热病论》载："目下肿，腹中鸣，身重难以行，月事不来。""月事不来者，胞脉闭也。胞脉者，属心而络于胞中，今气上迫肺，心气不得下通，故月事不来也。"论述了水肿瘀血导致月事不来的机理。故水肿、瘀血都能导致妇人无月经。

本篇下文说"二阳结，谓之消"，即病在阳明肺系。《素问·阴阳类论》说："二阳一阴，阳明主病，不胜一阴"，阳明不胜厥阴则病风消。风消为津液消竭，肌肉枯瘦之病。马莳："血枯气郁而热生，热极则风生，而肌肉自尔消烁矣。"张志聪："精血两虚则热盛而生风，风热交炽，则津液愈消竭矣。"

关于息贲病，《黄帝内经》论述较详。《灵枢·经筋》说："手太阴之筋……下结胸里，散贯贲，合贲下，抵季胁。其病……甚成息贲，胁急吐血。""手心主之筋……散胸中，结于贲……其病……胸痛息贲。""肝高则上支贲，切胁悗，为息贲。"《灵枢·邪气脏腑病形》说肺脉"滑甚为息贲、上气"。《素问·奇病论》说："病胁下满，气逆，二三岁不已……曰息贲。"（息贲原作息积，据《针灸甲乙经》卷八第二改）《难经·五十六难》也有论述："肺之积，名曰息贲，在右胁下，覆大如杯。久不已，令人洒淅寒热（气逆）（《针灸甲乙经》有此二字），喘咳，发肺壅（《针灸甲乙经》壅作痈）。"马莳："火乘肺金而喘息上贲……此非肺积之息贲，乃喘息而贲。"我认为，两者都有之。

从经文所述可知息贲的病情与肺、心、肝、胃肠有关。李时珍说："脉者血之府也，血盛则脉滑。"《脉理求真》说："滑为……痞满壅肿满闷之象。"故肺脉滑甚说明是肺部血脉壅滞肿塞。如慢性支气管炎，弥漫性阻塞性肺气肿等肺病的发展变化都可引起肺循环血脉瘀阻，肺体积增大。由于肺功能和结构的改变，肺动脉压力增高及痉挛硬化，增加了右心的负担，而发展成肺源性心脏病，导致右心室心房肥厚扩大，形成下腔静脉瘀血，早期引起肝大，晚期产生心源性肝硬化。"右胁下，覆大如杯"正是对肝肿大的描述。下腔静脉瘀血引起肝脏肿大，则右胁下痛而憋闷。肝脏肿大，向上可支迫横膈膜，并循经迫及咽部，向左可迫及胃和食管下段，向下可压迫幽门部位，又肺体增大和右心增大可向下居贲门向肝脏方向挤压。肺心和肝部向贲门挤压，吞咽食物又从内向外挤压；压力大了可使贲门上之食管下段和贲门下之胃底静脉曲张破裂而发生上消化道大量出血而吐血。如此看来，只把息贲解释为喘息上贲是不对的。《释名释言语》谓：息，塞也，言物滞息塞满也。又息，瘜也，死肉也。由于病态肿大的肝和肺对贲门的挤压，一为可使贲门处的血脉滞息塞满曲张破裂而出血，二是容易使贲门处的结缔组织发生损伤，出现炎症、增生或伴赘生物形成，如食管贲门癌等。《灵枢·本脏》说："肝大则逼胃迫咽，迫咽则苦膈中，且胁下痛。"正是对这一机理的确切说明。膈中即噎膈证，也就是食管贲门癌。对于膈中证《黄帝内经》有详细确切的描述。如《素问·六元正纪大论》说："木郁之发，民病胃脘当心而痛，上支两胁，膈咽不通，食饮不下。"《素问·通评虚实论》说："隔绝闭塞，上下不通，则暴忧之病也。"《素问·至真要大论》说："厥阴之胜，胃脘当心而痛，上支两胁，甚则呕吐，膈咽不通。""厥阴司天，风淫所胜，民病胃脘当心而痛，上支两胁，膈咽不通，饮食不下，舌本强，食则呕。""岁厥阴在泉，风淫所胜，民病洒洒振寒，善伸数欠，心痛支满，两胁里急，饮食不下，膈咽不通，食则呕。"说明噎膈主要是由肝脏病变引起的。另外息贲日久不愈，可累及胸膜、肺、气管、支气管等。故有喘咳，气逆、胸闷胸痛等症。若破溃可产生肺炎，肺脓肿及大出血，故曰发肺痈、洒淅寒热。

"肺之积，名曰息贲。"以高度概括的手法，述说了息贲病的形成过程。息贲的病位在贲门处，主要症状为噎膈不通胁下痛急，胃脘当心而痛，食饮不下，食则呕。久不愈可继发胸闷痛、吐血、气逆、喘咳、寒热、肺痈。

肺失肃降，胃肠运化失职而不通，多导致腹部积聚，可形成肺积。如《灵枢·五变》说："黄帝曰：人之善病肠中积聚者，何以候之？少俞答曰：皮肤薄而不泽，肉不坚而淖泽。如此，则肠胃恶，恶则邪气留止，积聚乃伤脾胃之间，寒温不次，邪气稍至。蓄积留止，大聚乃起。"皮肤少润泽是肠胃有积聚的表现，肺病导致皮肤失润泽，病久可传为肠胃积聚，称为肺积，即因肺失调引起的积聚。

"三阳为病发寒热，下为痈肿，及为痿厥腨痛；其传为索泽，其传为颓疝。"

三阳为太阳，心系主太阳，而非膀胱。《灵枢·阴阳系日月》说："心为阳中之太阳。"王冰在《素问·六节藏象论》注："心主于夏，气合太阳，以太阳居夏火之中，故曰阳中之太阳。"张景岳在《类经》中注："心为火，以阳脏而通于夏气，故为阳中之太阳。"《素问·刺禁论》说："心部于表。"这说明心主表部之盛阳，太阳为心阳功能的标志。罗东逸在《内经博议·太阳岁气病论》中说："太阳为诸阳之首，即君火之阳也。"在《内经博议·太阳经络及膀胱病论》中又说："《内经》云：太阳者三阳也，其气最尊，唯心君得主之，故心为阳中之太阳，要为元气之极厚，是以经为父，而为十二经之纲维。人生于阳，阳气一丝未断不死，是以有取于纯阳。而要其所以为阳，即神明之气故也……其气浮而充满与卫气俱。经云：阳因而上，卫外者也。惟其卫外，故主一身之充肤泽毛。凡为外之卫者，皆太阳也。"《内经博议·人道大阴阳疏》又说："阳者人之生气也，生气莫盛于三阳（太阳），三阳为生人之大主，其气能贯脏腑，而主十二经，故三阳为经。所谓经者，大经大本也。"罗氏阐述了太阳和心的关系，并阐发了太阳的功能。柯韵伯在《伤寒论翼》中说："今伤寒书皆以膀胱为太阳，故有传足不传手之谬。不知仲景书，只宗阴阳大法，不拘阴阳之经络也。夫阴阳散之可千,推之可万。心为阳中之太阳,故更称巨阳以尊之……仲景以心为阳,故得以统一身之气血,内行五脏六腑之经隧。若膀胱为州都之官,所藏精液必待上焦之气化而后能出,何能司营卫而为诸阳主气哉。"又说:"人皆知太阳经络行于背,而不知背为太阳之所主……知膀胱为太阳之里,而不知心肺是为太阳之里。因不明《内经》之阴阳,所以不知太阳之地面耳。"知此理者,才能知"伤寒最多心病,以心当太阳之位也。"观柯氏之论,可知太阳非经络之经,乃是生理功能之太阳。太阳之上,寒气主之。寒水克心火,故寒气首伤太阳心火。《说卦传》说:"坎为水(寒水)……为心病。"说明太阳寒水为病多是心病。邪气伤人,以胜相加,寒水必伤心火。从生理上来说,太阳应于夏,阳气最旺。从病理上说,正因为太阳阳气盛,故伤于寒则病。病理与生理总是相反的。《灵枢·口问》说:"心者,五脏六腑之主。"《素问·灵兰秘典论》说:"心者,君主之官,神明出焉。"所以表部应以心为主导脏腑。一般人不从心主太阳来理解,只认膀胱主太阳,所以解释不清下文。

经曰"太阳之上,寒气主之",本寒标热,有寒热之变。太阳主表,故发寒热。

"下为痈肿"的"下",不指下部,是投入、置入其中的意思,指邪气入里。《素问·生气通天论》说:"阳气者,精则养神,柔则养筋。开阖不得,寒气从之,乃生大偻。陷脉为瘘,留连肉腠。俞气化薄,传为善畏,及为惊骇。营气不从,逆于肉理,乃生痈肿。"张志聪说:"太阳主开,病则开阖不得,邪气从之,逆于肉理,乃生痈肿。"痈属于疮痈,在营血,诸痛痒疮皆属于心。

"痿证"是肢体筋脉弛缓软弱废用的病症,指筋骨痿软,肌肉瘦削,皮肤麻木,手足不用的一类疾患。《黄帝内经》设《素问·痿论》专篇,对痿证的病因病机作了较为系统详细的描述,提出了"肺热叶焦"为主要病机的观点。《金匮要略》肺痿继承了这一观点,并进一步提出甘草干姜汤肺阳虚的观点。故《素问·痿论》提出"独取阳明"的治疗观点,"独取阳明"就是从肺系入手。三阳为太阳,属心火,心火则克肺系燥金而肺叶焦枯。

厥非专指手足逆冷，如《素问·生气通天论》说："阳气者，烦劳则张，精绝，辟积于夏，使人煎厥；目盲不可以视，耳闭不可以听，溃溃乎若坏都，汩汩乎不可止。阳气者，大怒则形气绝，而血菀于上，使人薄厥。"说明太阳主此阳气所至。《素问·脉解》："所谓少气善怒者，阳气不治；阳气不治则阳气不得出，肝气当治而未得，故善怒。善怒者，名曰煎厥。"

腨（shuàn），即腓肠肌，俗称小腿肚。痛，指小腿肚酸痛。阳衰则水气所至。

索，散也，尽也。王冰："皮肤润泽之气皆散尽也。""索泽"指皮肤干燥不润泽。火克肺金，肺主皮肤，故病久传为索泽。楼英《医学纲目》说："索泽，即仲景所谓皮肤甲错也。"

颓疝，指睾丸下坠，俗称疝气，或痛或不痛。《素问·生气通天论》说"阳气者，精则养神，柔则养筋"，太阳主筋所生病也。

"一阳发病，少气，善咳，善泄；其传为心掣，其传为隔。"

按：一阳即少阳，三焦相火主之。经曰"壮火食气"，相火走气分，若相火盛则"少气"。相火克伤肺系，故"善咳"。相火虚衰，阳虚脾寒，故"善泄"。

张景岳："心为君火，而相火上炎，则同气相求，邪归于心。"此言实。张志聪："饮食于胃，浊气归心，脾胃受伤而为泄，故心虚而掣痛矣。"此言虚，即指相火虚衰所致。

隔病与阳气有密切关系，如《素问·生气通天论》说："阳畜积病死，而阳气当隔，隔者当泻，不亟正治，粗乃败之。"阳气蓄积，指寒燥湿阴邪伤阳，阳仪部位受伤，阳气郁积之病，如麻黄汤证、小柴胡汤证、大柴胡汤证、泻心汤证、承气汤证之类，治疗当通散阳气，一是发汗，二是调和，三是泄泻。所以《素问·阴阳别论》说"一阳发病……其传为膈""三阳结为膈"，《至真要大论》说"膈肠不便"。

"二阳一阴发病，主惊骇、背痛、善噫、善欠，名曰风厥。"

按：二阳是阳明，属于肺系，不能说属于胃。一阴是厥阴，是燥金和风木的关系，厥阴风木主升，阳明肺金主降。《素问·阴阳类论》也说："二阳一阴，阳明主病，不胜一阴，脉耎而动，九窍皆沉。三阳一阴，太阳脉胜，一阴不为止，内乱五脏，外为惊骇。"因为太阳主心，心为五脏主，心伤故五脏皆乱。阳明不胜厥阴，是厥阴风木反侮阳明燥金，风木升太过，燥金不降，病在肝肺。惊骇与阳气有关，肝主阳气生升而病肝，如《素问·生气通天论》说："阳气者，精则养神，柔则养筋。开阖不得，寒气从之，乃生大偻。陷脉为瘘，留连肉腠。俞气化薄，传为善畏，及为惊骇。"《素问·金匮真言论》说东方通于肝"其病发惊骇"。三阳是太阳，太阳伤于寒邪，一阴厥阴肝木不能生升阳气驱逐太阳寒邪，则肝郁而病发惊骇。"二阳一阴，阳明主病，不胜一阴"讲一阴厥阴风木气胜，可选用风引汤、白虎汤等方剂治疗；"三阳一阴，太阳脉胜，一阴不为止"讲一阴厥阴风木气弱，可选用大小青龙汤、大小柴胡汤等方剂治疗。

背为阳气和肺所主，故有背痛，如《素问·金匮真言论》说西方通于肺"病在背"。肝木旺必克脾胃，故有"善噫、善欠"。

风厥，本篇言厥阴升而不降，故曰风厥。风为阳邪，其性疏泄，病发则身热、汗出，如《素问·评热病论》："汗出而身热者风也，汗出而烦满不解者厥也，病名曰风厥。"又《灵枢·五变》说"人之善病风厥漉汗（汗出不止）"是因为肉不坚、腠理疏。张仲景治疗此病常用风引汤、桂枝汤、桂枝加附子汤等。

"二阴一阳发病，善胀、心满、善气。"

二阴属肾水，一阳属少阳三焦相火，是水火为病。相火虚衰则脾胃病，故善胀。三焦病，上焦不行，下脘不通，水气不行，则善胀心满。三焦病则善气。

"三阴三阳发病，为偏枯萎易，四肢不举。"

三阴是太阴脾系，三阳是太阳心系，心脾两系为病，寒湿伤阳，少阳相火受伤而阳气不足，李东垣说皆是血病，心脑血管病生焉。太阳为诸阳主气而主筋，阳气虚则为偏枯，阳虚而不能养筋则为痿。脾主四肢，故不举。

"三阴结，谓之水。"

三阴是太阴脾，故太阴脾主水。

"一阴一阳结，谓之喉痹。"

一阴是厥阴，一阳是少阳，多病风火而炎上，病喉痹。《素问·阴阳类论》说："一阴一阳代绝，此阴气至心，上下无常，出入不知，喉咽干燥，病在土脾。"少阳厥阴主阳气生升，今阳气衰竭而阴盛，于是见"阴气至心"。阳不生则阴不长，故"喉咽干燥"。阳虚则脾病。此言一阴一阳，一病实一病虚。实用白虎汤，虚用小建中汤。针足临泣、太冲、太白、公孙。

"阴阳结斜，多阴少阳曰石水，少腹肿。"

按：石水，水肿病名之一，《金匮要略》述其证为"石水，其脉自沉，外证腹满不喘"。《素问·大奇论》说"肝肾并沉为石水"，指出其与肝肾脉沉有关。《金匮要略》也说："水之为病，其脉沉小，属少阴。""少阴脉紧而沉，紧则为痛，沉则为水，小便即难。脉得诸沉，当责有水，身体肿重。水病脉出者死。""寸口脉沉而迟，沉则为水，迟则为寒，寒水相搏。"《灵枢·邪气脏腑病形》说："肾脉……微大为石水，起脐以下至小腹，腄腄然上至胃脘，死不治。"是否与肝硬化有关，值得探讨。《金匮要略》又说："肝水者，其腹大，不能自转侧，胁下腹痛，时时津液微生，小便续通。肾水者，其腹大，脐肿腰痛，不得溺，阴下湿如牛鼻上汗，其足逆冷，面反瘦。"此石水，当为里水，《金匮要略》说："里水，越婢加术汤主之，甘草麻黄汤亦主之。"

越婢加术汤方

越婢汤方

麻黄六两　石膏半斤　生姜三两　大枣十五枚　甘草二两

上五味，以水六升，先煮麻黄，去上沫，内诸药，煮取三升，分温三服。恶风者加附子一枚，炮。风水加术四两。（《古今录验》）

甘草麻黄汤方

甘草二两　麻黄四两

上二味，以水五升，先煮麻黄，去上沫，内甘草，煮取三升，温服一升，重复汗出，不汗，再服，慎风寒。

脉沉者宜麻黄附子汤。

麻黄附子汤方

麻黄三两　甘草二两　　附子

上三味，以水七升，先煮麻黄，去上沫，内诸药，煮取二升半，温服八分，日三服。

此外，还可以用五苓散等方加减治疗。

刘某，男，1941年阴历辛巳年12月27日出生，2008年3月18日初诊。

主诉：右腰夜里隐痛，半夜12点至早晨5点加重，余时轻，右腿浮肿，尿化验正常。咳，痰多，恶心。既往脑梗死病史，高血压（140/85mmHg）。舌质淡暗，苔白腻，花剥苔。脉数（心率为每分钟100次）。

方药：蒲黄30克，麻黄15克，炮附子30克（先煎半小时），细辛6克，茯苓30克，苍术30克，肉桂6克，山药30克，白茅根15克，甘草6克。

服3剂痊愈。

里水，即腹部有水，会有多种变证，也须知道，如《金匮要略》说："问曰：病者苦水，面目身体四肢皆肿，小便不利，脉之不言水，反言胸中痛，气上冲咽，状如炙肉，当微咳喘。审如师言，其脉何类？师曰：寸口沉而紧，沉为水，紧为寒，沉紧相搏，结在关元，始时当微，年盛不觉。阳衰之后，营卫相干，阳损阴盛，结寒微动，肾气上冲，喉咽塞噎，胁下急痛，医以为留饮而大下之，气击不去，其病不除。后重吐之，胃家虚烦，咽燥欲饮水，小便不利，水谷不化，面目手足浮肿。又以葶苈丸下水，当时如小差，食饮过度，肿复如前，胸胁苦痛，象若奔豚，其水扬溢，则浮咳喘逆。当先攻击冲气令止，乃治咳，咳止，其喘自差。先治新病，病当在后。"

灵兰秘典论篇第八

"肺者，相傅之官，治节出焉。"

肺为"气之本"，可以呼吸到一年四时二十四节气不同之气，"各从其主治"，故曰肺主"治节"。

"胆者，中正之官，决断出焉。"

释胆："胆"字，从月从旦。旦有两义：一是《说文》："旦，明也。从日见一上。一，地也。"是日出地上为旦，即表示日从东方地平线上升起，普照天下，故曰明。这就反映出时相问题，如《伤寒论》所说的"少阳病欲解时，从寅至辰上"。从日周期层次来说，寅卯辰三个时辰，即凌晨 3 点到上午 9 点的时段，是少阳病的欲解时。从年周期层次来说，寅卯辰三个月，即正月到三月的春天时段。这就是一日之旦，或一年之旦，阳气初升之时。故李东垣释少阳为春升之气。从子午营气流注层次来说，寅注肺，卯注大肠，辰注胃，正是阳明时段（《黄帝内经》曰"阳明之上，燥气主之"，肺与大肠属燥，胃属阳明），可知寅卯辰正是少阳阳明的时段，说少阳阳明合病也好，说少阳为胃部之匡廓也好，都是有道理的。春天的阳气是少火，即生发生气的三焦相火，夏天亢盛的阳气是壮火。如《素问·阴阳应象大论》说："壮火之气衰，少火之气壮；壮火食气，气食少火；壮火散气，少火生气。"二是释天、日。《战国策·燕策二》："人有卖骏马者，比三旦立市，人莫之知。"月同肉，指人体。所以胆字，有人体中的太阳之义。故胆腑的募穴名曰"日月"。

乾日为三焦相火：《黄帝内经》曰"相火之下，水气承之"，就是说相火离不开水，即所谓的"大一藏于水"。胆字之所以从日从月，就是因为月为水，人身之一轮红日——相火藏于水中矣。相火离开水则成杀万物的燔烁之火，水离开相火则成杀万物的冰水。

奇恒之腑：《素问·五脏别论》说："脑、髓、骨、脉、胆、女子胞，此六者，地气之所生也，皆藏于阴而象于地，故藏而不泻，名曰奇恒之腑。夫胃、大肠、小肠、三焦、膀胱，此五者，天气之所生也，其气象天，故泻而不藏。此受五脏浊气，名曰传化之腑，此不能久留，输泻者也。魄门亦为五脏使，水谷不得久藏。""脾、胃、大肠、小肠、三焦、膀胱者，仓廪之本，营之居也，名曰器，能化糟粕，转味而入出者也，其华在唇四白，其充在肌，其味甘，其色黄，此至阴之类，通于土气"，此皆属于地气，而"脑、髓、骨、脉、胆、女子胞，此六者"属"地气之所生"，就是说此六者之虚衰皆是胃肠障碍引起的，即我们说的太极引起的，故治太极是根本。

中正之官：《素问·灵兰秘典论》《素问·刺法论》都说："胆者，中正之官，决断出焉。"（《灵枢·师传》有相似记载）这是对胆腑生理特性和功能的重要记载。"中正"一词，大多数注释家认为是指胆的"刚正果决"特性。如王冰《增广补注黄帝内经》曰："胆则刚正果决，故官为中正。"吴昆《素问吴注》曰："刚正果决，直而不疑，故为中正之官。"张志聪曰："胆禀刚果之气，故为中正之官。"明代马莳《素问注证发微》则曰："胆为肝之腑，谋虑贵于得中，故为中正之官"。"得中"是《周易》中常用的术语之一，有"不偏不倚"之意，与"中正"一词本意相符。而"中正"一词亦是《周易》常用术语之一，特别是《象传》曾多次讲到它①。所以陈明先生曾在《国医论坛》1990年第四期上撰文认为："'中正'一词，本出于《易》，胆喻为'中正'，是《内经》作者以《易》理来阐医理"。"中正"思想的来源及其成为中国传统文化核心的原因，都要从"中正"的原型意义找答案。"中"的古文象具有方向变化移动的日影，故"中"有插杆在地以测日影之象的意思。如王振复先生说："'中'的文化意义原型，是远古测天仪的象形……中，古人所谓晷景是也②。""中正"就是日正，就

---

① 田合禄、田峰：《周易真原》第16页，山西科学技术出版社，2004年。
② 王振复：《周易的美学智慧》第319页，湖南出版社，1991年。

是在日中天时测日影，因为日中阳光最强、最亮，高居中天，照射面积最大，从而象征权力的"正大光明"，一统天下。所以太阳处在中天位置时，是最吉利的时刻。这就是胆从日从旦的根本原因。

"决断出焉"一般医家从社会意义解释为不偏不倚，故能做出"决断"。但我认为，决断有两义：其一，决训开通闭塞、疏通水道，所谓的决渎之意。断训阻断、隔断，引申为障碍。说少阳有疏通气道、水道的功能。其二，决当训为定、确定、决定。《庄子·天下》曰："以法为分，以名为表，以参为验，以稽为决，其数一二三四是也。"断训为治、治理。《淮南子·说林》曰："是而行之，故谓之断；非而行之，必谓之乱。"高诱注："断，犹治也。"因为胆是中正之官，故有确定治理调节人体各部分功能的职能，于是才有"十一脏皆取决于胆"的说法。

十一脏皆取决于胆：此说法由《素问·六节藏象论》提出。对此，注释者有不同的见解。郭霭春从校勘角度否定"凡十一脏取决于胆"的说法。[1] 王冰认为，"胆者中正刚断无私偏，故十一脏取决于胆也"。[2] 马莳也如此认为，并进一步发挥说："盖肝之志为怒，心之志为喜，脾之志为思，肺之志为忧，肾之志为恐，其余六脏孰非由胆以决断之者乎！"因胆主决断，参与精神情志活动，故曰"凡十一脏取决于胆"。[3] 张景岳从胆之经络、脏器在人体中占有较重要位置言，认为"足少阳为半表半里之经，亦曰中正之官，又曰奇恒之腑，所以能通达阴阳，而十一脏皆取乎此也"。[4] 程文囿则从胆气勇怯加以阐述，其引《医参》语曰"气以胆壮，邪不可干，故十一脏取决于胆"。李涛提出："本句并非含曲奥难解之意，'十一'乃'土'字之误。"因而将"凡十一脏取决于胆"改为"凡土脏取决于胆"，

① 郭霭春：《黄帝内经素问校注语译》，天津科学技术出版社，1981年。
② 王冰：《黄帝内经素问》，人民卫生出版社，1979年。
③ 马莳：《素问注证发微》，明万历十四年丙戌（公元1586年）天宝堂刻本。
④ 张景岳：《类经》，人民卫生出版社，1965年。

王洪图主编的《黄帝内经研究大成》也赞同这一观点①。

其实以上诸说，都不符合经旨。只有李东垣从"天人相应"的观点解说才是正确的。但有人不相信"天人相应"说又如以易理说医理，开始于《黄帝内经》，后世历代名医无不援易理来阐发医理。李东垣说："胆者，少阳春生之气，春气升则万化安，故胆气春升，则余脏从之②。"张志聪也说："胆主甲子，为五运六气之首，胆气升则十一脏腑之气皆升，故取决于胆也。所谓求其至也，皆归始春③。"傅心明说："《素问·六节藏象论》原文的顺序先论天气运转，提出'求其至也，皆归始春'（从春天开始），然后论脏气活动具有与天运相应的生、长、化、收、藏的变化，在此基础上才提出'取决于胆'。显然，'取决于胆'与上文'皆归始春'是前后呼应的。"因此，理解本句应联系整篇经文，不理解该篇阐述藏象的方法是取象天运论脏气活动的，也就不能理解"凡十一脏，取决于胆"的真正含义。从脏腑层次说，是心为君主之官。但从运气标本气化层次说，是少阳为主，何能混一而谈？何况，心为君火，少阳为相火，少阳相火代君行命，非主宰者乎？

少阳相火为少火，少火生气，故《素问》设"生气通天论"专论人体与天——自然界相通应的关系。其谓："天地之间，六合之内，其气九州、九窍、五脏、十二节，皆通乎天气，其生五，其气三，数犯此者，则邪气伤人，此寿命之本也。"强调天气——阳气的重要作用。而"阳气者，若天与日，失其所，则折寿而不彰。故天运当以日光明，是故阳因而上，卫外者也。"日就是三焦相火，由此可知其重要作用。自然界万物生长靠的是太阳，人体的生命力强弱靠的是三焦相火。所以说，"凡十一脏，取决于胆"，因为胆内寄相火（胆木生相火），胆代表的是春天少阳生气，取象比类称为人体内的生气。

---

① 王洪图主编：《黄帝内经研究大成》第 982 页，北京出版社，1997 年。

② 李东垣：《脾胃论》。

③ 张志聪：《黄帝内经素问集注》第 42 页，上海科学技术出版社，1959 年。

"三焦者，决渎之官，水道出焉。"

"决"，训开通闭塞、疏通阻碍之意。"渎"，即大河、沟渠（《尔雅·释水》："江、河、淮、济为四渎。四渎者，发源注海者也。"《韩非子·五蠹》："中古之世，天下大水，而鲧、禹决渎。"），可知决渎是开通闭塞、疏通水道之意。血也为水，所以少阳三焦不但能通水道，也能通血脉之道及经络之道。

"凡此十二官者，不得相失也。故主明则下安，以此养生则寿，殁世不殆，以为天下则大昌。主不明则十二官危，使道闭塞而不通，形乃大伤，以此养生则殃，以为天下者，其宗大危，戒之戒之。"

明代赵献可《医贯》倡言"命门之火"是人体之本，强调命门真火、真水的重要性。全书以保养"命门之火"贯穿养生、治病及有关疾病的一切问题（图42）。

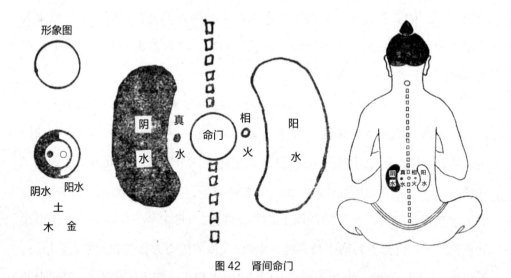

图42 肾间命门

"两肾俱属水，左为阴水，右为阳水，以右为命门非也，命门在两肾中。命门左边小黑圈是真水之穴，命门右边小白圈是相火之穴，此一水一火俱无形，日夜潜行不息。两肾在人身中合成一太极，自上数下十四节，自下数上七节。

命门（穴）在人身之中，对脐跗脊骨，自上数下，则为十四椎，自下数上，则为七椎。《内经》曰：七节之旁，有小心。此处两肾所寄，左边一肾，属阴水，右边一肾，属阳水，各开一寸五分，中间是命门所居之宫，即太极图中之白圈也。其右旁一小白窍，即相火也，其左边之小黑窍，即天一之真水。此一水一火，俱属无形之气，相火禀命于命门，真水又随相火，自寅至申，行阳二十五度；自酉至丑，行阴二十五度，日夜周流于五脏六腑之间，滞则病，息则死矣。人生男女交媾之时，先有火会，而后精聚，故曰：火在水之先。人生先生命门火，此褚齐贤之言也，发前人之所未发，世谓父精母血非也。男女俱以火为先，男女俱有精，但男子阳中有阴，以火为主；女子阴中有阳，以精为主，谓阴精阳气则可。男女合，此二气，交聚然后成形，成形俱属后天矣。后天百骸俱备，若无一点先天火气，尽属死灰矣。故曰主不明，则十二官危。

名曰命门，是为真君真主，乃一身之太极，无形可见，两肾之中，是其安宅也。其右旁有一小窍，即三焦，三焦者，是其臣使之官，禀命而行，周流于五脏六腑之间而不息，名曰相火。相火者，言如天君无为而治，宰相代天行化，此先天无形之火，与后天有形之心火不同。其左旁有一小窍，乃真阴，真水气也，亦无形，上行夹脊，至脑中为髓海，泌其津液，注之于脉，以荣四末，内注五脏六腑，以应刻数，亦随相火而潜行于周身，与两肾所主后天有形之水不同。但命门无形之火，在两肾有形之中，为黄庭，故曰五脏之真，惟肾为根。褚齐贤云：人之初生受胎，始于任之兆，惟命门先具。有命门，然后生心，心生血；有心然后生肺，肺生皮毛；有肺然后生肾，肾生骨髓；有肾则与命门合，二数备，是以肾有两歧也。可见命门为十二经之主，肾无此，则无以作强，而技巧不出矣；膀胱无此，则三焦之气本化，而水道不行矣；脾胃无此，则不能蒸腐水谷，而五味不出矣；肝胆无此，则将军无决断，而谋虑不出矣；大小肠无此，则变化不行，而二便闭矣；心无此，则神明昏，而万事不能应矣。正所谓主不明则十二官危也……命门君主之火，乃水中之火，相依而永不相离也。火之有余，缘真水之不足也，毫不敢去火，只补水以配火，壮水之主，以镇阳光。

火之不足，因见水之有余也，亦不必泻水，就于水中补火，益火之源，以消阴翳。"①

故人体生命是命门，在主沉浮，命门又叫黄庭、太极，其主宰者是少阳三焦相火，少阳三焦相火是人体的红太阳，与自然界万物生长靠太阳是一个道理。此即所谓"凡十一脏，皆取决于胆"，胆内寄存三焦相火，故能为十二脏腑之大主。命门穴在十四椎下，前与肚脐平对，这里是黄庭、太极，由三焦和脾组成，又是脾胃的诊病点，不能硬扯到肾上去，虽然三焦通肾，但不是三焦相火和肾水合成黄庭——命门、太极，而是三焦相火和脾水合成为黄庭——命门、太极，黄是脾土色，不是肾色。

病由少阳生：既然《素问·六节藏象论》提出"凡十一脏，取决于胆"之说，那么十一脏之病必由少阳之气所生。少阳相火乃人体一轮红日，总主人身之阳气，身体健康由之，病死也由之。《素问·上古天真论》说："五七，阳明脉衰，面始焦，发始堕。六七，三阳脉衰于上，面皆焦，发始白。七七，任脉虚，太冲脉衰少，天癸竭，地道不通，故形坏而无子也……五八，肾气衰，发堕齿槁。六八，阳气衰竭于上，面焦，发鬓颁白。七八，肝气衰，筋不能动，天癸竭，精少，肾脏衰，形体皆极。八八，则齿发去。"经言"五七阳明脉衰""五八肾气衰"，一为阳明燥金肺，一为少阴肾，一为水之上源，一为水之下源，而通调水道之主是少阳三焦，如《灵枢·本输》说"少阳属肾，肾上连肺，故将两脏"，所以肺肾之衰起于少阳。经文又说"六七，三阳脉衰于上""六八，阳气衰竭于上"，阳气皆根源于少阳相火，阳气衰于上，必是少阳相火衰弱。经文又说"七七，任脉虚，太冲脉衰少，天癸竭。""七八，肝气衰，筋不能动，天癸竭。"太冲脉是太极黄庭之脉，来源于少阳和太阴，太冲脉衰，必是少阳相火衰不能腐熟水谷所致；肝胆内寓相火，肝气衰是因

---

① 赵献可：《医贯》第1—8页，人民卫生出版社，1982年。

相火衰之故。李东垣说，脾胃不足之源皆是少阳不足，而百病由生。至此可知，人之老、病皆由少阳所生。

既然病由少阳生，那么治必从少阳起。因为少阳三焦主人身之元气。如《灵枢·九针十二原》说："五脏有六腑，六腑有十二原，十二原出于四关，四关主治五脏。五脏有疾，当取之十二原。十二原者，五脏之所以禀三百六十五节气味也。五脏有疾也，应出十二原。十二原各有所出，明知其原，睹其应，而知五脏之害矣。……凡此十二原者，主治五脏六腑之有疾者也。"《灵枢·顺气一日分为四时》说："黄帝曰：诸原安合以致六输？岐伯曰：原独不应五时，以经合之，以应其数，故六六三十六输。"《难经·八难》说："诸十二经脉者，皆系于生气之原。所谓生气之原者，谓十二经之根本也。谓肾间动气也，此五脏六腑之本，十二经脉之根，呼吸之门，三焦之源，一名守邪之神。故气者，人之根本也，根绝则茎叶枯矣；寸口脉平而死者，生气独绝于内也。"《难经·六十六难》说："脐下肾间动气者，人之生命也，十二经之根本也，故名曰原。三焦者，原气之别使也，主通行三气，经历于五脏六腑。原者，三焦之尊号也，故所止辄为原。五脏六腑之有病者，皆取其原也。"《难经·三十八难》说："三焦也，有原气之别焉，主持诸气。"

即是说，少阳三焦相火是产生原气的源泉，五脏六腑、十二经脉有病，首先应取原穴治疗（图43）。这种理论的研究与阐述，在临床中也得到了验证，即子午流注针法的应用，取五输穴的原穴。

这种取原穴的治疗方法在《黄帝内经》也有记载，如《素问·刺法论》记载使人健康的"全神养真"法时说："黄帝问曰：十二脏之相使，神失位，使神彩之不圆，恐邪干犯，治之可刺，愿闻其要。岐伯稽首再拜曰：悉乎哉问。至理道真宗，此非圣帝，焉究斯源，是谓气神合道，契符上天。

心者君主之官，神明出焉，可刺手少阴之源。肺者相傅之官，治节出焉，可刺手太阴之源。肝者将军之官，谋虑出焉，可刺足厥阴之源。胆者中正之官，决断出焉，可刺足少阳之源。膻中者臣使之官，喜乐出焉，可刺心包络所流。脾为谏议之官，知周出焉，可刺脾之源。胃为仓廪之官，五味出焉，可刺胃之源。大肠者传导之官，变化出焉，可刺大肠之源。小肠者受盛之官，化物出焉，可刺小肠之源。肾者作强之官，伎巧出焉，刺其肾之源。三焦者决渎之官，水道出焉，刺三焦之源。膀胱者州都之官，精液藏焉，气化则能出矣，刺膀胱之源。

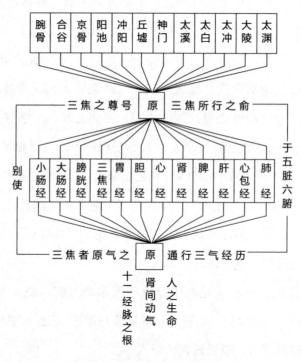

图 43 太极元气为十二经之原

凡此十二官者，不得相失也。是故刺法有全神养真之旨，亦法有修真之道，非治疾也。故要修养和神也，道贵常存，补神固根，精气不散，神守不分，然即神守而虽不去，亦能全真，人神不守，非达至真，至真之要，在乎天玄，神守天息，复入本元，命曰归宗。"

故"全神养真"需针刺原穴。而十二经之原皆根于黄庭太极。

六节藏象论篇第九

【题解】

"六节",是《素问·天元纪大论》"天以六为节"的简称,是时间段的划分,即时间周期,背景是天文历法。《素问·至真要大论》说:"天地合气,六节分,而万物化生矣。""藏象",《周礼·天官》说:"参之以九脏之动。"《注》:"正脏五,又有胃、膀胱、大肠、小肠。"《疏》:"正脏五者,谓心、肝、脾、肺、肾,气之所藏。"这里明确指出,有形的脏腑是藏"气"的器具,这里的"气"包括六气、五味生成的营卫气血——神。父母遗传的形体是"器",是储藏东西的。《素问·六微旨大论》说:"器者,生化之宇,器散则分之,生化息矣。"就是说形体是生命生存的基础,没有形体之"器"就没有生化。"象"指"阴阳应象""天垂象"的象。因为包括"六节""藏象"两部分内容,故名《素问·六节藏象论》。

【原文】

黄帝问曰:余闻天以六六之节[1],以成一岁;人以九九制会[2],计人亦有三百六十五节[3],以为天地久矣,不知其所谓也?岐伯对曰:昭[4]乎哉问也,请遂言之。夫六六之节,九九制会者,所以正[5]天之度、气之数也。天度[6]者,所以制[7]日月之行也;气数[8]者,所以纪[9]化生之用也。天为阳,地为阴,日为阳,月为阴,行有分纪[10],周有道理[11]。日行一度,月行十三度而有奇焉,故大小月三百六十五日而成岁,积气余而盈闰矣。立端于始[12],表正于中[13],推余于终[14],而天度毕矣。

【注释】

[1]"六六之节",节指周期,古代以60日为一个干支甲子周期,即一节,六个甲子周期,即为"六六之节",所谓一岁"三百六十日法也"。

[2]"人以九九制会",此指人身言,即下文人身"九分为九野,九野为九脏,

故形脏四，神脏五，合为九脏以应之也"。张志聪注："形脏者，藏有形之物也。神脏者，藏五脏之神也。藏有形之物者，胃与大肠小肠膀胱也。藏五脏之神者，心藏神，肝藏魂，脾藏意，肺藏魄，肾藏志也。"《素问·三部九候论》也有"神脏五，形脏四，合为九脏"说。

[3]"节"，这个节指日周期及穴位。一年有365日。

[4]"昭"，彰明，清楚明白。

[5]"正"，订正。

[6]"天度"，指周天圆周360度，即"三百六十日法也"，而不是回归年365日。天度的代表是28宿，《素问·八正神明论》说："星辰者，所以制日月之行也。"王充《论衡》说："二十八宿为日月舍。"

[7]"制"，规定、规范。

[8]"气数"，一指寿命长短，即生长壮老死过程。王冰注："所谓气数者，生成之气也……纪化生之为用者，所以彰气至而斯应也。气应无差，则生成之理不替。"荀悦《申鉴·俗嫌》说："夫岂人之性哉，气数不存焉。"二指节气、度数，《宋史·乐志四》说："以谓天地兆分，气数爰定。律厥气数，通之以声。"

[9]"纪"，处理。

[10]"分纪"，指周天天度划分的部位，由28宿来决定。

[11]"周有道理"，周，指环周；道理，谓轨道，言日月环周运行有一定的轨道、规律。

[12]"立端于始"，指确立岁首，中国古代一般以太阳在南回归线的冬至为岁首，冬至是北半球一阳来复的时候。"始"，初始，岁首。

[13]"表正于中"，"表"中国古代最早的天文学仪器，测日影的立杆。《周髀算经》称作"髀"，《周髀算经》卷上说："周髀长八尺……髀者，表也。""表正于中"即在中午将立杆垂直立于地面。《周髀算经》说"日中立杆无影"，当指夏至日中立杆无影。于此可知，上古人是用目观天文及用立杆定历法的（图44）。

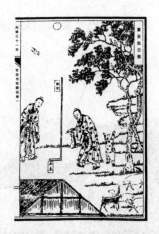

图44 立表测日影示意（《钦定书经图说卷一》）

《素问·六微旨大论》说："因天之序，盛衰之时，移光定位，正立而待之。"就是对这一工作的表述。

立杆，后来发展为最古老的天文学仪器——圭表，表是直立的标杆用以测日影，圭是南北平放的标尺用以度量日影长度，表和圭互相垂直（图45）。

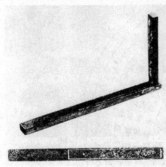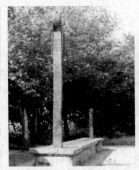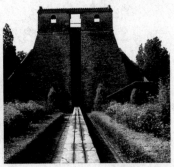

图45 古代立杆测日影的工具

《周礼·地官》指出："以土圭之法，测土深，正日影，以求地中。"《周髀算经》记载了这一内容："冬至昼极短，日出辰而入申；夏至昼极长，日出寅而入戌。"都是指表影方位的。冬至日出东南而没于西南，即日出辰位而入于申位；夏至日出东北而没于西北，即出寅位而没于戌位；只有春、秋分日出正东而没于正西，即出卯位而没于酉位。古人依据立竿测影测得的"地中"来划分"东、南、西、北"

方位与"岁、月、日、时、季节"。此"表"，后来演变为日晷仪（图46）。

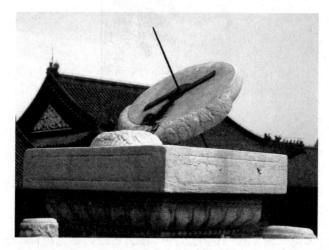

图46 日晷

二十四节气日晷测影方向见图47。

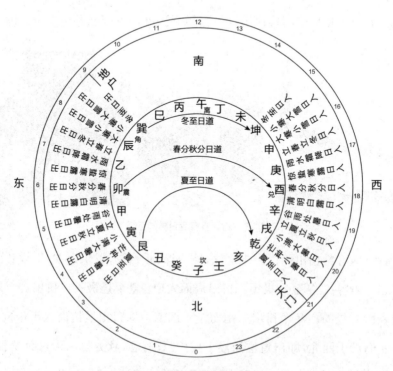

图47 二十四节气日晷测影方向

[14]"推余于终",推即计算。余即多余部分,用来计算闰日、闰月、闰年。

【解读】

这一段是讲日月地三体系之间的关系,及天文历法基础知识。中国古天文学以视运动为主,日月地三体以地为主体——以观测者为中心,日月为客体——日月绕着地球转,这是一种古老的盖天说宇宙观(图48)。《灵枢·邪客》说:"天圆地方,人头圆足方以应之。天有日月,人有两目。"

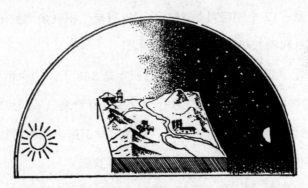

图48　盖天图(卢央)

盖天说认为,乾天在上,坤地在下,日月运行其间,如《周易·系辞传》说:"天尊地卑,乾坤定矣……在天成象,在地成形,变化见矣……日月运行,一寒一暑……天地设位,而易(日月为易)行乎其中矣。"这里叙述的就是天地宇宙模型定位先天八卦图(图49)。

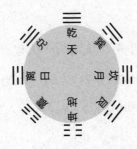

图49　天地定位、日月运行示意

所以说"天为阳,地为阴,日为阳,月为阴,行有分纪,周有道理"。天度周天 360 度，是用来标纪日月运行里程的，古人用 28 宿来标纪。

太阳一回归年的长度是 365.25 日，而周天历度是圆的为 360 日，《素问·阴阳离合论》说："日为阳，月为阴，大小月三百六十日成一岁，人亦应之。"既说"大小月三百六十五日而成岁"，又说"大小月三百六十日成一岁"，可见"成一岁"必与朔望月有密切关系，这里说"大小月三百六十五日而成岁"，从"大小月"看用的是朔望月，可知用的是阴阳合历。一年"三百六十日"与太阳回归年没有关系。12 个朔望月是 354 天，故需要"积气余而盈闰"，即通过闰月来协调朔望月和回归年之间的关系周期。

关于"月行十三度而有奇"，一个回归年是 366 天，一个恒月约为 28 天，$366 \div 28 = 13.071$，故云"日行一度，月行十三度而有奇焉"。月行 28 天走 28 宿，则月亮行 28 宿。1 恒星月周期 360 度，月亮每行 1 宿，太阳约行 13 度。

《黄帝内经》除了盖天说，还有浑天说、宣夜说。

《素问·五运行大论》说："帝曰：地之为下，否乎？岐伯曰：地为人之下，太虚之中者也。帝曰：冯乎？岐伯曰：大气举之也。"经文认为，大地悬浮于宇宙之中，依靠大气的力量支撑，反映浑天说思想，又含有宣夜说的成分。

【原文】

"帝曰：余已闻天度矣，愿闻气数何以合之？岐伯曰：天以六六为节，地以九九制会 [1]。天有十日 [2]，日六竟而周甲 [3]，甲六复而终岁，三百六十日法也 [4]。"

【注释】

[1]"地以九九制会"，上节以人身言"人以九九制会"而人以九脏应之，此言"地以九九制会"则言将地划分为"九野""九州"，古时称冀、兖、青、徐、扬、荆、豫、梁、雍为九州。《灵枢·九针论》说："夫圣人之起天地之数也，一而九之，故以立九野。"《素问·宝命全形论》说："人生有形，不离阴阳，天地合气，别为九野，分为四时，月有大小，日有短长，万物并至，不可胜量。"从"月有大小，日有短长，万物并至"看，才符合《素问·六节藏象论》"地以九九制会"

之说。《灵枢·九针论》说："九者，野也。野者，人之节解皮肤之间也……请
言身形之应九野也，左足应立春，其日戊寅己丑；左胁应春分，其日乙卯；左
手应立夏，其日戊辰己巳；膺喉首头应夏至，其日丙午；右手应立秋，其日戊
申己未；右胁应秋分，其日辛酉；右足应立冬，其日戊戌己亥；腰尻下窍应冬至，
其日壬子。六腑及膈下三脏应中州，其大禁，大禁太一所在之日，及诸戊己。
凡此九者，善候八正所在之处。"故张景岳《类经·经络类》说："九野，即八
卦九宫之位也。""天地合气，别为九野"，故人应之有"人以九九制会"的"九
脏""九窍"说。

[2]"天有十日"，这里以甲、乙、丙、丁、戊、己、庚、辛、壬、癸十
天干代表十日。

[3]"日六竟而周甲"，此"日"指"十日"。"竟"，终、完。《说文》说：
"乐曲尽为竟。"所谓"日六竟而周甲"，指六个十天干十日与十二地支相结合
成为六十日一个甲子周期。

[4]"甲六复而终岁，三百六十日法也"，言六十日一个甲子周期，六个
甲子周期三百六十日为一岁。

【解读】

本篇讲太阳历回归年一年 365 日，谓"大小月三百六十五日而成岁"，而"大
小月"则是讲朔望月太阴历。太阴历十二个月是 354 日，与太阳历 365.25 日
相差 11 日多，为了协调二者之间的关系而置闰，故云"积气余而盈闰矣"，3
年 1 闰，5 年 2 闰，19 年 7 闰。这里所谓的"制会"，就是通过置闰来调节太
阳历和太阴历的会合周期。日地体系主六气云"天以六六为节"，月亮是地球
的卫星，月行九道，月地体系主五运云"地以九九制会"。

本篇还讲了五运六气六十甲子历，一年 360 日，源于立杆测日影圆周公
度年。十天干表示 10 日，10 日的 6 个周期是 60 日，6 个 60 周期则为圆
周一年 360 日，此乃立杆测日影之法的"天度"，其法属于"三百六十日法"。

干支的六十甲子周期中含有 10、12、60 三个周期。

　　五运六气六十甲子历属于天干和地支相合的阴阳合历，是圆周太阳历。虽用十天干表示五运及时令五运五行，但不是十月太阳历，因为其十天干表示五运，五运有太过、不及，不可能是等分的十个月。《黄帝内经》没有十月太阳历。这说明太阳历有回归年 365，25 日太阳历和圆周 360 日太阳历两种。

【原文】

"夫自古通天者，生之本，本于阴阳，其气九州、九窍，皆通乎天气。故其生五，其气三[1]，三而成天，三而成地，三而成人，三而三之，合则为九，九分为九野，九野为九脏。故形脏四，神脏五，合为九脏以应之也[2]。"

【注释】

[1]"夫自古通天者，生之本，本于阴阳，其气九州、九窍，皆通乎天气。故其生五，其气三"，这一段首先见于《素问·生气通天论》，谓："夫自古通天者，生之本，本于阴阳。天地之间，六合之内，其气九州、九窍、五脏、十二节，皆通乎天气。其生五，其气三，数犯此者，则邪气伤人，此寿命之本也。"通天之本"本于阴阳"是因为前文说"天为阳，地为阴，日为阳，月为阴"，"一阴一阳之谓道"在于日月。《素问·生气通天论》说："天运当以日光明。"《管子·枢言》说："道之在天，日也。"《灵枢·逆顺肥瘦》说："圣人之为道也，明于日月。"《周易·系辞传》说："阴阳之义配日月。"所以"本于阴阳"就是本于日月，故本篇一开始就讲日月地三体系的天文历法背景。《灵枢·邪客》说："天圆地方，人头圆足方以应之。天有日月，人有两目；地有九州，人有九窍。"《素问·宝命全形论》说："人以天地之气生。""人生于地，悬命于天，天地合气，命之曰人。"《黄帝内经》总是讲天、地、人三才之道，故既云"天以六六为节，地以九九制会"，又云"天以六六之节，人以九九制会"，《灵枢·邪客》还说："岁有三百六十五日，人有三百六十五节"。"通乎天气"就是通于日月。还有天五气和地五味生成人体神气，也是"生气通天"。月地体系生五运，故云"其

生五"。日地体系生三阴三阳，故云"其气三"。

[2]"三而成天，三而成地，三而成人，三而三之，合则为九，九分为九野，九野为九脏。故形脏四，神脏五，合为九脏以应之也"，本篇讲了"天以六六为节，地以九九制会"及"人以九九制会"的天、地、人三才之道，《素问·离合真邪论》说："地以候地，天以候天，人以候人。"这一小段是言人身"三部"的，并在《素问·三部九候论》中加以申述，谓："天地之至数，始于一，终于九焉。一者天，二者地，三者人，因而三之，三三者九，以应九野。故人有三部，部有三候，以决死生，以处百病，以调虚实，而除邪疾……有下部，有中部，有上部，部各有三候，三候者，有天、有地、有人也……上部天，两额之动脉；上部地，两颊之动脉；上部人，耳前之动脉。中部天，手太阴也；中部地，手阳明也；中部人，手少阴也。下部天，足厥阴也；下部地，足少阴也；下部人，足太阴也。故下部之天以候肝，地以候肾，人以候脾胃之气（膈下肝脾肾三脏）……中部……天以候肺，地以候胸中之气，人以候心（胸中心肺）……上部……天以候头角之气，地以候口齿之气，人以候耳目之气（头部）。三部者，各有天，各有地，各有人。三而成天，三而成地，三而成人。三而三之，合则为九，九分为九野，九野为九脏。故神脏五，形脏四，合为九脏。"所谓五神脏，即膈上胸中心肺和膈下肝脾肾五脏；四形脏，即头角胃，口齿大肠，耳目小肠、膀胱。

【解读】

本篇先讲日月地三体系的天文历法背景，接着讲日地体系的"天以六六为节"及月地体系的"地以九九制会"，再应之"人以九九制会"，合之为天、地、人三才之道。并重点突出了人身之"九野"，落实到"神脏五，形脏四"。神脏五脏为阴主藏神，形脏四腑主水谷气味。《灵枢·本脏》说："五脏者，所以藏精神血气魂魄者也。六腑者，所以化水谷而行津液者也。此人之所以具受于天也。"故下文说，腑脏藏天地气味而生神，神脏五脏为"神脏五"。

这种脏腑两类分法的机理属于胚胎的层化分类，胃、小肠、大肠、膀胱属于外胚层，五脏属于中胚层、内胚层。属于奇恒之腑的胆和主水道的三焦不在其中。

【原文】

"帝曰：余已闻六六、九九之会也，夫子言积气盈闰，愿闻何谓气？请夫子发蒙解惑[1]焉。岐伯曰：此上帝所秘[2]，先师传之也。帝曰：请遂闻之。岐伯曰：五日谓之候[3]，三候谓之气[4]，六气谓之时，四时谓之岁[5]，而各从其主治焉[6]。五运相袭，而皆治之[7]，终期[8]之日，周而复始，时立气布[9]，如环无端，候亦同法。"

【注释】

[1]"发蒙解惑"，启发蒙昧，解除疑惑。《素问·气穴论》说："令余所访问者真数，发蒙解惑，未足以论也。"

[2]"上帝所秘"，上帝指天。天不会说出大自然的奥秘、规律，而见于四时次序现象的表现，对于这种现象只有名师能阐释传承。

[3]"五日谓之候"，候指时节，五日一个观察气候物候的时节。

[4]"三候谓之气"，气指节气。一候五日，三候十五日一个节气。

[5]"六气谓之时，四时谓之岁"，时指四时、季节。十五日一气，六气九十日为一季节。岁指一年。四个季节一年360日。此乃指圆周太阳历一岁360日法，属于五运六气历法。

[6]"各从其主治焉"，四时之气都有其各自主要管理的生、长、化、收、藏时令段。

[7]"五运相袭，而皆治之"，言五运木、火、土、金、水五行太过不及在各自的时令段的承袭运转。

[8]"终期"，一年的结束。

[9]"时立气布"，岁分四时，时布节气。

【解读】

前文讲了通过置闰求得天地的六六、九九会合周期、人身的"九野"之应，此后接着讲大自然的运行规律。一是日地体系二分岁时的春夏秋冬的四时法，有日、候、时、岁之分，"而各从其主治"。二是月地体系五分岁时的"五运相袭，而皆治之"。气运相合，时立气布，周而复始，如环无端。突出五运六气历一年360日法。

【原文】

"故曰：不知年之所加，气之盛衰，虚实之所起，不可以为工矣。"

【解读】

在上述基础上，对医生提出了三"不知"必备条件：一是"不知年之所加"，因为每年的主气都是不变的，变得是每年的加临之客气，所以这是讲司天在泉之客气；再者言流年干支年加临出生本命年干支年；二是"不知气之盛衰"，此言五运太过不及平气的盛衰；三是"不知虚实之所起"。前两个不知讲天地，后一个不知言人身"虚实之所起"。不知此天、地、人三才之道的人，不能当一名高明的医生。《素问·五常政大论》说："不知年之所加，气之同异，不足以言生化。"所以《素问·五运行大论》说："先立其年，以知其气，左右应见，然后乃可以言死生之逆顺。"《素问·六元正纪大论》说："先立其年，以明其气，金木水火土，运行之数，寒暑燥湿风火，临御之化，则天道可见，民气可调，阴阳卷舒，近而无惑。"《灵枢·阴阳二十五人》说："凡人之大忌，常加九岁，七岁，十六岁，二十五岁，三十四岁，四十三岁，五十二岁，六十一岁，皆人之大忌，不可不自安也，感则病行，失则忧矣。当此之时，无为奸事，是谓年忌。"所谓"先立其年"，就是要知道是六十甲子周期中的哪一年；所谓"以明其气"，就是要明白那一年是什么气和运；"金木水火土，运行之数"是讲运，"运行之数"指太过为成数、不及为生数；"寒暑燥湿风火"是讲气；"临御之化"是讲气与运的加临合化。

故《素问·气交变大论》说："夫道者，上知天文，下知地理，中知人事，可以长久。"

《素问·著至教论》说："上知天文，下知地理，中知人事，可以长久。"

《灵枢·逆顺肥瘦》说："人之为道者，上合于天，下合于地，中合于人事。"

《灵枢·玉版》说："夫子乃言，上合之于天，下合之于地，中合之于人。"

【原文】

"帝曰：五运之始，如环无端，其太过不及何如？岐伯曰：五气更立[1]，各有所胜[2]，盛虚之变，此其常也。帝曰：平气何如？岐伯曰：无过[3]者也。帝曰：太过不及奈何？岐伯曰：在经[4]有也。"

【注释】

[1]"五气更立"，五运之气更替主时、岁。《素问·五运行大论》说："五气之各主岁尔。"

[2]"各有所胜"，五运五行各有所胜克，是讲时令五行的生克关系。

[3]"无过"，无太过不及，谓之"平气"。

[4]"经"，经书。如《黄帝内经》运气大论。

【解读】

此言五运的循环周期，五运有太过不及和平气，《素问·五常政大论》称为"三气之纪"。五运更迭，各有太过不及，而呈现盛虚变化，是很正常的现象。这在运气七篇大论中都有阐述。月亮运行黄道内为不及，黄道外为太过，交黄道为平气。

【原文】

"帝曰：何谓所胜？岐伯曰：春胜长夏，长夏胜冬，冬胜夏，夏胜秋，秋胜春，所谓得五行时之胜[1]，各以气命其脏[2]。帝曰：何以知其胜？岐伯曰：求其至也，皆归始春[3]，未至而至，此谓太过，则薄所不胜，而乘所胜也[4]，命曰气淫[5]。不分邪僻内生，工不能禁[6]。至而不至，此谓不及，则所胜妄行，而所生受病，

所不胜薄之也 [7]，命曰气迫 [8]。所谓求其至者，气至之时也。谨候其时，气可与期 [9]，失时反候，五治不分，邪僻内生，工不能禁也 [10]。"

【注释】

[1]"得五行时之胜"，此言五行时令，五行时令各旺一个时令——春木、夏火、长夏土、秋金、冬水。这是讲五行时令法，以生克决定死亡矣。

[2]"各以气命其脏"，此言各以五行时令之气配应其五脏，春气风配应肝，夏气火配应心，长夏气湿配应脾，秋气燥配应肺，冬气寒配应肾。命其脏，指命名其脏。

[3]"始春"，《黄帝内经》对春天的解释有两种：一是讲太阳历从立春到立夏为春天，如王冰注"始春"，谓春始于立春日。这是以太阳运动规律所划分的节气。二是以农历正月二月三月为春天，称为"春三月"，此始于正月朔日。这是以朔望月运动规律所划分的月份。在传世农历的历元年，这两种春天的始点皆在立春日，即正月初一合于立春日，其后则有差错，过六十年就又重合于始点。这两种春天时段的谐调，就是日月运动周期的调谐，也就是五运与六气的调谐。据此才能真正解释清楚"求其至也，皆归始春"的意思，"皆"字概括春的两种含义。就是说，五运与六气都要以"始春"为基准日（在历元年，主运与主气"皆"始于立春），才能测量太过，平气及不及，即早至或迟至。这在《黄帝内经》中有明确阐述。《素问·六元正纪大论》说："夫六气者，行有次，止有位，故常以正月朔日平旦视之，睹其位而知其所在矣。运有余，其至先；运不及，其至后。此天之道，气之常也。运非有余，非不足，是谓正岁，其至当其时也。"六气的次序和气位要以"正月朔日"为始点，以正月朔日为正岁的起始时刻，是《黄帝内经》原文给出的标准答案。

《素问·六微旨大论》说："天气始于甲，地气始于子，子甲相合，命曰岁立。""岁立"指一岁的开始。子在冬至，甲在寅。《素问·脉要精微论》说："冬至四十五日，阳气微上，阴气微下。夏至四十五日，阴气微上，阳气微下。"

冬至后四十五日是立春，在农历正月，故云"甲：东方之孟，阳气萌动"，孟者春正月也。

[4]"未至而至，此谓太过，则薄所不胜，而乘所胜也"，前一个"至"表示时令，后一个"至"表示气候。"未至而至"是讲时令未到而其气候已到，这是太过。太过之气，一是反抗压迫自己的气，二是欺凌比自己弱的气，如肝木太过既反抗克自己的肺金气，又克脾土气。

[5]"气淫"，淫者，放纵、过度。此言胜气肆乱无节制。

[6]"不分邪僻内生，工不能禁"，从王冰至今注家均认为是错简衍文。

[7]"至而不至，此谓不及，则所胜妄行，而所生受病，所不胜薄之也"，"至而不至"是讲时令到了而其气候未到，这是不及。不及，则克胜自己之气放肆乱行，自己所生之气受病，不胜自己的气反来侵犯自己，如脾土不及，肝木妄行，肺金受病，肾水反来侵凌自己（图50）。

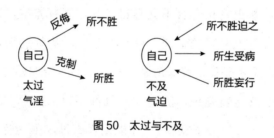

图50　太过与不及

[8]"气迫"，迫指压迫，不及则受到各种欺凌压迫。

[9]"谨候其时，气可与期"，候训观察。在正常情况下，至其时而有其气，如期而至，谓"气可与期"。

[10]"失时反候，五治不分，邪僻内生，工不能禁也"，因为太过不及或加临之气，气不能如期而至，谓"失时反候"，气候错乱，五运五行时令错乱不分，则相应的人体内脏腑发生疾病，即便是高明的医生也禁止不了。

【解读】

本节所论五运的太过、不及、平气三气，可见于《素问·五常政大论》。

气候按时来者为平气。标准时令五运五行开始于"始春"的"正月朔日"立春日，即历元日。气候先于时令到来谓"太过"，名"气淫"，则克制自己所胜之气，反抗自己所不胜之气。如《伤寒论》第108条：伤寒，腹满谵语，寸口脉浮而紧，此肝乘脾也，名曰纵，刺期门。第109条：伤寒，发热，啬啬恶寒，大渴欲饮水，其腹必满，自汗出，小便利，其病欲解，此肝乘肺也，名曰横，刺期门。时令到了而气候未到谓"不及"，名"气迫"，则克己者妄行，自己生者受病，自己所胜者来反侮。

如果客运加临主运，"失时反候"，五运错乱，就会导致人体发生疾病，高明的医生也无法违背天道。

【原文】

"帝曰：有不袭乎？岐伯曰：苍天之气，不得无常也。气之不袭，是谓非常，非常则变矣。帝曰：非常而变奈何？岐伯曰：变至则病，所胜 [1] 则微，所不胜 [2] 则甚。因而重感于邪，则死矣。故非其时则微，当其时则甚也。"

【注释】

[1]"所胜"，指自己所克之邪来加临自己则病轻，如湿邪加临春之肝木。

[2]"所不胜"，指克制自己之邪来加临自己则病重，如风邪加临长夏脾土。

【解读】

此段强调五运五行时令之更替的春风、夏火、长夏湿、秋燥、冬寒次序承袭不得有错乱，如果出现承袭次序错乱就是反常，反常错乱容易造成灾害。这种现象往往表现在客气客运加临在主气主运方面（图51），在古代天文历法著作《礼记·月令》有记载，如春行长夏脾土湿邪则病轻，春行秋金燥邪则病重。《伤寒论·伤寒例》记载，夏行冬令寒邪发"寒疫"，冬行夏令火热发"冬温疫"，得疫病多死亡。《素问·宣明五气》说："春得秋脉，夏得冬脉，长夏得春脉，秋得夏脉，冬得长夏脉，名曰阴出之阳，病善怒不治，是谓五邪，皆同命，死不治。"所以反常气候的出现，加临之气被自己所克则病轻，加临之气克自己则病重。

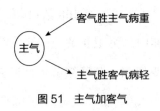

图51 主气加客气

【原文】

"帝曰：善。余闻气合而有形，因变以正名[1]。天地之运，阴阳之化，其于万物，孰少孰多，可得闻乎？岐伯曰：悉哉问也！天至广不可度，地至大不可量[2]，大神灵问[3]，请陈其方[4]。草生五色，五色之变，不可胜视[5]，草生五味，五味之美，不可胜极，嗜欲不同，各有所通[6]。"

【注释】

[1]"气合而有形，因变以正名"，此"气"指天地阴阳之气；形指万物。包括人在内的万物都是天地合气生成的有形体。《素问·宝命全形论》说："夫人生于地，悬命于天，天地合气，命之曰人……人生有形，不离阴阳，天地合气，别为九野，分为四时，月有小大，日有短长，万物并至，不可胜量，虚实呿吟，敢问其方？""正名"，确定名称。

[2]"天至广不可度，地至大不可量"，此言生万物的天地时空和方域。《周易·系辞传》说：乾天"是以大生焉"，坤地"是以广生焉"，"广大配天地，变通配四时，阴阳之义配日月，易简之善配至德"，所以"天地之大德曰生"，天地气味合则"神乃自生"。

[3]"大神灵问"，此为倒装句，当是"问大神灵"才符合下文神的诞生。

[4]"方"，道理、规律。《国语·楚语下》说："民神杂糅，不可方物。"符合下文的"嗜欲不同，各有所通"。

[5]"胜视"，胜训尽、全部；视训审察、考察。胜视，全部审察。

[6]"嗜欲不同，各有所通"，嗜欲，嗜好、爱好。通，通应。

【解读】

天地合气而生成万物，万物因时空方域的变换不同而有不同的形质，获得不同的名称，万物所得阴阳之气也有不同。时空不同，方域不同，所以所生之神也不同，故谓"阴阳不测谓之神，神用无方"。《周易·系辞传》也说："神无方而易无体"。

以生物草为例，五方五时令之草五色之变"不可胜视"，草的五味变化"不可胜极"，由于五色五味爱好不同，所以其色味通应之脏腑也不同。

【原文】

"天食[1]人以五气[2]，地食人以五味，五气入鼻，藏于心肺，上使五色修明[3]，音声能彰。五味入口，藏于肠胃，味有所藏，以养五气，气和而生，津液相成，神[4]乃自生。

【注释】

[1]"食"，饲也。

[2]"五气"，风、寒、暑、湿、燥。《素问·天元纪大论》说："天有五行御五位，以生寒暑燥湿风。"中医所说吸入之气，不只是单纯的氧气，风、寒、暑、湿、燥、火之气所带氧气的性质不同，《素问·五运行大论》说："燥以干之，暑以蒸之，风以动之，湿以润之，寒以坚之，火以温之……燥胜则地干，暑胜则地热，风胜则地动，湿胜则地泥，寒胜则地裂，火胜则地固矣。"

[3]"修明"，清修明润。

[4]"神"，人身之神。

【解读】

《素问·五脏别论》说："五气入鼻，藏于心肺，心肺有病，而鼻为之不利也。"又说："胃者，水谷之海，六腑之大源也。五味入口，藏于胃以养五脏气。"这里突出了心肺脾三本的思想。《扁鹊镜经》说："天气通于肺而归于心。

人之生，以通天气者，肺司开阖呼吸也。肺脉之行，起于中焦，禀受脐之原气，肇始三焦气化也。肺朝百脉，心藏脉，手少阴藏心，三焦乃心脾之司也。清气归手少阴以布诸经，足太阴禀受清气而化，清气者天气，脾水谷受天气而化，神也，皆宗募原真气之司应，而并谷气行于身也。"此言"天气通于肺而归于心"，即是"五气入鼻，藏于心肺"。所谓"五味入口，藏于胃以养五脏气"，即"清气归手少阴以布诸经，足太阴禀受清气而化，皆宗募原真气之司应，而并谷气行于身也"。《扁鹊镜经》说："谷气通于脾而长于气。长者，气布蕃茂，化气神机也。谷气者，荣卫也。神者，水谷之精气也。荣而神者，泌津液，注脉化血，以荣四末，内注五脏六腑，以应漏刻之数焉。脾藏荣，足太阴藏脾，脾主为胃行其津液焉。手少阳主气，真气长于腠理，气化司于三焦也。谷气津液以行，荣卫大通而长焉。气化和调，长长原也。气化蕃秀，变之由也。黄帝谓曰：五谷入胃，津液、糟粕、宗气，分为三隧。脾气不濡，胃气乃厚矣。"并说："血气者，人之神，根于中者命曰神机，根于外者命曰气立。神机者生化之宇，气立者升降出入。"突出太阴脾和少阳三焦，及胃肠腑道之神气。

《灵枢·九针论》说："一者，天也。天者，阳也。五脏之应天者，肺也。肺者，五脏六腑之盖也，皮者，肺之合也，人之阳也……二者，地也。地者，土也。人之所以应土者，肉也……三者，人也。人之所以成生者，血脉也。"

天阳者肺金，地阴土肉者脾（脾主肉），人血脉者心（心主血脉），天、地、人乃心肺脾三本也。《素问·六节藏象论》论肺天吸入五气，脾地摄纳五味，气味合而生神，用《黄帝内经》的术语来说就是天地肺脾金土"合德"而生物——营卫血气——神。《周易·系辞传》说"天地之大德曰生"，是以生万物，故《素问·阴阳应象大论》说："天有八纪，地有五里。故能为万物之父母。清阳上天，浊阴归地，是故天地之动静，神明为之纲纪。故能以生长收藏，终而复始。"肺吸入外来的五气（呼吸系统），脾胃摄入外来的五味（消化系统），肺脾接受外来物，或许是其属于"外胚层"（口腔和鼻腔至肛门的上皮）的原因。

肺为天，肺吸入天的五气，入藏于心肺，《灵枢·邪客》说："宗气积于胸中，出于喉咙，以贯心肺，而行呼吸焉。"《灵枢·五味》说："其大气之抟而不行者，积于胸中，命曰气海。"《灵枢·刺节真邪》说："宗气留于海，其下者，注于气街；其上者，走于息道。"《素问·平人气象论》说："胃之大络，名曰虚里，贯膈络肺，出于左乳下，其动应衣（手），脉宗气也。"王冰注："心荣面色，肺主音声。"故吸入五气可以使五色明润，音声洪亮。脾为地，脾摄入五味，肺脾后天两本吸纳气味入藏肠胃化生营卫之气，心营肺卫，充心肺而养五脏五气，《伤寒论》230条说"上焦得通，津液得下，胃气因和"，胃气和则生成营卫血气，故云"气和而生，津液相成，神乃自生"。如《素问·至真要大论》说："天地之大纪，人神之通应也。"这是《黄帝内经》对神的定义。《素问·八正神明论》说："血气者，人之神。"《灵枢·营卫生会》说："血者，神气也。"《灵枢·平人绝谷》说："神者，水谷之精气也。"可知神是五气、五味合和化生成的血气。这就是说，神不是虚无玄虚的，而是有物质基础的，其物质就是营卫血气，《灵枢·营卫生会》说："营卫者，精气也，血者，神气也，故血之与气，异名同类焉。"营气卫气属于水谷精气，血属于神气，"异名同类"，都属于天地气味所生。这个"神"是人后天之生命，没有"神"，人活不了。《素问·移精变气论》说："得神者昌，失神者亡。"《灵枢·天年》说："黄帝问于岐伯曰：愿闻人之始生，何气筑为基，何立而为楯，何失而死，何得而生？岐伯曰：以母为基，以父为楯，失神者死，得神者生也。"

吸纳天地气味十分重要。《扁鹊镜经》说："太虚之中，地之居也，大气举之，日月运之，气交差移，生化之宇。虚者，列应天之精气也。地者，载生成之形类也。精食气（天气），形食味（五味），化生精，气生形。其于人者，地气通于胞而藏于精。胞者，精之府也。地气者，载精气之化也。精者，真气，身之本也。"心肺行血脉，肺脾生营卫血气精。

《灵枢·营气》概括说"谷入于胃，气传之肺，流溢于中"，谷是食物的代称，谷之五味入于胃，即是"五味入口，藏于肠胃"。气是五气的代表，肺开窍于鼻，故曰"五气入鼻"。五味入胃，以养五气，故曰"流溢于中"。

肠胃是天地之气与人开始合一的地方；神，老子称作谷神。《道德经》说："谷神不死，是谓玄牝。玄牝之门，是谓天地根，绵绵若存，用之不勤。"

河上公注："不死之道。玄，天也，于人为鼻；牝，地也，于人为口。天食人以五气，从鼻入……与天通，故鼻为玄也。地食人以五味，从口入藏于胃……与地通，故口为牝也。根，元也。言鼻口之门，是乃通天地之元气所从往来。鼻口呼吸喘息，当绵绵微妙，若可存，复若无有。用气常宽舒，不当急疾勤劳也。"

又《道德经》"天门开阖"注："天门谓鼻孔也，鼻口之门，乃天地元气之所往来也。"

鼻为肺窍，肺主皮毛，肺与三焦连属。《黄庭内景经·肺之章》说："肺之为气三焦起"正是此意。天地二气交感则万物化生，由口鼻进入人体以养生。在人体阴阳二气相交感则结成丹田金丹。河上公发挥呼吸气功，要求匀、细、深、长，使气不耗散。所以后世养生家把丹田作为谷神所在，丹田成为气功意守的重要之处。丹田就在脐部，所以气功家把脐称为"玄牝之门"，或称脐为"命蒂"，并发展成"胎息"功夫。天地合气生人的部位就在脐腹黄庭丹田处，现代人称为腹脑。《黄帝内经》中有天地交合部位的描述，如《素问·六微旨大论》讲到升降出入之用说："言天者求之本，言地者求之位，言人者求之气交。"关于气交部位《灵枢·阴阳系日月》说："腰以上为天，腰以下为地，故天为阳，地为阴。"《素问·六微旨大论》说："上下之位，气交之中，人之居也。故曰：天枢之上，天气主之；天枢之下，地气主之；气交之分，人气从之，万物由之，此之谓也。"张景岳注："枢，枢机也。居阴阳升降之中是为天枢。"物之中点称枢，天枢就是天地相交的中点，也就是所谓气交之分。天枢肚脐（神阙穴）旁两寸，有左右二穴。肚脐是胎儿与母体连接之处，母体通过脐带供应胎儿营养物质，也就是生人之处。脐腹是脾胃的诊断部位。李东垣《脾胃论》说："夫胃病其脉缓，脾病其脉迟，且其人当脐有动气，按之牢若痛。""脾胃病，则当脐有动气，按之牢若痛，有是者乃脾胃虚，无是则非也。""《难经》云：脾病'当脐有动气，按之牢若痛'，动气筑筑然坚牢，如有积而硬，若似痛也，甚则亦大痛，有是则脾虚病也，无则非也。更有一辨：食入则困倦，精神昏冒而欲睡者，脾亏弱也。"脾主水，所以脐腹可以诊断体内蓄水。日本人石原结实在《病从寒中来》中说："让患者仰卧在床上，用四根手指的指尖轻敲肚脐的周围，几乎所有的女性和过半数的男性的肚子会发出叽里咕噜的声音，这被称为'振水音'，表明了胃里有积水。我们可以认定，发出这种声音的人，体内能够存水的器官或者所有凹状的部位里面一定是积满了水。储存眼泪的泪囊，储存鼻涕的副鼻腔，储存胃液的胃袋，掌管调节平衡的内耳淋巴液，这些地方的液体过多，有时会造成眩晕。而肚脐附近发出的叽里咕噜的声音，就表明了身体的各个部位已经是水分过剩。"[1] 这就是说，脐腹是脾胃诊区。而少阳与太阴脾土合为太极，当也是少阳诊区。《难经·三十一难》说："上焦者……其治在膻中……中焦者……其治在脐旁……下焦者……其治在脐下一寸，故名曰三焦。"王大有说："脱离母体的新生儿长大以后，肚脐区为'气海'，是生长人体最精微的生命始原物质（精气）的地方。"[2]

脐腹是两肾之间的区域，也就是肾间动气命门之处。"脐有动气"，可能就是《难经》说的"肾间动气，人之生命"。这样看来，中宫太极诊区就与肾间命门合为一处了。故古人坤脾为水之说是有来历的。《黄庭经》对此有深入精辟的阐发。

《黄庭外景经·老子章》说："上有黄庭下关元，后有幽阙前命门。呼吸庐间入丹田，玉池清水灌灵根，审能修之可长存。黄庭中人衣赤衣，关门壮蘥

---

① 石原结实著、李冬雪译：《病从寒中来》第43页，中国城市出版社，2008年。
② 王大有等：《图说太极宇宙》第11页，人民美术出版社，1998年。

合两扉，幽阙侠之高巍巍，丹田之中精气微。"《黄庭内景经·上有章》说："上有魂灵下关元，左为少阳右太阴，后有密户前生门，出日入月呼吸存。"[①] 陈撄宁说："欲读《黄庭经》，必先知'黄庭'二字作何解说。黄乃土色，土位中央；庭乃阶前空地。名为'黄庭'，即表中空之义。吾人一身，自脐以上为上半段，如植物之干，生机向上；自脐以下为下半段，如植物之根，生机向下。其生理之总机关，具足上下之原动力者，植物则在根干分界处，人身则在脐。婴儿处胎，鼻无呼吸，以脐带代行呼吸之功用，及出胎后，脐之功用立止，而鼻窍开矣。神仙口诀，重在胎息，胎息者何？息息归根之谓。根者何？脐内空处是也。脐内空处，即'黄庭'也。"黄庭指脾胃黄土宫。《黄庭内景经·心神章》说脾神字叫"魂停"，《黄庭内景经·脾长章》说脾是中部老君字叫"灵元"，由此可知"魂灵"就是脾土。"上有黄庭"，指脐上有脾胃土。梁丘子说："关元，脐也，脐为受命之宫。"又说："关元，脐下穴名，在少腹之间，不必拘于分寸，即丹书所谓之气穴。"关元穴在脐下三寸，为小肠募穴，一名丹田、大中极。脐下一寸五分为气海穴。脐下二寸为石门穴，是三焦募穴，一名丹田、命门。可知关元是泛指关元、石门这个部位说的。密户、幽阙指肾。生门、命门指脐，为人始生之门户。廖蝉辉所谓"前对脐轮后对肾，中央有个真金鼎"，即是此意。黄为太阴脾色，赤为少阳相火色。少阳火气左升，太阴水气右降。少阳乾为日，太阴坤为月。这里有升降出入，乃呼吸之门。相火蒸腾水液之气，即"丹田之中精气"，也就是"灌灵根"的"玉池清水"。说明脐腹部位才是生生化化的根本。有人说此丹田在脐内一寸三分处。总之，丹田在脐后肾前的部位（图52）。张伯端《金丹四百字》说："此窍非凡物，乾坤共合成，名为神气穴，内有坎离精。"[②] 乾为少阳三焦相火，坤为脾水。坤水从脐上向下流，乾火从脐下

① 浙江省气功科学研究会、《气功》杂志编辑部主编：《中国气功四大经典讲解》，浙江古籍出版社，1988年。陈撄宁：《黄庭经讲义》，上海翼化堂善书局，1934年。周楣声：《黄庭经医疏》，安徽科学技术出版社，1991年。杜琼、张超中：《黄庭经注译》，中国社会科学出版社，2004年。张君房：《云笈七签》，华夏出版社，1996年。
② 张伯端：《金丹四百字》，载《道藏》洞真部方法类珍字上《修真十书》内。

向上蒸，水火会合于黄庭丹田，生成无限生机的元气，运行于周身。养生家说的守中、抱一就指此处。

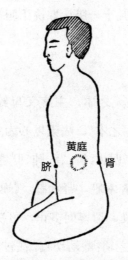

图52　黄庭示意

《素问·五脏别论》说："帝曰：气口何以独为五脏之主？岐伯曰：胃者水谷之海，六腑之大源也。五味入口，藏于胃以养五脏气，气口亦太阴也，是以五脏六腑之气味，皆出于胃，变见于气口。故五气入鼻，藏于心肺，心肺有病，而鼻为之不利也。凡治病必察其下，适其脉，观其志意，与其病也。"这就是说，由鼻来诊察五气、心肺病，故不要小看了各种鼻炎病。而胃肠病则"察其下"即大小便。五气、五味的和合则需要诊察气口——寸口。

【原文】

"帝曰：藏象[1]何如？岐伯曰：心者，生之本[2]，神之变[3]也。其华在面，其充在血脉，为阳中之太阳[4]，通于夏气。肺者，气之本，魄之处[5]也。其华在毛，其充在皮，为阳中之太阴，通于秋气。肾者主蛰，封藏之本，精之处[6]也。其华在发，其充在骨，为阴中之少阴，通于冬气。肝者，罢极之本，魂之居[7]也。其华在爪，其充在筋，以生血气，其味酸，其色苍，此为阳（新校正作阴）中之少阳，通于春气。

脾、胃、大肠、小肠、三焦、膀胱者，仓廪之本，营之居^[8]也，名曰器，能化糟粕，转味而入出者也。其华在唇四白，其充在肌，其味甘，其色黄，此至阴^[9]之类，通于土气。凡十一脏，取决于胆^[10]也。"

【注释】

[1]"藏象"，见题解。

[2]"生之本"，心为先天之本，主宰父母给予我们的形体，没有形体，个体就不存在，所以为人"生之本"。先天以心为中心，《逸周书·武顺》说："心有四佐，不和曰废。"孔晁注："四佐，脾、肾、肺、肝也。"《说文》引古文《尚书》说：心土脏，肺火脏，肝金脏，脾木脏，肾水脏。《逸周书·成开》说："人有四佐，佐官维明。"朱右曾校释："疑，谓博闻多识，可决疑惑者；丞，谓承天子之遗忘者；直立敢断，广心辅善谓之辅；廉洁切直，匡过谏邪谓之弼。"汉代刘向《说苑·君道》说："故明君在上，慎终择士，务于求贤，设四佐以自辅，有英俊以治官。"此说见于《素问·灵兰秘典论》"心者，君主之官也，神明出焉。肺者，相傅之官，治节出焉。肝者，将军之官，谋虑出焉。胆者，中正之官，决断出焉。膻中者，臣使之官，喜乐出焉。脾胃者，仓廪之官，五味出焉。大肠者，传道之官，变化出焉。小肠者，受盛之官，化物出焉。肾者，作强之官，伎巧出焉。三焦者，决渎之官，水道出焉。膀胱者，州都之官，津液藏焉，气化则能出矣。凡此十二官者，不得相失也。"《素问·刺法论》说："心者，君主之官，神明出焉……肺者，相傅之官，治节出焉……肝者，将军之官，谋虑出焉……胆者，中正之官，决断出焉……膻中者，臣使之官，喜乐出焉……脾为谏议之官，知周出焉……胃为仓廪之官，五味出焉……大肠者，传道之官，变化出焉……小肠者，受盛之官，化物出焉……肾者，作强之官，伎巧出焉……三焦者，决渎之官，水道出焉……膀胱者，州都之官，精液藏焉，气化则能出矣……凡此十二官者，不得相失也。"此是以心土为中心君主，肝、肺、脾、肾向心佐之。

[3]"神之变"，神生于肠胃而舍于心，神变见于心，故云"神之变"。《灵枢·天年》说："黄帝问于岐伯曰：愿闻人之始生，何气筑为基？何立而为楯？何失而死？何得而生？岐伯曰：以母为基，以父为楯，失神者死，得神者生也。黄帝曰：何者为神？岐伯曰：血气已和，营卫已通，五脏已成，神气舍心，魂魄毕具，乃为成人。"

[4]"阳中之太阳"，这是以横膈膜上下部位分阴阳。《素问·金匮真言论》说："背为阳，腹为阴……故背为阳，阳中之阳，心也；背为阳，阳中之阴，肺也；腹为阴，阴中之阴，肾也；腹为阴，阴中之阳，肝也；腹为阴，阴中之至阴，脾也。此皆阴阳表里内外雌雄相输应也，故以应天之阴阳也。"故心为"阳中之太阳，通于夏气"，肺为"阳中之太阴，通于秋气"，肾为"阴中之少阴，通于冬气"，肝为"阴中之少阳，通于春气"，脾为"至阴之类，通于土气"。

[5]"肺者，气之本，魄之处"，肺吸入天之五气，故为"气之本"。《说文》说："魄，阴神也。"通"霸"，月始生。肺通于秋气，秋天阴气始生，如月始生，故肺为"阴神"之处。

[6]"肾者主蛰，封藏之本，精之处"，蛰，《说文》"藏也"。封藏，贮藏、收藏。《素问·上古天真论》说："肾者主水，受五脏六腑之精而藏之，故五脏盛乃能泻。"肾贮藏五脏六腑之精，故为"精之处"。

[7]"肝者，罢极之本，魂之居"，罢，免去、解除。春肝升阳气、生血气，故能解除疲怠困乏。《素问·生气通天论》说："阳气者，精则养神，柔则养筋。""阳气者若天与日，失其所则折寿而不彰，故天运当以日光明，是故阳因而上，卫外者也。"《素问·六节藏象论》说肝"生血气"。《素问·四气调神大论》说："逆春气，则少阳不生，肝气内变。"故为"罢极之本"。魂，《说文》"阳气也"。肝主春生阳气，故云"魂之处"。

[8]"脾、胃、大肠、小肠、三焦、膀胱者，仓廪之本，营之居"，肠胃土类是容纳水谷的地方，故云"仓廪之本"。《灵枢·营卫生会》说："人受气于

谷，谷入于胃，以传与肺，五脏六腑，皆以受气，其清者为营……营出于中焦。"故为"营之居"。

[9] "至阴"，《素问·金匮真言论》说："阴中之至阴，脾也。"

[10] "凡十一脏，取决于胆"，胆主春升之阳气，阳气旺则"以生血气"，《灵枢·痈疽》说"血气已调，形神乃持"，形神合一，十一脏康健，故云"凡十一脏，取决于胆"。

【解读】

这是《黄帝内经》全书关键的一节，言"神"生于天地气味，《素问·至真要大论》说："天地之大纪，人神之通应也。"言人神通于天地气味。《素问·天元纪大论》说："阴阳不测谓之神，神用无方谓之圣。"故本节专讲无一定时空方域之神通藏五脏。肝藏春气，心藏夏气，肺藏秋气，肾藏冬气，脾藏土气。此乃天象也。

本节不言长夏，而言脾脏土气，重点在脾不主时，以灌溉长养四旁，属于"四时五行"法，春夏阳、秋冬阴二分岁时法。《灵枢·顺气一日分为四时》说："春生、夏长、秋收、冬藏，是气之常也，人亦应之。以一日分为四时，朝则为春，日中为夏，日入为秋，夜半为冬。"脾与少阳胆三焦共同组成黄庭太极而生化营卫血气——神，神分两路，入血脉和经脉，以奉养十一脏腑及五体经脉矣。此是以脾土为中心，离心以灌四旁肝、心、肺、肾。

心为先天之本，主父母给予的形体，是生命存活的基础，故云"生之本"。肺天脾地吸纳气味而生成后天生命体——"神"。形神合一，乃度百岁。

心神，肺气，肝魂，脾营，肾精，故《灵枢·本神》说："血、脉、营、气、精、神，此五脏之所藏也。"又说："肝藏血，血舍魂……脾藏营……心藏脉，脉舍神……肺藏气，气舍魄……肾藏精。"此五脏所藏之精，都源于肠胃所生营卫血气——"神"，故云"神脏五"，"凡刺之法，先必本于神"，一切"本于神"，故篇名《灵枢·本神》。

综合以上所述可知，"藏象"之义有以下内容。

第一，将脏腑形器分为形、神两类，即"形脏四"和"神脏五"，这两类功能不同。《灵枢·本脏》说："五脏者，所以藏精、神、血、气、魂、魄者也。六腑者，所以化水谷而行津液者也。"《素问·五脏别论》说："五脏者，藏精气而不泻也，故满而不能实。六腑者，传化物而不藏，故实而不能满也。所以然者，水谷入口，则胃实而肠虚，食下则肠实而胃虚。故曰实而不满，满而不实也。"六腑藏外来之水谷，五脏藏内生"精、神、血、气、魂、魄"精气。这种分法是有胚胎基础的，腑道属于外胚层，脏属于中胚层、内胚层。

第二，脏腑外通应自然界的春气、夏气、长夏气、秋气、冬气，属于五运六气理论。以上两条是"藏象"的基本定义。

第三，心"华在面、充在血脉"，肺"华在毛、充在皮"，肝"华在爪、充在筋"，肾"华在发、充在骨"，脾"华在唇四白、充在肌、色黄"，五脏在内，五体在外，如《灵枢·外揣》说："五音不彰，五色不明，五脏波荡，若是则内外相袭，若鼓之应桴，响之应声，影之似形。故远者司外揣内，近者司内揣外。"这是"藏象"的延伸义。王冰注："脏者，藏也，言腹中之所藏也。象谓所现于外可阅者。"张景岳注："脏居于内，形现于外，故曰藏象。"在脏腑五体方面，重于外象，不重解剖。

第四，突出脾不主时，以灌溉四旁的思想，即突出强调少阳太阴合成的黄庭太极生成"神"的作用，这一点很少有注家重视。

第五，强调主先天形体的心为"生之本"，后天之本的肺脾吸纳气味生成的"神"为生命主宰。心为先天之本主形体血脉，以心为中心，所以古以心为土脏，肺火、脾木、肝金、肾水为"四佐"；脾为后天之本主土类经脉，所以以脾为土脏而灌溉四旁。这是先后天两个中心土，心脾"合德"，形神合一，健康的保证。

"藏象"的基本定义和"藏象"的延伸意义构建成了中医学的藏象学说，

但现在的藏象学说，只重视"藏象"的延伸意义、局部与整体，不重视"藏象"的基本定义，应该加以纠正。

【原文】

"故人迎[1]一盛[2]，病在少阳。二盛，病在太阳。三盛，病在阳明。四盛以上为格阳[3]。寸口[4]一盛，病在厥阴。二盛，病在少阴。三盛，病在太阴。四盛以上为关阴[5]。人迎与寸口俱盛四倍以上为关格。关格之脉赢[6]，不能极于天地之精气，则死矣。"

【注释】

[1]"人迎"，切脉部位，在足阳明经，结喉两侧颈动脉搏动处。《灵枢·寒热病》说："颈侧之动脉人迎。人迎，足阳明也，在婴筋之前。"察胃脘阳气也。

[2]"一盛"，盛指大，一盛比正常脉大一倍。下文的"二盛"大两倍，"三盛"大三倍，"四盛"大四倍。

[3]"格阳"，指阳气盛极，不与阴脉相交的脉象。《灵枢·脉度》说："阳气太盛，则阴气弗能荣也，故曰格。"鱼际脉属于"格阳"。

[4]"寸口"，切脉部位，在手太阴经，手腕桡动脉搏动处。

[5]"关阴"，指阴气盛极，不与阳脉相交的脉象。下尺脉属于"关阴"。

[6]"脉赢"，脉盛满。

【解读】

本段讲人迎、寸口(气口)诊法，源于脏阴、腑阳两分法。《灵枢·终始》说："阴者主脏，阳者主腑……五脏为阴，六腑为阳。"《灵枢·四时气论》说："气口候阴，人迎候阳也。"《素问·五脏别论》说："帝曰：气口何以独为五脏主？岐伯曰：胃者，水谷之海，六腑之大源也。五味入口，藏于胃以养五脏气，气口亦太阴也，是以五脏六腑之气味，皆出于胃，变见于气口。故五气入鼻，藏于心肺，心肺有病，而鼻为之不利也。"可知寸口脉来源于胃所生营卫血气，心肺有病察其鼻。人迎候腑，所以"必察其下"之"魄门"。

《灵枢·五色》说："人迎盛坚者，伤于寒；气口盛坚者，伤于食。"《灵枢·禁服》说："寸口主中，人迎主外……春夏人迎微大，秋冬寸口微大。"人迎以腑为阳主春夏，寸口以脏为阴主秋冬。

从上述可知，人迎脉主外感伤寒、主春夏阳仪系统，寸口脉主内伤饮食、主秋冬阴仪系统，有四时顺序和季节性，故《灵枢·终始》说"脉口、人迎应四时也"。阳盛则阴不足，阴盛则阳不足，故《灵枢·终始》说："阴盛而阳虚，先补其阳，后泻其阴而和之。阴虚而阳盛，先补其阴，后泻其阳而和之。"

《灵枢·脉度》论五脏六腑病及关格说："阴气太盛则阳气不能荣也，故曰关。阳气太盛则阴气弗能荣也，故曰格。阴阳俱盛，不得相荣，故曰关格。关格者，不得尽期而死也。"

"关格"属于《素问·阴阳应象大论》"阴阳更胜"范畴。阴盛阳虚为关阴，阳盛阴弱为格阳，阴阳俱盛为关格。人迎脉一盛在少阳、二盛在太阳、三盛在阳明，寸口一盛在厥阴、二盛在少阴、三盛在太阴。此处的盛是讲脉的充容度血气的盛衰，血气量的变化。这里少阳、太阳、阳明三阳经的排列次序和厥阴、少阴、太阴三阴经的排列次序与《伤寒论》六经欲解时的排列次序一样，这一排列次序见于《素问·阴阳离合论》。

关于人迎脉和寸口脉，《黄帝内经》多有记载。

《灵枢·禁服》

"寸口主中，人迎主外……春夏人迎微大，秋冬寸口微大，如是者，名曰平人。人迎大一倍于寸口，病在足少阳，一倍而躁，在手少阳。人迎二倍，病在足太阳，二倍而躁，病在手太阳。人迎三倍，病在足阳明，三倍而躁，病在手阳明。盛则为热，虚则为寒，紧则为痛痹，代则乍甚乍间。盛则泻之，虚则补之，紧痛则取之分肉，代则取血络，且饮药，陷下则灸之，不盛不虚，以经取之，名曰经刺。人迎四倍者，且大且数，名曰溢阳，溢阳为外格，死不治。

必审按其本末，察其寒热，以验其脏腑之病。寸口大于人迎一倍，病在足厥阴，一倍而躁，在手心主。寸口二倍，病在足少阴，二倍而躁，在手少阴。寸口三倍，病在足太阴，三倍而躁，在手太阴。盛则胀满、寒中、食不化，虚则热中、出糜、少气、溺色变，紧则痛痹，代则乍痛乍止。盛则泻之，虚则补之，紧则先刺而后灸之，代则取血络，而后调之，陷下则徒灸之，陷下者，脉血结于中，中有着血，血寒，故宜灸之，不盛不虚，以经取之。寸口四倍者，名曰内关，内关者，且大且数，死不治（修改为"寸口四倍者，且大且数，名曰溢阴，溢阴为内关，死不治"）。必审察其本末之寒温，以验其脏腑之病。"

《灵枢·经脉》

"肺手太阴之脉……盛者，寸口大三倍于人迎，虚者，则寸口反小于人迎也。"

"脾足太阴之脉……盛者，寸口大三倍于人迎，虚者，寸口反小于人迎。"

"心手少阴之脉……盛者，寸口大再倍于人迎，虚者，寸口反小于人迎也。"

"肾足少阴之脉……盛者，寸口大再倍于人迎，虚者，寸口反小于人迎也。"

"心主手厥阴心包络之脉……盛者，寸口大一倍于人迎，虚者，寸口反小于人迎也。"

"肝足厥阴之脉……盛者，寸口大一倍于人迎，虚者，寸口反小于人迎也。"

"大肠手阳明之脉……盛者，人迎大三倍于寸口；虚者，人迎反小于寸口也。"

"胃足阳明之脉……盛者，人迎大三倍于寸口，虚者，人迎反小于寸口也。"

"小肠手太阳之脉……盛者，人迎大再倍于寸口，虚者，人迎反小于寸口也。"

"膀胱足太阳之脉……盛者，人迎大再倍于寸口，虚者，人迎反小于寸口也。"

"三焦手少阳之脉……盛者，人迎大一倍于寸口，虚者，人迎反小于寸口也。"

"胆足少阳之脉……盛者，人迎大一倍于寸口，虚者，人迎反小于寸口也。"

《灵枢·五色》

"雷公曰：病之益甚，与其方衰，如何？黄帝曰：外内皆在焉。切其脉口，滑小紧以沉者，病益甚，在中；人迎气大紧以浮者，其病益甚，在外。其脉口浮滑者，病日进；人迎沉而滑者，病日损。其脉口滑以沉者，病日进，在内；其人迎脉滑盛以浮者，其病日进，在外。脉之浮沉及人迎与寸口气小大等者，病难已；病之在脏，沉而大者，易已，小为逆；病在腑，浮而大者，其病易已。人迎盛坚者，伤于寒，气口盛坚者，伤于食。"气口主里，伤食则郁于内，故气口盛坚。人迎主表，伤寒则阳郁于外，故人迎盛坚。此人迎寸口之诊法。

《灵枢·终始》

"人迎一盛，病在足少阳，一盛而躁，病在手少阳。人迎二盛，病在足太阳，二盛而躁，病在手太阳，人迎三盛，病在足阳明，三盛而躁，病在手阳明。人迎四盛，且大且数，名曰溢阳，溢阳为外格。脉口一盛，病在足厥阴；一盛而躁，在手心主。脉口二盛，病在足少阴；二盛而躁，在手少阴。脉口三盛，病在足太阴；三盛而躁，在手太阴。脉口四盛，且大且数者，名曰溢阴。溢阴为内关，内关不通，死不治。人迎与太阴脉口俱盛四倍以上，名曰关格。关格者，与之短期。人迎一盛，泻足少阳而补足厥阴，二泻一补，日一取之，必切而验之，疏取之，上气和乃止。人迎二盛，泻足太阳补足少阴，二泻一补，二日一取之，必切而验之，疏取之，上气和乃止。人迎三盛，泻足阳明而补足太阴，二泻一补，日二取之，必切而验之，疏取之，上气和乃止。脉口一盛，泻足厥阴而补足少阳，二补一泻，日一取之，必切而验之，疏而取，上气和乃止。脉口二盛，泻足少阴而补足太阳，二补一泻，二日一取之，必切而验之，疏取之，上气和乃止。脉口三盛，泻足太阴而补足阳明，二补一泻，日二取之，必切而验之，疏而取之，上气和乃止。所以日二取之者，太、阳主胃，大富于谷气，故可日二取之也。人迎与脉口俱盛三倍以上，命曰阴阳俱溢，如是者不开，则血脉闭塞，气无所行，流淫于中，五脏内伤。如此者，因而灸之，则变易而为他病矣。"

这种人迎、脉口三阳三阴六经的分法次序和《伤寒论》六经欲解时相同。

三阳经从少阳开始，顺时针方向次太阳、后阳明；三阴经从厥阴开始，逆时针方向次少阴、终太阴；属卯酉分阴阳。立春前后为一年阳气之始，一阳少阳、三阳太阳、二阳阳明是说阳气的，至阳明阳盛极；一阴厥阴、二阴少阴、三阴太阴是说阴气的，至太阴阴盛极。

总之，《灵枢·四时气》气口候阴，人迎候阳。《灵枢·五色》人迎盛坚者，伤于寒，气口盛坚者，伤于食。《灵枢·禁服》寸口主中，人迎主外。春夏人迎微大于寸口，秋冬寸口微大于人迎。有外感，有内伤。人迎脉大，《伤寒论》称为太阳少阳并病、合病及三阳合病。寸口大一倍，是厥阴逆生长之气而为寒变，可用桂枝汤、吴茱萸汤等；寸口大二倍，是厥阴、少阴俱寒，可用附子汤等；寸口大三倍，是厥阴、少阴、太阴俱寒，可用四逆汤等。

人迎脉在颈部，即颈动脉搏动处，《黄帝内经》早有记载，如《灵枢·本输》谓："次任脉侧之动脉，足阳明也，名曰人迎。"《灵枢·寒热病》亦云："颈侧之动脉，人迎。人迎，足阳明也，在婴筋之前。"人迎脉搏动多是右心发病，即由慢性支气管炎、肺气肿和肺源性心脏病引发，甚则为右心衰竭。如《素问·平人气象论》："颈脉动，喘疾，咳，曰水；目内微肿，如卧蚕起之状，曰水……足胫肿曰水。"《灵枢·水胀》说："水始起也，目窠上微肿，如新卧起之状，其颈脉动，时咳，阴股间寒，足胫肿，腹乃大，其水已成矣。以手按其腹，随手而起，如裹水之状，此其候也。"阐明了右心衰竭颈静脉怒张，甚则搏动及目睛红赤而水汪汪的临床表现。《素问·水热穴论》说："水病下为胕肿、大腹，上为喘呼、不得卧者，标本俱病，故肺为喘呼，肾为水肿，肺为逆不得卧，分为相输俱受者，水气之所留也。"《素问·脏气法时论》说：

"腹大、胫肿、喘咳身重。"则阐明了右心衰竭以下肢和腹腔水肿为主的特点，属阳衰。①

【小结】

从上述可知，《素问·六节藏象论》第一是讲五运六气理论的基础，以天文历法为背景，天文以日月地三体系为基础，分为日地体系、月地体系、日月体系及日月地体系加以阐述；历法有太阳历、太阴历、阴阳合历及五运六气六十甲子历四部分。

第二，由"天六地五"天地之常数引出"天以六六为节""地以九九制会"和"人以九九制会"，而将人身"分为九野，九野为九脏，形脏四，神脏五"，即分为脏、腑两大类，《灵枢·本脏》说："五脏者，所以藏精、神、血、气、魂、魄者也。六腑者，所以化水谷而行津液者也。"六腑藏外来水谷气味而"生神"，五脏藏内生"精、神、血、气、魂、魄"而主人精神思维，从而创建了中医藏象学说，并由脏、腑之分创建了人迎、寸口诊脉法。脏腑之分有胚胎基础，腑属于外胚层，脏在中胚层、内胚层。

第三，根据五运"五行时令法"而"五分岁时"，以五行生克决定疾病之发展及死生，强调"气至之时"的重要性。

第四，根据"脾不主时""四时谓之岁"的"四时五行法"创建了以太阴土类和少阳胆三焦组合成的黄庭太极理论而主宰"十一脏"，属于五运六气的标本中气理论。"四时五行法"脾土灌溉四旁，生神舍心，形神天人合一。"五行时令法"属于天人相应范畴。

第五，以主先天形体的心为"生之本"，突出了父母所赐形体是人体生命的基础。而肺以"气之本"呼吸天之五气，脾以"仓廪之本"摄纳地之五味，后天之本的肺脾吸纳天地气味生成的"神"为人体生命的主宰，强调"形神"

---

① 田合禄：《五运六气临床应用大观》第 215 页，山西科学技术出版社，2005 年。

是人体生命科学的基础。"形"以解剖生理病理为基础，"神"以五运六气理论为基础。

第六，阐明一个好的临床医师必须以"先立其年，以明其气"为首要辨证知识，其他辨证知识居次。《伤寒论》就是以"先立其年，以明其气"创建六经太阳病、阳明病、少阳病、太阴病、少阴病、厥阴病辨证论治的典范。

第七，立年要知岁首，岁首"求其至也，皆归始春"，"始春"在"正月朔日"，不知"始春"，何以知"气至之时"！

由此可以看出《素问·六节藏象论》的重要性，读不懂这一篇则不知《黄帝内经》矣。

五脏生成篇第十

"诸脉者，皆属于目……诸血者，皆属于心……故人卧血归于肝，肝受血而能视，足受血而能步，掌受血而能握，指受血而能摄。卧出而风吹之，血凝于肤者为痹，凝于脉者为泣，凝于足者为厥。此三者，血行而不得反其空，故为痹厥也。人有大谷十二分，小溪三百五十四名，少十二俞，此皆卫气所留止，邪气之所客也，针石缘而去之。"

人病皆是血虚，当察之于目，色青者寒，色赤者热。如下文说"凡相五色之奇脉，面黄目青，面黄目赤，面黄目白，面黄目黑者，皆不死也。面青目赤，面赤目白，面青目黑，面黑目白，面赤目青，皆死也。"望色首要注意面色有无黄色，有黄色就是有胃气，有胃气则生；无黄色就是无胃气，无胃气则死。然后才是观目的五色。

"人卧血归于肝，肝受血而能视，足受血而能步，掌受血而能握，指受血而能摄。"故要保证每晚9点至凌晨3点的睡眠时间，让血归肝，才能保障手足的正常功能。所谓"人卧血归于肝",意思是人睡觉之后,肠胃吸收的营养物质才由门静脉摄取进入肝脏,或称之为"肝化生血液",如《素问·六节藏象论》说"肝者,罢极之本,魂之居也;其华在爪,其充在筋,以生血气。"如果这一功能失常则会导致血虚,可至手足功能失常,若再受风寒湿诸邪则会发生痹厥病。治疗这种病,必须养血祛邪并重,即用扶正祛邪法。但关键还是要养成良好的作息习惯。《金匮要略·中风历节病脉证并治》说:"血痹病从何得之?师曰:夫尊荣人,骨弱肌肤盛,重因疲劳汗出,卧不时动摇,加被微风,遂得之。但以脉自微涩,在寸口、关上小紧,宜针引阳气,令脉和,紧去则愈。血痹,阴阳俱微,寸口关上微,尺中小紧,外证身体不仁,如风痹状,黄芪桂枝五物汤主之。"《金匮要略·中风历节病脉证并治》说:"少阴脉浮而弱,弱则血不足,浮则为风,风血相搏,即疼痛如掣。"

因为"人卧血归于肝",故有肝藏血之说,表现在化生血液、贮藏血液、收摄血液、调节血液四个方面。

"人有大谷十二分",指四肢肩、肘、腕、髋、膝、踝十二关节,不是十二经络。

"小溪三百五十四名",古人认为人体有三百六十五穴以应一回归年三百六十五天,闰年是三百六十六天,而阴历十二个月只有三百五十四天,比闰年三百六十六天少十二天。俞,此处指穴位,不指背俞。这十二关节和三百六十五穴处,既是卫气运行之处,也是邪气侵犯之处。

五脏别论篇第十一

"脑、髓、骨、脉、胆、女子胞,此六者,地气之所生也。皆藏于阴而象于地,故藏而不泻,名曰奇恒之腑。夫胃、大肠、小肠、三焦、膀胱,此五者天气之所生也,其气象天,故泻而不藏。此受五脏浊气,名曰传化之府，此不能久留，输泻者也。魄门亦为五脏使，水谷不得久藏。所谓五脏者，藏精气而不泻也，故满而不能实。六腑者，传化物而不藏，故实而不能满也。所以然者，水谷入口则胃实而肠虚，食下则肠实而胃虚。故曰实而不满，满而不实也。"

脑、髓、骨、脉、胆、女子胞和五脏都是地气所生，脾、胃、大肠、小肠、三焦、膀胱主地气，地气旺，脑、髓、骨、脉、胆、女子胞和五脏才能健康。这个地气必须是上升的地气，即阳生阴长之地气。

"胃、大肠、小肠、三焦、膀胱，此五者天气之所生。"肺主天气，只有肺肃降有权才能生胃、大肠、小肠、三焦、膀胱，肺病则胃、大肠、小肠、三焦、膀胱都有可能发病，反之，胃、大肠、小肠、三焦、膀胱病也可以导致肺病。王孟英论之最详，他说："左升太过，右降无权，气之经度既乖，血之络隧亦痹。""怒木直升，枢机窒塞，水饮入胃，凝结为痰。"（即《素问·阴阳类论》所说："二阳一阴，阳明主病，不胜一阴，脉耎而动，九窍皆沉。"一阴为厥阴肝，二阳为肺）又说："肺气受病，治节不行，一身之气，皆失其顺降之机，即水精四布，亦赖清肃之权以主之，气既逆而上奔，水亦泛而上溢矣。""初则气滞以停饮，继则饮蟠而气阻。气既阻痹，血亦愆其行度积以为瘀。""大凡有形之邪，皆能阻气机之周流。"这些有形物质盘踞于人体，邪气得以凭借踞为山险而成痼疾。"以气血流行之脏腑"，反成为邪气"割踞之窠巢"。"肺主一身之气，气壅不行""一身之气，皆失其顺降之机"。肺胃一气相贯，肺气肃降有权，则胃气也顺流而下。有形之污垢，必借胃腑为出路，且肺金清肃，能平镇肝木。所以在这两组气化升降运动中，王氏独重治肺来拨动气机。他说："予大剂轻淡之品，肃清气道。俾一身治节之令，肝胃逆升之火，胃腑逗留之浊，枢机郁遏之热，水饮凝滞之痰，咸得下趋，自可向愈。"治肺常用宣、降、清、肃等法。药用枇杷叶、杏仁、紫菀、竹茹、旋覆花、瓜蒌、薤白、白虎汤、苇茎汤等。对于轻症新病来说，"但与舒展气机""伸其治节，俾浊气下趋，乃为宣达之机"，则诸恙自瘳矣。对于重症痼疾，"欲清气道之邪，必先去其邪所依附"的有形之物，"使邪无依附而病自去"。[①] 对于邪气"夹身中有形之垢浊"的治疗，"最忌补涩壅滞之品。设误用之，则邪得补而愈炽，浊被壅而愈塞，耗其真液之灌溉，阻其正气之流行""枢机窒滞，滋腻难投"。祛除有形之物，王氏常用小陷胸汤、温胆汤、凉膈散、雪羹汤、承气汤、礞石滚痰丸、莱菔子、桃仁、牡丹皮、丹参、茺蔚子等方药。[②]

又天气为阳，天阳下降才能生胃、大肠、小肠、三焦、膀胱，故李东垣一再强调肠胃病是阳虚造成的。

移精变气论篇第十三

"欲知其要，则色脉是矣。色以应日，脉以应月，常求其要，则其要也。夫色之变化以应四时之脉，此上帝之所贵，以合于神明也。所以远死而近生，生道以长，命曰圣王。"

这说明诊病的要点是望色和切脉。"色以应日"与三焦相火这轮红日有关，"脉以应月"与脾水有关。四时变化来源于太阳视运动，春升、夏浮、秋降、冬沉，色随四时而变，春青、夏赤、秋白、冬黑，脉随四时而变，春弦、夏洪、秋浮、冬沉。验天知人，知道三焦相火这轮红日有四时盛衰变化而内通五脏六腑。

---

① 王孟英原著、周振鸿重按:《回春录新诠》第 1 版，107 页、186 页、64 页、55 页、122 页、256 页、44 页、187 页、6 页、88 页、43 页、276 页、342 页，湖南科学技术出版社，1982 年
② 田合禄等:《王孟英气机说初探》，载《中医药研究》1992 年第 3 期（总第 45 期）。

脉要精微论篇第十七

"帝曰：脉其四时动奈何？知病之所在奈何？知病之所变奈何？知病乍在内奈何？知病乍在外奈何？请问此五者，可得闻乎？岐伯曰：请言其与天运转大也。万物之外，六合之内，天地之变，阴阳之应，彼春之暖，为夏之暑，彼秋之忿，为冬之怒，四变之动，脉与之上下，以春应中规，夏应中矩，秋应中衡，冬应中权。是故冬至四十五日阳气微上，阴气微下；夏至四十五日阴气微上，阳气微下，阴阳有时，与脉为期，期而相失，知脉所分。分之有期，故知死时。微妙在脉，不可不察，察之有纪，从阴阳始，始之有经，从五行生，生之有度，四时为宜。补泻勿失，与天地如一，得一之情，以知死生。是故声合五音，色合五行，脉合阴阳。"

此篇强调天人相应，脉与四时相合。《伤寒论》对此做了发挥，谓："十五日得一气，于四时之中，一时有六气，四六名为二十四气也。然气候亦有应至而不至，或有未应至而至者，或有至而太过者，皆成病气也。但天地动静，阴阳鼓击者，各正一气耳。是以彼春之暖，为夏之暑；彼秋之忿，为冬之怒。是故冬至之后，一阳爻升，一阴爻降也。夏至之后，一阳气下，一阴气上也。斯则冬夏二至，阴阳合也；春秋二分，阴阳离也。阴阳交易，人变病焉。此君子春夏养阳，秋冬养阴，顺天地之刚柔也。"其具体方法是"夫欲候知四时正气为病，及时行疫气之法，皆当按斗历占之。九月霜降节后，宜渐寒，向冬大寒，至正月雨水节后，宜解也。所以谓之雨水者，以冰雪解而为雨水故也。至惊蛰二月节后，气渐和暖，向夏大热，至秋便凉。从霜降以后，至春分以前，凡有触冒霜露，体中寒即病者，谓之伤寒也。九月十月，寒气尚微，为病则轻；十一月十二月，寒冽已严，为病则重；正月二月，寒渐将解，为病亦轻。此以冬时不调，适有伤寒之人，即为病也。其冬有非节之暖者，名曰冬温。冬温之毒，与伤寒大异，冬温复有先后，更相重沓，亦有轻重，为治不同，证如后章。从立春节后，其中无暴大寒，又不冰雪；而有人壮热为病者，此属春时阳气，发于冬时伏寒，变为温病。从春分以后，至秋分节前，天有暴寒者，皆为时行寒疫也。三月四月，或有暴寒，其时阳气尚弱，为寒所折，病热犹轻；五月六月，阳气已盛，为寒所折，病热则重；七月八月，阳气已衰，为寒所折，病热亦微。其病与温及暑病相似，但治有殊耳。"

平人气象论篇第十八

"平人之常气禀于胃，胃者平人之常气也，人无胃气曰逆，逆者死。""人以水谷为本，故人绝水谷则死，脉无胃气亦死。所谓无胃气者，但得真脏脉不得胃气也。"

"人绝水谷则死"，人少水谷则病，所以不能少吃饭。"脉无胃气亦死"，脉少胃气则病，所以气血要旺盛，气血不足则病。"但得真脏脉"，《素问·玉机真脏论》说："黄帝曰：见真脏曰死，何也？岐伯曰：五脏者，皆禀气于胃，胃者五脏之本也；脏气者，不能自致于手太阴，必因于胃气，乃至于手太阴也。故五脏各以其时，自为而至于手太阴也。故邪气胜者，精气衰也。故病甚者，胃气不能与之俱至于手太阴，故真脏之气独见，独见者，病胜脏也，故曰死。"

这里说得很清楚，逆指"人无胃气"，不指四肢厥冷。人无脾胃之气，不能灌溉四旁，就是"四逆"。《伤寒论》治太阴病要用"四逆辈"，就是为了治太阴"脏寒"无胃气，并不是专治四肢厥冷的。由此可见养生的第一关是要补充气血，其前提条件是脾土系统不能寒冷。

四逆的本义不是指四肢厥逆。脾为胃行其津液，脾病不能替胃行其津液于四肢，则四肢不用。《黄帝内经》曾多处谈及"脾病则四肢不用"，如《素问·太阴阳明论》说："四肢不得禀水谷气，日以益衰，阴道不利，筋骨肌肉无气以生，故不用焉。"《素问·玉机真脏论》说："脾为孤脏，中央土以灌四傍……太过则令人四肢不举；其不及则令人九窍不通。"《灵枢·本神》说："脾气虚则四肢不用，五脏不安，实则腹胀经溲不利。"《素问·太阴阳明论》还说："脾病而四肢不用。"《难经·十六难》亦说："怠堕嗜卧，四肢不收，有是者，脾也。"四肢又称四维、四极，所以《素问·气交变大论》说："土不及，四维有埃云润泽之化。""其眚四维，其脏脾，其病内舍心腹，外在肌肉四肢。"《素问·生气通天论》说："因于气，为肿，四维相代，阳气乃竭。"《素问·汤液醪醴论》说："其有不从毫毛而生，五脏阳以竭也……此四极急而动中。"王冰注："四极言四末，则四支也。"① 《素问·汤液醪醴论》应用"微动四极"法治疗水肿病。王冰注："微动四极，令阳气渐以宣行。"② 张志聪说："微动四极，运脾气也。"③ 姚止庵说："四极，四止也，微动之，欲其流通而气易行也。"④《素问·太阴阳明论》还说："四支者，阳也。"《素问·阳明脉解论》说："四支者，诸阳之本也。"《素问·通评虚实论》说："乳子而病热……手足温则生，寒则死。"脾主四肢，故也有手足寒冷。但手足寒冷，《伤寒论》称为"厥"，而不称为"逆"。关于诊断胃气脉，《素问·玉机真脏论》说："脉弱以滑，是有胃气。"《灵枢·终始》说："谷气来也徐而和。"说明有胃气是一种雍容和缓之状的脉象。

对于寒伤所致"四逆"的治疗，《黄帝内经》给出如下的治则。

"寒淫于内，治以甘热，佐以苦辛，以咸泻之，以辛润之，以苦坚之。寒淫所胜，平以辛热，佐以甘苦，以咸泻之。"

所以张仲景《伤寒论》取其甘热、辛热之味组成四逆汤，四逆汤是太阴脏寒的主方，药用炙甘草、干姜、附子。方以炙甘草为君药，佐大辛大热之干姜、

① 王冰：《黄帝内经素问》第88页，人民卫生出版社，1979年。
② 王冰：《黄帝内经素问》第88页，人民卫生出版社，1979年。
③ 张志聪：《黄帝内经素问集注》第55页，上海科学技术出版社，1959年。
④ 姚止庵：《素问经注节解》第120页，人民卫生出版社，1983年。

附子。成无己注:"却阴扶阳,必以甘为主,是以甘草为君。"《医宗金鉴》注:"君以炙草之甘温,温养阳气,臣以姜附之辛温,助阳胜寒。"治寒用甘温是因为甘为土味,寒为水气,土能克寒水。四逆汤的主要功能是恢复脾胃之气,故以"甘温"为君。甘温补少阳相火之衰,苦温补君火——心火之衰。复脉汤以炙甘草为君,其意也在此。病重者加人参,人参甘温微苦。病轻者,用理中丸,其中白术苦温微甘。通脉四逆汤加葱白,"以辛润之"也;加猪胆汁,"以苦坚之"也。白通加猪胆汁汤用人尿,"以咸泻之"也。

用四逆汤治疗,就是为了恢复脾胃之气。"通脉"是因《灵枢·决气》说"壅遏营气,令无所避,是为脉""中焦受气,取汁变化而赤,是为血"。《素问·脉要精微论》说:"脉者,血之府也。"血就是水,是由坤水变化来的,脉就是水的通道。今水寒坚冰至,脉道壅塞不通,所以用大温热药融冰化水,使其流通以灌溉四旁,故曰通脉四逆汤。若坤水不足就需要补水。补水用复脉汤。通脉,复脉,都在一个"水"字,这是治太阴脾胃的两大法门。然都以炙甘草为君药,何也?因为炙甘草是中土甘味药中的王牌药,脏寒固然要用炙甘草温通之,但养阴无阳则不生,阳生阴才能长,故无论是通脉,还是复脉,都用炙甘草为君药。

三部九候论篇第二十

"上部天,两额之动脉;上部地,两颊之动脉;上部人,耳前之动脉。中部天,手太阴也;中部地,手阳明也;中部人,手少阴也。下部天,足厥阴也;下部地,足少阴也;下部人,足太阴也。""下部之天以候肝,地以候肾,人以候脾胃之气。中部……天以候肺,地以候胸中之气,人以候心。上部……天以候头角之气,地以候口齿之气,人以候耳目之气。"

这里有一个重要且必须加以研究肯定的问题是"上部人，耳前之动脉。""以候耳目之气"是针对足少阳经，而不是针对手太阳经或手少阳经，此动脉在耳和髎穴处。《素问·气府论》说："足少阳脉气所发者……锐发下各一。"即是针对耳和髎穴，此穴并不是手太阳或手少阳脉气所发的穴位，但耳和髎穴为足少阳经、手少阳经、手太阳经交会穴位，故应以候足少阳脉气为主。正如《素问·诊要经终论》所说："少阳终者，耳聋，百节皆纵，目瞏绝系，绝系一日半死。"另外，少阳以枢转阳气为主，《灵枢·卫气行》中说："平旦阴气尽，阳气出于目，目张则气上行于头……"说明目之开合为少阳枢转阳气之外候，所以少阳能候耳目之气。反之，也可以以耳目以断少阳。

足太阳经为诸阳主气，故主上部天，其经脉"上额交巅"，会于脑，故可以候头角之气。

足阳明经为十二经脉之根本，水谷之海，其经脉循行两颊，阳明之气主土，故主上部地。其经脉交额中，上入齿中，还出夹口环唇，故可以候口齿之气。

足少阳经主阳气之升，枢转阳气上升于天，肝胆又开窍于目。《灵枢·根结》说："少阳根于窍阴，结于窗笼。窗笼者，耳中也。"其经脉从耳后入耳中，出之耳前，至目锐眦，故可以候耳目之气，主上部人。《伤寒论》少阳篇说："少阳中风，两耳无所闻，目赤。"这样由上、中、下三部可以知道，上下两部都为足经，中部都为手经。上部在头，头为诸阳之会，象天。下部在足，为阴，象地。中部在胸中，阴阳交会，象人。但"人以天地之气生""人生于地，悬命于天，天地合气，命之曰人"（《素问·宝命全形论》）。"天地者，万物之上下也"（《素问·阴阳应象大论》），所以仲景重点调理足经的原因也就在这里。但《灵枢·邪气脏腑病形》说："大肠合入于巨虚上廉，小肠合入于巨虚下廉，三焦合入于委阳。"且"阳明之上，燥气主之""少阴之上，热气主之"。热者，心之气。燥者，肺之气。所以仲景以足经为主，未必不关于手经也。张景岳在《类经·热论注》曾提出周身上下足六经包括在内之说，他说："然本经之不言乎经者何也？

盖伤寒者表邪也，欲求外证，但当察于周身上下脉络，惟足经则尽之矣。手经无能偏也，且手经所到，足经无不至者，故但言足经，则左右前后阴阳诸证，无不可据而得，而手经亦在其中，不必言矣。此本经所以止言足者，为察周身之表证也。"此段论述了《素问·热论》是言足六经证，不言手六经证之故，说明《伤寒论》足六经可以概括手六经。

《素问·天元纪大论》说："天有阴阳，地亦有阴阳。"《素问·离合真邪论》说："地以候地，天以候天，人以候人。"因此，上下二部按照"天以候天，地以候地，人以候人"的原则，分而合之为。

$$
天部\begin{cases} 上部天，足太阳，以候头角之气 \\ 下部天，足厥阴，以候肝 \end{cases}
$$

$$
人部\begin{cases} 上部人，足少阳，以候耳目之气 \\ 下部人，足太阴，以候脾胃之气 \end{cases}
$$

$$
地部\begin{cases} 上部地，足阳明，以候口齿之气 \\ 下部地，足少阴，以候肾 \end{cases}
$$

天部为阳主表，太阳厥阴主之。地部为阴主里，阳明少阴主之。人部为阳阴交主表里相合，少阳太阴主之。故仲景又于六经中着重于天地二部的四经，加以详细辨证论治。

阳气始于春，盛于夏，厥阴太阳应之。阴气始于秋，盛于冬，阳明少阴应之。《素问·阴阳别论》所谓"四经应四时"是也。可见四经与四季的时令外感病关系十分密切。

由上述知道三阴三阳可以分为天、地、人三部。仲景高度概括《黄帝内经》三阴三阳的全部阴阳特性，以三阴三阳作为反映疾病的标识或标志，而称为

"××病"。其脏腑的生理阴阳属性和经络的生理阴阳属性是相一致的，三部六经的划分应于四时阴阳。这就形成了三部六经的概念。

"九候之脉，皆沉细旋绝者为阴，主冬，故以夜半死。盛躁喘数者为阳，主夏，故以日中死。是故寒热病者以平旦死。热中及热病者以日中死。病风者以日夕死。病水者以夜半死。其脉乍疏乍数，乍迟乍疾者，日乘四季死。"

这里突出的是一日的日中、夜半、平旦、日夕四个特征点，在一年为夏至、冬至、春分、秋分四个特征点。《黄帝内经》曾反复强调这四个特征点。如《素问·生气通天论》说："阳气者，一日而主外。平旦人气生，日中而阳气隆，日西而阳气已虚，气门乃闭。是故暮而收拒，无扰筋骨，无见雾露，反此三时，形乃困薄。"《灵枢·顺气一日分为四时》说："一日分为四时，朝则为春，日中为夏，日入为秋，夜半为冬。朝则人气始生，病气衰，故旦慧；日中人气长，长则胜邪，故安；夕则人气始衰，邪气始生，故加；夜半人气入脏，邪气独居于身，故甚也。""夫百病者，多以旦慧昼安，夕加夜甚。"《素问·六微旨大论》说"水下一刻""二十六刻""五十一刻""七十六刻"四个特征点。这四特征点会形成三合局关系，是至关重要的一种关系。这四个特征点不仅是疾病的诊治关键时间，也是自然灾害容易发作的时间。[①] "日中"阳气盛极，故热中、热病及脉盛燥喘数者"日中死"。"夜半"阴气盛极，故病水及脉沉细旋绝者"夜半死"。"平旦"为阴尽阳生的阴阳交会之时，故寒热交作的病"平旦死"。"日夕"为阳明燥金主时，金克风木，故"病风者日夕死"。其脉忽疏忽数，忽迟忽快，是脾胃之气内绝，死于四季末辰戌丑未之时。这有很重要的临床价值，如《伤寒论·辨脉法》说："假令夜半得病，明日日中愈；日中得病，夜半愈。何以言之？日中得病，夜半愈者，以阳得阴则解也。夜半得病，明日日中愈者，以阴得阳则解也。

夏月盛热，欲著复衣，冬月盛寒，欲裸其身，所以然者，阳微则恶寒，

---

① 田合禄：《中医运气学解秘》，2002年。

阴弱则发热，此医发其汗，令阳气微，又大下之，令阴气弱。五月之时，阳气在表，胃中虚冷，以阳气内微，不能胜冷，故欲著复衣；十一月之时，阳气在里，胃中烦热，以阴气内弱，不能胜热，故欲裸其身。又阴脉迟涩，故知血亡也。"

《伤寒论·伤寒例》又说："冬至以后，一阳爻升，一阴爻降也；夏至以后，一阳气下，一阴气上也。"

夏至是至阳，冬至是至阴，笔者在《中医太极医学》中曾谈过至阴至阳问题。一年里的五月夏至，就是一天中的日中；一年里的十一月冬至，就是一天中的夜半。张仲景在这里说"五月之时，阳气在表，胃中虚冷"，这个时候正是盛夏季节，反怕冷而"欲着复衣"，是因为夏五月之时，盛阳向上、向外，一方面阳气得到了消耗而虚，另一方面盛极则反，而一阴生于内。天人相应，善言天者，必有验于人，故在人则"阳气在表，胃中虚冷"。屈原《天问》说："何所冬暖？何所夏寒？"《灵枢·九针十二原论》说："阳病发于冬，阴病发于夏。"《素问·阴阳应象大论》说："阳病治阴，阴病治阳。"所以《素问·四气调神大论》说："春夏养阳，秋冬养阴。"《素问·金匮真言论》说："长夏善病洞泄寒中。"夏中寒，多发霍乱、伤寒、疟疾、痢疾等消化系统肠胃病。冬中热，多发心肺系统疾病、白喉、猩红热等。李时珍《本草纲目》称此为"夏月伏阴""冬月伏阳"，并在《四时用药例》中说春夏内寒宜用热药、秋冬内热宜用寒药，谓"春月宜加辛温之药……以顺春升之气""长夏宜加甘苦辛之药，以顺化成之气""冬月宜加苦寒之药，以顺冬沉之气"，此即"所谓顺时气而养天和也"。到了冬天十一月，正是隆冬封藏的季节，盛寒在外，阳气潜藏于内，即所谓一阳生于内，故在人则表现出"阳气在里，胃中烦热"。《伤寒论》第30条曰："更饮甘草干姜汤，夜半阳气还，两足当温。"夜半是少阳三焦、胆所主时区，也就是相火所主时区，故曰"夜半阳气还"。俗语说"冬吃萝卜夏吃姜，不找医生开药方"，就是因为萝卜是凉性的，姜是温性的。夏天一阴生于内，

"胃中虚冷"，所以要吃姜来温暖脾胃。冬天一阳生于内，"胃中烦热"，所以要吃萝卜来清除胃中烦热。这一现象就在我们的生活中，不过百姓日用而不知罢了，如夏五月的井水是清凉的，严冬的井水是温的。就一日而言，就是日中和夜半，日中得病"胃中虚冷"，等到夜半阳藏胃中，病就好了。反之，夜半得病"胃中烦热"，等到日中阴起胃中，病就好了。就一月而言，就是晦朔月和满月。《素问·阴阳类论》说："冬三月之病，病合于阳者，至春正月脉有死征，皆归出春。冬三月之病，在理已尽，草与柳叶皆杀，春阴阳皆绝，期在孟春……夏三月之病，至阴不过十日。"冬三月，脾胃内热，如再受热邪（病合于阳），伤损脾胃之阴，到了春夏之交阳盛阴衰之时，便会有死亡的危险。夏三月，脾胃内寒，如再受寒邪，重寒伤脾，心腹满，下利不止，则脾病可能出现死征，死期不过十日。

郑钦安《医理真传》记载："病人先二三日发吐未愈，遂渐畏寒，又二三日逢未刻（坤卦位配脾）即寒冷，冷后即发热，大汗出，至半夜乃已（太阴在子），日日如是人渐不起，气促。"即诊断为阳虚证。而将"病人每日半夜候，两足大热如火至膝，心烦，至午即愈者"诊断为阴虚。

《灵枢·论疾诊尺》说："四时之变，寒暑之胜，重阴必阳，重阳必阴，故阴主寒，阳主热，故寒甚则热，热甚则寒，故曰寒生热，热生寒，此阴阳之变也。"胃中寒热的表现，《灵枢·师传》说："夫中热消瘅，则便寒；寒中之属，则便热。胃中热则消谷，令人悬心善饥。脐以上皮热。肠中热，则出黄如糜。脐以下皮寒，胃中寒，则腹胀；肠中寒，则肠鸣飧泄。胃中寒，肠中热，则胀而且泄；胃中热，肠中寒，则疾饥，小腹痛胀。"《灵枢·寒热病》说："热中善饥""寒中肠鸣腹痛"，《灵枢·禁服》说"虚则热中，出糜（大便黏溏不爽）、少气、尿色变""胀满寒中，食不化"。《素问·调经论》说："有所劳倦，形气衰少，谷气不盛，上焦不行，下脘不通，胃气热，热气熏胸中，故内热。"又说："阴盛生内寒……厥气上逆，寒气积于胸中而不泻，不泻则温气去，寒独留，寒独留则血凝泣,血凝泣则脉不通,其脉盛大以涩,故中寒。"李东垣《脾胃论》说,热中可用黄芪、人参、甘草、芍药、五味子甘酸温之类药物,寒中就不能用这类甘酸温之类的药物了。《脾胃论》又说:"舌上有白苔滑者,乃丹田有热,胸中有寒明矣。丹田有热者,必尻臀冷、前阴间冷汗、两丸冷,是邪气乘其本而正气走于经脉中也。遇寒则必作阴阴而痛,以此辨丹田中伏火也,加黄柏、生地黄,勿误作寒证治之。"

不仅如此,《素问·六元正纪大论》也说:"少阴所至,为热生(少阴之上,热气主之),中为寒……太阳所至,为寒生(太阳之上,寒气主之),中为温。"少阴与少阳同候,故有寒中。太阳之上为寒水,故与太阴一样都有热中。

有人会说,这个道理很抽象不好懂。《黄帝内经》说:"善言天者,必有验于人。"反过来,于人不懂,就看天道。大家都知道的一个普通的常识,即夏天的井水和泉水是凉的,冬天的井水和泉水是温的,就是这个道理。

胃中寒热的诊断部位在手鱼际,《灵枢·经脉》说:"凡诊络脉,脉色青则寒且痛,赤则有热。胃中寒,手鱼之络多青矣;胃中有热,鱼际络赤。其暴黑者,留久痹也。其有赤、有黑、有青者,寒热气也。其青短者,少气也。凡刺寒热者,皆多血络,必间日而一取之,血尽而止,乃调其虚实。"

夏中寒的代表图符是离卦☲,冬中热的代表图符是坎卦☵(图53)。

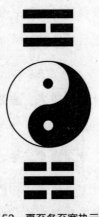

图53　夏至冬至寒热示意

《素问·方盛衰轮》说："至阴虚，天气绝；至阳盛，地气不足。阴阳并交，至人之所行；阴阳并交者，阳气先至，阴气后至。"至阴者，太阴脾水，水不足不能上升于天，故曰"天气绝"。至阳者，少阳三焦火，火有余则旱，无雨下降于地，故曰"地气不足"。能使阴气上升阳气下降，阴阳交通，这是有修养的人才能做到的事。

在临床中，张仲景面对这种特殊病症的处理如下。

第176条：伤寒，脉浮滑，此表有热，里有寒，白虎汤主之。（太阳病）

按：所有的伤寒注家，都认为"里有寒"显然有误，应作"里有热"。真是天大的误会，梦呓之语。其实这里的"表有热，里有寒"，正是对"五月之时，阳气在表，胃气虚冷"的表述。这在《黄帝内经》里也有表述，如少阳司天之政，曰"风热参布，云物沸腾，太阴横流，寒乃时至，凉雨并起。民病寒中，外发疮疡，内为泄满。"白虎汤由知母、石膏、炙甘草、粳米四味药组成，张仲景用知母、石膏清热，用炙甘草、粳米温中。既然有人说白虎汤证是表里俱热，为什么张仲景不用甘寒生津养胃呢？反用炙甘草、粳米甘温药呢？真是误人子弟呀！

白虎汤是治少阳相火的主方，相火刑克肺金，病位在阳明燥金。少阳相火必克肺金，故叶天士曰"夏暑发自阳明"。

第219条：三阳合病，腹满身重，难以转侧，口不仁，面垢，谵语，遗尿，发汗则谵语，下之则额上生汗，手足厥冷，若自汗出者，白虎汤主之。（阳明病）

按：腹满身重是太阴病，是太阴脏寒，当温里。脾开窍于口，所以"口不仁"是太阴病。脾主骸，所以"难以转侧"。手足厥冷，也是太阴病。三阳合病，是阳在表。阳热在表，里有寒，故用白虎汤主之。

第222条：若渴欲饮水，口干舌燥者，白虎加人参汤主之。（阳明病）

第350条：伤寒，脉滑而厥者，里有热，白虎汤主之。（厥阴病）

按：此处"里有热"的"里"，是指厥阴，少阳与厥阴相表里，故本条张仲景放在厥阴病篇，有些伤寒家要把它理解成胃"里有热"，但这与"里有寒"的"里"不在一个层次上。就拿阴阳举例，背为阳，腹为阴。阳中之阳，心也；阳中之阴，肺也。阴中之阳，肝也；阴中之阴，肾也；阴中之至阴，脾也。阴阳之中又有阴阳，不明此理，动手便错。

第169条：伤寒，无大热，口燥渴，心烦，背微恶寒者，白虎加人参汤主之。（太阳病）

按：背微恶寒，是里有寒加重，故增加甘温之人参以增强温里的作用。

第170条：伤寒，脉浮，发热无汗，其表不解，不可与白虎汤；渴欲饮水，无表证者，白虎加人参汤主之。（太阳病）

按：伤寒，脉浮，发热无汗，是麻黄汤证，故不能用白虎汤。无表证，是指无麻黄汤证。

第168条：伤寒，若吐若下后，七八日不解，热结在里，表里俱热，时时恶风，大渴，舌上干燥而烦，欲饮水数升者，白虎加人参汤主之。（太阳病）

按："热结在里，表里俱热"，指厥阴与少阳之表里，见厥阴病第350条，必有太阴里寒，故用白虎加人参汤主之。注意"时时恶风"，乃恶寒之互词，指示有太阴病存在。相火亢盛，不但"壮火食气"，且能伤津，故用人参益气生津。

正因为如此，张仲景在第168条白虎加人参汤服法中注明"此方立夏后、立秋前乃可服。立秋后不可服。正月二月三月尚凛冷，亦不可与服之，与之则呕利而腹痛。"立夏到立秋之间为夏三月，阳气在表，胃中虚冷，外热里寒，可服白虎加人参汤。因为白虎加人参汤治外热里寒。立秋以后，逐渐外寒里热，故不能服白虎加人参汤了。张仲景说得很明白，奈何人们不懂其理，反"疑是后人所加"，弃而不用，可叹可悲啊！

宋林亿等在第176条原文下按说："前篇云：热结在里，表里俱热者，白虎汤主之。又云：其表不解，不可与白虎汤。此云：脉浮滑，表有热，里有寒者，必表里字差矣。又阳明一证云：脉浮迟，表热里寒，四逆汤主之。又少阴一证云：里寒外热，通脉四逆汤主之。以此表里自差，明矣。"其实，这正是张仲景对至阳、至阴的论述，白虎汤证热极（脉浮滑，厥阴少阳表里俱热，口渴舌燥而烦，欲饮）必有里寒，四逆汤证寒极（脉沉而微细，但欲寐，吐利，四肢厥逆）必有阳气外越上浮，怎么能用四逆汤证来证明白虎汤证的里寒呢？伤寒家们在这里混淆了三个层次界限。第一，第176条的"表有热，里有寒"是白虎汤证（太阳病），时间在夏至前后，"表有热"是主证，是热证中的"里有寒"。第二，阳明病第225条的"表热里寒"及少阴病第317条的"里寒外热"，"里寒"是主证，是四逆汤寒证中的"里寒"，"表热"是寒盛导致阳气不能收藏而浮越于外，俗称阴盛格阳、虚阳外越。阴盛可有三种表现：一是纯阴盛；二是阴盛导致阴火上浮，多胸膈头面部位出现疾病，如心肺病、咽喉病、五官病、脑血管病、神经病等；三是阴盛导致阴火外越，出现周身部位疾病，如疮疡、斑疹、发热、汗出、肿块、浮肿等，笔者统称为少阳三焦相火衰而心火——阴火盛，并非虚阳上浮、外越。请参阅拙著《中医内伤火病学》（后改名为《医易火病学》）。第三，太阳病第168条白虎加人参汤证的"热结在里，表里俱热"及厥阴病第350条白虎汤证的"里有热"，是少阳与厥阴相表里的"里有热"。不能把三者放在一个层面讨论而混淆是非。白虎汤证属于"至阳"热病，四逆汤证属于"至阴"寒病，如何混为一谈？

有白虎加人参汤，也有四逆加人参汤，前者壮火伤气，后者寒极伤气，故都用人参益气培元固本。

又如第310条：少阴病，下利，咽痛，胸满，心烦，猪肤汤主之。

按：猪肤汤由猪肤、白蜜、白粉三味药组成，张仲景用咸寒之猪肤治少阴君火，用白粉、白蜜温中。

第303条：少阴病，得之二三日以上，心中烦，不得卧，黄连阿胶汤主之。

按：黄连阿胶汤由黄连、黄芩、芍药、鸡子黄、阿胶五味药组成，张仲景用鸡子黄、阿胶温中。

第390条：吐已下断，汗出而厥，四肢拘急不解，脉微欲绝者，通脉四逆加猪胆汤主之。

按：通脉四逆汤是四逆汤重用干姜而成，再加猪胆汁就是通脉四逆加猪胆汤。四逆辈是治太阴脏寒的主方，寒极一阳来复，会出现"胃中烦热"，故用苦寒猪胆汁治之。《素问·六元正纪大论》说："太阴雨化，施于太阳。"于是当太阳司天之政时寒盛，"民病寒，反热中"。

第315条：少阴病，下利，脉微者，与白通汤。利不止，厥逆无脉，干呕烦者，白通加猪胆汁汤主之。服汤脉暴出者死，虚续者生。

按：白通加猪胆汁汤由葱白、干姜、附子、人尿、猪胆汁组成，张仲景用咸寒之人尿和苦寒之猪胆汁治"胃中烦热"导致的"干呕烦"。

《伤寒论》关于寒中的条文还有如下。

第122条：病人脉数，数为热，当消谷引食，而反吐者，此以发汗，令阳气微，膈气虚，脉乃数也。数为客热，不能消谷，以胃中虚冷，故吐也。

第190条：阳明病，若能食，名中风；不能食，名中寒。

第191条：若中寒者，不能食，小便不利，手足濈然汗出，此欲作固瘕，必大便初鞕后溏。所以然者，以胃中冷，水谷不别故也。

第194条：阳明病，不能食，攻其热必哕，所以然者，胃中虚冷故也。以其人本虚，攻其热必哕。

第196条：阳明病，法多汗，反无汗，其身如虫行皮中状者，此以久虚故也。

第197条：阳明病，反无汗而小便利，二三日呕而咳，手足厥者，必苦头痛。若不咳不呕，手足不厥者，头不痛。

第243条：食谷欲呕，属阳明也，吴茱萸汤主之。得汤反剧者，属上焦也。（吴茱萸、人参、生姜、大枣）

第 309 条：少阴病，吐利，手足逆冷，烦躁欲死者，吴茱萸汤主之。

第 378 条：（厥阴病）干呕吐涎沫，头痛者，吴茱萸汤主之。

第 225 条：（阳明病）脉浮而迟，表热里寒，下利清谷者，四逆汤主之。

第 317 条：少阴病，下利清谷，里寒外热，手足厥逆，脉微欲绝，身反不恶寒，其人面色赤，或腹痛，或干呕，或咽痛，或利止脉不出者，通脉四逆汤主之。

这就是张仲景对至阳、至阴的治方，明此则对《伤寒论》思过半矣。

按：喻嘉言治"里寒外热"的医案

辨徐国祯伤寒疑难急症治验

徐国祯伤寒六七日，身热目赤，索水到前复置不饮，异常大躁，将门牖洞启，身卧地上，辗转不快，更求入井。一医汹汹，急以承气与服。余诊其脉，洪大无伦，重按无力。谓曰：此用人参、附子、干姜之症，奈何认为下症耶？医曰：身热目赤，有余之邪躁急若此，再以人参、附子、干姜服之，逾垣上屋矣。余曰：阳欲暴脱，外显假热，内有真寒，以姜、附投之，尚恐不胜回阳之任，况敢以纯阴之药重劫其阳乎？观其得水不欲咽，情已大露，岂水尚不欲咽，而反可咽大黄、芒硝乎？天气燠蒸，必有大雨，此症顷刻一身大汗，不可救矣。且既认大热为阳证，则下之必成结胸，更可虑也。惟用姜、附，所谓补中有发，并可以散邪退热，一举两得，至稳至当之法，何可致疑？吾在此久坐，如有差误，吾任其咎。于是以附子，干姜各五钱，人参三钱，甘草二钱，煎成冷服，服后寒战，戛齿有声。以重绵和头覆之，缩手不肯与诊，阳微之状始著。再与前药一剂，微汗热退而安。

按：关于寒盛伤阳而火热内郁的病症，《伤寒论》论述颇多，如栀子豉汤证、柴胡汤证、黄芩汤证、泻心汤证、承气汤证、通脉四逆加猪胆汁汤证等。古人治疗这类医案也不少，如柳宝诒《温热逢源》所载热郁少阴案。

此证邪伏少阴，喻氏仿仲景少阴病治例，用麻黄附子细辛汤及麻黄附子甘草汤两方以透邪，增入生地以育阴扶正，其用意颇为切当。惟温邪既动，必有热象外现；其甚者邪热蒙陷，已有痉厥之象。此时麻附细辛，断难遽进。然非此大力之药，则少阴之沉寒，安能鼓动。治当师其意而变其制，如用麻黄汁制豆豉，附子汁制生地，至凉肝息风治标之药，仍宜随症参入。似此面面周到，庶可收功。

附案：及门生金石如，戊戌三月初旬，患时感。初起恶寒发热，服疏散药一剂，未得汗解，而热势转淡，神情呆钝，倦卧耳聋，时或烦躁，足冷及膝，指尖耳边鼻准亦冷，二便不利，腰俞板硬，不能转侧，脉迟细而弱，呕恶不能纳水饮，惟嚼酱姜稍止，舌苔厚燥微灰。此由新感引动伏邪，而肾阳先馁，不能托邪化热，故邪机冰伏不出；其已化之热，内陷厥阴，欲作痉厥；征情极为险重。赵生静宜先往，用栀、豉、桂枝、羚羊角，合左金法，小便得通，足温呕止；余则证情如故，邪仍不动。议用麻、附，合洋参、生地等扶正托邪，而余适至，遂令赶紧煎服。两进之后，尺脉始弦，而神情之呆钝，腰脊之板痛仍尔也。拟用麻黄制豆豉，附子制大生地，桂枝制白芍，合人参、牛膝、玄参、淡芩、羚羊、生牡蛎等味出入。三剂后，以舌苔灰厚而干，又加大黄。服后忽作寒栗战汗，而腰脊顿松，随得大解，而里热亦泄，神情爽朗，调理一个月而愈。此证就邪之深伏而未化热者论之，则只宜温托，大忌寒凉；然痉厥神糊，舌苔灰燥，若再助其热，势必内陷厥阴，而为昏狂蒙闭之证，无可挽也。就邪之已动而化热者论之，则只宜清泄，何堪温燥；然脉情迟细，神呆形寒，经腑俱窒，若专用凉化，则少阴之伏邪不出，迁延数日，势必内溃，而为厥脱之证，其去生愈远矣。再四筹审，决无偏师制胜之理。不得已，取喻氏法以治其本，合清泄法以治其标，一面托邪，一面化热。幸赖少阴之气，得扶助而伸。凡经邪腑邪，已化未化之邪，乘肾气之动，一齐外达。故战汗一作，大便一行，而表里诸病若失也。

按：此乃柳宝诒师喻嘉言之意而治，其中寓意多多，极具启发性，读者可以慢慢品味。

关于《黄帝内经》《伤寒论》论述热中、寒中之事，后世医家除李东垣之外少有论及。后世医家多名之为"伏邪"，把"火热"之郁称为"伏温"，"寒郁"称为"伏阴"，有邪伏膜原、皮肤、少阴等之别。如《温热逢源》伏温发于少阴。指少阴病篇两三日内，即有大热数条，即是伏温，独具卓识，戡破千古疑案。《时行伏阴刍言》谓春夏有伏阴霍乱，伏于膜原。《重订广温热论》的伏火论。

关于至阳、至阴之说，起源甚早，《庄子·田子方》中记载孔子向老子问道，老子说："至阴肃肃，至阳赫赫；肃肃出乎天，赫赫发乎地；两者交通成和而物生焉。"[①] 这里的至阳、至阴就是指天地。意思是，纯阴之气冷飕飕的从地下升上天，纯阳之气暖烘烘的从天上降于地，阴阳二气交媾结合，便生成了万物。苏东坡在《服胡麻赋》中说："至阳赫赫，发自坤兮；至险肃肃，跻于乾兮。"[②]《外径微言》（有人称作《黄帝外经》）说："至阳之原在大明（太阳）之上""至阴之原在窈冥（黄泉）之门"。[③]

脉是气血的通道，这在《黄帝内经》中有明确的表述。如《素问·脉要精微论》说："脉者，血之府也。"《灵枢·决气》说："壅遏营气，令无所避，是谓脉。"脉的运动有两个条件，一是要有血液，二是要有气的推动，所以在《伤寒论》中，张仲景论治脉有两大法门，一是滋养血液为主，如炙甘草汤；二是养气为主，如通脉四逆汤。二者都从中宫太极论治，一治阴为主，一治阳为主。阴虚脉结代，阳虚脉微。

李东垣所说的肾之脾胃虚病就是此病，方用神圣复气汤。[④] 治复气乘冬足太阳寒水、足少阴肾水之旺，子能令母实，手太阴肺实，反来侮土，火木受邪（按：即水胜克火，金实克木）。腰背胸膈闭塞疼痛，善嚏，口中涎，目中泣，

---

① 庄周：《庄子》第 108 页，上海古籍出版社，1990 年。
② 引自唐智波：《八卦日晷》第 73 页，宗教文化出版社，2005 年。
③ 岐伯天师传、陈士铎述：《外径微言》，中医古籍出版社，1984 年。
④ 李东垣：《兰室秘藏》第 19 页，中医古籍出版社，1986 年。

鼻流浊涕不止，或息肉不闻香臭，咳嗽痰沫。上热如火，下寒如冰，头作阵痛，目中流火，视物眈眈，耳鸣耳聋，头并口鼻或恶风寒，喜日阳，夜卧不安，常觉痰塞，膈咽不通，口不知味，两胁缩急而痛，牙齿动摇不能嚼物。阴汗出，前阴冷。行步欹侧，起居艰难，掌中热，风痹麻木，小便数而昼多夜频，气短喘喝，少气不足以息，卒遗失无度。妇人白带，阴户中大痛牵心而痛，面色黧黑。男子控睾，痛牵心腹（《内外伤辨惑论》和《脾胃论》此处有"阴阳而痛"），或面色如赭。食少，大小便不调，烦心，霍乱，逆气里急（《内外伤辨惑论》此下有"而腹痛，皮色白，后出余气"），腹不能努，或肠鸣，膝下筋急，肩胛大痛，此皆寒水来复，火土之仇也。

干姜炮　黑附子炮，以上各三分　防风　人参　郁李仁另研，以上各五分　当归身六分，酒洗　半夏汤洗　升麻以上各七分　藁本　甘草以上各八分　柴胡　羌活以上各一钱　白葵花五朵，去心剪碎

上件都作一服，水五大盏，煎至二盏，入黄芪一钱、橘红五分、草豆蔻仁一钱（面裹煨熟去皮一钱），同煎至一盏。再入下项药。

黄柏三分，酒浸　黄连三分，酒浸　枳壳三分　生地黄三分，酒浸

此四味预一日另用新水浸，又以。

华细辛二分　川芎细末三分　蔓荆子三分

作二处浸此三味，并黄柏等。煎正药作一大盏，不去渣，入此所浸之药，再上火同煎至一大盏，去渣，热服，空心。

又能治啮颊、啮唇舌，舌根强硬等症如神。忌肉汤，宜食肉，不助经络中火邪也。大抵肾元与膀胱经中有寒气不足者，并宜服之。于月生月满时食，隔三五日一服，如病急不拘时候。

李东垣所说的"喜日晴暖，夜卧不安"，就是外寒而"阳气在里，胃中烦热"的证候。所谓"于月生月满时食"，对应的就是一年里的夏五月和冬十一月，及一日里的日中和夜半。

关于广义的热中、寒中李东垣有专论。《脾胃论·饮食劳倦所伤始为热中论》说："脾胃之证，始得则热中（多心火乘于脾土）……末传为寒中……今详《内经》《针经》热中、寒中之证列于下：《调经论》云：'血并于阳，气并于阴，乃为炅中。血并于上，气并于下，心烦惋善怒。'又云：'其生于阴者，得之饮食居处，阴阳喜怒。'又云：'有所劳倦，形气衰少，谷气不盛，上焦不行，下脘不通，胃气热，热气熏胸中，故曰内热。'"阴盛生内寒，厥气上逆，寒气积于胸中而不泻，不泻则温气去，寒独留，寒独留则血凝泣，血凝泣则脉不通，其脉盛大以涩，故曰寒中。"其治疗方法，《脾胃论》有之。

从中我们也可以看出张仲景治疗"至阳、至阴"的奥妙，即用白虎汤治疗"至阳"时，必须用甘温之品护卫脾土，以免寒气伤之；用四逆辈治疗"至阴"时，必须用血肉有情之品护卫心火，以免其飞越。经曰：相火之下，水气承之；君火之下，阴精承之。这就是说，治相火要用水气，治君火必须用阴精——血肉之品。切记切记！

经脉别论篇第二十一

《素问》共有三篇《别论》，即《素问·阴阳别论》《素问·五脏别论》及本篇《素问·经脉别论》。别者，分辨，区分，不是另外的意思。《素问·阴阳别论》讲"人有四经十二从"，即讲四脏十二经与四时十二月相应的问题，及三阴三阳的发病问题。《素问·五脏别论》讲脏腑功能及独取寸口的问题。《素问·经脉别论》也讲四时五脏阴阳，主讲三阴三阳经脉病变和饮食的运化输布，论饮食运化输布可以与《素问·五脏别论》独取寸口结合看，论三阴三阳经脉病变可以与《素问·阴阳别论》三阴三阳发病结合看。

"食气入胃，散精于肝，淫气于筋。食气入胃，浊气归心，淫精于脉。脉气流经，经气归于肺，肺朝百脉，输精于皮毛。毛脉合精，行气于腑，腑精神明，留于四脏。气归于权衡，权衡以平，气口成寸，以决死生。饮入于胃，游溢精气，上输于脾，脾气散精，上归于肺，通调水道，下输膀胱，水精四布，五经并行。合于四时，五脏阴阳，揆度以为常也。"

我们可以与标本中气理论结合用图54来说明这段经文的意思。

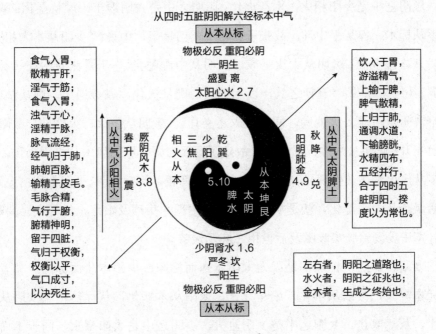

图 54　厥阴阳明从中气示意

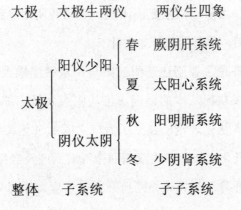

　　少阳本火标阳，太阴本湿标阴，二者本气与标气的阴阳属性相同，标本同气，故二者皆从本化，少阳从本火，太阴从本湿。此湿水与相火在中为太极。少阳之中是厥阴风木，木生火而同气，木从火化。太阴之中是阳明燥金，土生金，燥从湿化。故少阳、太阴之中气，也就从本气而化。无论是生理、病理还是治疗，少阳都从相火论述，太阴都从水湿论述。

　　厥阴之中是少阳相火，木从火化；阳明之中是太阴湿土，燥从湿化；故二者不从标本，都从乎中气。故张子和在《儒门事亲》中说："少阳从本为相火，太阴从本湿上坐；厥阴从中火是家，阳明从中湿是我。"于是张景岳在《类经图翼·经络》中说："五行之气，以木遇火，则从火化，以金遇土，则从湿化，总不离于水流湿，火就燥，同气相求之义耳。"厥阴从中火，火性升，故随阳火而左升；阳明从中湿，湿性降，故随阴湿而右降。厥阴风木从少阳火化，就是多从风火论述其生理、病理及治疗，如《伤寒论》治疗厥阴、少阳都用白虎汤。阳明燥金从太阴湿化，就是从湿土论述其生理、病理及治疗，如《金匮要略》用甘草干姜汤治肺痿咳嗽及后世用二陈汤治咳。

　　太阳、少阴从标从本是因为太阳本寒而标阳，少阴本热而标阴，二者都是标本异气，故或从本化，或从标化。太阳从本寒化，从标热化。少阴从本热化，从标寒化。太阳之中是少阴君火，少阴之中是太阳寒水，同于本而异于标，同于标而异于本，中气与标本有阴阳水火之殊，故标本中气都不同化，二者或从本或从标。太阳心阳主夏而阳极，少阴肾阴主冬而阴极，物极必反，重阳必阴，重阴必阳，故有阴阳标本之化。

　　运气标本中气理论主要阐述三阴三阳与风寒暑湿燥火六气的标本从化关系，从本、从中，或从标从本的原因，可从中医太极三部六经体系图中看得一清二楚。这种标本从化理论，建立了六气之间的气化关系：从本者在太极，湿火即水火在中为气化之本，在中灌溉四旁五脏六腑及经络组织；从中者在两翼，主左右阴阳之升降，左风火相助而升，右燥湿调停而降，如春秋之功效；

从本从标者在上下，主至阳至阴之阴阳转化，主水火既济未济，如冬夏之功效。从而维持着六气运动的自我协调机制。这一理论在《伤寒杂病论》中得到了科学应用。

六气有标本中气之化，必有标本中气之病，故《素问·至真要大论》说："百病之起，有生于本者，有生于标者，有生于中气者，有取本而得者，有取标而得者，有取中气而得者，有取标本而得者，有逆取而得者，有从取而得者。逆，正顺也，若顺，逆也。故曰：知标与本，用之不殆，明知逆顺，正行无问，此之谓也。不知是者，不足以言诊，足以乱经。"可知标本中气在临床中的重要性。其"生于本""生于标""生于中"成了诊察疾病的三原则。

在自然界，太阳是万物阳气的源泉，保证了地球上的基本温度；地球上的水是万物阴气的源泉，保证了地球上的基本湿度（图55）。在人体，少阳相火这一轮红日是人体所有组织阳气的源泉，维持着人体36℃的基本温度；太阴脾水是人体所有组织阴气的源泉，维持了人体基本的津液。从天人相应来看，太阳和水是最根本的，在人体，少阳火和太阴水是最根本的。

营血行脉中，养分吸收：胃肠→门静脉→肝→心→肺（图56）。

卫行脉外

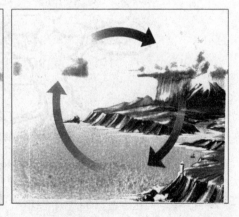

水循环

THE WATER CYCLE

水覆盖着地球表面积的70%以上。太阳的热量使海洋、地面、湖泊、河流、植物的水分蒸发。水蒸气上升冷却后再凝结成水珠变成云。云又变成了雨或雪，重新流回河流湖泊。有时雨雪被地下岩层吸收。最终，这些水又回到大海，完成了循环。

图55　水循环示意

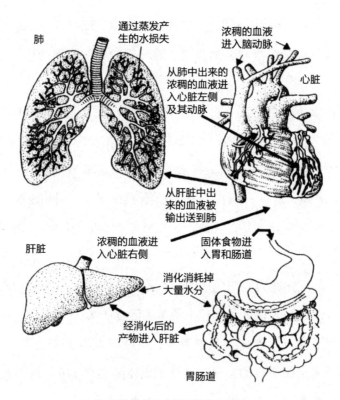

图 56　营养在内脏间转化的过程

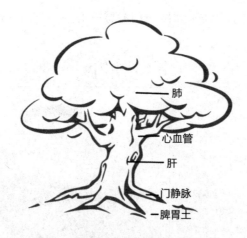

图 57　春夏肝心阳气上升形体结构示意

　　图 57 是春夏肝心阳气上升的形体结构。我们的祖先很聪明，把肝系形容

为一棵树，树扎根于土中（脾胃土），通过树根（门静脉）把土中的营养吸收

到树干——肝，然后由导管——心血管输送到树叶——肺，在树叶发生光合作用（由肺吸入四时五气，不只是氧气）产生营养再输送到全身（变为动脉血输送到全身）。这一比喻非常形象，也就是所谓"验于天者，必有验于人"。

在这里讲了营卫二气的运行问题，《黄帝内经》有《灵枢·卫气行》《灵枢·卫气》《灵枢·卫气失常》《灵枢·营气》《灵枢·五十营》《灵枢·营卫生会》等多篇论述。如《灵枢·邪客》说："营气者，泌其津液，注之于脉，化以为血，以荣四末，内注五脏六腑，以应刻数焉。卫气者，出其悍气之慓疾，而先行于四末分肉皮肤之间，而不休者也。昼日行于阳，夜行于阴，常从足少阴之分间，行于五脏六腑。"

《灵枢·营卫生会》说："营在脉中，卫在脉外，营周不休，五十而复大会，阴阳相贯，如环无端。"

《灵枢·卫气》说："其气内干五脏，而外络肢节。其浮气不循经者，为卫气。其精气之行于经者，为营气。阴阳相随，外内相贯，如环之无端。"

《灵枢·胀论》说："卫气之在身也，常然并脉，循分肉。行有逆顺，阴阳相随，乃得天和。五脏更始，四时循序，五谷乃化。"

《黄帝内经》认为，营卫的运行与太阳、月亮、地球的相对运动有关。如《灵枢·岁露》说："乘年之衰，逢月之空，失时之和……是为三虚……逢年之盛，遇月之满，得时之和……命曰三实。"

年指太阳运动，月指月亮运动。如《素问·八正神明论》说："法天则地，合以天光……凡刺之法，必候日月星辰四时八正之气，气定，乃刺之。是故天温日明，则人血淖液，而卫气浮，故血易泻，气易行；天寒日阴，则人血凝泣，而卫气沉。月始生，则血气始精，卫气始行；月郭满，则血气实，肌肉坚；月郭空，则肌肉减，经络虚，卫气去，形独居。是以因天时而调血气也。是以天寒无刺，天温无疑，月生无泻，月满无补，月郭空无治，是谓得时而调之。因天之序，盛虚之时，移光定位，正立而待之。故曰：月生而泻，是谓脏虚；月满而补，血气扬溢，络有留血，命曰重实；月郭空而治，是谓乱经。阴阳相错，真邪不别，沉以留止，外虚内乱，淫邪乃起。"

"……其法星辰者……先知日之寒温，月之虚盛，以候气之浮沉，而调于身，观其立有验也……以日之寒温，月之虚盛，四时气之浮沉，参伍相合而调之……"

由此可知，经络的衰旺是受太阳运动的影响，是子午流注取穴的标准；而血液的运行受月亮的影响，是补泻的准则。至于营卫运行的详细情况，请参看《中医运气学解秘》《医易生命科学》等书。

脏气法时论篇第二十二

"脏气法时"理论是《黄帝内经》最基本的核心内容，贯穿《黄帝内经》始终，其生理、病理、治疗及养生无不以脏气法时理论为依托。所以本篇提出"合人形以法四时五行而治"的命题。

"肝主春，足厥阴少阳主治。其日甲乙。肝苦急，急食甘以缓之。

心主夏，手少阴太阳主治。其日丙丁。心苦缓，急食酸以收之。

脾主长夏，足太阴阳明主治。其日戊己。脾苦湿，急食苦以燥之。

肺主秋，手太阴阳明主治。其日庚辛。肺苦气上逆，急食苦以泄之。

肾主冬，足少阴太阳主治。其日壬癸。肾苦燥，急食辛以润之，开腠理，致津液通气也。"

五脏不但配四时，《素问·金匮真言论》等篇还讲到五脏配四方，即东方肝、南方心、西方肺、北方肾、中央脾。这里的天干不仅代表方向，也代表的是日期。春夏秋冬四季是太阳年周期。

"病在肝，愈于夏，夏不愈，甚于秋，秋不死，持于冬，起于春。禁当风。肝病者，愈在丙丁，丙丁不愈，加于庚辛，庚辛不死，持于壬癸，起于甲乙。肝病者，平旦慧，下晡甚，夜半静。肝欲散，急食辛以散之，用辛补之，酸泻之。（图 58）

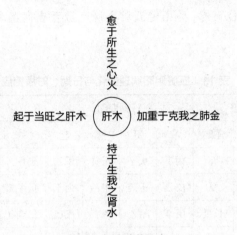

愈于所生之心火

起于当旺之肝木　肝木　加重于克我之肺金

持于生我之肾水

图 58　肝木病传示意

病在心，愈在长夏，长夏不愈，甚于冬，冬不死，持于春，起于夏。禁温食热衣。心病者，愈在戊己，戊己不愈，加于壬癸，壬癸不死，持于甲乙，起于丙丁。心病者，日中慧，夜半甚，平旦静。心欲耎，急食咸以耎之；用咸补之，甘泻之。

病在脾，愈在秋，秋不愈，甚于春，春不死，持于夏，起于长夏。禁温食饱食，湿地濡衣。脾病者愈在庚辛，庚辛不愈，加于甲乙，甲乙不死，持于丙丁，起于戊己。脾病者，日昳慧，日出甚，下晡静。脾欲缓，急食甘以缓之，用苦泻之，甘补之。

病在肺，愈于冬，冬不愈，甚于夏，夏不死，持于长夏，起于秋。禁寒饮食寒衣。肺病者，愈在壬癸，壬癸不愈，加于丙丁，丙丁不死，持于戊己，起于庚辛。肺病者，下晡慧，日中甚，夜半静。肺欲收，急食酸以收之，用酸补之，辛泻之。

病在肾，愈在春，春不愈，甚于长夏，长夏不死，持于秋，起于冬。禁犯焠（火矣）热食温炙衣。肾病者，愈在甲乙，甲乙不愈，甚于戊己，戊己不死，持于庚辛，起于壬癸。肾病者，夜半慧，四季甚，下晡静。肾欲坚，急食苦以坚之，用苦补之，咸泻之。

夫邪气之客于身也。以胜相加，至其所生而愈，至其所不胜而甚，至于所生而持，自得其位而起；必先定五脏之脉，乃可言间甚之时，死生之期也。"（表11、表12）

表11　五脏阴阳病理变化与日期、时辰相应

阴　阳	五　脏			日程变动				昼夜变动
	名称	属性	主时	愈	甚	持	起	慧 甚 静
阳	肝	木	春	丙丁	庚辛	壬癸	甲乙	平旦（卯）下晡（酉戌）夜半
	心	火	夏	戊己	壬癸	甲乙	丙丁	日中 夜半 平旦（辰）
阴阳交	脾	土	长夏	庚辛	甲乙	丙丁	戊己	日昳（未）日出 下晡
阴	肺	金	秋	壬癸	丙丁	戊己	庚辛	下晡 日中 夜半
	肾	水	冬	甲乙	戊己	庚辛	壬癸	夜半 四季 下晡

表12　五脏阴阳病理变化与四时阴阳相应

阴　阳	五　脏					四时病理变化				四时病理变化的关键时辰	
	名称	属性	主时	应气	本气	愈	甚	持	起	冬	夏
阳	肝	木	春	生	风	夏	秋	冬	春	日入（申）	早食（寅）
	心	火	夏	长	火	长夏	冬	春	夏	夜半（子）	日中（午）
阴阳交	脾	土	长夏	化	湿	秋	春	夏	长夏	人定（戌）	晏食（戌）
阴	肺	金	秋	收	燥	冬	夏	长夏	秋	日入（申）	日出（寅）
	肾	水	冬	藏	寒	春	长夏	秋	冬	大晨（辰）	晏晡（戌）

五脏病愈于它所生的时日，如木生火，肝病到夏天或丙丁火日就会痊愈。

五脏病加重于克它的时日，如金克木，肝病到秋天或庚辛金日就会加重。

五脏病持于生它的时日，如水生木，肝病持于冬天或壬癸水日。

五脏病起于自旺的时日，如木旺于春，肝病到春天或甲乙木日就会向好

趋势转化。

其他脏腑依次类推。以上讲的是五脏与四时五气的关系。

平旦、日中、下晡、夜半是太阳日周期。

这种传变方式在《素问·标本病传论》有记载。

"夫病传者心病，先心痛，一日而咳，三日胁支痛，五日闭塞不通，身痛体重，三日不已则死。冬夜半，夏日中。"

按：以胜相加，一日心火克肺金，三日肺金克肝木，五日肝木克脾土。心病，冬天死于夜半水胜克火时，夏天死于中午火旺时。

"肺病喘咳，三日而胁支满痛，一日身重体痛，五日而胀，十日不已死。冬日入，夏日出。"

按：以胜相加，三日肺金克肝木，五日肝木克脾土。冬天日入在申，夏天日出在寅，寅申为少阳相火而克肺金。

"肝病头目眩胁支满，三日体重身痛，五日而胀，三日腰脊少腹痛胫酸，三日不已死。冬日入，夏早食。"

按：以胜相加，三日肝木克脾土，五日肝木克胃，脾土克肾水则腰脊少腹痛。冬天日入在申，夏天早食在卯。

"脾病身痛体重，一日而胀，二日少腹腰脊痛，胫酸，三日背䯏（同膂）筋痛，小便闭，十日不已死。冬人定，夏晏食。"

按：以胜相加，一日传胃而腹胀，二日脾土克肾水，三日传入膀胱。冬天人定在戌，夏天晏食在戌。

"肾病少腹腰脊痛骱酸，三日背䯏筋痛，小便闭，三日腹胀，三日两胁支痛，三日不已死。冬大晨，夏晏晡。"

按：三日传入膀胱，肾为胃关，肾病二阴不利则胃胀，母病及子则传肝病。冬天大晨在辰，夏天晏晡在戌。

"胃病胀满，五日少腹腰脊痛骱酸，三日背䯏筋痛，小便闭，五日身体重，六日不已死。冬夜半后，夏日昳。"

按：五日胃土克肾水，三日传膀胱，五日水湿潴留则身体重。冬天夜半后在丑，夏天日昳在未。

"膀胱病，小便闭，五日少腹胀，腰脊痛骱酸，一日腹胀，一日身体痛，二日不已死。冬鸡鸣，夏下晡。"

按：肾与膀胱病，水湿潴留所致。冬天鸡鸣在卯，夏天下晡在酉戌。

"肝色青，宜食甘。粳米、牛肉、枣、葵皆甘。心色赤，宜食酸。小豆、犬肉、李、韭皆酸。肺色白，宜食苦。麦、羊肉、杏、薤皆苦。脾色黄，宜食咸。大豆、猪肉、栗、藿皆咸。肾色黑，宜食辛。黄黍、鸡肉、桃、葱皆辛。辛散、酸收、甘缓、苦坚、咸软。毒药攻邪。五谷为食。五果为助。五畜为益。五菜为充。气味合而服之，以补精益气。"

这要和《素问·宣明五气》五味所入及《素问·生气通天论》五味太过伤五脏结合起来看。《素问·宣明五气》说："五味所入：酸入肝，辛入肺，苦入心，咸入肾，甘入脾，是谓五入。"

《素问·生气通天论》说："阴之所生，本在五味。阴之五宫，伤在五味，是故味过于酸，肝气以津，脾气乃绝；味过于咸，大骨气劳，短肌，心气抑；味过于甘，心气喘满，色黑，肾气不衡；味过于苦，脾气不濡，胃气乃厚；味过于辛，筋脉沮弛，精神乃央。是故谨和五味，骨正筋柔，气血以流，腠理以密，如是则骨气以精，谨道如法，长有天命。"

合参之，自得五味之妙。"脏气法时"不是一句空话，也不是简单的某脏对应某时。这个"时"，是时空的时，包含空间在内。有一个万物体质在里面。

《尚书·尧典》说："若稽古，帝尧曰放勋，钦明文思安安，允恭克让，光被四表……百姓昭明，协和万邦。黎民于变时雍。乃命羲和，钦若昊天，历象日月星辰，敬授人时。分命羲仲，宅嵎夷，曰旸谷，寅宾出日，平秩东作，日中星鸟，以殷仲春，厥民析，鸟兽孳尾。申命羲叔，宅南交，平秩南讹，敬致，日永星火，以正仲夏，厥民因，鸟兽希革。分命和仲，宅西，曰昧谷，寅饯纳日，平秩西成，宵中星虚，以殷仲秋，厥民夷，鸟兽毛毷。申命和叔，宅朔方，曰幽都，平在朔易，日短星昴，以正仲冬，厥民懊，鸟兽氄毛。帝曰：咨，汝羲暨和。期三百有六旬有六日，以闰月定四时成岁。允厘百工，庶绩咸熙。"应劭注："黎，众也。时，是也。雍，和也。言众民于是变化，用是大和也。"①言民众依时而变，用时大和。《说文》："时，四时也。从日，寺声。旹，古文时，从之、日。"《尔雅·释诂》："时，是也。"《说文》："是，直也。从日、正。昰，籀文是，从古文正。"段玉裁《说文解字注》："《释诂》曰：时，是也。此时之本义。言时则无有不是者也。"都从"日"，可知"时"当以太阳为本，从天道。其古文从"之"取象，兼表音义，"之"符取象于前行之足趾之形，本义为"进也，往也"（《玉篇》）。故从日从之的古文"时"字，其取象意义仍不外是太阳运行之象。甲骨文"时"字与《说文解字》所收古文若合符契：旹。日本国语中"时"字本义被理解为"太阳之推移"，皆资符验。②讲天道莫过于《周易》，《象传》对天道规律的论述是完备的，如《乾·象》："大哉乾元，万物资始，乃统天……大明终始，六位时成，时乘六龙以御天。"而大明为日，即乾为日。"古人心目中的天不是别的，就是太阳。"讲乾"统天"，实际上是讲太阳统天。古人认为的太阳是天——宇宙的统治中心，宇宙的主宰者，控制着天道的变化，主宰着自然界万物的生存死亡。太阳在宇宙间永远无止息周而复始地运动着，故《象传》说"天行健"。天即太阳。健，强壮有力而不知疲倦。太阳强壮有力，不知疲倦的无休止地在做周而复始的运动，故曰"大明终始"。太阳一个回归年的运动，分为六个发展阶段，故曰"大明终始，六位时成，时乘六龙以御天。"

《贲·象》："观乎天文，以察时变。"

《豫·象》："天地以顺动，故日月不过，而四时不忒。"

---

① 孙星衍：《尚书今古文注疏》。
② 臧克和：《说文解字的文化说解》第204—205页，湖北人民出版社，1994年。

《临·彖》："大亨以正，天之道也。"

《观·彖》："观天之神道，而四时不忒。"

《节·彖》："天地节，而四时成。"

《革·彖》："天地革，而四时成。"

《剥·彖》："消息盈虚，天行也。"

《丰·彖》："日中则昃，月盈则食，天地盈虚，与时消息。"

《损·彖》："损益盈虚，与时偕行。"

《艮·彖》："时止则止，时行则行，动静不失其时，其道光明。"

《恒·彖》："天地之道恒久而不已也。利有攸往，终则有始也。日月得天而能久照，四时变化而能久成。"

《咸·彖》："天地咸，而万物化生……观其所感，而天地万物之情可见矣。"

《益·彖》："天施地生，其益无方。凡益之道，与时偕行。"

《姤·彖》："天地相遇，品物咸章也。刚遇中正，天下大行也。"

《颐·彖》："天地养万物。"

《谦·彖》："天道下济而光明，地道卑而上行。天道亏盈而益谦，地道变盈而流谦。"

《复·彖》："反复其道，七日来复，天行也。复，其见天地之心乎。"

《蛊·彖》："终则有始，天行也。"

《泰·彖》："天地交而万物通也。"

《否·彖》："天地不交而万物不通也。"

《归妹·彖》："归妹，天地之大义也。天地不交，而万物不兴。"

《睽·彖》："天地睽而其事同也。"

《解·彖》："天地解而雷雨作。雷雨作，而百果草木皆甲拆。"

《坤·彖》："至哉坤元，万物资生，乃顺承天。坤厚载物，德合无疆。"

观察太阳运动的一个重要内容是正日的古文时，即日中，《周易》也多有论述。"观象授时"的思想以"治历明时",治历就是为了察时变,所以孔子在《易传》中特别重"时"。清代易学家惠栋曾对此做过深入研究,并著《易汉学·易尚时中说》一文加以研究,他说:"《易》道深矣,一言一蔽之曰'时、中'。孔子作《彖传》言'时'者二十卦,言'中'者三十三卦;《象传》言中者三十卦。其言'时'也,有所谓时者,时行者,时成者,时变者,时用者,时义者。其言'中'也,有所谓中者,正中者,中正者,大中者,中道者,中行者,行中者,刚中柔中者……盖时者,单一卦所取之义而言之也;中者,单一爻所适之位而言之也。时无定,而位有定,故《象》言中,不言时。然六位又谓之六虚,唯爻适变,则爻之中,亦无定也。位之中者,唯二与五,汉儒谓之'中和',扬子《法言》曰:'立政鼓众,莫尚于中和。'《太玄》曰:中和,莫尚于五。故《象传》,凡言中者,皆指二、五,二尚柔中,五尚刚中……二与四同功而二多誉,三与五同功而五多功,以其中也……愚谓孔予晚而好《易》;读之韦编三绝而为之《传》,盖深有味于六十四卦、三百八十四爻'时中'之义,故于《彖》《象》二传言之重,词之复。子思作《中庸》述孔子之意:'君子而时中。'孟子亦曰:'孔子圣之时,夫执中之训,肇于中天。''时中'之义,明于孔子,乃尧舜以来相传之心法也。……知"时中"之义,基于《易》也思过半矣。"①

"时中"是《象传》解说易卦天道自然规律的核心思想。下面将《象传》"时"论列次如下。

《乾·彖》:"大明终始,六位时成,时乘六龙以御天。"

《蒙·彖》:"以亨行,时中也。"

《观·彖》:"观天之神道,而四时不忒。"

《大有·彖》:"应乎天而时行。"

《豫·彖》:"豫之时义大矣哉厂。"

---

① 惠栋:《易汉学》第62—63页,上海古籍出版社,1990年。

《随·彖》："天下随时，随之时义大矣哉！"

《贲·彖》："观乎天文，以察时变。"

《颐·彖》："颐之时义大矣哉！"

《大过·彖》："大过之时大矣哉！"

《坎·彖》："险之时用大矣哉！"

《恒·彖》："四时变化而能久成。"

《遁·彖》："刚当位而应，与时行也……遁之时义大矣哉！"

《暌·彖》："暌之时用大矣哉！"

《蹇·彖》："蹇之时用大矣哉！"

《解·彖》："解之时大矣哉！"

《损·彖》："二簋应有时，损刚益柔有时；损益盈虚，与时偕行。"

《益·彖》："凡益之道，与时偕行。"

《姤·彖》："姤之时义大矣哉！"

《升·彖》："柔以时升。"

《革·彖》："天地革而四时成……革之时大矣哉！"

《艮·彖》："时止则止，时行则行，动静不失其时。"

《丰·彖》："天地盈虚，与时消息。"

《旅·彖》："旅之时义大矣哉！"

《节·彖》："天地节而四时成。"

《大过·彖》："过以利贞，与时行也。"

《周易》重"时"，吕绍纲统计《周易》"时"字凡 53 见，《易传》"时"字凡 59 见①，而《彖传》中"时"字就见 32 次之多，足见对"时"的重视程度之大。由于"时"的问题在《周易》中占有相当突出的地位，故历代研究

---

① 吕绍纲：《周易阐微》第 166 页、281 页，吉林大学出版社，1990 年。

易学的人都非常注意这个问题,高见卓识时有鸣世。如苏渊雷先生解释"时"义有三:一曰天时,言天行有时,丝毫不爽;一曰人时,言进德修业,贵及时也,唯在观变明察;一曰事物的发展变化程序与要素。[①]而黄庆萱在《<周易>时观初探》一文中则概括地说:"《周易》言'时'凡六十次。归纳其内容,于时间之知解,主由'观天''察时'而'明时';于时间之运用,主由'待时''与时偕行'中'趣时',以'不失时'为最低限度。"[②]

此言甚是中肯!完全符合《象传》解释卦历的精神。《象传》解说卦爻获取时间观念的主要来源有四。

一是"观天文""察时变"的方法。这是一种简易的观察,用肉眼直观天象,及昼夜、四时变化,但准确性差。

二是"与时消息盈虚"观察阴阳二气的变化,即观察气候的方法。春夏阳长阴消,秋冬阴长阳消。

三是"天地养万物",万物"应乎天而时行"。大有即大丰收。是观察物候。

四是用原始天文测量仪——立杆测影的科学实验方法。这是观卦的卦义,详见后文观卦解。用立杆测影法测度一个太阳回归年的长度,发现了"反复其道""终则有始"的循环运动规律。由此可知,《象传》所强调的"时间"观念,乃是从一个太阳回归年"四时运转""日月往来""寒暑交替"所给予人的一种"流动的时序"观。

林丽真说:"它的特征可就两方面加以把握:一方面是就盈虚消长与流动变化处,以言时间的'变易性'特质;另一方面则是就此消长流变的轮替流程与自然理序,以言时间的'不易性'原则。故依《贲卦·象传》所见者,是'时变';而依《观卦·象传》所见者,则是'四时不忒'。此在《易传》述及日月、

① 苏渊雷:《易通》第104—108页,上海书店,1991年。
② 引自林丽真:《〈周易〉"时""位"观念的特征及其发展方向》,载《周易研究》第12页,1993年第4期。

四时所呈现的'时间'征象，几乎不脱此二端。"[1]

林氏进而指出，言时间的"变易性"，除了强调"变动"的特性之外，显然在"变动"义中还蕴含着相当鲜明的"生生、刚健、不息"之义。因为"变动"本身，往往使人体察到一股生生不息的刚健精神。如《乾·彖》说"万物资始""品物流行"，《坤·彖》说"万物资生"，《泰·彖》说"天地交而万物通"。后世儒者，则每多喜从此处申论其宇宙、人生哲学。至若言时间的"不易性"，除了强调"时序"的观念外，更据"天地以顺动""四时变化""损益盈虚，与时偕行"，抽绎出一种"盈虚消长""无往不复""反复其道""终则有始"的流动规律。

"脏气"法"时"就是为了尊天道，因为天道能生万物，天之大德就是生生不息。又因为其在不停地变动，随着时间的变移，便产生了空间的变化，而生生出不同的生物，产生出形态各异的体质，这才是"脏气法时"的核心内容。只有法时的医学思想才是正确的，所以本篇才提出"合人形以法四时五行而治"的命题。

血气形志篇第二十四

"夫人之常数，太阳常多血少气，少阳常少血多气，阳明常多气多血，少阴常少血多气，厥阴常多血少气，太阴常多气少血，此天之常数。"

"凡治病必先去其血，乃去其所苦，伺之所欲，然后泻有余补不足。"

"刺阳明，出血气；刺太阳，出血恶气；刺少阳，出气恶血；刺太阴，出气恶血；刺少阴，出气恶血；刺厥阴，出血恶气也。"

关于三部六经气血多少，《素问》和《灵枢》都有记载，但内容有出入。

---

[1]　引自林丽真：《〈周易〉'时''位'观念的特征及其发展方向》，载《周易研究》第 12 页，1993 年第 4 期。

现以《素问·血气形志》的记载常数列表于下（表13）。

表13　三部六经气血多少和针刺原则

分　部	分　经	气血多少	针刺原则
表部	太阳	多血少气	刺太阳，出血恶气
	厥阴	多血少气	刺厥阴，出血恶气
里部	阳明	多血多气	刺阳明，出血气
	少阴	少血多气	刺少阴，出气恶血
表里相合太极部	少阳	少血多气	刺少阳，出气恶血
	太阴	少血多气	刺太阴，出气恶血

表为阳，阳气其性升散，阳根于阴，阴为阳之守，故表部多阴血以守阳。里为阴，阴气其性静，阴靠气的推动而行，故里部多气以鼓阴。表里合部多气少血。总体来看，气多于血，所谓人活一口气，"气者，人之根本也"（《难经·八难》）。在治疗上，多血者可放血，多气者可出气。

"形乐志苦，病生于脉，治之以灸刺；形乐志乐，病生于肉，治之以针石；形苦志乐，病生于筋，治之以熨引；形苦志苦，病生于咽嗌，治之以百药；形数惊恐，经络不通，病生于不仁，治之以按摩醪药。"

五种形志有五种不同的治疗方法，现在的临床医生很少有这样分辨的，应引起我们的重视。这多属于问诊范围，问其工作情况及心情。

宝命全形论篇第二十五

"人以天地之气生，四时之法成……夫人生于地，悬命于天，天地合气，命之曰人。人能应四时者，天地为之父母。"

天人相应，这是《黄帝内经》的一贯思想。"天地合气"就是《素问·六节藏象论》说的"天食人以五气，地食人以五味"之合，这是天地遗传给我们的第二生命，称之为后天，是无形的。父母遗传给我们的是第一生命，称之为先天，是有形的。如《灵枢·本神》说："生之来，谓之精。两精相搏，谓之神。"《灵枢·决气》说："两神相搏，合而成形，常先身生，是谓精。"先天有形生命体的指挥司令部是人体的大脑，后天无形生命体的指挥司令部是人体的腹脑——黄庭太极，协调两脑的是任督二脉形成的小周天功。可参看《医易生命科学》[①]一书。

父母精合成为人的第一生命，这是生命的基础，只有基础生命是不能存活的，必须还要有天地遗传给我们的生命体的加入才能活命，用《老子》的话说就是"三生万物"，即父、母、自然三合为一。用佛家的话说就是三缘和合，即在父母给的这个生命体上加入灵魂。虽说法不同，但道理是一个（图59）。

《老子》的"道生一，一生二，二生三，三生万物"及孔子《易传》的"易有太极，是生两仪，两仪生四象，四象生八卦"，是中国传统文化讲述的自然界繁殖演化规律，有起源，有结合，有繁衍。

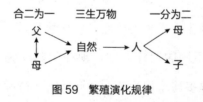

图 59　繁殖演化规律

而这个第三者的加入，却是人体生命之根本。如《素问·生气通天论》说："自古通天者，生之本，本于阴阳，天地之间、六合之内。其气九州，九窍、五脏、十二节，皆通乎天气。其生五，其气三，数犯此者，则邪气伤人，此寿命之本也。"这里说得很清楚，"通天"乃是人"生之本"，才是"寿命之本"，这个本是本

---

① 田合禄：《医易生命科学》，山西科学技术出版社，2007 年。

于"天地之间、六合之内"的阴阳；这个阴阳通于人体的"九窍、五脏、十二节"，天人相应。所以《素问·四气调神大论》说："阴阳四时者，万物之终始也，死生之本也，逆之则灾害生，从之则苛疾不起，是谓得道。道者，圣人行之，愚者佩之。从阴阳则生，逆之则死，从之则治，逆之则乱，反顺为逆，是谓内格。"违背了天地四时阴阳就生病了，顺从天地四时阴阳是生存的根本，就不会生病，"是谓得道"。道就是规律、法则，掌握了这个规律、法则，就是得到了。要想掌握这个规律、法则，就必须学习天文、历法。

"一曰治神，二曰知养身，三曰知毒药为真，四曰制砭石小大，五曰知腑脏血气之诊，五法俱立，各有所先……凡刺之真，必先治神，五脏已定，九候已备，后乃存针。"

"治神"即《素问·刺法论》说的"全神养真"之法，刺原穴。遵照《素问·四气调神大论》《素问·脏气法时论》之法，按时养生，接受"天食人以五气"以养身。"知毒药"就是接受"地食人以五味"的性味，知五脏系统对药物性味的宜禁。"制砭石小大"以九针代之。《素问·血气形志》《素问·五脏别论》《素问·脏气法时论》等诸多篇经文都讲到了"腑脏血气之诊"。

八正神明论篇第二十六

"八正"，指四时八节。"神明"，指四时的阴阳变化。

"凡刺之法，必候日月星辰四时八正之气，气定乃刺之。是故天温日明，则人血淖液而卫气浮，故血易泻，气易行；天寒日阴则人血凝泣而卫气沉。月始生则血气始精，卫气始行；月郭满则血气实，肌肉坚；月郭空则肌肉减，经络虚，卫气去，形独居。是以因天时而调血气也。是以天寒无刺，天温无疑，月生无泻，月满无补，月郭空无治，是谓得时而调之。因天之序，盛虚之时，移光定位，正立而待之。故曰：月生而泻，是谓脏虚；月满而补，血气扬溢，络有留血，命曰重实；月郭空而治，是谓乱经。阴阳相错，真邪不别，沉以留止，外虚内乱，淫邪乃起……星辰者，所以制日月之行也；八正者，所以候八风之虚邪，以时至者也；四时者，所以分春秋冬夏之气所在，以时调之也八正之虚邪而避之勿犯也。以身之虚而逢天之虚，两虚相感，其气至骨，入则伤五脏，工候救之，弗能伤也，故曰天忌不可不知也。"

针刺做到天人相应的重点在于日月的运行。太阳的运行有春温夏热秋凉冬寒之分，或一日四时之分，"天温日明，则人血淖液而卫气浮，故血易泻，气易行；天寒日阴则人血凝泣而卫气沉。"月亮的运行有初一、十五之别，"月始生则血气始精，卫气始行；月郭满则血气实，肌肉坚；月郭空则肌肉减，经络虚，卫气去，形独居。"特别是《素问·血气形志》言针刺出血、出气的方法，最要注意。日月而补泻即"泻必用方，方者，以气方盛也，以月方满也，以日方温也，以身方定也，以息方吸而内针，乃复候其方吸而转针，乃复候其方呼而徐引针，故曰泻必用方，其气乃行焉。补必用圆，圆者行也，行者移也，刺必中其荣，复以吸排针也。故圆与方非针也。"今日针灸医生有几人能遵照行之？通晓此理才能提高针灸疗效。从月体纳甲理论说，望月在甲，朔月在乙，从初一到十五针刺穴位日增，从十六到三十针刺穴位日减，所以《针灸甲乙经》之名即源于此。

"逢天之虚"，一指初一月郭空之时，二指天寒之时。身虚，指营卫气血虚。天人两虚，邪气可以侵袭筋骨，进一步伤及五脏。如果是懂得五运六气以掌握气候变化的医生去治这类病，就不会伤及病人。所以五运六气所讲的天时的宜忌不可不知。因此，治病要"以日之寒温，月之虚盛，四时气之浮沉，参伍相合而调之。""先知日之寒温，月之虚盛，以候气之浮沉，而调之于身，观其立有验也。"《素问·离合真邪论》也说："天地温和，则经水安静；天寒地冻，则经水凝泣；天暑地热，则经水沸溢，卒风暴起，则经水波涌而陇起。夫邪之入于脉也，寒则血凝泣，暑则气淖泽，虚邪因而入客，亦如经水之得风也，经之动脉，其至也，亦时陇起，其行于脉中，循循然。"

这种因天序而治的观念贯穿在《伤寒论》之中，如《伤寒论》六经欲解时即是，从六经欲解图可以看出阳仪和阴仪的情况，从丑到未欲解时按次序排列着厥阴、少阳、太阳阳仪三经，从申到寅欲解时按次序排列着阳明、太阴、少阴阴仪三经。张仲景六经欲解时是从一日十二时辰说的，若从一年来说，就是从大寒、立春到大暑、立秋上半年为阳仪三经欲解时，从大暑、立秋到大寒、立春下半年为阴仪三经欲解时。

六经欲解时排列次序图解（图见前文）。

一日十二时辰

阳仪：丑到未——厥阴、少阳、太阳阳仪三经。

阴仪：申到寅——阳明、太阴、少阴阴仪三经。

时间的配应

厥阴	少阳	太阳	阳明	太阴	少阴
1—7点	3—9点	9—15点	15—21点	21—3点	23—5点
丑寅卯	寅卯辰	巳午未	申酉戌	亥子丑	子丑寅
寅为主	卯为主	午为主	酉为主	子为主	丑为主
卯最旺	辰最旺	未最旺	戌最旺	丑最旺	寅最旺

一年节气

阳仪：从大寒、立春到大暑、立秋上半年为三经。

阴仪：从大暑、立秋到大寒、立春下半年为三经。

由此不难看出，六经在一日或一年的排列次序如下。

厥阴→少阳→太阳→阳明→太阴→少阴。

少阳对应寅卯辰春天三个月，说明是少阳阳气不足，得到春天阳气之助才欲解。太阳对应巳午未夏天三个月，说明是太阳阳气不足，得到夏天阳气之助才欲解，而心主夏，所以是心主太阳，不是膀胱主太阳。阳明对应申酉戌秋天三个月，说明是阳明阴气不足，得到秋天阴气之助才欲解，所以是肺主阳明，不是胃主阳明。对应冬天亥子丑三个月的是太阴，不是少阴，故曰太阴其"脏寒"。而少阴、厥阴只是穿插在太阴和少阳所主时之中，不独主于时，不可不知。

通评虚实论篇第二十八

"气逆者，足寒也。"

气逆，是上实下虚，多是肝气上逆而肺失肃降，己亥年（如辛巳、辛亥、乙巳、乙亥、己巳、己亥）和寅申年（如壬寅、壬申、戊寅、戊申）出生的人多有此症。气逆还可以导致如下病症："黄疸、暴痛、癫狂、厥狂，久逆之所生也。五脏不平，六腑闭塞之所生也。头痛耳鸣，九窍不利，肠胃之所生也。"久逆上实，肝郁逆上，故生"黄疸、暴痛、癫狂、厥狂"。"六腑闭塞"是天气——肺气不降、肝气上逆所致，故生五脏不平、头痛耳鸣，九窍不利等病，甚至导致"隔塞闭绝，上下不通，则暴忧之病也。暴厥而聋，偏塞闭不通，内气暴薄也"等病的发生。

太阴阳明论篇第二十九

"帝曰：脾病而四肢不用何也？岐伯曰：四肢皆禀气于胃而不得至经，必因于脾乃得禀也。今脾病不能为胃行其津液，四肢不得禀水谷气，气日以衰，脉道不利，筋骨肌肉，皆无气以生，故不用焉。

帝曰：脾不主时何也？岐伯曰：脾者土也。治中央，常以四时长四脏，各十八日寄治，不得独主于时也。脾脏者常着胃土之精也。土者生万物而法天地，故上下至头足不得主时也。

帝曰：脾与肾以膜相连耳，而能为之行其津液何也？岐伯曰：足太阴者三阴也，其脉贯胃，属脾，络溢，故太阴为之行气于三阴。阳明者表也，五脏六腑之海也，亦为之行气于三阳。脏腑各因其经而受气于阳明，故为胃行其津液。四肢不得禀水谷气，日以益衰，阴道不利，筋骨肌肉，无气以生，故不用焉。"

脾胃主四肢，四肢无胃气之养则萎废不用，是太阴病，也应属于"四逆"的范围，人无胃气曰逆，四肢无胃气非四逆乎？故《伤寒论》说太阴病要用四逆汤辈。

热论篇第三十一

【题解】

经文明确指出"今夫热病者，皆伤寒之类也……人之伤于寒也，则为病热"，先从外感"天之阴阳"六淫讲，产生"发热"症状的病因是伤于寒邪。后从"人中之阴阳"讲，人伤于寒邪则产生发热症状，以患者自我感觉为主，故名"热论"。所谓"伤寒之类"，就不是单指寒邪，应包括所有阴性邪气在内，如燥湿，燥是秋凉之气，谓之次寒；湿为阴邪，易伤阳气，就是说寒燥湿属于"伤寒之类"，属于广义伤寒范畴，并不包括新感温病。

外感六淫，举感受寒邪为例，因寒邪最能伤人阳气，阳亡则死。《素问·皮部论》说："百病之始生也，必先中于皮毛，邪中之则腠理开，开则入客于络脉，留而不去，传入于经，留而不去，传入于腑，廪于肠胃。邪之始入于皮也，泝然起毫毛，开腠理；其入于络也，则络脉盛色变；其入客于经也，则感虚乃陷下；其留于筋骨之间，寒多则筋挛骨痛，热多则筋弛骨消，肉烁䐃破，毛直而败。帝曰：夫子言皮之十二部，其生病皆何如？岐伯曰：皮者脉之部也，邪客于皮则腠理开，开则邪入客于络脉，络脉满则注于经脉，经脉满则入舍于腑脏也。"《灵枢·刺节真邪》云："虚邪之中人也，洒淅动形，起毫毛而发腠理……与卫气相搏，阳胜者则为热，阴胜者则为寒。"张仲景在《金匮要略·脏腑经络先后病》中概括说："千般灾难，不越三条：一者，经络受邪入脏腑……为外皮肤所中也。"于此可知，《黄帝内经》将外感六淫病的发病过程划分为皮毛→经络→脏腑三个阶段，皮毛、经络阶段在皮、肌肉、脉、筋、骨五体内，经络是联系皮毛和脏腑的通道，故《素问·阴阳应象大论》说："天之邪气，感则害人五脏。"故《素问·热论》的伤寒病有皮表证、经络证、脏腑证。

《素问·调经论》说："上焦不通利，则皮肤致密，腠理闭塞，玄府不通，卫气不得泄越，故外热。"《素问·玉机真脏论》说："风寒客于人，使人毫毛毕直，皮肤闭而为热，当是之时，可汗而发也。"《灵枢·五变》说："余闻百疾之始期也，必生于风雨寒暑，循毫毛而入腠理。"经文明确指出，热病的病机是皮毛腠理闭塞卫阳怫郁产生的，不是寒邪化热。《黄帝内经》所讲"热病"是外感寒邪之热病，包括"伤寒之类"新感、伏邪引起的所有热病，并不包括新感温病。

春伤于风，邪气留连，乃为洞泄。

夏伤于暑，秋为痎疟。

秋伤于湿，上逆而咳，发为痿厥。

冬伤于寒，春必温病。

《素问·阴阳应象大论》说："冬伤于寒，春必温病。春伤于风，夏生飧泄。夏伤于暑，秋必痎疟。秋伤于湿，冬生咳嗽。"

《灵枢·论疾诊尺》说："冬伤于寒，春生病热；春伤于风，夏生飧泄肠澼。夏伤于暑，秋生疟；秋伤于湿，冬生咳嗽。是谓四时之序也。"

《灵枢·五变》说："余闻百疾之始期也，必生于风雨寒暑，循毫毛而入腠理，或复还，或留止……"指出外邪循毫毛入腠理而留止伏藏。《素问·疟论》说："此皆得之夏伤于暑，热气盛，藏于皮肤之内，肠胃之外，此荣气之所舍也。此令人汗空疏，腠理开，因得秋气，汗出遇风，及得之以浴，水气舍于皮肤之内，与卫气并居。"这就是说，暑热也可以变成伏气"藏于皮肤之内"，不只是寒邪"藏于肌肤"。经文明确指出，是伏暑外感秋凉之气、浴水凉气，卫阳怫郁生热导致。寒邪是病因，寒邪伤阳生水饮（治疗水饮有汗法，如小青龙汤、五苓散等；有下法，如苓桂术甘汤、桂枝去桂加茯苓白术汤等），阳气怫郁生热（治疗热有辛散、清泄、下法等）。何廉臣《重订广温热论》说："伏气有二：伤寒伏气，即春温夏热病也；伤暑伏气，即秋温冬温病也。邪伏既久，血气必伤，故治法与伤寒、伤暑正法大异；且其气血亦钝而不灵，故灵其气机，清其血热，为治伏邪第一要义。"因此伏气病最多气滞、水饮、痰瘀等病理产物，是形成疑难杂病及各种癌病的根源。中医阳伤热病，既有燥热、湿热之分，也有气分、血分之别，临证需要仔细鉴别。从"热气盛，藏于皮肤之内，肠胃之外，此荣气之所舍也"得知，伏气必伤营血及瘀血。

"黄帝问曰：今夫热病者，皆伤寒之类也，或愈或死，其死皆以六七日之间，其愈皆以十日以上者何也？不知其解，愿闻其故。岐伯对曰：巨阳者，诸阳之属也，其脉连于风府，故为诸阳主气也。人之伤于寒也，则为病热，热虽甚，不死。其两感于寒而病者，必不免于死。"

"今夫热病者，皆伤寒之类也"是针对广义伤寒来说的，是一切外感病的总称，即《难经》说的"伤寒有五：有中风，有伤寒，有湿温，有热病，有温病。"张仲景《伤寒论》即取此义。

经言"巨阳"，不言太阳膀胱经，说明"巨阳"不是太阳膀胱经。"巨阳者，诸阳之属也，其脉连于风府，故为诸阳主气也"，"巨阳"主诸阳是因为卫气"出于风府"（《素问·疟论》）"卫气一日一夜，常大会于风府"（《灵枢·岁露论》），卫阳主诸阳之气，"卫气为百病母"（《灵枢·禁服》）显然是从阴阳层面讲的，是"心部于表"的夏天太阳才能主这个诸阳之"巨阳"，太阳膀胱经为寒水之腑，不可能主诸阳之气。古今注家都没有注意卫阳与风府的关系。《素问·疟论》说：

"巨阳虚，则腰背头项痛；三阳俱虚，则阴气胜，阴气胜则骨寒而痛。"背为阳，巨阳阳虚就会感受寒邪而至"腰背头项痛"。《黄帝内经》说得很明白，是"皮肤致密，腠理闭塞，玄府不通，卫气不得泄越，故外热"，即"皮肤闭而为热"，病因是寒邪，热是"卫气不得泄越"内郁成热，而不是寒邪变热。由此可知，在伤寒病传变过程中，传递的不是寒邪变成热的邪热，而是寒邪藏伏部位变化的传递，即卫气随寒邪藏伏部位的不同产生了不同部位的郁热，故《伤寒论》第3条说："太阳病，或已发热，或未发热，必恶寒，体痛，呕逆，脉阴阳俱紧者，名为伤寒。"因感于寒，寒伤阳气，故"必恶寒"，卫气郁轻不发热，卫气郁重则发热。寒邪外束，因是卫阳怫郁发的热，卫阳代表正气，故"热虽甚，不死"。如果"两感于寒"，卫阳衰亡，亡阳则死，故"必不免于死"。

"帝曰：愿闻其状。岐伯曰：伤寒一日，巨阳受之，故头项痛，腰脊强。二日阳明受之，阳明主肉，其脉挟鼻络于目，故身热目疼而鼻干，不得卧也。三日少阳受之，少阳主胆，其脉循胁络于耳，故胸胁痛而耳聋。三阳经络皆受其病，而未入于脏者，故可汗而已。四日太阴受之，太阴脉布胃中络于嗌，故腹满而嗌干。五日少阴受之，少阴脉贯肾络于肺，系舌本，故口燥舌干而渴；六日厥阴受之，厥阴脉循阴器而络于肝，故烦满而囊缩。三阴三阳，五脏六腑皆受病，荣卫不行，五脏不通则死矣。其不两感于寒者，七日巨阳病衰，头痛少愈；八日阳明病衰，身热少愈；九日少阳病衰，耳聋微闻；十日太阴病衰，腹减如故，则思饮食；十一日少阴病衰，渴止不满，舌干已而嚏；十二日厥阴病衰，囊纵，少腹微下，大气皆去，病日已矣。帝曰：治之奈何？岐伯曰：治之各通其脏脉，病日衰已矣。其未满三日者，可汗而已；其满三日者，可泄而已。"

寒邪伤人阳气，故主诸阳的"巨阳"首先感受寒邪。如果不是表里两经同时感受寒邪，不传经，仅一经病，且没有感受其他邪气，那么经过六七天时间，邪气渐衰，正气逐渐恢复，就会转向痊愈。至于各经病症的痊愈期，是按各经阳气的盛衰定的，阳气盛的早愈，阳气少的晚愈。阳气者，精则养神，柔则养筋。阳气旺，故"精神爽慧"。

三阳经病在横膈膜之上表部胸背头面，故可汗而已。三阴经病，可泄而已。三阴三阳五脏六腑都发病，营卫不行，五脏不通则死矣。

"其不两感于寒"是指三阳经和三阴经不同时感于寒。

注意张仲景加入"异气"二字的重要性，四时之气为正气，时行之气就是异气，四时正气都能为病，时行异气则生流行大病。

"帝曰：热病已愈，时有所遗者何也？岐伯曰：诸遗者，热甚而强食之，故有所遗也。若此者，皆病已衰而热有所藏，因其谷气相薄，两热相合，故有所遗也。帝曰：善。治遗奈何？岐伯曰：视其虚实，调其逆从，可使必已矣。帝曰：病热当何禁之？岐伯曰：病热少愈，食肉则复，多食则遗，此其禁也。"

所谓"病已衰"，指邪气衰；"热有所藏"，指怫郁之热潜伏。食气入胃产生的卫阳之气与潜伏的郁热相合，故云"两热相合"。外感热病少愈，食肉不化正气虚则复发。多食不化正气不足则病缠绵不愈。

"帝曰：其病两感于寒者，其脉应与其病形何如？岐伯曰：两感于寒者，病一日则巨阳与少阴俱病，则头痛口干而烦满；二日则阳明与太阴俱病，则腹满身热，不欲食，谵言；三日则少阳与厥阴俱病，则耳聋囊缩而厥，水浆不入，不知人，六日死。

帝曰：五脏已伤，六腑不通，荣卫不行，如是之后，三日乃死何也？岐伯曰：阳明者，十二经脉之长也，其血气盛，故不知人，三日其气乃尽，故死矣。"

这里讲的是狭义伤寒，是探讨外感寒邪后，疾病的发展变化过程，是《素问·热论》的三阴三阳足六经，三阳在腑经，三阴在脏经，只有实热证，重经络，这与《伤寒论》的三阴三阳六经是不同的。《伤寒论》是研究风寒暑湿燥火所有外感病发展变化的著作，寒热虚实具有，故不可同日语。《伤寒论》的六经是五运六气的六经，以"脏气法时"理论为核心，五脏配四时五行，六经皆有脏病，太阳多心病，阳明多肺病。既然是外感书，外邪必伤皮毛，必伤主皮毛的肺系统;既然是伤于寒邪,寒必伤阳,必伤主盛阳卫外的心系统。《素问·刺禁论》说:"心部于表。"《素问·逆调论》说:"肝一阳也,心二阳也。"肝应春,心应夏,春夏为阳。

所谓"两感于寒"三阴三阳俱感于寒,形成互为表里两经皆病。

《素问·五常政大论》说:"发生之纪……其经足厥阴少阳……邪乃伤肝。

赫曦之纪……其经手少阴太阳,手厥阴少阳……邪伤心也。

敦阜之纪……其经足太阴阳明……邪伤脾也。

坚成之纪……其经手太阴阳明……邪伤肺也。

流衍之纪……其经足少阴太阳……邪伤肾也。"

如感于寒邪,"其经足少阴太阳"互为表里两经"两感于寒"。相互表里的两经同时感受邪气,证候一起并见,表里阴阳同时受邪,因为寒邪势盛,互为表里阳气虚衰,所以来势迅速,病情严重,多预后不良。寒邪伤人阳气,阳气虚衰。表阳经传里入腑,里阴经传里入脏,故云"三阴三阳五脏六腑皆受病,则荣卫不行,腑脏不通则死矣"。饮食不进,连汤水都吃不下去,且不知人事,胃气将绝,心神昏愦,到第六日就会死亡。腑道是生营卫血气神的地方,"六腑不通"不能生化营卫血气神,营卫者神气也,神气去则死矣。阳明胃血气旺盛,心神昏愦不认识人了,至三日气尽乃死。

"凡病伤寒而成温者,先夏至日者为病温,后夏至日者为病暑,暑当与汗皆出,勿止。"

大凡伤于寒邪必伤人阳气而内郁,主人体阳气者是君火和相火,夏至前气温尚低而属君火,夏至后气温渐高为相火主时的暑热天气,故曰"先夏至日者为病温,后夏至日者为病暑"。

这就是后世说的"伏寒化热"伏气说,并不是寒邪变成热了,而是寒邪郁闭皮肤,阳气怫郁而生热,寒邪是病因,热是症状,阳气怫郁是病机,故云"伤寒而成温"病。言夏至前后者,夏至前其热轻而病温,夏至后其热重而病暑。

暑夏热盛汗多,邪从出汗,所以不要止汗。参《素问·生气通天论》说"冬生于寒,春必病温",《伤寒论·伤寒例》说:"寒毒藏于肌肤,至春变为温病,至夏变为暑病",皆言寒邪伏气病。

综合言之,《素问·热论》是举例阐述人体感受寒邪的发病过程,首先对"热病"作了定义,谓"人之伤于寒也,则为病热",认为热病是寒邪引起的,外感寒邪是病因,人体发热是症状,病机是寒邪郁闭则卫阳怫郁生热,阐明卫阳卫护身体的重要性,并且指出伤寒不仅仅指寒邪,而说"今夫热病者,皆伤寒之类也",六淫里属于伤寒类的还有阴性的燥湿二气,即伤寒类包括寒、燥、湿三气。次言伤寒后的六经传变及两感死证。再言热病复遗。最后言伤寒伏气病,一气贯通,特别突出胃肠生化营卫血气——神的重要性,有神则生,无神则死。

寒邪外束,腠理闭塞,不出汗则热郁。《灵枢·刺节真邪》说:"腠理闭塞,则汗不出,舌焦唇槁腊干嗌燥,饮食不让美恶……取之于其天府、大杼三痏,又刺中膂,以去其热,补足手太阴,以去其汗。"

刺热篇第三十二

前言热病,此言用针刺治疗热病。

【题解】

《黄帝内经》治疗伤寒热病多用针刺法,并设专篇《素问·刺热》加以论述。《素问·阴阳应象大论》说:"天之邪气,感则害人五脏。"《素问·气交变大论》说:"风气流行,脾土受邪……雨湿流行,肾水受邪……寒气流行,邪害心火……炎暑流行,肺金受邪……燥气流行,肝木受邪……"

外感六淫多五脏内郁热病,故《素问·刺热》首先论述五脏热病的证候、诊断、预后及治疗;并论述了刺热病的方法、穴位及护理等问题。《素问·刺热》

提出了按五脏辨证外感热病的症状，而不是按《素问·热论》给出的按病因寒邪传变六经的六经辨证论治。《素问·刺热》按五脏辨证外感热病症状演变成了后世五脏辨证的先驱，并发展了其学术价值。2003 年的"非典"SARS 疫病和 2019 年的 COVID-19 疫病，中医都是按五脏辨证治疗的，同时联系了现代医学。

《黄帝内经》用针刺治疗伤寒热病理论源于《素问·热论》，《黄帝内经素问校释》引王玉川注《素问·热论》"其未满三日者，可汗而已；其满三日者，可泄而已"说："可汗可泄，诸家注释多以发汗攻下为解，然而与经文原意未必相符。须知《素问·热论》所谓可汗可泄，乃指针刺疗法而言。汗，谓用针补泻以出汗；泄，谓泄其气也。如《素问·刺热》有'刺手阳明太阴而汗出''刺项太阳而汗出''刺足阳明而汗出'。《灵枢·寒热病》亦云：'病始于手臂者，先取手阳明太阴而汗出；病始于头首者，先取项太阳而汗出；病始于足胫者，先取足阳明而汗出。臂太阴可汗出，足阳明可汗出。故取阴而汗出甚者，止之于阳。取阳而汗出甚者，止之于阴。'是针刺既能发汗，又能止汗；邪在三阳者可汗，邪在手太阴经者亦可发汗。《灵枢·热病》云：'热病三日，而气口静、人迎躁者，取之诸阳，五十九刺，以泻其热而出其汗，实其阴以补其不足……其可刺者，急取之，不汗出则泄。'又，程郊倩云：'汗泄二字，俱是刺法，刺法有浅深，故云可汗可泄。'（见顾尚之《素问校勘记》引）这一点，对于正确理解《素问·热论》是很重要的。"[①]

程郊倩说"汗泄"俱是针刺很有道理，有可能是刺络脉出血的泄热方法，如《灵枢·热病》云："气满胸中喘息，取足太阴大指之端，去爪甲如韭叶，寒则留之，热则疾之，气下乃止。心疝暴痛，取足太阴、厥阴，尽刺取其血络。喉痹舌卷，口中干，烦心心痛，臂内廉痛，不可及头，取手小指次指爪甲下，去端如韭叶。目中赤痛，从内眦始，取之阴跷。风痉身反折，先取足太阳及

---

① 山东中医学院、河北医学院校释：《黄帝内经素问校释》第 410 页，人民卫生出版社，1982 年。

胭中及血络出血。"所以，"泄"与后世的以药物泻下的"泻"法是不同的。

《伤寒论》所刺风池、风府、大椎、肺俞、肝俞、期门可能就是《黄帝内经》五十九刺之遗风，因为风池、风府即属于五十九刺之穴。《伤寒论》第216条说刺期门就"溅然汗出则愈"。

现代中医大师李可也用针刺发汗，如治疗急性肺炎合并急惊风，用三棱针点刺十宣、双耳尖、百会、大椎出血，患儿大哭出声，全身汗出，四肢回温。治疗小儿流脑，急用三棱针重刺十宣、十二井、百会、大椎出血，双手中缝穴刺泄黏液、黑血。毫针雀啄术泻涌泉，点刺素髎、水沟、合谷，针后病孩全身透汗，呕止，苏醒。治疗疫毒痢——中毒型菌痢，急用三棱针刺十宣出血，毫针重刺素髎，患者大汗苏醒。[1]张仲景则将《素问·热论》的针刺"汗泄"之法发展成用药物的发汗、攻下之法，将"泄"改为"下"，并扩展出吐、温、清、消、补、和等法，合称八法，对后世产生了深刻且深远地影响。

"肝热病者，小便先黄，腹痛，多卧，身热，热争则狂言及惊，胁满痛，手足躁，不得安卧，庚辛甚，甲乙大汗，气逆则庚辛死，刺足厥阴少阳，其逆则头痛员员，脉引冲头也。

心热病者，先不乐，数日乃热，热争则卒心痛，烦闷善呕，头痛，面赤，无汗，壬癸甚，丙丁大汗，气逆则壬癸死，刺手少阴太阳。

脾热病者，先头重，颊痛，烦心，颜青，欲呕，身热，热争则腰痛不可用俯仰，腹满泄，两颔痛，甲乙甚，戊己大汗，气逆则甲乙死，刺足太阴阳明。

肺热病者，先渐然厥，起毫毛，恶风寒，舌上黄，身热，热争则喘咳，痛走胸膺背，不得太息，头痛不堪，汗出而寒，丙丁甚，庚辛大汗，气逆则丙丁死，刺手太阴阳明，出血如大豆，立已。

肾热病者，先腰痛，𩩲酸，苦渴数饮，身热，热争则项痛而强，𩩲寒且酸，

---

① 李可：《李可老中医急危重症疑难病经验专辑》，山西科学技术出版社，2005年。

足下热，不欲言，其逆则项痛员员淡淡然，戊己甚，壬癸大汗，气逆则戊己死，刺足少阴太阳。

诸汗者，至其所胜日，汗出也。"

此论五脏热病，按五脏相生次序排列。五脏热病皆至所不胜——克我之时加重或死亡，至本气所旺时出汗而愈。因此，由其病重时刻可以推知所病脏腑。肝心属于春夏阳仪系统，脾属于长夏，肺肾属于秋冬阴仪系统。

五脏热病可以结合《素问·脏气法时论》《灵枢·五邪》《灵枢·本神》研究，《素问·脏气法时论》讲五脏虚实病范围广，《素问·刺热》只讲五脏热病范围小。

肝经循胁、腹及前阴，故肝热则胁满痛、小便黄、腹痛；肝木横克脾土，脾困则多卧；肝主阳气，肝热则身热；王冰注："寒薄生热，身故热也。"此言因寒邪外束而生热，不是张琦、张志聪说的先有内热，后有外感。邪热与正气相争的时候就会狂言惊骇；肝热及子于心，心热则手足躁动、不得安卧。《素问·脏气法时论》说："病在肝，愈在夏，夏不愈，甚于秋，秋不死，持于冬，起于春，禁当风。肝病者，愈在丙丁，丙丁不愈，加于庚辛，庚辛不死，持于壬癸，起于甲乙。"庚辛属于肺金，肺金克肝木，故"庚辛甚"。甲乙属于肝木，自得其位"起于春"，故"甲乙大汗"表解则愈。肝气正常是生发，虚则不生发曰逆，若遇庚辛金的克制则死，肝热耗肝血，肝气逆肝血不能生发于头则头痛昏晕。员通运，旋转的意思。肝脉上入头而牵引冲头。可针刺足厥阴和足少阳肝胆二经。泻热当刺五输穴的火穴行间和侠溪。

心主喜，寒伤心，心火内郁不能散发则"不乐"。心包络名膻中，代君用事，膻中为臣使之官，喜乐出焉，心病故不乐。心火郁则生热。寒外束表闭则头痛、无汗，热郁心内则卒心痛、懊憹、心中窒塞、烦闷，心华在面，心热则面赤。心火克肺则喜呕。《素问·脏气法时论》说："病在心，愈在长夏，长夏不愈，甚于冬，冬不死，持于春，起于夏，禁温食热衣。心病者，愈在戊己，戊己不愈，加于壬癸，壬癸不死，持于甲乙，起于丙丁。"壬癸是肾水，水克火，故壬癸甚，

"气逆则壬癸死"。丙丁本位，故"起于丙丁"。可在丙丁旺时发汗愈，可"刺手少阴太阳"。

脾热病。《灵枢·经脉》说："脾足太阴之脉……入腹属脾络胃……上膈，挟咽，连舌本，散舌下；其支者，复从胃……注心中。""胃足阳明之脉，起于鼻，交頞中……下循鼻外，入上齿中，还出挟口，环唇下，交承浆，却循颐后下廉，出大迎，循颊车，上耳前，过客主人，循发际，至额颅。"脾主湿，中湿首如裹。颊车、耳前过客主人就是颊部，颊属少阳部，有胃经所过，所以脾病见头重、颊痛、颜青、心烦欲呕及身热。青为木克土色。脾病湿气聚腹下流下焦，腰为肾府，故"腰痛不可用俯仰，腹满泄，两颌痛"。《素问·脏气法时论》说："病在脾，愈在秋，秋不愈，甚于春，春不死，持于夏，起于长夏，禁温食饱食湿地濡衣。脾病者，愈在庚辛，庚辛不愈，加于甲乙，甲乙不死，持于丙丁，起于戊己。"甲乙属肝木，木克脾土，故甲乙时间病甚，"气逆则甲乙死"。在戊己旺时发汗愈，可"刺足太阴阳明"。

肺热病。肺主皮毛，肺主气，外感风寒伤皮毛则忽然恶风寒，寒束则身热。高世栻注："淅然，如水洒身之意。"肺失宣发肃降，胃肠不降不通则肺胃生热，胃肠湿热则"舌上黄"，肺热贲郁则喘咳。寒伤皮毛郁闭其表，肺不得宣发肃降，肺主天气，肺气郁极，故"痛走胸膺及背，且不得太息""头痛不堪"。张景岳注："肺者胸中之脏，背者胸中之府，故痛走胸膺及背，且不得太息也。"《素问·脏气法时论》说："病在肺，愈在冬，冬不愈，甚于夏，夏不死，持于长夏，起于秋，禁寒饮食寒衣。肺病者，愈在壬癸，壬癸不愈，加于丙丁，丙丁不死，持于戊己，起于庚辛。"丙丁属火，火克肺金，故丙丁时间病甚，"气逆则丙丁死"。可在庚辛时间发汗愈，可"刺手太阴阳明，出血如大豆，立已"，即点刺放血。

肾热病。《灵枢·经脉》说："肾足少阴之脉，起于小指之下，邪走足心，出于然谷之下，循内踝之后，别入跟中，上腨内，出腘内廉，上股内后廉，贯脊属肾络膀胱；其直者，从肾上贯肝膈，入肺中，循喉咙，挟舌本；其支

者，从肺出络心，注胸中［田按：肾系于睾，而小肠系于睾，手厥阴胞络系于
睾，故《灵枢·四时气》说："小腹控睾，引腰脊，上冲心，邪在小肠者，连睾
系，属于脊，贯肝肺，络心系。气盛则厥逆，上冲肠胃，熏肝，散于肓，结
于脐。"《扁鹊镜经》说："手厥阴胞络之脉，起于胞中，连睾系，属于脊，贯
肝肺，络心系，属心，散于心包，布膻中；其直者，出脊前，系于肾（《素问·奇
病论》"胞络者，系于肾"），贯肠胃，历络三焦，熏肝，散于肓，结于脐……
胞络者，嗣育之本，原气宗始也。《神农下经》曰：男子之胞以藏精，睾囊也；
女子之胞以藏血，子宫也。胞者，人命之门也。胞之系者络也。手厥阴胞络者，
长养五脏六腑精气也。脉横右关入寸中，膈中不通，喉中咽难。"］。是动则病
饥不欲食，面如漆柴，咳唾则有血，喝喝而喘，坐而欲起，目𥆧𥆧如无所见，
心如悬若饥状，气不足则善恐，心惕惕如人将捕之，是为骨厥。是主肾所生
病者，口热舌干，咽肿上气，嗌干及痛，烦心心痛，黄疸肠澼，脊股内后廉
痛，痿厥嗜卧，足下热而痛。"腰为肾之府，故肾热"先腰痛"。少阳三焦属肾，
下合于膀胱经委阳穴，足少阳三焦经循胫骭，寒伤少阳则"骭寒且酸"，简言"骭
酸"。肾经行舌本，郁热在肾伤阴则"苦渴数饮""足下热，不欲言"。张仲景
言"酒劳疸""女劳疸"多"足下热"。肾脉"上股内后廉，贯脊属肾络膀胱；
其直者，从肾上贯肝膈，入肺中，循喉咙，挟舌本；其支者，从肺出络心，注
胸中"，故"其逆则项痛员员淡淡然"。《素问·脏气法时论》说："病在肾，愈
在春，春不愈，甚于长夏，长夏不死，持于秋，起于冬，禁犯焠㶥热食温炙衣。
肾病者，愈在甲乙，甲乙不愈，甚于戊己，戊己不死，持于庚辛，起于壬癸。"
戊己属于脾土，脾土克肾水，故戊己时间肾病甚，"气逆则戊己死"。可在壬
癸时间发汗愈，可"刺足少阴太阳"。

诸脏热病发汗，当在其脏旺盛"所胜日"发汗。

"肝热病者，左颊先赤；心热病者，颜先赤；脾热病者，鼻先赤；肺热病者，
右颊先赤；肾热病者，颐先赤。病虽未发，见赤色者刺之，名曰治未病。热病

从部所起者，至期而已；其刺之反者，三周而已；重逆则死。诸当汗者，至其所胜日，汗大出也。"

《素问·阴阳应象大论》说："天之邪气，感则害人五脏。"五脏郁热必见于面部五脏位（图60）。《灵枢·五色》说五脏："五色之见也，各出其色部……其色粗以明，沉夭者为甚，其色上行者，病益甚。其色下行如云彻散者，病方已。五色各有脏部，有外部，有内部也。色从外部走内部者，其病从外走内；其色从内走外者，其病从内走外。病生于内者，先治其阴，后治其阳，反者益甚；其病生于阳者，先治其外，后治其内，反者益甚。"

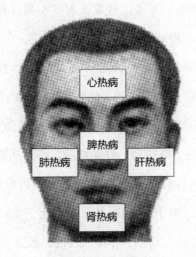

图 60　面诊五脏热病

"诸治热病，以饮之寒水，乃刺之；必寒衣之，居止寒处身寒而止也。"

此乃《黄帝内经》提出的物理降温法，对后世影响很大。以寒胜热。注意病人的衣食居处，用这种护理方法配合治疗，值得重视。

"热病，先胸胁痛，手足躁，刺足少阳，补足太阴，病甚者，为五十九刺。"

伤寒热病，邪结胸胁，如小柴胡汤证就有往来寒热、胸胁苦满，故云"先胸胁痛"，少阳、太阴为人身之太极，故针刺泄足少阳、补足太阴。脾主四肢手足，手足躁——手足心热，故取之。所谓"五十九刺"，指泄热的五十九个穴位。

"热病，始手臂痛者，刺手阳明太阴而汗出止。

热病，始于头首者，刺项太阳而汗出止。

热病，始于足胫者，刺足阳明而汗出止。"

手臂、足胫属四肢，为诸阳之本，脾主之。上肢手阳明太阴主之，故刺手阳明太阴；下肢足阳明太阴主之，故取血气盛的足阳明，足阳明胫部是小肠、大肠、胃、胆、三焦、膀胱六腑下合穴所在处，胃腑命门也。头为诸阳之会。病在阳，汗之可也，故云"汗出止"。

"热病，先身重，骨痛，耳聋，好瞑，刺足少阴，病甚为五十九刺。

热病，先眩冒而热，胸胁满，刺足少阴少阳。"

肾主骨，开窍于耳，肾病则骨痛、耳聋。张仲景说："少阴之为病，但欲寐也。"《难经·二十四难》说："三阴气俱绝者，则目眩转、目瞑。""眩转"指摇晃旋转。目瞑者合目，或云嗜睡，或云看不见物，是阴气盛。《伤寒论》第142条说："太阳与少阳并病，头项强痛，或眩冒，时如结胸，心下痞硬者，当刺大椎第一间、肺俞、肝俞，慎不可发汗；发汗则谵语，脉弦，五日谵语不止，当刺期间。"其"眩冒"与少阳厥阴有关系。第160条说："伤寒，吐下后，发汗，虚烦，脉甚微，八九日心下痞硬，胁下痛，气上冲咽喉，眩冒，经脉动惕者，久而成痿。"第297条说："少阴病，下利止而头眩，时时自冒者，死。"可知"目瞑""眩冒"多与"三阴气俱绝"有关系。三阴，足少阴绝于后，都是少阳伤阳之故，《金匮要略·水气病脉证并治》说："寸口脉沉而迟，沉则为水，迟则为寒，寒水相搏。趺阳脉伏，水谷不化，脾气衰则鹜溏，胃气衰则身肿。少阳脉卑，少阴脉细，男子则小便不利，妇人则经水不通，经为血，血不利则为水，名曰血分。"所以"刺足少阴""足少阳"。最终表现在目命门，故有"目瞑""眩冒"。

《素问·刺热》在这里提出了伤寒热病的具体"五十九刺"法，《灵枢·四时气》说："温疟，汗不出，为五十九痏。"《素问·水热穴论》和《灵枢·热病》

补充出了具体的穴位，《素问·水热穴论》说："夫子言治热病五十九俞，余论其意，未能领别其处，愿闻其处，因闻其意。岐伯曰：头上五行行五者，以越诸阳之热逆也。大杼、膺俞、缺盆、背俞，此八者，以泻胸中之热也；气街、三里、巨虚上下廉，此八者，以泻胃中之热也；云门、髃骨、委中、髓空，此八者，以泻四肢之热也；五脏俞傍五，此十者，以泻五脏之热也。凡此五十九穴者，皆热之左右也。"（图61）

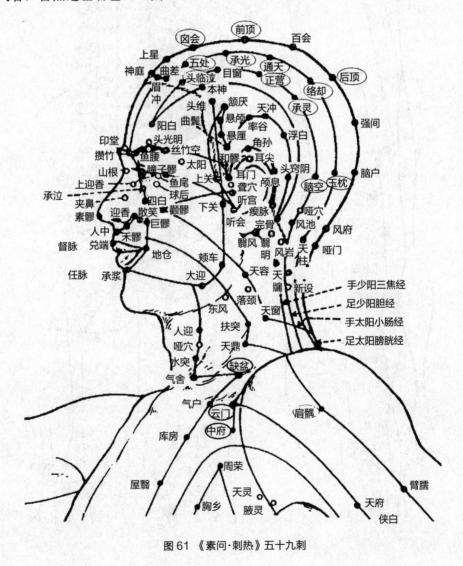

图 61 《素问·刺热》五十九刺

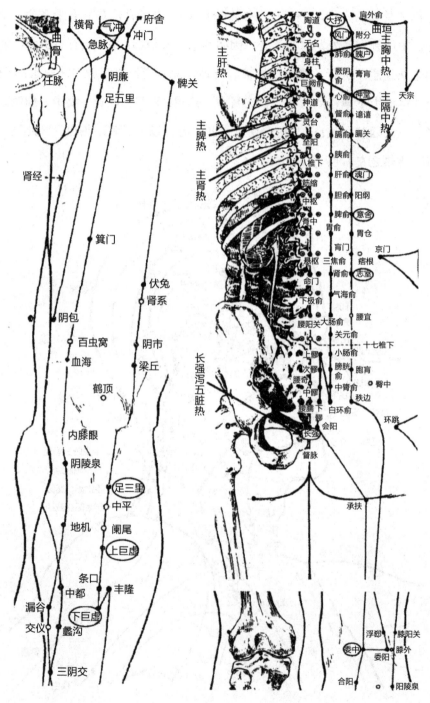

图 61（续）《素问·刺热》五十九刺

《素问·刺热》提出了伤寒热病的具体"五十九刺"法,《素问·水热穴论》和《灵枢·热病》则补充了具体的穴位。

《灵枢·热病》五十九穴和《素问·水热穴论》五十九穴有相同、有不同,其中相同的是头顶的百会、囟会各一穴,膀胱经的五处、承光、通天和胆经的临泣、目窗、正营、承灵、脑空十六穴,共十八穴(都在头部)。其余四十一穴不同。《素问·水热穴论》以泻头部、胸中、五脏、肠胃、四肢局部热为主。《灵枢·热病》以泻阳热为主,故取头部和手足部穴位为主,因为手足四肢为诸阳之本,头为诸阳之会。脾主四肢,似与相火有关。《素问·水热穴论》偏重局部为治标,似与君火有关。

《素问·刺疟论》说:"温疟,汗不出,为五十九刺。"《素问·疟论》说:"帝曰:先热而后寒者何也?岐伯曰:此先伤于风,而后伤于寒,故先热而后寒也。亦以时作,名曰温疟。""温疟者,得之冬中于风,寒气藏于骨髓之中,至春则阳气大发,邪气不能自出,因遇大暑,脑髓烁,肌肉消,腠理发泄,或有所用力,邪气与汗皆出,此病藏于肾,其气先从内出之于外也。如是者,阴虚而阳盛,阳盛则热矣。衰则气复反入,入则阳虚,阳虚则寒矣。故先热而后寒,名曰温疟。"《伤寒论·伤寒例》云:"凡治温病,可刺五十九穴。"

"太阳之脉,色荣颧骨,热病也,荣未交,曰今且得汗,待时而已。与厥阴脉争见者,死期不过三日。其热病内连肾。

少阳之脉,色荣颊前,热病也,荣未交,曰今且得汗,待时而已。与少阴脉争见者,死期不过三日。"

太阳之脉指心脉,主君火——心火。张仲景说寒邪外束汗不出,心火阳热怫郁则面见色红赤。即前文《灵枢·热病》说的"汗不出,大颧发赤"。吴鞠通说:"汗不出而颧赤,邪盛不得解也。"所以色荣赤颧骨就是伤寒热病。《灵枢·五阅五使》说:"心病者,舌卷短,颧赤;肾病者,颧与颜黑。"心病颧赤,肾病颧黑,水克火,故云"色荣颧骨""其热病内连肾"。太阳心主营血,热怫郁在经，尚未入营血，故可汗出而愈，如前文云"病虽未发，见赤色者刺之，名曰治未病。热病从部所起者，至期而已。""待时""至期"指前文说的本脏旺时。心旺于丙丁。如果汗出不愈，复见厥阴之热相争，则"死期不过三日"。厥阴脉指手厥阴心包络之脉，手厥阴心包络主相火主脉病，是热入血脉，属于"阴阳交"（见《素问·评热病论》），可以理解为两火交感病，"死期不过三日"。吴鞠通将少阳解释为三焦相火是对的，有卓见，少阳三焦与厥阴心包络相表里共主相火。《灵枢·经脉》说："肾足少阴之脉……其直者，从肾上贯肝膈，入肺中，循喉咙，挟舌本；其支者，从肺出络心，注胸中。"故心"其热病内连肾"。或云少阳属肾。

　　《素问·评热病论》说："黄帝问曰：有病温者，汗出辄复热，而脉躁疾不为汗衰，狂言不能食，病名为何？岐伯对曰：病名阴阳交，交者死也。帝曰：愿闻其说。岐伯曰：人所以汗出者，皆生于谷，谷生于精。今邪气交争于骨肉而得汗者，是邪却而精胜也。精胜则当能食而不复热，复热者邪气也，汗者精气也，今汗出而辄复热者，是邪胜也，不能食者，精无俾也，病而留者，其寿可立而倾也。且夫《热论》曰：汗出而脉尚躁盛者死。今脉不与汗相应，此不胜其病也，其死明矣。狂言者是失志，失志者死。今见三死，不见一生，虽愈必死也。"正不胜邪，故死。

　　脸的两侧为颊，在目锐眦到耳前以下。少阳经脉出耳前循颊至目锐眦而交足少阳，寒伤少阳，相火怫郁为热病，则色荣于颊。未入血分，到旺日可汗出而愈。吴鞠通说："与少阴脉争见，少阴属君火，二火相炽，水难为受（所谓一水不胜二火也——朱评），故亦不出三日而死也。"

　　热病气穴。

　　"三椎下间主胸中热，四椎下间主膈中热，五椎下间主肝热，六椎下间主脾热，七椎下间主肾热，荣在骶也。项上三椎陷者中也。"

　　马莳注："三椎下间名身柱，四椎下间无穴，五椎下间名神道，六椎下间名灵台，七椎下间名至阳。"上文言五脏热病，而五、六、七椎下主肝、脾、肾三脏热，则三、四应言心、肺热。张志聪注："胸中膈上，乃心肺之宫城，主胸中热者，泻肺热也。膈中热者，泻心热也。不曰心肺，而曰胸中膈中，意言热在气分，而不干于脏真也。"此乃以横膈膜为界线，横膈膜之上胸膈有心肺，横膈膜之下肝脾肾。3、4、5、6、7胸椎属于交感神经系统，项上指颈椎属于副交感神经系统（图62）。

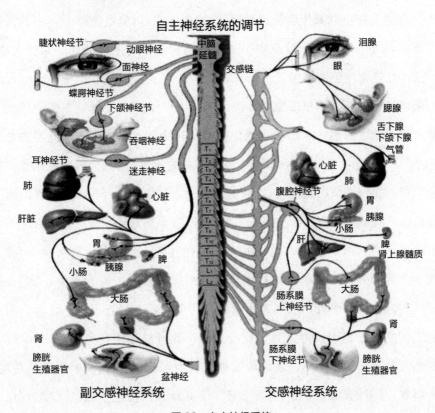

图62 自主神经系统

由此图可以看出《灵枢·寒热病》刺天牖五穴处副交感神经系统治疗五脏热的道理。公孙冲脉能调节副交感神经。

附：植物性神经系统分为交感神经和副交感神经两个部分。交感神经和副交感神经在机能上具有拮抗性质。一般人们把交感神经看成机体应付紧急情况的系统。当人们挣扎、搏斗、恐惧和愤怒时，交感神经马上发生作用，加速心脏的跳动；下令肝脏释放更多的血糖，使肌肉得以利用；暂时减缓或停止消化器官的活动，从而动员全身力量以应付危急。而副交感神经的作用则与之相反，其起着平衡作用，抑制体内各器官的过度兴奋，使它们获得必要的休息。副交感神经系统可保持身体在安静状态下的生理平衡，其作用有三个方面：① 增进胃肠的活动，消化腺的分泌，促进大小便的排出，保持身体的能量。② 瞳孔缩小以减少刺激，促进肝糖原的生成，以储蓄能源。③ 心跳减慢，血压降低，支气管缩小，以节省不必要的消耗，协助生殖活动，如使生殖血管扩张，性器官分泌液增加。

荣即营。《素问·六节藏象论》说："脾、胃、大肠、小肠、三焦、膀胱者，仓廪之本，营之居也，名曰器，能化糟粕，转味而入出者也……此至阴之类，通于土气。"营居于腑道，而大肠俞、小肠俞、关元俞、膀胱俞等都在骶骨部位，脏连于腑，故云"荣在骶也"。热病必伤营血，骶部必有反应。另，水湿流下，亦会在骶部有反应，"聚水而生病也"，故《素问·水热穴论》有："肾俞五十七穴，积阴之所聚也，水所从出入也。尻上五行行五者，此肾俞，故水病下为胕肿大腹，上为喘呼，不得卧者，标本俱病，故肺为喘呼，肾为水肿，肺为逆不得卧，分为相输俱受者，水气之所留也。伏兔上各二行行五者，此肾之街也，三阴之所交结于脚也。踝上各一行行六者，此肾脉之下行也，名曰太冲。凡五十七穴者，皆脏之阴络，水之所客也"以治水。《黄帝内经》说营气是血生成的根本。《灵枢·邪客》说："营气者，泌其津液，注之于脉，化以为血，以荣四末，内注五脏六腑，以应刻数焉。"所以张仲景《伤寒论》第50条说："假令尺中迟者，不可发汗。何以知然？以荣气不足，血少故也。"第49条说："尺中脉微，此里虚，须表里实，津液自和，便自汗出愈。"尺脉即表示营血在下焦。《金匮要略·妇人产后病脉证治》说："产妇郁冒，其脉微弱，不能食，大便反坚，但头汗出，所以然者，血虚而厥，厥而必冒。冒家欲解，必大汗出。

以血虚下厥，孤阳上出，故头汗出。所以产妇喜汗出者，亡阴血虚，阳气独盛，敢当汗出，阴阳乃复。大便坚，呕不能食，小柴胡汤主之。"这与《伤寒论》第97条说小柴胡汤证"血弱气尽"一致，说明小柴胡汤能治疗营血虚，若加芍药名大阴旦汤更能治血虚。《辅行诀五脏用药法要》说："大阴旦汤，治凡病头目眩晕，咽中干，每喜干呕，食不下，心中烦满，胸胁支痛，往来寒热者方。"因"血虚下厥，孤阳上出"。《伤寒论》第294条说："少阴病，但厥无汗，而强发之，必动其血。未知从何道出，或从口鼻，或从目出者，是名下厥上竭，为难治。"郁冒、动血都是血虚于下之故。蓄血证也是血在下焦。小柴胡汤治疗营血虚，主要是用人参、炙甘草、大枣、生姜、半夏调理脾胃肠以腐熟水谷生化营卫血气，加芍药以补脾营。但《素问·水热穴论》说"肾者，胃之关也""其本在肾，其末在肺"，所以调脾胃肠道，必须调肺肾，特别是调肺，故《脾胃论》有"肺之脾胃病"的论述，小柴胡汤开胸调肺也。

张景岳注："此取脊椎之大法也。项上三椎者，乃项骨三节，非脊椎也。三椎之下陷者中，方是第一节。穴名大椎。由此而下数之，则诸椎循次可得矣。"就是说从项上大椎穴开始往下数第三椎即是"三椎下间"，然后依次下数。

"颊下逆颧为大瘕，下牙车为腹满，颧后为胁痛，颊上者膈上也。"

《灵枢·五阅五使》说："心病者，舌卷短，颧赤；肾病者，颧与颜黑。"《灵枢·五色》说："黄帝曰：大气入于脏腑者不病而卒死矣。雷公曰：病小愈而卒死者，何以知之？黄帝曰：赤色出两颧，大如拇指者，病虽小愈，必卒死……五色各有脏部，有外部，有内部也。色从外部走内部者，其病从外走内；其色从内走外者，其病从内走外。病生于内者，先治其阴，后治其阳，反者益甚；其病生于阳者，先治其外，后治其内，反者益甚。"少阳相火色荣于颊，太阳心火色荣于颧，"颊下逆颧"，少阳相火犯心，臣犯君为逆。姚止庵注："逆，自下而上也。颊在颧下，逆颧谓由颊上至于颧。"瘕，《素问·大奇论》说"肾脉小急，肝脉小急，心脉小急，不鼓皆为瘕""三阳急为瘕"。《难经·五十七难》有"大瘕泄"。寒伤少阳，热逆于心，寒热不适，多生大瘕。牙车即颊车，在颊下面，是少阳伤寒热病下乘于肠胃，故为腹满。

《灵枢·五色》说："颧后者，臂也。"《灵枢·经脉》说："三焦手少阳之脉……循臑外上肩，而交出足少阳。""胆足少阳之脉……循颈行手少阳之前，至肩上，却交出手少阳之后……下挟颊车，下颈合缺盆以下胸中，贯膈络肝属胆，循胁里……""肝足厥阴之脉……挟胃属肝络胆，上贯膈，布胁肋……"可知色荣"颧后"是厥阴少阳经本位，故"胁痛"。颊上是膈上心肺部位。

笔者认为，这一段还是论述五脏热病，颧为肾，腹满为脾，胁痛为肝，膈上为心肺。故《素问·刺热》都在论述五脏伤寒热病。

评热病论篇第三十三

【题解】

通过前文对《素问·热论》《素问·刺热》《灵枢·寒热病》《灵枢·热病》的阐释，可以清楚地知道，伤寒热病发生的原因：一是少阳三焦相火阳气不足而感受寒邪，二是营血精气亏损导致心火——阴火旺盛，即正气不足，邪气盛，故设立《素问·评热病论》通过"阴阳交""风厥""劳风""肾风"等病来加以评述热病之理。

"黄帝问曰：有病温者，汗出辄复热，而脉躁疾不为汗衰，狂言不能食，病名为何？岐伯对曰：病名阴阳交，交者死也。帝曰：愿闻其说。岐伯曰：人所以汗出者，皆生于谷，谷生于精。今邪气交争于骨肉而得汗者，是邪却而精胜也。精胜则当能食而不复热，复热者邪气也，汗者精气也，今汗出而辄复热者，是邪胜也，不能食者，精无俾也，病而留者，其寿可立而倾也。且夫《热论》曰：汗出而脉尚躁盛者死。今脉不与汗相应，此不胜其病也，其死明矣。狂言者是失志，失志者死。今见三死，不见一生，虽愈必死也。"

经文明确指出，汗源于水谷精微，属于人体正气。伤寒热病需要发汗祛邪，汗出身凉脉静则愈。"阳加于阴为之汗"，若汗出身仍热、脉躁、狂言不能食，是邪盛正衰，"病名阴阳交，交者死也"。邪热在阳，阴亏在阴，是阴阳交错之病。《素问·热论》提出两感伤寒热病"其死皆以六七日之间"，且是"必不免于死"，还说"汗出而脉尚躁盛者死"。表里两感也是一种"阴阳交"，故云"病名阴阳交，交者死也"，同时也反映出"阴阳交"是种危重证候。《史记·扁鹊仓公列传》记载仓公说："《脉法》曰：'热病，阴阳交者死。'"邪胜，水谷精微衰亡，一死也。邪热盛于血脉，营血亡者，二死也。肾主志，失志者肾水衰而心神错乱，三死也。故云"今见三死，不见一生，虽愈必死也。"张志聪注："病而留者，一死也；胃气绝者，一死也；肾气绝者，一死也。"关键是胃腑命门水谷精微之绝，水谷精微绝则营卫血气亡，即神去，神去则死。

"帝曰：有病身热、汗出、烦满，烦满不为汗解，此为何病？岐伯曰：汗出而身热者风也，汗出而烦满不解者，厥也，病名曰风厥。帝曰：愿卒闻之。岐伯曰：巨阳主气，故先受邪，少阴与其为表里也，得热则上从之，从之则厥也。帝曰：治之奈何？岐伯曰：表里刺之，饮之服汤。"

风为阳邪，其性疏泄，故受风则身热汗出，风热上扰于心胸则烦满。风热炎上则逆，故云"厥也，病名曰风厥"。这是厥阴病白虎汤证。《素问·热论》说："巨阳者，诸阳之属也，其脉连于风府，故为诸阳主气也。"太阳心阳卫外，"为诸阳主气"，主一身之表，故先受风邪。与太阳相表里的少阴肾经得太阳之热亦伤则肾气"上从之"而厥。风热炎上参布，其下必寒而厥。治疗针刺太阳少阴经脉穴，或服汤药。风性疏泄背恶寒，可服附子汤、防己黄芪汤等。

风为阳邪，其性上扬。风厥，多上热下寒病，己亥年和壬年出生的人多有此病。

《灵枢·五变》说："黄帝曰：人之善病风厥漉汗者，何以候之？少俞答曰：肉不坚，腠理疏，则善病风。"脾胃主肉，腠理是三焦腑，厥阴从中气少阳，少阳太阴虚则感受风邪，风热炎上而厥。《素问·阴阳别论》说："二阳一阴发病，主惊骇背痛，善噫，善欠，名曰风厥。"二阳者，阳明肺，一阴者，厥阴肝，肝阳受肺凉燥之郁。这三个"风厥"病名同，病机不同，需要鉴别。

"帝曰：劳风为病何如？岐伯曰：劳风法在肺下，其为病也，使人强上冥视，唾出若涕，恶风而振寒，此为劳风之病。帝曰：治之奈何？岐伯曰：以救俯仰。巨阳引精者三日，中年者五日，不精者七日，咳出青黄涕，其状如脓，大如弹丸，从口中若鼻中出，不出则伤肺，伤肺则死也。"

《金匮要略·肺痿肺痈咳嗽上气病脉证治》说："问曰：热在上焦者……寸口脉数，其人咳，目中反有浊唾涎沫者何？师曰：为肺痿之病。若口中辟辟燥，咳即胸中隐隐痛，脉反滑数，此为肺痈，咳唾脓血。脉数虚者为肺痿，数实者为肺痈……寸口脉微而数，微则为风，数则为热；微则汗出，数则恶寒。风中于卫，呼气不入；热过于荣，吸而不出。风伤皮毛，热伤血脉。风舍于肺，其人则咳，口干喘满，咽燥不渴，时唾浊沫，时时振寒。热之所过，血为之凝滞，蓄结痈脓，吐如米粥。始萌可救，脓成则死。"此因劳汗出受风入肺，属肺热，病位在肺。从"咳出青黄涕"看，青黄痰当是从肺咳出。风热汗出则"恶风而振寒"。太阳阳明合病风热同主表，太阳上有目命门，太阳阳气病则头项强而视不明，阳明肺病则"唾出若涕"，即下文"咳出青黄涕，其状如脓，大如弹丸，从口中若鼻中出"者。病在太阳阳明，背为阳，太阳心阳为阳中之阳，阳明肺为阳中之阴，背阳伤则背项强难以俯仰，故"救俯仰"就是治太阳阳明。病在肺，青黄痰咳不出则伤肺，肺伤则死。《素问·生气通天论》说："阳气者，烦劳则张，精绝，辟积于夏，使人煎厥。目盲不可以视，耳闭不可以听，溃溃乎若坏都，汩汩乎不可止。阳气者，大怒则形气绝而血菀于上，使人薄厥……阳气者，精则养神，柔则养筋。开阖不得，寒气从之，乃生大偻。陷脉为瘘，留连肉腠。俞气化薄，传为善畏，及为惊骇。营气不从，逆于肉理，乃生痈肿。魄汗未尽，形弱而气烁，穴俞以闭，发为风疟。故风者，百病之始也，清静则肉腠闭拒，虽有大风苛毒，弗之能害，此因时之序也。故病久则传化，上下不并，良医弗为。故阳蓄积病死，而阳气当隔，隔者当泻，不亟正治，粗乃败之。故阳气者，一日而主外，平旦人气生，日中而阳气隆，日西而阳气已虚，气门乃闭。是故暮而收拒，无扰筋骨，无见雾露，反此三时，形乃困薄。"所谓"目盲不可以视"即是"冥视"。

"引"，执持、举也。太阳主诸阳之气。所谓"巨阳引精者"，言少年太阳阳气受伤轻三日可愈；中年阳气衰半五日愈，老年阳气大衰不精七日愈。

"帝曰：有病肾风者，面胕痝然，壅，害于言，可刺不？岐伯曰：虚不当刺，不当刺而刺，后五日其气必至。帝曰：其至何如？岐伯曰：至必少气时热，时热从胸背上至头汗出，手热，口干苦渴，小便黄，目下肿，腹中鸣，身重难以行，月事不来，烦而不能食，不能正偃，正偃则咳，病名曰风水，论在《刺法》中。"

劳风是风热在肺，又肾上连肺，肺中风热下传于肾，则名"肾风"。一来肺通调水道；二来肾主水，且少阳三焦上有肺通调水道，三焦水道下出口有肾，三焦腑是全身腠理，肺肾病则三焦腑腠理水道不利而生浮肿；三来肾为胃之关，肾病脾胃不得运化则水饮停聚而浮肿。病及肺、脾、肾三脏及三焦一腑，阴仪系统全病，面足浮肿庞大。肾脉脾脉通舌本，肾脾病则害于言。实则针刺之，虚则不当针刺，不当刺而刺之，后五日肾必虚，肾虚水不制心火，则心肺热加重，肺热则少气，心肺热则"时热从胸背上至头汗出，手热，口干苦渴，小便黄"，头汗出，甚则上半身有汗，肾脾病水则"目下肿，腹中鸣，身重难以行，月事不来，烦而不能食，不能正偃，正偃则咳"，"月事不来"是水气上迫于心，月事不下。脾胃不运水饮内停，则"目下肿，腹中鸣，身重难以行，烦而不能食，不能正偃，正偃则咳"。因肾汗出受风伤肾引起的浮肿，"病名曰风水"。"论"在《刺法》中指《素问·水热穴论》。

《素问·水热穴论》说："诸水皆生于肾乎？岐伯曰：肾者，牝脏也，地气上者属于肾，而生水液也，故曰至阴。勇而劳甚则肾汗出，肾汗出逢于风，内不得入于脏腑，外不得越于皮肤，客于玄府，行于皮里，传为胕肿，本之于肾，名曰风水。所谓玄府者，汗空也。"《素问·奇病论》说："胞络者系于肾，少阴之脉，贯肾系舌本，故不能言。""帝曰：有病痝然如有水状，切其脉大紧，身无痛者，形不瘦，不能食，食少，名为何病？岐伯曰：病生在肾，名为肾风。肾风而不能食，善惊，惊已，心气痿者死。"

《金匮要略·水气病脉证并治》说："风水，其脉自浮，外证骨节疼痛，恶风……寸口脉沉滑者，中有水气，面目肿大，有热，名曰风水。视人之目窠上微臃肿，如蚕新卧起状，其颈脉动，时时咳，按其手足上，陷而不起者，风水。太阳病，脉浮而紧，法当骨节疼痛，反不疼，身体反重而酸，其人不渴，汗出即愈，此为风水……风水，脉浮身重，汗出恶风者，防己黄芪汤主之。腹痛者加芍药。风水，恶风，一身悉肿，脉浮不渴，续自汗出，无大热，越婢汤主之。"

既水气浮肿，又"口干苦渴"是因下部水寒不能气化也。《金匮要略·妇人杂病脉证并治》说："问曰：妇人年五十，所病下利数十日不止，暮即发热，少腹里急，腹满，手掌烦热，唇口干燥，何也？师曰：此病属带下。何以故？曾经半产，瘀血在少腹不去，何以知之？其证唇口干燥，故知之。当以温经汤主之。"

"帝曰：愿闻其说。岐伯曰：邪之所凑，其气必虚，阴虚者阳必凑之，故少气时热而汗出也。小便黄者，少腹中有热也。不能正偃者，胃中不和也。正偃则咳甚，上迫肺也。诸有水气者，微肿先见于目下也。帝曰：何以言？岐伯曰：水者阴也，目下亦阴也，腹者至阴之所居，故水在腹者，必使目下肿也。真气上逆，故口苦舌干，卧不得正偃，正偃则咳出清水也。诸水病者，故不得卧，卧则惊，惊则咳甚也。腹中鸣者，病本于胃也。薄脾则烦不能食，食不下者，胃脘隔也。身重难以行者，胃脉在足也。月事不来者，胞脉闭也，胞脉者属心而络于胞中，今气上迫肺，心气不得下通，故月事不来也。帝曰：善。"

一切疾病的发生，都是正气不足，邪气侵犯所导致，故《素问·刺法论》说"正气存内，邪不可干"。阴阳是相辅相成的一对概念，阴虚则阳侵之而热。阳加于阴，谓之汗，因而"阴虚者阳必凑之，故少气时热而汗出也"。本段解释"少气时热，时热从胸背上至头汗出，手热，口干苦渴，小便黄，目下肿，腹中鸣，身重难以行，月事不来，烦而不能食，不能正偃，正偃则咳"风水病的病因病机。阳加于阴则出汗。壮热伤气则"少气"，风热疏泄则出汗，风热伤肾则"少腹中有热"而"小便黄"。水饮停聚于胃，"胃中不和"则"不能正偃"，水饮"上迫肺"则"正偃则咳甚"，脾主腹，目下阴位主脾则"水在腹者，必使目下肿"。脾胃病则"真气上逆"，《灵枢·刺节真邪》说："真气者，所受于天，与谷气并而充身者也。"《素问·离合真邪论》："真气者，经气也。"又："候邪不审，大气已过，泻之则真气脱，脱则不复。"《素问·上古天真论》："恬惔虚无，真气从之；精神内守，病安从来？"《灵枢·邪客》："如是者，邪气得去，真气坚固，是谓因天之序。"真气"受于天"，故"是谓因天之序"，又受于"谷气"，而"充于身"，谓之"经气"。肺脾病则"真气上逆"，而"口苦舌干，卧不得正偃，正偃则咳出清水"。水气上凌犯心肺则"不得卧，卧则惊，惊则咳甚也"。水饮停腹则"腹中鸣者，病本于胃也。薄脾则烦不能食，食不下者，胃脘隔也。身重难以行者，胃脉在足也"，言胃中水气下于足。"月事不来者，胞脉闭也，胞脉者属心而络于胞中，今气上迫肺，心气不得下通，故月事不来也"。心肺病，邪高病下，故生水肿和月事病。

逆调论篇第三十四

"黄帝问曰：人身非常温也，非常热也，为之热而烦满者何也？岐伯对曰：阴气少而阳气胜也，故热而烦满也。帝曰：人身非衣寒也，中非有寒气也，寒从中生者何？岐伯曰：是人多痹气也，阳气少阴气多，故身寒如从水中出。帝曰：人有四肢热，逢风寒如炙如火者何也？岐伯曰：是人者，阴气虚，阳气盛，四肢者阳也，两阳相得，而阴气虚少，少水不能灭盛火，而阳独治。独治者不能生长也，独胜而止耳。逢风而如炙如火者，是人当肉烁也。帝曰：人有身寒，汤火不能热，厚衣不能温，然不冻栗，是为何病？岐伯曰：是人者，素肾气胜，以水为事，太阳气衰，肾脂枯木不长，一水不能胜两火。肾者水也，而生于骨，肾不生，则髓不能满，故寒甚至骨也。所以不能冻栗者，肝一阳也，心二阳也，肾孤脏也，一水不能胜二火，故不能冻栗，病名曰骨痹，是人当挛节也。"

此当讨论阴阳水火失去平衡的病症，阴虚阳盛是火旺，其体征表现是发热；阳虚阴盛是火衰，其体征表现是寒冷。阴虚容易感受风热之邪，阳虚容易感受寒湿之邪。其对内伤、外感临床有重要指导意义。

"荣气虚，卫气实也。"这是桂枝汤证。《伤寒论》第53条：病常自汗出者，此为荣气和。荣气和者，外不谐，以卫气不共荣气谐和故尔。以荣行脉中，卫行脉外，复发其汗，荣卫和则愈。

第54条：病人脏无他病，时发热、自汗出而不愈者，此卫气不和也，先其时发汗则愈，宜桂枝汤。

第95条：太阳病，发热汗出者，此为荣弱卫强，故使汗出，欲救邪风者，宜桂枝汤。

营卫俱虚感受风邪

"荣气虚则不仁，卫气虚则不用，荣卫俱虚，则不仁且不用。"

关于营卫失常所致内伤杂病，《黄帝内经》多有论述，如《素问·气穴论》云："积寒留舍，荣卫不居，卷肉缩筋，肋肘不得伸，内为骨痹，外为不仁，命曰不足，大寒留于溪谷也。"《素问·痹论》曰："其不痛不仁者，病久入深，营卫之行涩，经络时疏，故不通，皮肤不营，故为不仁。"营卫不足，运行涩滞，筋骨肌肤失养，风寒湿邪气乘虚而入，为痹证发病的主要内因之一。如果营卫虚衰，气血不能周行于身，其病就为半身不遂之偏枯。《灵枢·刺节真邪》云："虚邪偏容于身半，其入深，内居荣卫，荣卫稍衰，则真气去，邪气独留，发为偏枯。"若营卫逆行，可致气机阻塞，升降失常，其病为胀。《灵枢·卫气失常》云："卫气之留于腹中，搐积不行，菀蕴不得常所，使人支胁胃中满，喘呼逆息。"《灵枢·五乱》曰："清气在阴，浊气在阳，营气顺脉，卫气逆行，清浊相干，乱于胸中，是谓大悗。"《灵枢·胀论》谓："营气循脉，卫气逆为脉胀，卫气并脉循分为肤胀。"如果卫气与邪气相搏结，运行涩滞乃至留积，息肉乃生，久之其发肠覃。《灵枢·水胀》云："肠覃何如？岐伯曰：寒气客于肠外，与卫气相搏，气不得荣，因有所系，癖而内著，恶气乃起，息肉乃生。其始生也，大如鸡卵，稍以益大，至其成，如怀子之状，久者离岁，按之则坚，推之则移，月事以时下，此其候也。"如果老年营卫虚衰，气血不足，五脏功能减退，其病不寐。《灵枢·营卫生会》云："老者气血衰，其肌肉枯，气道涩，五脏之气相搏，其营气衰少而卫气内伐，故昼不精，夜不瞑。"不仅老年人，其他人如果邪气入阴，令卫气运行失常，阴阳不通，也可病不寐。《灵枢·邪客》云："今厥气客于五脏六腑，则卫气独卫其外，行于阳，不得入于阴。行于阳则阳气盛，阳气盛则阳跷陷，不得入于阴，阴虚，故目不瞑。"此外，《灵枢·大惑论》亦有类似的论述。

营卫失常所致外感病症

四时不正之气侵入人体，卫气即起而与争，其病发寒热。《灵邪·刺节真邪》云："虚邪之中人也，洒淅动形，起毫毛而发腠理……与卫气相搏，阳胜者，则为热，阴胜者，则为寒。"卫气司汗孔之开合，营气化津液以为汗。外感表证，营卫不和，或卫气运行失常，则汗出过多或无汗。《灵枢·营卫生会》云："人有热饮食下胃，其气未定，汗则出，或出于面，或出于背，或出于身半，其不循卫气之道而出，何也？岐伯曰：此外伤于风，内开腠理，毛蒸理泄，卫气走之，固不得循其道。此气剽悍滑疾，见开而出，故不得从其道，故命曰漏泄。"如果阳邪偏胜，那么腠理开合失常，营卫失调，其病热。《素问·调经论》云："阳盛生外热奈何？岐伯曰：上焦不通利，则皮肤致密，腠理闭塞，玄府不通，卫气不得泄越，故外热。"《素问·气穴论》曰："荣卫稽留，卫散荣溢，气竭血著，外为发热。"如果邪气与营卫之气相搏，更迭胜负，其病寒热往来，发为疟疾。《素问·疟论》云："此得之夏伤于暑，热气盛，藏于皮肤之内，肠胃之外，此荣气之所舍也。此令人汗空疏，腠理开，因得秋气，汗出遇风，及得之以浴，水气舍于皮肤之内，与卫气并居，卫气者，昼日行于阳，夜行于阴，此气得阳而外出，得阴而内薄，内外相薄，是以日作。""其间日发者，由邪气内薄于五脏，横连募原也，其道远，其气深，其行迟，不能与卫气俱行，不得皆出，故间日乃作也。"详尽地说明了疟疾的病因、病机、发作周期，并据此在《素问·刺疟》提出刺疟之法及相应腧穴。如果邪气引起营卫运行不利，壅遏肉理，其病就为痈肿。故《素问·生气通天论》云："营气不从，逆于肉理，乃生痈肿。"《素问·气穴论》曰："邪溢气壅，脉热肉败，营卫不行，必将为脓。"外因所致者，《灵枢·痈疽》云："寒邪客于经络之中则血泣，血泣则不通，不通则卫气归之，不得复反，故痈肿。""营气稽留于经脉之中，则血涩而不行，不行则卫气从之而不通，壅遏而不得行，故热。大热不止，热胜则肉腐，肉腐则为脓。"内因所致者，《灵枢·玉版》云："病生之时，有喜怒不测，饮食不节，阴气不足，阳气有余，营气不行，乃发为痈疽。"外邪侵袭、情志过极、饮食不节等因素，皆可导致正邪相干，营卫不利，血行涩滞，稽留化热，热胜肉腐成脓。更有甚者，风毒之邪客于人体，导致营卫"其道不利""其气不清"，即运行乖逆，功能失常，其病疠风（麻风）。《素问·风论》云："风气与太阳俱入，行诸脉俞，散于分肉之间，与卫气相干，其道不利，故使肌肉愤䐜而有疡，卫气有所凝而不行，故其肉有不仁也。疠者，有荣气热胕，其气不清，故使鼻柱坏而色败，皮肤疡溃，风寒客于脉而不去，名曰疠风。"《灵枢·寿夭刚柔》云："黄帝曰：余闻刺有三变，何谓三变？伯高答曰：有刺营者，有刺卫者，有刺寒痹之留经者。黄帝曰：刺三变者奈何？伯高答曰：刺营者出血，刺卫者出气，刺寒痹者内热。黄帝曰：营、卫、寒痹之为病奈何？伯高答曰：营之生病也，寒热少气，血上下行。卫之生病也，气痛时来时去，怫忾贲响，风寒客于肠胃之中。寒痹之为病也，留而不去，时痛而皮不仁。黄帝曰：刺寒痹内热奈何？伯高答曰：刺布衣者，以火焠之；刺大人者，以药熨之。黄帝曰：药熨奈何？伯高答曰：用淳酒二十斤，蜀椒一斤，干姜一斤，桂心一斤，凡四种，皆㕮咀，渍酒中，用绵絮一斤，细白布四丈，并内酒中，置酒马矢煴中，盖封涂，勿使泄。五日五夜，出绵絮曝干之，干复渍，以尽其汁。每渍必晬其日，乃出干。干，并用滓与绵絮，复布为复巾，长六七尺，为六七巾，则用之生桑炭炙巾，以熨寒痹所刺之处，令热入至于病所，寒复炙巾以熨之，三十遍而止。汗出以巾拭身，亦三十遍而止。起步内中，无见风。每刺必熨，如此病已矣。此所谓内热也。"

外感热病失治或误治，轻者营卫不和，病传六经，重者营卫不行，脏腑俱病。《素问·热论》云："三阴三阳，五脏六腑皆受病，荣卫不行，五脏不通，则死矣。"内伤诸病，伤及营卫，脏腑失调，精神内伤，甚则身必败亡。《素问·疏五过论》云："凡未诊病者，必问尝贵后贱，虽不中邪，病从内生，名曰脱营……病深者，以其外耗于卫，内夺于营，良工所失，不知病情，此亦治之一过也"。[①]

《伤寒论·平脉法》中关于荣卫的论述如下。

"寸口卫气盛，名曰高；荣气盛，名曰章；高章相抟，名曰纲。卫气弱，名曰惵；荣气弱，名曰卑；惵卑相搏，名曰损。卫气和，名曰缓；荣气和，名曰迟；迟缓相搏，名曰沉。

寸口脉缓而迟，缓则阳气长，其色鲜，其颜光，其声商，毛发长；迟则阴气盛，骨髓生，血满，肌肉紧薄鲜硬。阴阳相抱，荣卫俱行，刚柔相得，名曰强也……

寸口脉弱而迟，弱者卫气微，迟者荣中寒。荣为血，血寒则发热；卫为气，气微者心内饥，饥而虚满，不能食也……寸口脉微而涩，微者卫气不行，涩

---

① 参引自王洪图：《黄帝内经研究大成》。

者荣气不逮。荣卫不能相将，三焦无所仰，身体痹不仁。荣气不足，则烦疼，口难言；卫气虚者，则恶寒数欠。三焦不归其部，上焦不归者，噫而酢吞；中焦不归者，不能消谷引食；下焦不归者，则遗溲……

寸口脉微而涩，微者卫气衰，涩者荣气不足。卫气衰，面色黄；荣气不足，面色青。荣为根，卫为叶。荣卫俱微，则根叶枯槁，而寒栗咳逆，唾腥吐涎沫也……趺阳脉浮而芤，浮者卫气衰，芤者荣气伤，其身体瘦，肌肉甲错，浮芤相抟，宗气衰微，四属断绝。"

荣卫俱虚，名曰损，导致三焦发生病变，使其身体痹不仁不用。具体治法在《金匮要略·血痹虚劳病脉证并治》，方有黄芪桂枝五物汤、小建中汤、黄芪建中汤、炙甘草汤、薯蓣丸、大黄䗪虫丸等。

腹中论篇第四十

"帝曰：病有少腹盛，上下左右皆有根，此为何病？可治不？岐伯曰：病名曰伏梁。帝曰：伏梁何因而得之？岐伯曰：裹大脓血，居肠胃之外，不可治，治之（按：此'治'字，恐为衍文，似可删。之当接上治字之后），每切按之致死。帝曰：何以然？岐伯曰：此下则因阴，必下脓血，上则迫胃脘，出膈侠胃脘内痈，此久病也，难治。居脐上为逆，居脐下为从，勿动亟夺，论在刺法中。帝曰：人有身体髀股胻皆肿，环脐而痛，是为何病？岐伯曰：病名伏梁，此风根也。其气溢于大肠而著于肓，肓之原在脐下，故环脐而痛也。不可动之，动之为水溺涩之病。"

《释名·释形体》载：脓，酿也。汁酿厚也。厚即稠义。所以脓义同浓。脓血，指静脉中的瘀血。瘀血本自浓稠。静脉血瘀而怒张，故谓肿血。裹，止也（《史记·李斯传》裹足不入秦）。大是多的意思。因谓因循。"裹大脓血"指在腹腔之内，肠胃之外静脉中停滞着很多瘀血。因为静脉瘀血时，毛细血管硬化而脆，用力按压之有使血管破裂出血的危险，故曰不可切按。若切按脐下部位出血，血可循从二阴外出；若切按脐上部位，可使膈下胃脘处内出血，血不易外出。故曰"居脐上为逆，居脐下为从"。脐腹内为小肠和横结肠及肠系膜。如果此处的静脉血瘀阻塞不通，饮食精微不能由小肠吸收进入血脉，会导致营养缺乏，此为风消病之根（风根）。溺涩即小便不利，尿少水液潴留而出现水肿。

伏梁病在《黄帝内经》中有详细的描述。如《素问·奇病论》说："帝曰：人有身体髀股胻皆肿，环脐而痛，是为何病？岐伯曰：病名曰伏梁，此风根也。其气溢于大肠而着于肓，肓之原在脐下，故环脐而痛也。不可动之，动之为水溺涩之病也。"《灵枢·邪气脏腑病形》说心脉"微缓为伏梁，在心下，上下行，时唾血。"行，陈也（《左传·哀公三年传》"乱行于曲梁"注），陈古同阵。上下行，是叙说伏梁病的大小范围，而不是上下移动。

《难经·五十六难》说："心之积，名曰伏梁，起脐上，大如臂，上至心下。久不愈，令人病烦心，（心痛）。"（《脉经》有心痛二字），此阐明由心痹引起的积聚名叫伏梁。"病"讲作患，烦当扰、乱讲，烦是心的形容词，烦心与心烦不同。伏梁久不愈，反累及心脏，扰乱心神，致心动不安，出现心不齐，心悸怔忡，心痛等症状。

综究上文可知，伏梁继发于心痹病，病位在肠胃之外，肓膜之中，范围上至心下，下至少腹。性质为有形瘀血之病。其证可见腹中积聚压痛、水肿、内痛、唾血，二阴出血，继发心悸心痛等症。

伏梁典型病例

张某，女，65岁，家庭妇女，于1987年12月31日以"慢性支气管炎，肺气肿，肺心病，伴发消化道出血"收入院。

患者十余年来，时发咳嗽、气短、咳痰等症，平素体虚易感。上症每于冬春两季明显加重，近三四年，咳喘、气短较前加重，气短以早晨更重，并时伴见无明显诱因之发热恶寒，唇甲发绀等症。体温可达 39℃，多可持续数日。抗炎治疗后即热退，然咳喘不减。或痰中有血丝，或鼻出微量血。1984 年 4 月因上症复发加重，曾住院诊治，诊为"慢性支气管炎，肺气肿"。1984 年因颜面及双下肢浮肿，医院诊为肾炎。此外近一年来，阴道时有血性分泌物，量中，味腥臭，1987 年 4 月、9 月曾有两次阴道出血量较多，身体明显消瘦，体重由 45kg 降至 35kg。患者诉说，小腹每天早上四五点钟（寅时）时抽痛，已有两三年。夜间口干加重，每天夜间总要饮一两次水。曾有尿频、尿痛病史十余年。此次发病，于 1987 年 12 月 20 日，因外感而见咳喘加重，吐黄痰量多，头痛恶寒发热，以下午为甚。体温每日上午可达 37.5℃，下午达 39.8℃，并伴有恶心、呕吐，不欲饮食，呕吐物为胃液及痰涎，大便为柏油样。舌质紫暗，有红点，苔黄腻，欠润，脉沉细，血压 120/80mmHg。患者神志清晰，精神萎靡，形体消瘦，发育不良，有鸡胸及龟背，胸肋有皮下出血点，颈静脉怒张，颈动脉搏动可见。胸廓呈桶状，肋间隙增宽，呼吸稍促。两肺呼吸音粗，可闻及散在湿啰音。心界不清，心率 90 次 / 分，律不齐，可闻及早搏 10 次 / 分，剑突下可触及心脏搏动。肝区压痛阳性。环脐有 15cm 范围大，按之坚硬而痛，上至心下，其宽有 7～10cm，伏梁也。其余体查从略。

按：此患者发病前后的过程，完整体现了《黄帝内经》中论述心痹病发生、发展变化的规律。如果我们能继承这一理论，那么对预防、治疗心痹病会大有益处。

由上述可知，心与肺两系之病是互为影响的。心系由心、小肠、血脉等构成，肺系由肺、大肠、三焦气道等构成。所以心肺之病，不可忘记大小肠的腹部症状，特别是小肠的脐周腹部症状。《伤寒论》将此称为蓄血证和蓄水证。

关于右心静脉系统血液的病变，《普济本事方》曾有一段描述。谓"一妇人患热入血室证，医者不识，用补血调气药，涵养数日，遂成血结胸……问曰：热入血室，何为而成结胸也。予曰：邪气传入经络，与正气相搏，上下流行，或遇经水适来适断，邪气乘虚而入血室，血为邪迫，上入肝经，肝受邪则谵语而见鬼。复入膻中，则血结于胸也。""今邪逐血并归肝经，聚于膻中，结于乳下，故手触之则痛。非汤剂可及，故当刺期门也。《活人书》海蛤散治血结胸……（期门）又治胸中烦热，奔豚上下，霍乱泄利。腹坚硬，喘不得卧，胁下积气。产后余疾。饮食不下。胸胁支满，心中切痛。可灸五壮。"

"妇人伤寒，血结胸膈，揉而痛不可抚近。海蛤散（海蛤、滑石、炙甘草各一两，芒硝半两，右为末，每服二钱，鸡子清调下）。小肠通利，则胸膈血散。膻中血聚，则小肠壅。小肠壅，膻中血不流行。宜此方（海蛤散）。若小便血数行，更宜桂枝红花汤（桂枝汤中加红花一捻）。发其汗则愈。"

胸中烦热，奔豚上下，腹坚硬，喘不得卧，胁下积气。胸胁支满，心中切痛。这些描述与右心衰竭证相一致。肝为下腔静脉中枢，故刺期门治肝，可调理静脉瘀血。

"小肠通利，则胸膈血散。膻中血聚，则小肠壅。小肠壅，膻中血不流行。"阐述了肺动脉高压时，右心静脉血瘀，导致下腔静脉瘀血的病理。小肠泛指腹腔部位。小肠壅塞是因为膻中血不流行。如果小肠通利，就可疏散膻中瘀血，这是急则治标之法。因为"小肠原是肝下口，一切阴分之病从此出。"（《蠢子医·卷三》杂病多在阴分，宜从阴分寻出路，大病久病亦然）且说"小肠不透用斑蝥，糯米炒黄（糯米同炒、以米黄为度）毒自消。腰疼腿疼无出路，淋闭肿满受监牢，非得此药不贯串，焉能上下气迢迢。"（《蠢子医·卷二》每用两枚研入药中）《伤寒论》治蓄血证也用攻下法。有桃核承气汤，抵当汤、丸。总以大黄为主，加活血化瘀药。大黄或酒煮，或醋煎。

《伤寒论》蓄血证的病位在下焦，证见如狂，发狂，少腹结硬，小便自利，身黄，喜忘，屎虽硬反易，其色黑，发热，不大便，脉数，或脉微而沉，或沉结。蓄血证的记载与《黄帝内经》伏梁病的临床表现相一致。即血瘀于肠胃之外的肠系膜静脉处。《素问·痹论》指出："风寒湿三气杂至，合而为痹也……五脏皆有合，病久而不去者，内舍于其合也……脉痹不已，复感于邪，内舍于心……心痹者，脉不通。"因为太阳为心所主，外邪袭伤太阳，不解，内舍于心，导致心痹，继发伏梁，即是下焦蓄血证。在《伤寒论》中阳明病分太阳阳明、正阳阳明、少阳阳明三类型，正阳阳明即指胃肠，故阳明也有蓄血证。实际上阳明蓄血证和太阳蓄血证是一体的病症。

其中有一个值得研究的问题就是小便利与不利。如果小便尚利是血未化水，而小便不利已是"血不利则化水"。血已化水，就不能单纯用活血逐瘀的方药，必须用加以利水的方药。如《金匮要略》的蒲灰散方、滑石白鱼散方。

蒲灰散：蒲灰七分，滑石三分。此二味，杵为散，饮服方寸匕，日三服。

滑石白鱼散：滑石二分，乱发二分（烧），白鱼二分。此三味，杵为散，饮服方寸匕，日三服。

蒲黄：凉血、化瘀、消肿。滑石：清热利湿、逐瘀。白鱼：消瘀行血。乱发（血余）：止血消瘀。

今附腹脐症状病案数例于后，以便引起医者的重视。

病例1：金某，男。56岁，工人，已婚。

本次发病主因1周前感冒，发热体温37～38℃，自服感冒清、感冒解热冲剂，热退，但咳喘加重。心悸不能平卧，近2天出现头痛、夜间头痛加剧，不能入眠，且胸憋、食少、纳呆，大便偏干1～2天一次，小便量少，双下肢轻度浮肿，自诉晚上浮肿较白天加重。夜则喘促加重。在家自行间断吸氧气，效不显，故于1987年12月26日入院治疗。

神清，查体合作，呈喘促面容，唇舌发绀，颜面稍胖，气喘呈强迫端坐位，颈静脉怒张，颈动脉搏动明显，浅表淋巴结未触及，胸廓对称，呈桶状胸，肋间隙增宽，心尖搏动剑突下可见且软弥散，两肺满布哮鸣音，两肺可闻及中等量湿啰音。$P_2>A_2$，心律齐，各瓣膜区未闻及明显病理性杂音，腹部稍隆，叩呈鼓音，无叩击移动性浊音。脐两侧及脐上至心下有中度压痛，肺肝界在右锁中线第6肋间，肝于剑下可及三横指、中质硬、触痛（±），胁下未及，脾未触及，两下肢浮肿为轻度。

病例2：田某，男，69岁。

主因：间断性咳嗽、咳痰约17年，胸憋气短，心悸，尿少，双下肢浮肿5年，加重1周，于1987年12月12日晚5点以"肺心病急性发作心衰、慢性支气管炎、慢阻肺呼衰"收入院。

患者于17年前开始咳嗽，咳痰，每逢冬季及感冒发作，每次发作持续2～3个月，不影响一般工作，自服氨茶碱等可缓解。1978年冬季，感冒后引起气短、心慌、动则加重，下肢浮肿，在我院门诊治疗，诊为"肺气肿"服中药数十剂症状好转。1982年1月至1987年8月先后三次，因病情加重在我院住院治疗，经用中药配合西药抗感染、解痉等治疗，好转出院。最近一周无明显诱因，自觉周身倦怠乏力，说话声微，有时脱衣困难，纳呆不欲食，轻微咳嗽，痰不多，呈泡沫样，胸憋气短，心慌，心烦，整夜不能入寐，伴有尿少，双下肢浮肿，大便正常。

呈慢性病面容，颜面及双下肢浮肿，眼结膜充血、巩膜黄染不明显，唇、甲、舌发绀，咽部微充血。颈静脉怒张，肝颈静脉回流征（±），剑突下可见心尖搏动，心界叩不清，心率106次/分，律齐，三尖瓣听诊区可闻及Ⅱ级以上收缩期杂音，胸廓对称，呈桶状胸，肋间隙增宽，叩诊反响增强，肺肝浊音界不清，肺部听诊呼吸弱，背部听诊取肺底可闻及湿啰音，尤以右肺明显，肝脏大，剑下三横指可触及，脾脏触及不满意，双肾区无叩击痛，舌质绛红少苔，脉细数。脐周约15cm处上及心下重度压痛。

病例3：张某，男，68岁。

患者咳嗽、气短已20余年，每逢气候寒冷，因感冒而诱发加重。每发病时，药物治疗可缓解。10年前在本厂医务所胸透发现肺气肿，20年来咳嗽、气喘、反复发作，生活尚能自理。近3年来症状逐渐加重。1985年12月底因病情加重，在医院诊为"慢性支气管炎、肺气肿、肺心病、心衰"，用药物治疗缓解出院。1986 年 11 月份因气候变化，诱发本病加重，咳嗽气喘，吐黄黏痰，昼嗜睡，夜眠差，下肢浮肿，尿少，纳差，在我院查胸部 X 线：两肺肺气肿、双肺纹理增重，双肺肋膈角粘连，右下肺纹密阴影。考虑肺部感染所致。肺动脉段稍隆，右下肺增宽，右心可疑增大，肺心病不能除外。经中西药治疗缓解出院。1 周前腹泻后，口服庆大霉素腹泻减轻，但未愈。近 3～4 天来嗜睡、精神不好，尿量少，浮肿。胸部 X 线"心脏丰满，右侧胸膜粘连，两膈肌低平，中度肺气肿"。于 1987 年 11 月 30 日以"肺心病、心衰、肺性脑病、呼吸衰竭、支气管炎、肺气肿合并感染"急诊收入院。

现症：嗜睡，呼之能应，不能正确回答，表情呆滞，口唇爪甲重度发绀，恶心呕吐，不能进食，尿量少，全身浮肿。

神志模糊，表情淡漠，反应呆滞，嗜睡状态，头颅大小正常，瞳孔等大等圆，对光反射存在，压眶反射迟钝，双侧巩膜无黄染，咽无充血，扁桃无肿大，颜面浮肿，口唇爪甲重度发绀，颈静脉怒张，甲状腺不大，全身浅表淋巴结尚未触及，心尖搏动不明显，心尖位于左锁中线第 5 肋间，心界叩诊不明显，心率 84 次 / 分，律齐，心脏各瓣膜未闻及明显病理性杂音，胸廓对称，呈桶状胸，肋间隙增宽，双肺叩诊高清音，肺肝浊音界在右侧锁线第 6 肋间，听诊双肺可闻及干湿啰音，腹部胀满，从少腹至心下宽约 20cm 处重度压痛，肝区压痛（+），脾不肿大，双肾区无叩击痛，下肢浮肿（+++）、生理反射存在、病理反射未引出。

风论篇第四十二

"黄帝问曰：风之伤人也，或为寒热，或为热中，或为寒中，或为疠风，或为偏枯，或为风也，其病各异，其名不同。或内至五脏六腑，不知其解，愿闻其说。

岐伯对曰：风气藏在皮肤之间，内不得通，外不得泄。风者，善行而数变，腠理开，则洒然寒，闭则热而闷。其寒也，则衰食饮；其热也，则消肌肉。故使人怢栗而不能食，名曰寒热。

风气与阳明入胃，循脉而上至目内眦，其人肥，则风气不得外泄，则为热中而目黄；人瘦则外泄而寒，则为寒中而泣出。

风气与太阳俱入，行诸脉俞，散于分肉之间，与卫气相干，其道不利。故使肌肉愤䐜而有疡，卫气有所凝而不行，故其肉有不仁也。疠者，有荣气热胕，其气不清，故使其鼻柱坏而色败，皮肤疡溃。风寒客于脉而不去，名曰疠风，或名曰寒热。"

风中于前则入阳明，多为风热，入阳明始热中，终寒中。李东垣在《脾胃论·饮食劳倦所伤始为热中论》论述补中益气汤时说："脾胃之证，始得则热中……上一方（补中益气汤）加减，是饮食、劳倦、喜怒不节，始病热中，则可用之，若末传为寒中，则不可用也……今详《内经·针经》热中、寒中之证列于下：《调经论》云：'血并于阳，气并于阴，乃为炅中。血并于上，气并于下，心烦惋善怒。'又云：'其生于阴者，得之饮食居处，阴阳喜怒。'又云：'有所劳倦，形气衰少，谷气不盛，上焦不行，下脘不通，胃气热，热气熏胸中，故内热。''阴盛生内寒，厥气上逆，寒气积于胸中而不泻，不泻则温气去寒独留，寒独留则血凝泣，血凝泣则脉不通，其脉盛大以涩，故曰寒中。'这就是所谓的'饮食劳倦，损伤脾胃，始为热中，末传寒中'。此证临床中最多见，要好好品味。"

风中于后则入太阳，多为风寒，入太阳则伤卫气、营气，伤寒家有伤卫、伤营、营卫俱伤三足鼎立之论，伤卫则不仁，伤营则疡。可参《素问·生气通天论》"阳气者，精则养神，柔则养筋。开阖不得，寒气从之，乃生大偻。陷脉为瘘，留连肉腠。俞气化薄，传为善畏，及为惊骇。营气不从，逆于肉理，乃生痈肿。魄汗未尽，形弱而气烁，穴俞以闭，发为风疟"说。

痹论篇第四十三

"以冬遇此者为骨痹，以春遇此者为筋痹；以夏遇此者为脉痹；以至阴遇此者为肌痹；以秋遇此者为皮痹。"

此处的"至阴"指长夏，应脾，就是说太阴脾为至阴。《素问·评热论》有"腹者，至阴之所居"，太阴脾主腹，《周易》说坤卦为腹，脾土配应坤卦，坤为纯阴，故曰至阴，还是太阴脾为至阴。《素问·金匮真言论》说："腹为阴，阴中之至阴，脾也。"《灵枢·阴阳系日月》说："脾为阴中之至阴。"《素问·六节藏象论》说："脾、胃、大肠、小肠、三焦、膀胱者……此至阴之类，通于土气。"《素问·解精微论》说："积水者，至阴也，至阴者，肾之精也。"《素问·水热穴论》说："肾者，至阴也；至阴者，盛水也……肾者，胃之关也，关门不利，故聚水而从其类也……肾者，牝脏也，地气上者属于肾，而生水液也，故曰至阴。"至是最的意思。至阴，就是最阴冷，是死水，不能生物，故《脾胃论》称脾为"死阴"。先天八卦方位图，坤位北方，北方主水，应冬天子月，如《素问·脉解》说："太阴，子也。"《灵枢·阴阳系日月》说："子者，十一月，主左足之太阴。"故曰坤为土为至阴，《周易》坤卦初六爻辞曰"履霜坚冰至"。坚冰至，正是子月、丑月的时间。而北方本为肾水所配应，故亦曰肾为至阴。经曰是因为肾为胃之关而为至阴，这是因为胃为水谷之海，肾关不利，于是聚水成至阴。由此可知，当以脾为至阴为正宗。另外，膀胱经还有一个至阴穴，《灵枢·本输》说："膀胱出于至阴，至阴者，足小指之端，为井金。"膀胱为州都之官，为水府。看来至阴主要是指水府说的，人身的大水库——膀胱，既通于土气为脾之水府，又通于肾为之水府，故脾肾都有太阴水之说。

又肾为坎水，坎中有阳，是活水，能生物之水。故与脾水是有区别的。

这也说明痹症的发生与四时气候变化有关，即"所谓痹者，各以其时重感于风寒湿之气"而得。既有皮、肌、脉、筋、骨五体之痹，也有脏腑之痹，今人多注重皮、肌、脉、筋、骨之痹，而少注意脏腑之痹，故特将脏腑痹症引于下。

"凡痹之客五脏者，肺痹者，烦满喘而呕。""淫气喘息，痹聚在肺。"

"心痹者，脉不通，烦则心下鼓，暴上气而喘，嗌干善噫，厥气上则恐。""淫气忧思，痹聚在心。"

"肝痹者，夜卧则惊，多饮，数小便，上为引如怀。""淫气乏竭，痹聚在肝。"

"肾痹者，善胀，尻以代踵，脊以代头。""淫气遗溺，痹聚在肾。"

"脾痹者，四支解堕，发咳呕汁，上为大塞。""淫气肌绝，痹聚在脾。"

"肠痹者，数饮而出不得，中气喘争，时发飧泄。"

"胞痹者，少腹膀胱按之内痛，若沃以汤，涩于小便，上为清涕。"

其针刺治疗方法是"五脏有俞，六腑有合，循脉之分，各有所发，各随其过，则病瘳也"，也就是针刺五脏的俞穴、六腑的合穴及病所的穴位。现将痹病概括如下。

病因分类 { 风胜——行痹 / 寒胜——痛痹 / 湿胜——着痹 }

四时受邪部位分类 { 春筋痹 / 夏脉痹 / 至阴肌痹 / 秋皮痹 / 冬骨痹 }   脏腑痹 { 肝痹 / 心痹 / 脾痹 / 肺痹 / 肾痹 / 肠痹 / 胞痹 }

张仲景《金匮要略》补充有血痹、胸痹二症。

"问曰：血痹病从何得之？师曰：夫尊荣人，骨弱肌肤盛，重因疲劳汗出，卧不时动摇，加被微风，遂得之。但以脉自微涩，在寸口、关上小紧，宜针引阳气，令脉和，紧去则愈。

血痹，阴阳俱微，寸口关上微，尺中小紧，外证身体不仁，如风痹状，黄芪桂枝五物汤主之。

黄芪桂枝五物汤方

黄芪三两，芍药三两，桂枝三两，生姜六两，大枣十二枚。

上五味，以水六升，煮取二升，温服七合，日三服。（一方有人参）

师曰：夫脉当取太过不及，阳微阴弦，即胸痹而痛，所以然者，责其极虚也。今阳虚知在上焦，所以胸痹、心痛者，以其阴弦故也。平人无寒热，短气不足以息者，实也。

胸痹之病，喘息咳唾，胸背痛，短气，寸口脉沉而迟，关上小紧数，瓜蒌薤白白酒汤主之。

瓜蒌薤白白酒汤方

瓜蒌实一枚（捣），薤白半斤，白酒七升。

上三味，同煮，取二升，分温再服。

胸痹不得卧，心痛彻背者，瓜蒌薤白半夏汤主之。

瓜蒌薤白半夏汤方

瓜蒌实一枚，薤白三两，半夏半斤，白酒一斗。

上四味，同煮，取四升，温服一升，日三服。

胸痹心中痞，留气结在胸，胸满，胁下逆抢心，枳实薤白桂枝汤主之；人参汤亦主之。

枳实薤白桂枝汤方

枳实四枚，厚朴四两，薤白半斤，桂枝一两，瓜蒌实一枚（捣）。

上五味，以水五升，先煮枳实、厚朴，取二升，去滓，内诸药，煮数沸，分温三服。

人参汤方

人参、甘草、干姜、白术各三两。

上四味，以水八升，煮取三升，温服一升，日三服。

胸痹，胸中气塞，短气，茯苓杏仁甘草汤主之，橘枳姜汤亦主之。

茯苓杏仁甘草汤方

茯苓三两，杏仁五十个，甘草一两。

上三味，以水一斗，煮取五升，温服一升，日三服（不瘥，更服）。

橘枳姜汤方

橘皮一斤，枳实三两，生姜半斤。

上三味，以水五升，煮取二升，分温再服。（《肘后》《千金》云治胸痹，胸中愊愊（bì）如满，噎塞，习习如痒，喉中涩，唾燥沫。）

胸痹缓急者，薏苡附子散主之。

薏苡附子散方

薏苡仁十五两，大附子十枚（炮）。

上二味，杵为散，服方寸匕，日三服。"

按：从以上方剂看，胸痹的治疗以瓜蒌、薤白为主药。

瓜蒌：

【性味与归经】甘、微苦，寒。归肺、胃、大肠经。

【功能与主治】清热涤痰，宽胸散结，润燥滑肠。用于肺热咳嗽，痰浊黄稠，胸痹心痛，结胸痞满，乳痈，肺痈，肠痈肿痛，大便秘结。

《名医别录》："主胸痹，悦泽人面。"

《本草纲目》：瓜蒌"润肺燥，降火，治咳嗽，涤痰结，止消渴，利大便，消痈肿疮毒"。瓜蒌籽炒用"补虚劳口干，润心肺，治吐血，肠风泻血，赤白痢，手面皱"。

《重庆堂随笔》："瓜蒌实润燥开结，荡热涤痰，夫人知之；而不知其舒肝郁、润肝燥、平肝逆、缓肝急之功有独擅也。"

薤白：

【性味归经】辛、苦，温。归肺、心、胃、大肠经。

【功能主治】通阳散结，行气导滞。用于胸痹疼痛，痰饮咳喘，泻痢后重。

《神农本草经》：主金疮疮败。

《名医别录》：除寒热，去水气，温中散结。诸疮中风寒水肿，以涂之。

《千金·食治》：能生肌肉，利产妇。骨鲠在咽不下者，食之则去。

《食疗本草》：治妇人赤白带下。

《本草拾遗》：调中，主久利不瘥，大腹内常恶者，但多煮食之。

《本草图经》：补虚，解毒。主脚气；煮与蓐妇饮之，易产。

《本草衍义》：与蜜同捣，涂汤火伤。

《用药心法》：治泻痢下重，下焦气滞。

《本草纲目》：治少阴病厥逆泻痢，及胸痹刺痛，下气散血，安胎。温补助阳道。

《本草备要》：利窍。治肺气喘急。

《本经逢原》：捣汁生饮，能吐胃中痰食虫积。《本经》治金疮疮败，亦取辛以泄气，温以长肉也。

《岭南采药录》：和生盐捣烂敷疮；被铁针伤，留铁锈于肌肉，敷之可以吸出。能发散解表，健胃，开膈。

《南京民间药草》：打烂外敷，治各种疮疖。

《长沙药解》：肺病则逆，浊气不降，故胸膈痹塞；肠病则陷，清气不升，故肛门重坠。薤白，辛温通畅，善散壅滞，故痹者下达而变冲和，重者上达而化轻清。其诸主治：断泻痢，除带下，安胎妊，散疮疡，疗金疮，下骨鲠，止气痛，消咽肿，缘其条达凝郁故也。

《本草求真》：薤，味辛则散，散则能使在上寒滞立消；味苦则降，降则能使在下寒滞立下；气温则散，散则能使在中寒滞立除；体滑则通，通则能使久瘤寒滞立解。是以下痢可除，瘀血可散，喘急可止，水肿可敷，胸痹刺痛可愈，胎产可治，汤火及中恶卒死可救，实通气、滑窍、助阳佳品也。

痿论篇第四十四

《素问·痿论》所论痿病，虽有外感、内伤、偏热、偏湿之别，但"肺热叶焦"是主因。肺热则上源之水日亏，津液渐少而不能滋养机体，于是导致痿废。治疗痿证独取阳明是因为"阳明者，五脏六腑之海，主润宗筋，宗筋主束骨而利机关也。冲脉者，经脉之海也，主渗灌溪谷，与阳明合于宗筋，阴阳总宗筋之会，合于气街，而阳明为之长，皆属于带脉，而络于督脉。故阳明虚，则宗筋纵，带脉不引，故足痿不用也。"既"独取阳明"，却又涉及冲脉、带脉、督脉是因为脾胃的腐熟水谷，离不开少阳相火，脾胃之土和少阳相火合为太极黄庭（也叫丹田），是营卫气血源地，故曰"与阳明合于宗筋，阴阳总宗筋之会，合于气街"。宗筋，诸筋会聚之处。《素问·厥论》说："前阴者，宗筋之所聚，太阴阳明之所合也。"《素问·痿论》说："宗筋弛纵，发为筋痿。"《灵枢·五音五味》说："宦者，去其宗筋，伤其冲任。"又《针灸甲乙经》云："宦者，去其宗筋，伤其血脉，血泻不复，皮肤内结……天宦者，其任冲之脉不盛，宗筋不成。"又三阴三阳的经筋（经筋是指十二正经和十二经别之外的又一循行系统，其特点是循行于体表，起于四肢末端的指爪，上行于四肢的腕、肘、腋和踝、膝、股之间，回环曲折，联贯于肌肉之间，上行于颈项，终结于头面）会合于前阴部，称宗筋。"气街"为少阳三焦的通道。冲脉是太极的经脉，为经络之海。督脉是布散周身神经之海。经络（后天生命体的指挥系统）和神经（先天生命体的指挥系统）是气血滋养全身的通道。带脉贯通冲督二脉，谐调神经和经络。太极调和，阳生阴长，气血旺盛，肺热渐平，则痿病自愈。其辅助手法是"各补其荥而通其俞，调其虚实，和其逆顺，筋脉骨肉，各以其时受月，则病已矣。"

张仲景《金匮要略》有肺痿专论，谓："问曰：热在上焦者，因咳为肺痿。肺痿之病何从得之？师曰：或从汗出，或从呕吐，或从消渴，小便利数，或从便难，又被快药下利，重亡津液，故得之。曰：寸口脉数，其人咳，目中反有浊唾涎沫者何？师曰：为肺痿之病。若口中辟辟燥，咳即胸中隐隐痛，脉反滑数，此为肺痈，咳唾脓血。脉数虚者为肺痿，数实者为肺痈。

肺痿吐涎沫而不咳者，其人不渴，必遗尿，小便数，所以然者，以上虚不能制下故也。此为肺中冷，必眩，多涎唾，甘草干姜汤以温之。若服汤已渴者，属消渴。

甘草干姜汤方

甘草四两（炙），干姜二两（炮）。

上哎咀，以水三升，煮取一升五合，去滓，分温再服。"

张仲景不但继承《黄帝内经》论述了肺热为痿，还补充了肺虚寒导致的肺痿，值得重视，临床中要仔细辨证。

厥论篇第四十五

"黄帝问曰：厥之寒热者，何也？岐伯对曰：阳气衰于下，则为寒厥，阴气衰于下，则为热厥。

帝曰：热厥之为热也，必数于足下者何也？岐伯曰：阳气起于足五指之表。阴脉者，集于足下而聚于足心，故阳气胜则足下热也。

帝曰：寒厥之为寒也，必从五指而上于膝者，何也？岐伯曰：阴气起于足五指之里，集于膝下而聚于膝上，故阴气胜，则从五指至膝上寒，其寒也不从外，皆从内，故阴气胜，则从五指至膝上寒，其寒也不从外，皆从内。

帝曰：寒厥何失而然也？岐伯曰：前阴者，宗筋之所聚，太阴阳明之所合也。春夏则阳气多而阴气少，然冬则阴气盛而阳气衰；此人者质壮，以秋冬夺于所用，下气上争，不能复，精气溢下，邪气因从之而上也。气因于中，阳气衰，不能渗营其经络，阳气日损，阴气独在，故手足为之寒也。

帝曰：热厥何如而然也？岐伯曰：酒入于胃，则络脉满而经脉虚，脾主为胃行其津液者也。阴气虚则阳气入，阳气入则胃不和，胃不和，则精气竭，精气竭，则不营其四肢也。此人必数醉若饱，以入房，气聚于脾中不得散，酒气与谷气相薄，热盛于中，故热遍于身，内热而溺赤也。夫酒气盛而慓悍，肾气有日衰，阳气独胜，故手足为之热也。"

因为阴阳之气皆根于足心足背，所以厥病都与足经有关，也因此《灵枢·厥病》多从足经论治："厥头痛，面若肿起而烦心，取之足阳明、太阴。

厥头痛，面若肿起而烦心，取之足阳明太阴。厥头痛，头脉痛，心悲，善泣，视头动脉反盛者，刺尽去血，后调足厥阴。

厥头痛，贞贞头重而痛，泻头上五行，行五，先取手少阴，后取足少阴。厥头痛，意善忘，按之不得，取头面左右动脉，后取足太阴。

厥头痛，项先痛，腰脊为应，先取天柱，后取足太阳。厥头痛，头痛甚，耳前后脉涌有热，泻出其血，后取足少阳。

厥心痛，与背相控，善瘛，如从后触其心，伛偻者，肾心痛也，先取京骨、昆仑，发狂不已，取然谷。

厥心痛，腹胀胸满，心尤痛甚，胃心痛也，取之大都、大白。

厥心痛，痛如以锥针刺其心，心痛甚者，脾心痛也，取之然谷、太溪。

厥心痛，色苍苍如死状，终日不得太息，肝心痛也，取之行间、太冲。"

《素问·奇病论》说："帝曰：人有病头痛，以数岁不已，此安得之，名为何病？

岐伯曰：当有所犯大寒，内至骨髓，髓者，以脑为主，脑逆，故令头痛，齿亦痛，病名厥逆。"

《伤寒论》第337条说："凡厥者，阴阳气不相顺接，便为厥。厥者，手足逆冷者是也。"阴阳之气皆源于脐腹黄庭太极，脾主四肢，四肢为诸阳之本，所以阴阳的偏盛偏衰必定表现在手足，太阴脾主寒，少阳三焦主热。如《灵枢·寒热病》说："热厥，取足太阴、少阳皆留之（补足太阴脾水，泻少阳火）。寒厥，取足阳明、少阴于足，皆留之（补胃脘之阳，即补少阳相火）。"因为少阳属肾，故与足少阴有关。《伤寒论》厥阴病之寒厥、热厥即源于此。少阳相火衰则太阴寒胜而为寒厥，所谓"气因于中，阳气衰，不能渗营其经络，阳气日损，阴气独在，故手足为之寒也"，"气因于中"即"胃脘之阳"也，"胃脘之阳"本于少阳三焦相火，故治用太阴病主方四逆汤类，如《伤寒论》第351条：手足厥寒，脉细欲绝者，当归四逆汤主之。

第352条：若其人内有久寒者，宜当归四逆加吴茱萸生姜汤。

当归四逆汤方

当归三两，桂枝三两（去皮），芍药三两，细辛三两，甘草二两（炙），通草二两，大枣二十五枚（擘，一法十二枚）。

上七味，以水八升。煮取三升，去滓，温服一升，日三服。

当归四逆加吴茱萸生姜汤方

当归三两，芍药三两，甘草二两（炙），通草二两，大枣二十五枚（擘），桂枝三两（去皮），细辛三两，生姜半斤（切），吴茱萸二升。

上九味，以水六升、清酒六升和，煮取五升，去滓，温分五服（一方，水酒各四升）。

第353条：大汗出，热不去，内拘急，四肢疼，又下利厥逆而恶寒者，四逆汤主之。

第354条：大汗，若大下利而厥冷者，四逆汤主之。

四逆汤方

甘草二两（炙），干姜一两半，附子一枚（生用，去皮，破八片）。

上三味，以水三升，煮取一升二合，去滓，分温再服。强人可大附子一枚，干姜三两。

太阴脾阴衰则为少阳胜而为热厥，故治用少阳病主方白虎汤类，如《伤寒论》第350条：伤寒，脉滑而厥者，里有热，白虎汤主之。

第335条：伤寒一二日至四五日，厥者必发热，前热者后必厥，厥深者热亦深，厥微者热亦微。厥应下之，而反发汗者，必口伤烂赤。

寒厥是"气因于中，阳气衰，不能渗营其经络，阳气日损，阴气独在，故手足为之寒也"，热厥是"阴气虚则阳气入，阳气入则胃不和……热盛于中……故手足为之热也"，都是因为"中"之寒盛或热盛导致的，故厥阴病有热利、寒利之分。

《伤寒论》厥阴病论热利如下。

第371条：热利，下重者，白头翁汤主之。

白头翁汤方

白头翁二两，黄柏三两，黄连三两，秦皮三两。

上四味，以水七升，煮取二升，去滓，温服一升。不愈更服一升。

第373条：下利，欲饮水者，以有热故也，白头翁汤主之。

第374条：下利，谵语者，有燥屎也，宜小承气汤。

第367条：下利，脉数而渴者，今自愈。设不差，必清脓血，以有热故也。

《伤寒论》厥阴病论寒利如下。

第372条：下利腹胀满，身体疼痛者，先温其里，乃攻其表。温里，宜四逆汤；攻表，宜桂枝汤。

第370条：下利清谷，里寒外热，汗出而厥者，通脉四逆汤主之。

"中"的阴阳胜负导致寒热胜复而发生厥热胜复证，如《伤寒论》第342条：

伤寒厥四日，热反三日，复厥五日，其病为进。寒多热少，阳气退，故为进也。

第 331 条：伤寒先厥，后发热而利者，必自止，见厥复利。

第 341 条：伤寒发热四日，厥反三日，复热四日，厥少热多者，其病当愈，四日至七日，热不除者，必便脓血。

第 336 条：伤寒病，厥五日，热亦五日。设六日，当复厥，不厥者自愈。厥终不过五日，以热五日，故知自愈。

第 332 条：伤寒始发热六日，厥反九日而利。凡厥利者，当不能食，今反能食者，恐为除中。食以索饼，不发热者，知胃气尚在，必愈。恐暴热来出而复去也，后三日脉之，其热续在者，期之旦日夜半愈。所以然者，本发热六日，厥反九日，复发热三日，并前六日，亦为九日，与厥相应。故期之旦日夜半愈。后三日脉之而脉数，其热不罢者，此为热气有余，必发痈脓也。

第 334 条：伤寒先厥后发热，下利必自止，而反汗出，咽中痛者，其喉为痹。发热无汗，而利必自止，若不止，必便脓血，便脓血者，其喉不痹。

第 333 条：伤寒脉迟六七日，而反与黄芩汤彻其热。脉迟为寒，今与黄芩汤复除其热，腹中应冷，当不能食，今反能食，此名除中。必死。

因厥阴是阴尽阳生系统，又与少阳相表里，而且厥阴从中少阳之故，故只厥阴病有此证。从厥阴欲解时在"丑至卯上""旦日夜半愈"可知之，夜半一阳生，厥阴主丑时，寅卯为旦日也。

《伤寒论》厥阴病论述下利预后如下。

第 360 条：下利，有微热而渴，脉弱者，今自愈。

第 361 条：下利，脉数，有微热汗出，今自愈；设复紧，为未解。

第 363 条：下利，寸脉反浮数，尺中自涩者，必清脓血。

第 364 条：下利清谷，不可攻表，汗出必胀满。

第 365 条：下利，脉沉弦者，下重也；脉大者，为未止；脉微弱数者，为欲自止，虽发热，不死。

第 366 条：下利，脉沉而迟，其人面少赤，身有微热，下利清谷者，必郁冒汗出而解，病人必微厥。所以然者，其面戴阳，下虚故也。

第 367 条：下利，脉数而渴者，今自愈。设不瘥，必清脓血，以有热故也。

第 362 条：下利，手足厥冷，无脉者，灸之。不温，若脉不还，反微喘者，死；少阴负趺阳者，为顺也。

第 368 条：下利后脉绝，手足厥冷，晬时脉还，手足温者生，脉不还者死。

第 369 条：伤寒下利，日十余行，脉反实者，死。

第 343 条：伤寒六七日，脉微，手足厥冷，烦躁，灸厥阴，厥不还者，死。

第 344 条：伤寒发热，下利厥逆，躁不得卧者，死。

第 345 条：伤寒发热，下利至甚，厥不止者，死。

第 346 条：伤寒六七日不利，便发热而利，其人汗出不止者，死，有阴无阳故也。

第 347 条：伤寒五六日，不结胸，腹濡，脉虚复厥者，不可下。此亡血，下之，死。

厥证，阳回则愈，阳亡则死，故以阳气为主导。伤寒病以阳气为主，阳进则寒退，阳衰则病进。热病以阴气为主，阴进则热退，阴衰则病进。厥热胜复即遵此规律。

寒厥则脏寒或有水饮，会出现蛔厥、水厥（在下）、痰厥（在胸中），如《伤寒论》厥阴病第 338 条：伤寒，脉微而厥，至七八日肤冷，其人躁无暂安时者，此为脏厥，非蛔厥也。蛔厥者，其人当吐蛔。今病者静，而复时烦者，此为脏寒。蛔上入其膈，故烦，须臾复止，得食而呕又烦者，蛔闻食臭出。其人常自吐蛔。蛔厥者，乌梅丸主之。又主久利。

乌梅丸方

乌梅三百枚，细辛六两，干姜十两，黄连十六两，附子六两（炮，去皮），当归四两，蜀椒四两（出汗），桂枝六两（去皮），人参六两，黄柏六两。

上十味，异捣筛，合治之，以苦酒渍乌梅一宿，去核，蒸之五斗米下，饭熟捣成泥，和药令相得，内臼中，与蜜杵二千下，丸如梧桐子大。先食饮服十丸，日三服，稍加至二十丸。禁生冷、滑物、臭食等。

第355条：病人手足厥冷，脉乍紧者，邪结在胸中；心下满而烦，饥不能食者，病在胸中；当须吐之，宜瓜蒂散。

瓜蒂散方

瓜蒂一分（熬黄），赤小豆一分。

上二味，各别捣筛，为散已，合治之，取一钱匕；以香豉一合，用热汤七合，煮作稀糜，去滓；取汁合散，温，顿服之。不吐者，少少加；得快吐，乃止。诸亡血虚家，不可与瓜蒂散。

第356条：伤寒厥而心下悸，宜先治水，当服茯苓甘草汤，却治其厥。不尔，水渍入胃，必作利也。

茯苓甘草汤方

茯苓二两，桂枝二两（去皮），甘草一两（炙），生姜三两（切）。

上四味，以水四升，煮取二升，去滓，分温三服。

黄庭太极由太阴脾和少阳三焦组成，以少阳为主导，少阳相火旺则脾胃阴虚，少阳相火衰则脾胃寒盛，脾胃寒盛则易呕哕。厥阴从中气少阳，少阳阳衰会出现太阴藏寒，故《伤寒论》厥阴病有脏寒呕哕证。

第377条：呕而脉弱，小便复利，身有微热，见厥者难治。四逆汤主之。

第378条：干呕，吐涎沫，头痛者，吴茱萸汤主之。

第380条：伤寒大吐大下之，极虚，复极汗者，其人外气怫郁，复与之水，以发其汗，因得哕。所以然者，胃中寒冷故也。

第381条：伤寒，哕而腹满，视其前后，知何部不利，利之则愈。

厥阴主风邪，风为阳邪。厥阴从中少阳，少阳主相火，风火相煽而炎上不降，则多上热下寒证，如《伤寒论》第359条：伤寒，本自寒下，医反复吐下之，寒格，更逆吐下，若食入口即吐，干姜黄芩黄连人参汤主之。

干姜黄芩黄连人参汤方

干姜、黄芩、黄连、人参各三两。

上四味，以水六升，煮取二升，去滓，分温再服。

第 357 条：伤寒六七日，大下后，寸脉沉而迟，手足厥逆，下部脉不至，喉咽不利，唾脓血，泄利不止者，为难治。麻黄升麻汤主之。

麻黄升麻汤方

麻黄二两半（去节），升麻一两一分，当归一两一分，知母十八铢，黄芩十八铢，萎蕤十八铢（一作菖蒲），芍药六铢，天门冬六铢（去心）， 桂枝六铢（去皮），茯苓六铢，甘草六铢（炙），石膏六铢（碎，绵裹）， 白术六铢，干姜六铢。

上十四味，以水一斗，先煮麻黄一两沸，去上沫，内诸药，煮取三升，去滓，分温三服。相去如炊三斗米顷，令尽，汗出愈。

第 338 条：伤寒，脉微而厥，至七八日肤冷，其人躁无暂安时者，此为脏厥，非蛔厥也。蛔厥者，其人当吐蛔。今病者静，而复时烦者，此为脏寒。蛔上入其膈，故烦，须臾复止，得食而呕又烦者，蛔闻食臭出。其人常自吐蛔。蛔厥者，乌梅丸主之。又主久利。

一些伤寒家，没有读懂厥阴病，就说厥阴病为千古疑案，甚至怀疑厥阴病的存在，这是不对的。不要轻易疑古，古人记载的东西不一定是妄言。

脉解篇第四十九

"太阳所谓肿，腰脽痛者，正月太阳寅，寅，太阳也。正月阳气出，在上而阴气盛，阳未得自次也，故肿、腰脽痛也。病偏虚为跛者，正月阳气冻解，地气而出也。所谓偏虚者，冬寒颇有不足者，故偏虚为跛也。所谓强上引背者，阳气大上而争，故强上也。所谓耳鸣者，阳气万物盛上而跃，故耳鸣也。所谓甚则狂癫疾者，阳尽在上而阴气从下，下虚上实，故狂癫疾也。所谓浮为聋者，皆在气也。所谓入中为瘖者，阳盛已衰，故为瘖也。内夺而厥，则为瘖俳，此肾虚也，少阴不至者厥也。"

（一）肿、腰痛、脽痛

"脽"，通椎，同韵假借。《中华大字典》载：脽，视佳切音谁，支韵。椎，传追切音追，支韵。肿，即浮肿。

本文指出浮肿、腰痛、脊椎痛的病机是"正月阳气出，在上而阴气盛，阳未得自次也。"此以天人相应的观点来解释病机，余病余经皆同。

寅时，春天来临，阳气虽渐生升，但还未达到自己盛阳的位次，正月天气尚寒冷，阴气还盛于上，阳气虽欲出升，无奈寒气外袭，因此阳气内郁，水湿不化而留滞，则出现浮肿、腰痛、椎痛。正月阳气初出，天尚寒，故云"寅，太阳也"。因为太阳之上，寒气主之。

（二）跛

"跛"的病机是阳气"偏虚"。此言辛劳之人，冬天阳气发泄失藏而损伤，至正月东风解冻，阳气出升之时，阳气虚弱不能应时而出，所以至春有偏枯之跛病。

（三）强上引背

"强上引背"，即《伤寒论》头项强痛而牵引及背，项背强几几。其病机是"阳气大上而争，故强上也。"意思是说，阳气渐升渐旺，已上升到头项，这时虽有力量，与外来寒邪相薄争，但还不能取胜，阳气郁于上则头项强痛而引背。

按：以上症状的基本病机是阳气与寒邪相争，这就是《伤寒论》太阳病的本气——寒邪为病。

（四）耳鸣

耳鸣的病机是"阳气万物盛上而跃"，"阳气万物"即万物阳气。张景岳注：

"阳邪上盛，故为耳鸣。"阳气盛甚于上，即现在所谓阳亢于上。

（五）狂癫

狂癫的病机是"阳尽在上，而阴气从下，下虚上实。"阳气尽升于上，阴气尽归于下，阴阳分离不相交。"下虚上实"，指阳气虚于下而盛实于上。张志聪注："本经曰：阳盛则狂。又曰：气上不下，头痛癫疾。"姚止庵注："狂者癫狂，火气偏盛，神明昏乱，所谓重阳者狂也。"

（六）聋

本文曰："所谓浮为聋者，皆在气也。"张景岳注："阳实于上，则气壅为聋。"

按：以上三症的基本病机是太阳标阳阳盛实为病。

（七）瘖、痱

瘖的病机一是"阳盛已衰"；二是"内夺而厥"。张景岳注："声由气发，气者阳也，阳盛则声大；阳微则声微。若阳盛已衰，故瘖痱不能言也。"高士宗注："若阳气内夺而厥逆，不得充于外，则为瘖痱。"

按：以上两症的基本病机是太阳标阳阳虚衰为病。总观《素问·脉解》太阳诸症的病机不出标本二气，症有虚实寒热，此乃《伤寒论》所本也。仲景对太阳病误治变证救治之法发挥甚多。

"少阳所谓心胁痛者，言少阳戌也，戌者心之所表也。九月阳气尽而阴气盛，故心胁痛也。所谓不可反侧者，阴气藏物也，物藏则不动，故不可反侧也。所谓甚则跃者，九月万物尽衰，草木华落而堕，则气去阳而之阴，气盛而阳之下长，故谓跃。"

（一）心胁痛

心胁痛的病机是"九月阳气尽而阴气盛。"张志聪注："此时天之阳气，尽归于下，而阴气正盛，君相之火，为时所遏，故心胁痛也。"张琦注："气盛经郁，故痛尔。"少阳阳气旺盛而热，心因之表著。君相之火，为时寒所遏，不能畅达，气盛经郁，故心胁痛。此即《伤寒论》少阳病"胸胁苦满"症之本源，即少阳之气为寒邪所郁遏。但要注意内郁白虎汤证与柴胡汤证的区别。

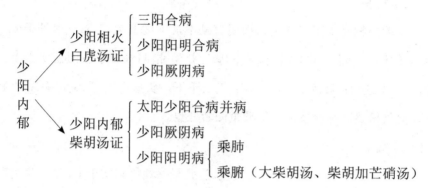

《伤寒论》中白虎汤类证的描述如下。

第176条：伤寒，脉浮滑，此表有热，里有寒，白虎汤主之。（太阳病）

第26条：服桂枝汤，大汗出后，大烦渴不解，脉洪大者，白虎加人参汤主之。（太阳病）

第168条：伤寒，若吐、若下后，七八日不解，热结在里，表里俱热，时时恶风，大渴，舌上干燥而烦，欲饮水数升者，白虎加人参汤主之。（太阳病）

第169条：伤寒，无大热，口燥渴，心烦，背微恶寒者，白虎加人参汤主之。（太阳病）

第170条：伤寒，脉浮，发热无汗，其表不解，不可与白虎汤，渴欲饮水无表证者，白虎加人参汤主之。（太阳病）

第219条：三阳合病，腹满身重，难于转侧，口不仁面垢，谵语遗尿。发汗则谵语，下之则额上生汗，手足逆冷。若自汗出者，白虎汤主之。（阳明病）

第221条：阳明病，脉浮而紧，咽燥口苦，腹满而喘，发热汗出，不恶寒，反恶热，身重。若发汗则躁，心愦愦反谵语，若加温针，必怵惕，烦躁不得眠，若下之，则胃中空虚，客气动膈，心中懊恼。舌上胎者。栀子豉汤主之。（阳明病）

第222条：若渴欲饮水，口干舌燥者，白虎加人参汤主之。（阳明病）

第350条：伤寒，脉滑而厥者，里有热，白虎汤主之。（厥阴病）

按：以上记载白虎汤类证共八条，白虎汤证三条、白虎加人参汤证五条。其中太阳病五条、阳明病两条、厥阴病一条。太阳病和厥阴病的五条都首有"伤寒"二字，及阳明病第222条"脉浮紧"是因阳明凉燥所致，显然都是寒邪外束少阳相火内郁之证。只有阳明病第219条是少阳相火太过证。其实白虎汤证作为少阳病的主证已经记载于少阳病篇，如第268条说："三阳合病，脉浮大，上关上，但欲眠睡，目合则汗。"三阳合病就是少阳白虎汤的主证。

下面我们探讨一下柴胡汤证。现在所有伤寒家都称柴胡汤是少阳病的主方，这不对。我们先看一看《伤寒论》的原文是怎么说的。

第37条：太阳病，十日已去，脉浮细而嗜卧者，外已解也。设胸满胁痛者，与小柴胡汤，脉但浮者，与麻黄汤。

按：此说明小柴胡汤证可以出现在伤寒之后。

第96条：伤寒五六日，中风，往来寒热，胸胁苦满，默默不欲饮食，心烦喜呕。或胸中烦而不呕，或渴，或腹中痛，或胁下痞硬，或心下悸、小便不利，或不渴、身有微热，或咳者，小柴胡汤主之。

这四大主症如下。

往来寒热——寒邪与少阳之气相争。

胸胁苦满——少阳气郁。

心烦喜呕——郁火。

默默不欲饮食——木克土。

其郁轻重、传变不同，所以有七个或然证如下。

或胸中烦而不呕——郁热上扰。

或渴——郁热伤津。

或腹中痛——木克脾胃。

或胁下痞硬——少阳郁滞。

或心下悸小便不利——饮邪内停。

或不渴身有微热——表邪未尽。

或咳——饮邪犯肺。

第97条：血弱气尽，腠理开，邪气因入，与正气相搏，结于胁下，正邪纷争，往来寒热，休作有时，默默不欲饮食，脏腑相连，其痛必下，邪高痛下，故使呕也，小柴胡汤主之。服柴胡汤已，渴者属阳明，以法治之。

按：说明小柴胡汤证的病机是营卫气血俱弱。

第98条：得病六七日，脉迟浮弱，恶风寒，手足温，医二三下之，不能食，而胁下满痛，面目及身黄，颈项强，小便难者，与柴胡汤，后必下重。本渴饮水而呕者，柴胡不中与也，食谷者哕。

第99条：伤寒四五日，身热恶风，颈项强，胁下满，手足温而渴者，小柴胡汤主之。

第100条：伤寒，阳脉涩，阴脉弦，法当腹中急痛，先与小建中汤，不瘥者，与小柴胡汤主之。

第101条：伤寒中风，有柴胡证，但见一证便是，不必悉具。凡柴胡汤病证而下之，若柴胡证不罢者，复与柴胡汤，必蒸蒸而振，却复发热汗出而解。

第108条：伤寒，腹满，谵语，寸口脉浮而紧，此肝乘脾也，名曰纵，刺期门。

第109条：伤寒，发热，啬啬恶寒，大渴欲饮水，其腹必满，自汗出，小便利，其病欲解，此肝乘肺也，名曰横，刺期门。

《平脉法》说：少阴脉不至，肾气微，少精血，奔气促迫，上入胸膈，宗气反聚，血结心下，阳气退下，热归阴股，与阴相动，令身不仁，此为尸厥。当刺期门、巨阙。

按：此必肝气郁滞不通所致。

第148条：伤寒五六日，头汗出，微恶寒，手足冷，心下满，口不欲食，大便硬，脉细者，此为阳微结，必有表，复有里也。脉沉亦立在里也。汗出为阳微。假令纯阴结，不得复有外证，悉入在里，此为半在里半在外也。脉虽沉紧，不得为少阴病。所以然者，阴不得有汗，今头汗出，故知非少阴也。可与小柴胡汤，设不了了者，得屎而解。

第 149 条：伤寒五六日，呕而发热者，柴胡汤证具，而以他药下之，柴胡证仍在者，复与柴胡汤。此虽已下之，不为逆，必蒸蒸而振，却发热汗出而解。若心下满而硬痛者，此为结胸也，大陷胸汤主之。但满而不痛者，此为痞，柴胡不中与之，宜半夏泻心汤。

第 266 条：本太阳病，不解，转入少阳者，胁下硬满，干呕不能食，往来寒热，尚未吐下，脉沉紧者，与小柴胡汤。

按：以上条文，除第 97、98、266 条外，都冠以"伤寒"二字，并且其发病情况都与肝胆有关。肝胆配应于春，我们现在认为这种"太阳病"就是类似于春行冬令情况，俗说"倒春寒"，见卫阳弱。春天本来是气温上升万物生发的时候，阳生阴长，但由于来临非时的寒凉气候，使生气不生而伤肝胆。如《素问·四气调神大论》说："逆春气则少阳不生，肝气内变。""逆之则伤肝，夏为寒变，奉长者少。"如此肝胆内郁而出现寒热往来、胸胁苦满、心烦喜呕等症状。如第 266 条："本太阳病，不解，转入少阳者，胁下硬满，干呕不能食，往来寒热，尚未吐下，脉沉紧者，与小柴胡汤。"肝胆内郁则克脾胃土家，故出现脾胃症状。肝胆夹相火上逆克肺金，故出现肺的症状。故用小柴胡汤或刺期门散寒解郁，则治之可愈。少阳属阳仪表部，仍可发汗，所以小柴胡汤是个发汗剂（战汗），如第 149 条、第 230 条、第 147 条都说柴胡汤是个发汗解郁的方剂。第 149 条说明寒伤少阳误用下法可出现三种转归。

其一，柴胡汤证仍在，复与柴胡汤。包括大柴胡汤证、小柴胡加芒硝汤证及柴胡加龙骨牡蛎汤证。

其二，邪结胸，出现结胸证。

其三，邪结心下，出现痞证。

《伤寒论》中描述表寒内郁同治证如下。

第146条：伤寒六七日，发热，微恶寒，支节烦疼，微呕，心下支结，外证未去者，柴胡桂枝汤主之。

第147条：伤寒五六日，已发汗而复下之，胸胁满微结，小便不利，渴而不呕，但头汗出，往来寒热，心烦者，此为未解也，柴胡桂枝干姜汤主之。

柴胡桂枝干姜汤方

柴胡半斤，桂枝三两（去皮），干姜二两，瓜蒌根四两，黄芩三两，牡蛎二两（熬），甘草二两（炙）。

上七味，以水一斗二升，煮取六升，去滓，再煎取三升，温服一升，日三服。初服微烦，复服，汗出便愈。

按：柴胡桂枝干姜汤也是发汗剂。

第265条：伤寒，脉弦细，头痛发热者，属少阳。少阳不可发汗，发汗则谵语，此属胃，胃不和，烦而悸。

按：这里的"少阳不可发汗"是针对少阳主证白虎汤证说的，白虎汤证不可发汗，柴胡汤证可以发汗。表阳部的少阳厥阴发为风温病，如太阳病第6条说："太阳病，发热而渴，不恶寒者为温病。若发汗已，身灼热者，名风温。风温为病，脉阴阳俱浮，自汗出，身重，多眠睡，鼻息必鼾，语言难出。若被下者，小便不利，直视失溲；若被火者，微发黄色，剧则如惊痫，时瘛疭；若火熏之，一逆尚引日，再逆促命期"，提出禁汗、下、火三法。又阳明病第219条白虎汤证就明确提出禁用汗下法，谓"三阳合病，腹满身重，难于转侧，口不仁面垢，谵语遗尿。发汗则谵语，下之则额上生汗，手足逆冷。若自汗出者，白虎汤主之。"

再按：小柴胡汤证涉及太阳、少阳、厥阴及阳明四经，不只是局限于少阳经，其中太阳、少阳、厥阴属于一个阳仪系统，而少阳、阳明病则属于少阳相火克阳明燥金系统及火郁脾胃系统。营卫俱弱，上焦不通，则中焦不化，小柴胡汤能通上焦而兼化中焦。其机理是使阳生阴长，故能使"上焦得通，津液得下，胃气因和，身濈然汗出而解"。

如果寒伤太阳，少阳、厥阴生阳就不能升发驱寒外散，《黄帝内经》称此为一阴不胜三阳。如《素问·阴阳类论》说："三阳一阴，太阳脉胜，一阴不为止，内乱五脏，外为惊骇。"因为太阳主心，心为五脏主，心伤故五脏皆乱。

寒气外束，肝胆内有郁火，会发生善怒煎厥病，如《素问·脉解》说："所谓少气善怒者，阳气不治，阳气不治则阳气不得出，肝气当治而未得，故善怒，善怒者，名曰煎厥。"《素问·生气通天论》说："阳气者，烦劳则张，精绝，辟积于夏，使人煎厥。"《临证指南医案》说："夫劳动阳气弛张，则阴精不司留恋其阳。虽有若无，故曰绝。积之既久，逢夏季阳正开泄，五志火动风生，若煎熬者然，斯为晕厥耳。"

从少阳内郁图（图63）可以看出，少阳厥阴内郁可以有三个传变途径：一是阳明肺，二是太阴脾，三是厥阴肝。《伤寒论》对此阐述的条文如下。

第109条：伤寒，发热，啬啬恶寒，大渴欲饮水，其腹必满，自汗出，小便利，其病欲解，此肝乘肺也，名曰横，刺期门。

第108条：伤寒，腹满谵语，寸口脉浮而紧，此肝乘脾也，名曰纵，刺期门。

第142条：太阳与少阳并病，头项强痛，或眩冒，时如结胸，心下痞鞕者，当刺大椎第一间、肺俞、肝俞，慎不可发汗；发汗则谵语，脉弦。五日谵语不止，当刺期门。

第150条：太阳少阳并病，而反下之，成结胸，心下鞕，下利不止，水浆不下，其人心烦。

第171条：太阳少阳并病，心下硬，颈项强而眩者，当刺大椎、肺俞、肝俞，慎勿下之。

按：太阳寒气伤损阳气，可使少阳、厥阴气郁，可乘于肺或乘于脾，故刺大椎、肺俞、肝俞、期门，使邪不传则愈。

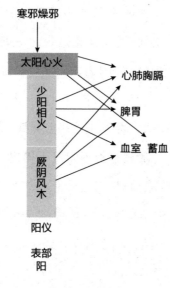

图 63　少阳内郁

（二）不可反侧

不可反侧的病机是"阴气藏物也，物藏则不动"。杨上善注："九月物藏，静而不动，阴之盛也。"物指万物。九月秋终，天气寒冷，阳气敛藏，阴气渐盛，万物归藏。阴寒主时，阴寒凝滞，喜静恶动，故反侧动则痛。

（三）跃

《周易·乾》："或跃在渊。"跃，暂起之言。言阳气藏于下，能随时进退。跃的病机是"九月万物尽衰，草木毕落而堕，则气去阳而之阴，气盛而阳之下长"。阳归藏于下，阴寒盛于上，阴喜静阳喜动，阴气盛极则阳气生升，即"气盛而阳之下长"之意。

《素问·脉解》论述少阳病的病机以寒邪与阳气相争为主，其表现是寒热往来。

"阳明所谓洒洒振寒者，阳明者午也，五月盛阳之阴也，阳盛而阴气加之，故洒洒振寒也。所谓胫肿而股不收者，是五月盛阳之阴也。阳者衰于五月，而一阴气上，与阳始争，故胫肿而股不收也。所谓上喘而为水者，阴气下而复上，上则邪客于脏腑间，故为水也。所谓胸痛少气者，水气在脏腑也；水者阴气也，阴气在中，故胸痛少气也。所谓甚则厥，恶人与火，闻木音则惕然而惊者，阳气与阴气相薄，水火相恶，故惕然而惊也。所谓欲独闭户牖而处者，阴阳相薄也，阳尽而阴盛，故欲独闭户牖而居。所谓病至则欲乘高而歌，弃衣而走者，阴阳复争而外并于阳，故使之弃衣而走也。所谓客孙脉则头痛鼻衄腹肿者，阳明并于上，上者则其孙络太阴也，故头痛鼻衄腹肿也。"

（一）洒洒振寒

午为五月中夏至阳最盛之时，"夏至之后，一阳气下，一阴气上"，阳极必生阴，即阴加于阳。用离卦代表之，卦象表明阴生阳中。阳明之上，燥气治之。燥为秋气，秋为阴气初生之时，故阳明在午正说明阴生于阳中。取象比类，用以说明洒洒振寒的病机是"五月盛阳之阴也，阳盛而阴气加之，故洒洒振寒也"。意思是，如果患者阳气内盛，外受阴邪，就会出现洒洒振寒的临床表现。张仲景在《伤寒论·辨脉法》谓："阳不足，阴气上入阳中，则洒淅恶寒也。"

（二）胫肿、股不收

胫肿、股不收的病机是"五月盛阳之阴也。阳者衰于五月，而一阴气上，与阳始争，故胫肿而股不收也"。阳气从五月夏至之后开始退降，一阴之气也开始上升，阳退阴进，互相搏争，阴阳相争不相合，阳热强在上，阴湿在下，阴阳不交，故胫肿。太阴脾主髀，主阴气，股中湿盛则不能屈伸。

（三）上喘

上气喘逆的病机是由于"阴气下而复上，上则邪客脏腑间"的水气为患。阳气日退，阴之水湿日积渐进而上升，上干肺胃故上气喘逆。

寒邪伤人阳气，阳不胜寒，伤阳则水湿不化，留结于内而为痰饮，则发生上气喘逆的症状，如小青龙汤证。

（四）胸痛少气

胸痛少气的病机是"水气在脏腑也。水者，阴气也，阴气在中，故胸痛少气也"。胸痛少气症比上气喘逆症有所加重，因为上喘是"邪客脏腑"，此则"水气在脏腑"。水阴之气，其性寒而凝滞收引，络脉闭阻，故胸痛少气。

《金匮要略·胸痹心痛短气病脉证治》谓："阳微阴弦，即胸痹而痛，所以然者，责其极虚也。今阳虚知在上焦，所以胸痹心痛者，以其阴弦故也。"阳微为阳气不足，胸阳不振之象。阴弦为阴寒太盛，水饮内停之证。仲景辨证组方治之，效如桴鼓。

（五）厥，恶人与火，闻木音则惕然而惊

其病机是"阳气与阴气相薄，水火相恶"。《素问·阳明脉解》谓："阳明者，胃脉也，胃者，土也，故闻木音而惊者，土恶木也……阳明主内，其脉血气盛，邪客之则热，热甚则恶火……阳明厥则喘而惋，惋则恶人。"

张景岳注："阳明气逆，而厥则喘惋，惋忧惊也，故恶人之烦扰。""阴阳之气，正则相合，邪则相恶，阴邪薄于阳明，故惕然而惊也。"

按：以上阳明诸症的基本病机皆是阳气与阴邪相争。由于阳气和阴邪胜负的程度不同，故而出现各种临床表现。

（六）闭户独居

其病机是"阴阳相薄""阳尽而阴盛"。阳气与阴气相争，然阳气衰，阴气盛，阴盛喜静，故欲闭户独居。

按：本病为阳明虚寒证。

（七）登高而歌，弃衣而走

其病机是"阴阳复争，而外并于阳"。《素问·阳明脉解》谓："四支者，诸阳之本也，阳盛则四支实，实则能登高也……热盛于身，故弃衣欲走也。"张志聪注："阳盛则升，四旁俱盛，故能升高。"《伤寒论·辨阳明病脉证并治》谓："阳明病，外证云何？答曰：身热，汗自出，不恶寒，反恶热也。"盖内外皆热，故不欲衣。

按：本病为阳明实热证。

（八）头痛、鼻鼽、腹肿

"鼽"，《说文》："病寒鼻塞也。"《释名》："鼻塞曰鼽。"其病机是"阳明并于上，上者则其孙络，太阴也"。张景岳注："寒邪客于阳明，则在头为痛，在鼻为鼽，在腹为肿。以阴气上行而并于本经之孙络，故为是病。"

笔者认为"上者则其孙络，太阴也"是指肺，因为"阳明之上，燥气治之"。燥为肺家主气，六经中的阳明含义本括肺胃。肺开窍于鼻，主气主皮毛。寒邪客于肺，肺络闭塞不通，肺气不宣，水道失调，故头痛，鼻塞，腹肿。

按：本病为寒闭肺络证。

《素问·脉解》论述阳明病，有寒有热，有虚有实。但以寒、实证为多。

"太阴所谓病胀者，太阴子也，十一月万物气皆藏于中，故曰病胀。所谓上走心为噫者，阴盛而上走于阳明，阳明络属心，故曰上走心为噫也。所谓食则呕者，物盛满而上溢，故呕也。所谓得后与气则快然如衰者，十二月阴气下衰，而阳气且出，故曰：得后与气则快然如衰也。"

胀、噫、呕、便、矢气

太阴腹胀的病机是"太阴子也，十一月万物气皆藏于中"。张景岳注："阴极于子，万物皆藏，故曰太阴子也。"杨上善注："十一月阴气内聚，虽有一阳始生，气微未能外通，故内病为胀也。""万物气皆藏于中"是指万物阳气皆藏于中。十一月天气寒冷凛冽，阳气归藏于中，虽欲外通，无奈寒盛阳弱，欲出不能，于是内郁作胀。九月少阳阳气衰，至十一月太阴寒盛。

太阴主湿，湿盛则为水，水湿内聚，阳热内郁，是湿热为病，可知太阴病以湿热为主病。湿遏热郁为病故胀。胃脘胀满则食不下，食则呕。湿热郁遏日久，郁极则欲通，通上则为噫为呕，通下则为矢气为便利。湿热郁胀则腹痛，呕、利、噫、气胀减则痛息。湿热为病，湿为阴邪，热为阳邪，阴阳夹杂，不可随便用攻下法伤其中气。所以仲景将此列为太阴病的提纲，谓："太阴之为病，腹满而吐，食不下，自利益甚，时腹自痛，若下之，必胸下结硬。"

"少阴所谓腰痛者，少阴者肾也，十月（《太素》作七月为是）万物阳气皆伤，故腰痛也。所谓呕咳上气喘者，阴气在下，阳气在上，诸阳气浮，无所依从，故呕咳上气喘也。所谓邑邑不能久立久坐，起则目䀮䀮无所见者，万物阴阳不定未有主也。秋气始至，微霜始下，而方杀万物，阴阳内夺，故目䀮䀮无所见也。所谓少气善怒者，阳气不治，阳气不治则阳气不得出，肝气当治而未得，故善怒，善怒者，名曰煎厥。所谓恐如人将捕之者，秋气万物未有毕去，阴气少，阳气入，阴阳相薄，故恐也。所谓恶闻食臭者，胃无气，故恶闻食臭也。所谓面黑如地色者，秋气内夺，故变于色也。所谓咳则有血者，阳脉伤也，阳气未盛于上而脉满，满则咳，故血见于鼻也。"

（一）腰痛

"少阴者肾也，十月（《太素》作七月为是）万物阳气皆伤，故腰痛也。"杨上善注："七月秋气始至，故曰少阴。"七月秋气降临，寒凉加身，而阳气受伤。"肾阳衰，腰为肾府，则痛也。"（张琦注）参阅太阳经腰痛的病理分析，其理更明白。

（二）呕、咳、上气、喘

其病机是"阴气在下，阳气在上，诸阳气浮，无所依从"。张志聪注："此言上下阴阳之气，不相交合而为病也。少阴寒水在下，君火之气在上，上下水火不交，则诸阳之气上浮，而无所依从矣。是以阳热上逆，而为呕、咳、气喘之病。"张氏从运气"少阴之上，热气主之"解，少阴肾为盛阴之脏，七月阳气下降当归藏于肾，如果肾阴不足，不能藏纳阳气，阳气无所依从，则反浮于上，此逆四时阴阳升降的规律，逆之则病，而为呕、咳、上气、喘诸症。

（三）邑邑不能久立久坐，起则目䀮䀮无所见

杨上善注："邑然怅望。"又谓："七月阴阳气均未定主，秋气始至，阳气初夺，故邑邑然怅望，不能久立。又阴阳内各不足，故从坐起，目䀮䀮所见也。"七

月阴气虽升而不足，阳气受伤也不足"阴阳不定未有主"，是阴阳俱不足，五脏六腑之精不能上荣于目，故不能久立久坐，动又目眩眩。

（四）少气善怒

少气善怒的病机是"阳气不治，遂阳气不得出，肝气当治而未得"。马莳注："六阴已生，阳气未治，则少阳之气尚未得出，少阳与肝为表里，所以肝气当治而未治也。"吴昆注："阳气不治者，阳气不舒也。肝气当治而未得者，木性不得条达也。"

从"肝气当治而未得"看，是言肝至春当旺而不旺。所以然者，因冬时阳气发泄过多而失藏，阳气藏纳不足，阴寒独盛。至春阳气不足，不能外出以应时。即《素问·四气调神大论》所谓"逆冬气则少阴不藏，肾气独沉。"肝气当治而未得，木性不得条达，疏泄失司，阳气反郁于内不得外散，肝气内郁，必致"怒志煎熬厥逆"（吴昆注）。此即《伤寒论》少阴病中四逆散证。

（五）恐

恐的病机是"秋气万物未有毕去，阴气少，阳气入，阴阳相薄"。杨上善注："七月万物少衰，未至枯落，故未得毕去也。始凉未寒，故阴气少，其时犹热，故阳气入也。"阴气少，阳气入，阴阳相薄，阴不能含养阳气，阳热灼阴，心不能安宁。故高士宗注："经脉论云：肾病则善恐，心惕惕如人将捕之。"

（六）恶闻食臭

恶闻食臭的病机是"胃无气"。无胃气，是少阳相火衰败，少阴阴气过盛，不能腐熟水谷，是以恶闻食臭。

（七）面黑

"所谓面黑如地色者，秋气内夺，故变于色也。"高士宗注："地色，地苍之色，如漆柴也。"程士德注："色以应日，阳气之荣华也。黑色属肾，寒水是其应也。"今阳气衰败，少阴阴盛，故见色黑如地苍色。

（八）咳、鼻出血

"所谓咳则有血者，阳脉伤也，阳气未盛于上而脉满，满则咳，故血见于鼻也。"

从"阳气未盛于上而脉满"看，阳气当升于上而未升于上，故阳气未盛于上。阳气上升当在春时，则此言春时血并于上则脉满，阳气当升不升而并于下。阳气内郁少阴，少阴经脉上通贯于肺，阳上逆则咳。咳震伤络脉则有血见于鼻孔，正如《素问·金匮真言论》谓"春善病鼻衄"，此即冬天少阴失藏所致。

此条当与少气善怒条参看。

少阴有标本之变，《素问·脉解》论述少阴病有寒有热，所以《伤寒论》少阴病有寒热两证。

"厥阴所谓癀疝，妇人少腹肿者，厥阴者辰也，三月阳中之阴，邪在中，故曰癀疝少腹肿也。所谓腰脊痛不可以俯仰者，三月一振，荣华万物，一俯而不仰也。所谓癀癃疝肤胀者，曰阴亦盛而脉胀不通，故曰癀癃疝也。所谓甚则嗌干热中者，阴阳相薄而热，故嗌干也。"

（一）癀疝，少腹肿

"厥阴者，辰也，三月阳中之阴，邪在中，故曰癀疝少腹肿也。"张景岳注："辰，季春也。五阳一阴，阴气将尽，故属厥阴。"

张志聪注："厥阴木火主气，故主于三月、四月之交，三月阳盛之时，而厥阴主气，故为阳中之阴邪。谓阴气也。厥阴之气在内而未得尽出，故为癀疝腹肿也。"春天阳气上升，但阴还未尽退，春寒外束，阳气内郁不得尽出，则阳热随经入于下部，而为癀疝腹肿。

（二）腰脊痛不可俯仰

"所谓腰脊痛不可以俯仰者，三月一振，荣华万物，一俯而不仰也。"张景岳注："三月一振，阳气振也。"吴昆注："振，物性鼓动也。"高士宗注："三月之时，振动发生，草木向荣而华秀，故三月一振荣华。生机虽盛，犹未畅达，故万物一皆俛而不仰也。厥阴主三月，故厥阴之病，腰脊痛，不可以俛而复仰也。"

此言阳气虽已外出，但还未旺盛，不充盈。督脉主诸阳气，循行腰脊。故厥阴阳气不充则病腰脊痛不可俯仰。

（三）颓、癃、疝、肤胀

"所谓颓癃疝肤胀者，曰阴亦盛而脉胀不通。"

吴昆注："阴也盛者，言阳固盛而阴亦盛也。阳内阴外，壅于厥阴，不能相和，故为颓、为癃、为疝，为肤胀诸病如此也。"

张景岳注："此复明癃疝肿胀之由，在阴邪盛也。阴盛则阳气不行，故为此诸证。"

按：此诸病皆由阴盛于外，阳热内郁。病理与颓疝、少腹肿条基本相同。

（四）嗌干热中

"所谓甚则嗌干热中者，阴阳相薄而热，故嗌干也。"

马莳注："三月为五阳，厥阴为一阴，阴阳相薄而在内为热中，在上为嗌干也。"

按：阴寒外束，阳热内郁，阳热郁甚则热中，循经上炎则嗌干，发为咽喉疾病。

《素问·脉解》论述厥阴病诸病的病机皆是阴寒外束，阳热内郁。外寒内热，阳热郁甚，或循经下行，或循经上逆。阳热内郁不得外通，则厥逆生焉。

仲景宗此在《伤寒论》中谓"厥阴之病，消渴，气上撞心，心中疼热，饥而不欲食，食则吐蛔，下之利不止。"证见寒热错杂。仲景还补充了阴盛阳衰的厥阴病病症的证治。

本篇是按月份安排足六经脉的，不同于十二经脉，也不同于《素问·阴阳离合论》和《灵枢·根结》的开阖枢排列法。

按月排列于下，则与《伤寒论·伤寒例》同（表14）。

表 14　六经月份

六 经	月 份	时 辰
太阳	正月	寅
厥阴	三月	辰
阳明	五月	午
少阴	七月	申
少阳	九月	戌
太阴	十一月	子

这是两个三合局：阴阳合历年。

三阳：寅（太阳，正月）戌（少阳，九月）午（阳明，五月）为火局。

三阴：子（太阴，十一月）申（少阴，七月）辰（厥阴，三月）为水局。

（图 64）

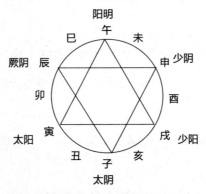

六经所在月份时间构成两个三合局，
子辰申三阴经构成水局，
寅午戌三阳经构成火局。

图 64　三合局

《素问·诊要经终论》

（二之气）三月四月，天气正方，地气定发，人气在脾 ⎱ 婴儿阳气，后天
（三之气）五月六月，天气盛，地气高，人气在头 ⎰ 两本，呼吸消化

（四之气）七月八月，阴气始杀，人气在肺

（五之气）九月十月，阴气始冰，地气始闭，人气在心 ｜ 胎儿，阴气，先

（终之气）十一月十二月，冰复，地气合，人气在肾 ｜ 天心本，体循环

（初之气）正月二月，天气始方，地气始发，人气在肝

《伤寒论·伤寒例》

秋分后至春分前四时正气为病与时行之气为病的区别

九月（少阳）霜降节后，宜渐寒，向冬大寒，至正月雨水节后，宜解也。所以谓之雨水者，以冰雪解而为雨水故也。至惊蛰二月节后，气渐和暖，向夏大热，至秋便凉。

从霜降以后，至春分以前，凡有触冒霜露，体中寒即病者，谓之伤寒也。

（五之气）九月（少阳）十月，寒气尚微，为病则轻。

（终之气）十一月（太阴）十二月，寒冽已严，为病则重。

（初之气）正月（太阳）二月，寒渐将解，为病亦轻。

此以冬时不调，适有伤寒之人，即为病也。（开阖枢不能用在这里）

其冬有非节之暖者，名曰冬温。冬温之毒，与伤寒大异。冬温复有先后，更相重沓，亦有轻重，为治不同，证如后章。

春分后至秋分前四时正气为病与时行之气为病的区别

从春分以后，至秋分节前，天有暴寒者，皆为时行寒疫也。

（二之气）三月（厥阴）四月，或有暴寒，其时阳气尚弱，为寒所折，病热犹轻。（风性阳）

（三之气）五月（阳明）六月，阳气已盛，为寒所折，病热则重。（两阳合明，两火）

（四之气）七月（少阴）八月，阳气已衰，为寒所折，病热亦微。（热）

其病与温及暑病相似，但治有殊耳。（开阖枢不能用在这里）

五月阳明火局，十一月太阴水局，"阳气与阴气相薄，水火相恶……阳明

273

并于上，上者则其孙络太阴也。"（《素问·太阴阳明论》，阳明主天喉，太阴主地咽）

水热穴论篇第六十一

【题解】

伤寒热病，一是寒邪伤阳，阳气不能气化而生水，二是《素问·评热病论》阐述的肺脾肾三焦热病产生的浮肿病，所以本篇阐述了水病、热病的病因、病机、证候及治疗方法，并介绍了治疗水病的五十七穴和治疗热病的五十九穴。治疗热病的五十九穴在诸阳部位，治疗水病的五十七穴在腰腹以下部位。

"黄帝问曰：少阴何以主肾？肾何以主水？岐伯对曰：肾者，至阴也，至阴者盛水也；肺者，太阴也，少阴者，冬脉也，故其本在肾，其末在肺，皆积水也。帝曰：肾何以能聚水而生病？岐伯曰：肾者，胃之关也，关闭不利，故聚水而从其类也，上下溢于皮肤，故为胕肿，胕肿者，聚水而生病也。"

《素问·水热穴论》承《素问·评热病论》阐述了阴仪系统肺、脾、肾、三焦全部发病导致水气浮肿。肺为水之上源，肾为水之湖泊，脾胃三焦为水道溪谷，聚水则浮肿矣。《黄庭内景经·肺之章》说："肺之为气三焦起，视听幽冥候童子。"童子，即瞳子，目命门也。故浮肿多"目下肿"。肺主气主皮毛孔窍通调腠理三焦水道，肾膀胱是腠理三焦水道的下出口，所以肺肾膀胱有病，必然会导致三焦水道出现问题，故云"其本在肾，其末在肺，皆积水也"。胃，包括脾、小肠、大肠、三焦、膀胱土类。《灵枢·本输》说："肾合膀胱，膀胱者，津液之腑也。少阳属肾，肾上连肺，故将两脏。三焦者，中渎之腑也，水道出焉，属膀胱，是孤之腑也。"经文说，一是肾合膀胱，膀胱连着三焦水道；二是肾连着肺，肺主玄府孔窍及胃、小肠、大肠、三焦、膀胱五腑，又肾主二阴，故称"肾者，胃之关也"。关键核心点是"肾上连肺"及肾合三焦膀胱，三焦水道的两个出口——玄府孔窍和膀胱"关闭不利，故聚水而从其类也，上下溢于皮肤，故为胕肿，胕肿者，聚水而生病也"。三焦腑中有水沟、水渠（渎），即《黄帝内经》说的溪、谷，是流水的。属，注也。又属通注。《周礼·考工记》郑玄注："属，读为注。"《汉书·燕刺王旦传》说："是时天雨，虹下属宫中。"三焦腑中的水沿溪谷注入膀胱。孤，元代滑寿《读素问钞》注曰："膀胱位当孤腑。言他腑皆无所待而自能出，惟膀胱必待气化而后能出，与他腑不同，故曰孤腑。同则为类，异则为孤。"胃、胆、小肠、大肠是肠道相连的腑，在膜理的三焦膀胱不同于肠道相连的四腑，故称孤腑。说明腑有两个通道。

$$\text{腑}\begin{cases}\text{胃、胆、小肠、大肠——出口肛门}\\\text{三焦、膀胱——出口前阴尿道口}\end{cases}\text{代谢出口}$$

《素问·脉要精微论》说："腰者，肾之府，转摇不能，肾将惫矣。"肾主水，肾水的出路是前阴。《灵枢·刺节真邪》说："腰脊者，身之大关节也；肢胫者，人之管以趋翔也，茎垂者，身中之机，阴精之候，津液之道也。故饮食不节，喜怒不时，津液内溢，乃下留于睾，水道不通，日大不休，俯仰不便，趋翔不能。此病荥然有水，不上不下，铍石所取，形不可匿，常不得蔽，故命曰去爪。"腰脊是肾府，表现肾功能的强弱。管，从竹从官。竹有节，表示四肢关节；官，有器官义，表器官的各种功能。趋，行走。翔，《大戴礼》曾子事父母："趋翔周旋。"丹波元简引《荀子》儒效篇注：趋翔，形容走路时人的肢胫活动有如鸟的飞翔。茎垂，前阴，水道的出口，故云"阴精之候，津液之道也"。少阳三焦主水道，三焦相火气化为元气，故云"茎垂者，身中之机"。所以膀胱募穴名中极。《素问·调经论》说："夫邪之生也，或生于阴，或生于阳。其生于阳者，得之风雨寒暑。其生于阴者，得之饮食居处，阴阳喜怒。"《灵枢·顺气一日分为四时》说："夫百病之所始生者，必起于燥湿寒暑风雨，阴阳喜怒，饮食居处。"饮食不节，脾胃不运化而生水湿。喜怒不节，心肺不节，水道失调，导致"水道不通"，于是"津液内溢，乃下留于睾"，以及肾府腰不利，而见"俯仰不便，趋翔不能"。聚水浮肿，于是形成形体浮肿，衣服不掩体的浮肿病。"茎垂者，身中之机，阴精之候，津液之道也。故饮食不节，喜怒不时，津液内溢，乃下留于睾，水道不通，日大不休，俯仰不便，趋翔不能"一节涉及消化系统、泌尿系统、生殖系统的疾病。

"帝曰：诸水皆生于肾乎？岐伯曰：肾者，牝脏也，地气上者属于肾，而生水液也，故曰至阴。勇而劳甚则肾汗出，肾汗出逢于风，内不得入于脏腑，外不得越于皮肤，客于玄府，行于皮里，传为胕肿，本之于肾，名曰风水。所谓玄府者，汗空也。"

其论述风水病的成因、症状及其病理变化，针刺治疗有水俞五十七穴。

牝者，雌性畜生，即阴性。肾为水脏，故云"牝脏"。肾之合膀胱，乃人体的蓄水湖泊，属于地气，少阳三焦相火气化则上升矣，故云"地气上者属于肾，而生水液也"。勇而过力及过于烦劳导致肾汗出，不一定是房事过度，肾汗出后又感受风邪郁闭于表，风邪伏藏于肌肤，"内不得入于脏腑，外不得越于皮肤，客于玄府（腠理），行于皮里，传为胕肿"。水"本之于肾"，后感风邪于外，"名曰风水"，阐述风水的病因病机。风水的形成有内外之因，内因为主曰"本之于肾"，外因为辅。于此可知，少阳三焦腑腠理玄府开阖能通调水道也。玄府汗孔属于肺所主。肾上连肺，下合膀胱，少阳三焦腑腠理水道的两个出口不通，故为浮肿。所以治疗少阳三焦腑腠理水道不通的两大法门是发汗、利小便。

《金匮要略·水气病脉证并治》记载着药物的治疗。

风水，其脉自浮，外证骨节疼痛，恶风。

脉浮而洪，浮则为风，洪则为气。风气相搏，风强则为瘾疹，身体为痒，痒为泄，风久为痂癞，气强则为水，难以俯仰。风气相击，身体洪肿，汗出乃愈，恶风则虚，此为风水。

寸口脉沉滑者，中有水气，面目肿大，有热，名曰风水。

视人之目裹上微拥，如蚕新卧起状，其颈脉动，时时咳，按其手足上陷而不起者，风水。

太阳病，脉浮而紧，法当骨节疼痛，反不疼，身体反重而酸，其人不渴，汗出即愈，此为风水。

风水，脉浮身重，汗出恶风者，防已黄芪汤主之。腹痛者加芍药。

防已黄芪汤方

防己一两，黄芪一两一分，白术三分，甘草半两（炙）。

上锉，每服五钱匕，生姜四片，枣一枚，水盏半，煎取八分，去滓，渴服，良久再服。

风水恶风，一身悉肿，脉浮不渴，续自汗出，无大热，越婢汤主之。

越婢汤方

麻黄六两，石膏半斤，生姜三两，大枣十五枚，甘草二两。

上五味，以水六升，先煮麻黄，去上沫，内诸药，煮取三升，分温三服。恶风者加附子一枚，炮。风水加术四两。（《古今录验》）

"帝曰：水俞五十七处者，是何主也？岐伯曰：肾俞五十七穴，积阴之所聚也，水所从出入也。

尻上五行、行五者，此肾俞，故水病下为胕肿大腹，上为喘呼，不得卧者，标本俱病，故肺为喘呼，肾为水肿，肺为逆不得卧，分为相输俱受者，水气之所留也。

伏兔上各二行行五者，此肾之街也，三阴之所交结于脚也。

踝上各一行行六者，此肾脉之下行也，名曰太冲。

凡五十七穴者，皆藏之阴络，水之所客也。"

《素问·水热穴论》治水用"水俞五十七"穴（图65），《素问·骨空论》和《灵枢·四时气》也有此水俞五十七穴。

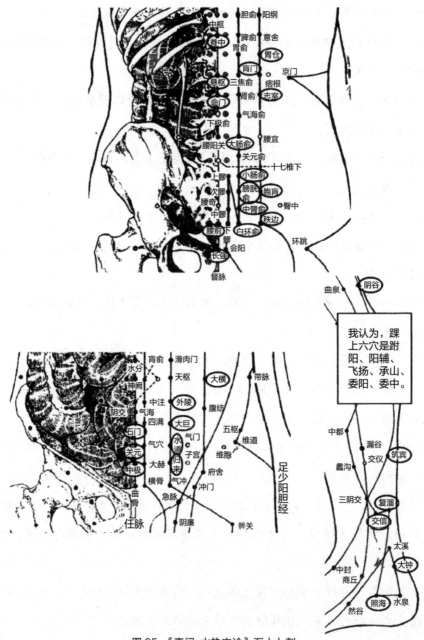

图 65 《素问·水热穴论》五十七刺

　　《素问·骨空论》说："水俞五十七穴者，尻上五行行五，伏兔上两行行五，左右各一行行五，踝上各一行行六穴。"

《灵枢·四时气》说:"风疢,肤胀,为五十七痏,取皮肤之血者,尽取之。"

高世栻注:"肾俞五十七穴,其穴从尻至足,在身半以下,地气所主,故曰积阴之所聚也。积阴所聚,水气从之,故水之所从以出入也。"

张景岳注:"尻上五行者,中行督脉也,傍四行,足太阳膀胱经脉也。行五者,中行五穴:长强、腰俞、命门、悬枢、脊中也;次二行各五穴:白环俞、中膂俞、膀胱俞、小肠俞、大肠俞也;又次二行各五穴:秩边、胞肓、志室、肓门、胃仓也。五行共二十五穴,皆在下焦而主水,故皆曰肾俞。"

关于"伏兔上各二行行五",诸注不一。

马莳、吴昆注为腹上之穴:足少阴经横骨、大横、气穴、四满、中注左右各五穴;足阳明经气街(气冲)、归来、水道、大巨、外陵左右各五穴。

高世栻注曰:"伏兔上,两腿伏兔穴也,各二行行五,并伏兔之穴在内旁两行,其一有血海、阴陵泉、地机、筑宾、交信五穴;一有阴包、曲泉、膝关、中都、蠡沟五穴;左右凡四行,计二十穴,其穴在胫之气街,肾脉从胫而上,故曰此肾之街也。"

张志聪注曰:"伏兔,在膝上六寸起肉,以左右各三指按膝上,有肉起如兔之状,故以为名。各二行者,谓少阴之大络与少阴之经,左右各二,共四行也。行五者,谓少阴经之阴谷、筑宾、交信、复溜,及三阴之所交结之三阴交穴也。"

关于"踝上各一行行六者",诸注也不一致。

张景岳、吴昆注曰:"踝上各一行,独指足少阴肾经而言,行六穴则大钟、照海、复溜、交信、筑宾、阴谷是也。"

高世栻注曰:"足踝上各一行行六,谓三阴交、漏谷、商丘、公孙、太白、大都六穴。"

张志聪注曰:"踝上各一行者,左右二足各一行也。行六者,谓照海、水泉、大钟、太溪、然谷、涌泉六穴也。"

又水病，肺肾"标本俱病"，必关乎三焦水道聚水。

少阳相火和太阴之水合为人身之太极，火病则热，水病则寒，故一治热一治水。治水多取腰骶部位、少腹部位及下肢的穴位。头为诸阳之会，背为阳，四肢为阳之本，故所取热病穴都在这些部位。水湿下流下焦，故所取水病穴都在腰脐以下。火热上炎，故所取热病穴多在头部、背胸、手足。《灵枢·四时气》说："风痉肤胀，为五十七痔……徒痉，先取环谷下三寸（风市穴处），以铍针针之，已刺而筩之，而内之，入而复之，以尽其痉，必坚。来缓则烦悗，来急则安静，间日一刺之，痉尽乃止。饮闭药（利小便的药），方刺之时徒饮之（针刺时也可以饮利小便药物），方饮无食，方食无饮，无食他食，百三十五日（九宫中的一宫四十五日，三宫共一百三十五日）。"又说："小腹痛肿，不得小便，邪在三焦约，取之太阳大络（飞扬穴），视其络脉与厥阴小络结而血者；肿上及胃脘，取三里。"水湿流于下焦少腹部，必然会反映于骶骨部位，笔者据此创建了腹骶诊法，此法在《黄帝内经》里已有记载。《素问·刺腰痛论》说："腰痛，引少腹控，不可以仰。刺腰尻交者，两髁胂上，以月生死为痔数，发针立已，左取右，右取左。"髁，《说文解字》说："髀骨也。"段玉裁注："髀骨，犹言骰骨也。"《素问·缪刺论》对此解释说："邪客于足太阴之络，令人腰痛，引少腹控，不可以仰息，刺腰尻之解，两胂之上，以月死生为痔数，发针立已，左刺右，右刺左。"解释说是足太阴之络引起的腰痛。《素问·刺腰痛》王冰注："髁下尻骨两傍四骨空，左右八穴，俗呼此骨为八髎骨也。此腰痛取腰髁下第四髎，即下髎穴也。足太阴、厥阴、少阳三脉，左右交结于中，故曰腰尻交者也。"足太阴脾湿下流是少阳阳气不足，而厥阴从中气少阳可以补阳祛湿，故取此三经脉。其实这里是三焦经循行之处，温大都、行间火穴即可。

水病因肺、肾、胃失常而得，治水病要用少阳三焦相火的蒸化，故少阳三焦相火统帅肺肾胃。《灵枢·本输》说："少阳属肾，肾上连肺，故将两脏。

三焦者，中渎之腑也，水道出焉，属膀胱，是孤之腑也。"又说："三焦下俞，在于足大指之前，少阳之后，出于腘中外廉，名曰委阳，是太阳络也。手少阳经也。三焦者，足少阳太阴之所将，太阳之别也，上踝五寸，别入贯腨肠，出于委阳，并太阳之正，入络膀胱，约下焦，实则闭癃，虚则遗溺，遗溺则补之，闭癃则泻之。"少阳三焦相火的阳气属于胃脘，故能治疗肺肾胃的水病。水病可以从皮肤腠理观察到。《灵枢·本脏》说："肾应骨，密里厚皮者，三焦膀胱厚；粗理薄皮者，三焦膀胱薄。疏腠理者，三焦膀胱缓；皮急而无毫毛者，三焦膀胱急。毫毛美而粗者，三焦膀胱直；稀毫毛者，三焦膀胱结也。"

"帝曰：春取络脉分肉何也？岐伯曰：春者木始治，肝气始生，肝气急，其风疾，经脉常深，其气少，不能深入，故取络脉分肉间。

帝曰：夏取盛经分腠何也？岐伯曰：夏者火始治，心气始长，脉瘦气弱，阳气留溢，热熏分腠，内至于经，故取盛经分腠，绝肤而病去者，邪居浅也。所谓盛经者，阳脉也。

帝曰：秋取经输何也？岐伯曰：秋者金始治，肺将收杀，金将胜火，阳气在合，阴气初胜，湿气及体，阴气未盛，未能深入，故取输以泻阴邪，取合以虚阳邪，阳气始衰，故取于合。

帝曰：冬取井荥何也？岐伯曰：冬者水始治，肾方闭，阳气衰少，阴气坚盛，巨阳伏沉，阳脉乃去，故取井以下阴，逆取荥以实阳气。故曰：冬取井荥，春不鼽衄，此之谓也。"

水热病与四时阴阳寒热有相应关系，故要根据四时五输穴取穴，这在《灵枢·本输》《灵枢·四时气》《灵枢·寒热病》《灵枢·终始》《灵枢·顺气一日分为四时》《素问·四时刺逆从论》《素问·诊要经终论》等篇都有论述，可以相互参阅。也可以参阅拙著《内经真原》经脉章。因为"凡病伤寒而成温者，先夏至日者为病温，后夏至日者为病暑""寒毒藏于肌肤，至夏至前变为温病，夏至后变为热病"，故有四时逆从刺。

《灵枢·四时气》说："春取经、血脉、分肉之间，甚者深刺之，间者浅刺之。夏取盛经孙络，取分间绝皮肤。秋取经腧，邪在腑，取之合。冬取井荥，必深以留之。"

《素问·四时刺逆从论》说："春气在经脉，夏气在孙络，长夏气在肌肉，秋气在皮肤，冬气在骨髓中。

帝曰：余愿闻其故。

岐伯曰：春者，天气始开，地气始泄，冻解冰释，水行经通，故人气在脉。

夏者，经满气溢，入孙络受血，皮肤充实。

长夏者，经络皆盛，内溢肌中。

秋者，天气始收，腠理闭塞，皮肤引急。

冬者盖藏，血气在中，内著骨髓，通于五脏。

是故邪气者，常随四时之气血而入客也，至其变化不可为度，然必从其经气，辟除其邪，除其邪则乱气不生。"

五输穴共有三套名称。

一是井、荥、输、经、合，此讲五输穴与四时的关系，如《难经·七十四难》说："春刺井，夏刺荥，季夏刺输，秋刺经，冬刺合。"

二是出、溜、注、行、入，此讲经脉的运行势态，如《灵枢·本输》说："肺出于少商，少商者，手大指端内侧也，为井木；溜于鱼际，鱼际者，手鱼也，为荥；注于太渊，太渊鱼后一寸陷者中也，为输；行于经渠，经渠寸口中也，动而不居，为经；入于尺泽，尺泽肘中之动脉也，为合。"

三是金、水、木、火、土和木、火、土、金、水，此讲阴阳经五输穴的五行属性，如《难经·六十四难》讲解了五输穴的五行属性："阴井木，阴荥火，阴输土，阴经金，阴合水；阳井金，阳荥水，阳输木，阳经火，阳合土。"

《灵枢·顺气一日分为四时》说："人有五脏，五脏有五变。五变有五输，故五五二十五输，以应五时……脏主冬，冬刺井；色主春，春刺荥；时主夏，夏刺输；音主长夏，长夏刺经；味主秋，秋刺合。

是谓五变，以主五输……病在脏者，取之井；病变于色者，取之荥；病时间时甚者，取之输；病变于音者，取之经；经满而血者，病在胃，及以饮食不节得病者，取之于合，故命曰味主合。是谓五变也。"

由此可知，五输穴配应于四时阴阳及五行，即"脏气法时"理论，属于五运六气范畴，故可以用五输穴治疗五运六气所致疾病，详见《素问·刺法论》释例。《难经·七十四难》改为："春刺井者，邪在肝。夏刺荥者，邪在心。季夏刺输者，邪在脾。秋刺经者，邪在肺。冬刺合者，邪在肾。"

二者依据不同，《灵枢》以子时一阳来复为主而云藏，《难经》以寅时阳气出为主而云春肝。

肝、心、肺、肾四脏配四时，肝心配春夏属阳，心主夏时"阳气留溢，热熏分腠"，充分说明是心主太阳而卫于外，故春刺络脉分肉间、夏刺盛经分腠。

秋冬针刺井、荥、输、经、合五输穴，首见于《素问·水热穴论》。这一观点，在《灵枢·本输》《灵枢·四时气》《灵枢·寒热病》《灵枢·终始》《素问·四时刺逆从论》《素问·诊要经终论》《灵枢·顺气一日分为四时》等篇也有类似记载。对于五输穴，《难经》有几篇专论附于下。

《难经·六十三难》："十变言：五脏六腑荥合，皆以井为始者，何也？然：井者，东方春也，万物之始生，诸蚑行喘息，蜎飞蠕动，当生之物，莫不以春生，故岁数始于春，日数始于甲，故以井为始也。"

《难经·六十四难》："十变又言：阴井木，阳井金；阴荥火，阳荥水；阴输土，阳输木；阴经金，阳经火；阴合水，阳合土。（按：阳五行克阴五行）阴阳皆不同，其意何也？然：是刚柔之事也。阴井乙木，阳井庚金，阳井庚，庚者，乙之刚也；阴井乙，乙者，庚之柔也。乙为木，故言阴井木也，庚为金，故言阳井金也。余皆仿此。"（按：乙庚化合，有五运六气天干化合之意。）

《难经·六十五难》："经言：所出为井，所入为合，其法奈何？然：所出为井，井者，东方春也，万物之始生，故言所出为井也。所入为合，合者，北方冬也，阳气入藏，故言所入为合也。"

《难经·六十八难》："五脏六腑，皆有经、荥、输、经、合，皆何所主？然：经言所出为井，所流为荥，所注为输，所行为经，所入为合。井主心下满，荥主身热，输主体重节痛，经主喘咳寒热，合主逆气而泄，此五脏六腑井荥输经合所主病也。"

"帝曰：夫子言治热病五十九俞，余论其意，未能领别其处，愿闻其处，因闻其意。岐伯曰：头上五行行五者，以越诸阳之热逆也。大杼、膺俞、缺盆、背俞，此八者，以泻胸中之热也；气街、三里、巨虚上下廉，此八者，以泻胃中之热也；云门、髃骨、委中、髓空，此八者，以泻四肢之热也；五脏俞傍五，此十者，以泻五脏之热也。凡此五十九穴者，皆热之左右也。"

此五十九穴刺法是按阳气部位来分的，同气相求，热走阳位。头为诸阳之会，故泻"诸阳之热逆"；四肢为诸阳之本，故"云门、髃骨、委中、髓空，此八者，以泻四肢之热""所谓阳者，胃脘之阳也"，故"气街、三里、巨虚上下廉，此八者，以泻胃中之热"；横膈膜之上为阳，横膈膜之下为阴，故"大杼、膺俞、缺盆、背俞，此八者，以泻胸中之热"；背为阳，故背部"五脏俞傍五，此十者，以泻五脏之热"。

王冰注解：上星、囟会、前顶、百会、后顶（计五穴）。

五处、承光、通天、络却、玉枕、临泣、目窗、正营、承灵、脑空（左右合计二十穴）。以上二十五穴，可以散泻诸阳经上逆之热邪。

大杼、膺俞（中府）、缺盆、背俞（风门）（左右合计八穴），可以泻胸中热邪。

气街（气冲）、三里、巨虚上下廉（左右合计八穴），可以泻胃中热邪。

云门、髃骨（肩髃）、委中、髓空（腰俞）（左右合计八穴），可以泻四肢热邪。

魄户、神堂、魂门、意舍、志室（左右合计十穴），可泻五脏热邪。

图见《素问·刺热》。

"帝曰：人伤于寒而传为热何也？岐伯曰：夫寒盛则生热也。"

《素问·水热穴论》最后总结出"人伤于寒而传为热"是因为"寒盛则生热"，寒是病因，热是症状，而不是寒邪化成了热，当名伤寒热病。《黄帝内经》虽然明确寒是伤寒热病的病因，热是症状，但却重视症状命名为"热病"，不重视病因没有命名为"伤寒"，这不利于"审因论治"，不利于对外感病病因病机的深入研究和预防。因为寒伤阳气，阳气不化而聚水，故用"五十七刺"治疗水病，于此可知，伤寒热病是一种由病因寒邪→症状热→症状水组成的三联征，并发明了针刺九针疗法治疗病因寒和症状热及水。张仲景继承了《黄帝内经》这一重要病因病理创作了《伤寒杂病论》，并创建了汗、吐、下、温、清、和、消、补八法方药疗法，用方药一起治疗寒邪和症状热、水。《素问·太阴阳明论》说："伤于风者，上先受之；伤于湿者，下先受之。"风为阳邪，热在上；湿为阴邪，水湿流下。《灵枢·刺节真邪》说："虚邪之入于身也深，寒与热相搏，久留而内著，寒胜其热，则骨疼肉枯，热胜其寒，则烂肉腐肌为脓，内伤骨，内伤骨为骨蚀。"此言病因寒与症状热。

《黄帝内经》不仅重视"热病"的"五十九刺"和水的"五十七刺"，还注意到了物理降温法及中药的重要性，并在运气七篇大论中提出用"药食"气味治疗外感病的标准原则。

《黄帝内经》阐述了伤寒热病的病因病机及症状，并对伤寒热病下了定义。同时论述了"天之邪气"感则害人皮肌脉筋骨五体和五脏的过程。《素问·热论》论寒邪传六经的伤寒热病，《灵枢·寒热病》和《灵枢·热病》论述五脏之合皮肌脉筋骨五体热病及天牖九穴和九种死证，《灵枢·寒热》论述寒热在血脉生瘰疬的病因病机，《素问·刺热》论五脏热病及其先兆反应，《素问·评热病论》论风热伤肺的传变及内外正邪病因的相互关系，《素问·水热穴论》论水热病的成因及针刺穴位。

这两种外感伤寒热病的传变方式，《黄帝内经》都有详细论述。

《素问·皮部论》说从皮传腑："是故百病之始生也，必先于皮毛。邪中之，则腠理开，开则入客于络脉，留而不去，传入于经，留而不去，传入于腑，廪于肠胃……邪客于皮，则腠理开，开则邪入客于络脉，络脉满，则注于经脉，经脉满，则入舍于腑脏也。"

《素问·阴阳应象大论》说："故邪风之至，疾如风雨。故善治者治皮毛，其次治肌肤，其次治筋脉，其次治六腑，其次治五脏。治五脏者，半死半生也。故天之邪气，感则害人五脏。"华佗继承了《黄帝内经》这一学术观点，孙思邈《千金要方》引华佗谓："夫伤寒始得，一日在皮……二日在肤……至三日在肌……至四日在胸……五日在腹，六日入胃。入胃乃可下也。若热毒在外，未入于胃，而先下之者，其热乘虚入胃，即胃烂也。然热入胃，要须下去之，不可留于胃中也。胃若实热为病，三死一生，皆不愈。胃虚热入烂胃也，其热微者，赤斑出。此候五死一生；剧者黑斑出，此候十死一生。但论人有强弱，病有难易，得效相倍也。"

这就是有名的华佗脱胎于《素问·热论》六经传变的外感伤寒六部传变法，皮→肤→肌→胸→腹→胃。也就是说，外感病"病发于阳"先伤皮、肌、脉、筋、骨五体，五体合于五脏，故云"天之邪气，感则害人五脏"。外邪先伤五体，五体伤则肺气不行而腑道不通，六腑伤则营卫血气不行，于是五脏伤矣。其所谓"胃虚热入烂胃"，当包括糜烂性胃炎。

《灵枢·百病始生》说从皮传募原法："虚邪之中人也，始于皮肤，皮肤缓则腠理开，开则邪从毛发入，入则抵深，深则毛发立，毛发立则淅然，故皮肤痛。留而不去，则传舍于络脉，在络之时，痛于肌肉，其病时痛时息，大经乃代。留而不去，传舍于经，在经之时，洒淅喜惊。留而不去，传舍于输，在输之时，六经不通，四肢则肢节痛，腰脊乃强。留而不去，传舍于伏冲之脉，在伏冲之时，体重身痛。留而不去，传舍于肠胃，在肠胃之时，贲响腹胀，多寒则肠鸣飧泄，食不化，多热则溏出糜。留而不去，传舍于肠胃之外，募原之间，留着于脉，稽留而不去，息而成积。或著孙脉，或著络脉，或著经脉，或著输脉，或著于伏冲之脉，或著于膂筋，或著于肠胃之募原，上连于缓筋，邪气淫泆，不可胜论。"

在临床中，传募原成积聚的人很多，多在脐周腹部内有压痛内积。

《素问·热论》《素问·皮部论》《灵枢·百病始生》及孙思邈《千金要方》中论述的传变方式基本上是一致的，无论是邪在皮肤、肌肉，还是在络脉、经脉及腰脊、四肢，都是在人体体表外壳表部，归于三阳经。若在三阳经不解，则传表之里胸部，邪传在胸部，影响到心肺，肺失宣发肃降则引发肠胃病——胃家实、脾约之类，久则"传舍于肠胃之外，募原之间"而成积。

以上是从人体解剖组织浅深层次方面论述的邪气传变方式。另外还有两种邪气传变形式，一是本经系统为病，《素问·五常政大论》所论述的就是这类病，可以称之为以类相从。

二是以胜相加传变方式，非时之气为病多以胜相加为传变方式，又可分为以五行胜克相加传变和以阴阳相加传变两种。

以五行胜克相加传变，在《素问·气交变大论》中有所描述。

以阴阳相加传变，如风寒、风热、湿热三大类，即以阴阳相胜系统传变，风寒为阴邪而伤人阳气，风热为阳邪而伤人阴气。

客气外感病不但要注意五行以胜相加，更要注意阴阳的以胜相加，如寒邪伤阳则传太阳、厥阴，热邪伤阴则传阳明、少阴。

关于《素问·热论》所论传经问题，并没有现在《伤寒论》注家所说的寒邪传里化热，《素问·水热穴论》说："人伤于寒而传为热，何也……夫寒盛则生热也。"经文说得很清楚，是"寒盛则生热"，即寒气过盛，一是阳气怫郁生热，二是心生郁火，所郁之火，上克肺金，下乘于胃，或少阳内郁，故传阳明、少阳。

如《伤寒论》第 4 条说："伤寒一日，太阳受之，脉若静者，为不传。颇欲吐，若躁烦，脉数急者，为传也。"心主脉主火，脉为血府，心火（君火）走血分，"脉静"，说明心火平静，血脉没有变化，不数不急。"脉数急"，说明心火已不平静，心火内郁，或上克肺金，或下乘脾胃，故出现"颇欲吐，若躁烦"现象，就是疾病发生了传变。如《素问·水热穴论》说："人伤于寒，而传为热。"只有火热内郁才会发生传变。如果郁热不甚则不传，所以《伤寒论》第 5 条说："伤寒二、三日，阳明、少阳证不见者，为不传也。"这说明传与不传，必须以"脉"和"证"来判断，不能按日期判断。脉浮紧是寒邪伤太阳所至，脉浮数是寒邪外束，心火郁于血脉所至，解表散寒，数脉自愈，如《伤寒论》第 52 条说："脉浮而数者，可发汗，宜麻黄汤。"第 49 条说："脉浮数者，法当汗出而愈。"又第 46 条、第 47 条、第 55 条说脉浮紧、自衄解，也说明与血脉有密切关系，血热才自衄，足证有郁热存在。内郁心火必克肺金系统，肺开窍于鼻、主皮毛，衄属肺系病证。第 50 条说"尺中迟"已是"荣气不足，血少"，第 49 条并说"尺中脉微"属"里虚"，而尺主肾，足证肾与心血有密切关系。"少阴之上，热气主之"的真正含义值得大家思考。

栀子豉汤证即治心火内郁。

《伤寒论》第 8 条又说："太阳病，头痛至七日以上自愈者，以行其经尽故也。若欲作再经者，针足阳明，使经不传则愈。"这是指太阳经本系统来说的，如《素问·热论》说："七日巨阳病衰，头痛少愈。"本条单举头痛是因为头为诸阳之会，寒伤其阳必先伤头故也。针足阳明是为了鼓舞卫气的卫外能力，因为营卫之气生于脾胃。

还有"合病""并病"传变。

太阳阳明合病、并病传变是"病发于阳"在表的传变。

太阳少阳合病、并病传变是阳仪系统的传变。

太阳阳明、少阳阳明导致的"胃家实"是阴仪系统的传变。

至于治疗，除初感伤寒、中风、温病、疫病等分别治疗外，其后在病变中则可不管哪一种外感病所导致的病症，只"观其脉证""随证治之"可也，有是证，即用是方。

外感病分类
- 四时正气为病（不传染）——本脏腑系统发病（《素问·五常政大论》）
- 非时之气为病（传染）——以胜相加传变
  - 五行以胜相加（《素问·气交变大论》）
  - 阴阳以胜相加（《素问·阴阳应象大论》）

《素问·宝命全形论》说"人以天地之气生，四时之法成"，所以《黄帝内经》提出"脏气法时"的命题，进而提出"合人形以法四时五行而治"的原则。《素问·四时调神大论》说："夫四时阴阳者，万物之根本也。所以圣人春夏养阳，秋冬养阴，以从其根，故与万物沉浮于生长之门。逆其根，则伐其本，坏其真矣。故阴阳四时者，万物之终始也，死生之本也。逆之则灾害生，从之则苛疾不起，是谓得道。"《素问·生气通天论》说"生气通天"。四时阴阳即春为阳通于肝系统，为阳中之少阳；夏为阳通于心系统，为阳中之太阳（所以我们主张心主太阳）；秋为阴通于肺系统，为阴中之太阴；冬为阴通于肾系统，为阴中之少阴。（《素问·四时调神大论》《素问·六节藏象论》）关于四时五行，《素问·天元纪大论》说："天有五行以御五位，以生寒暑燥湿风，人有五脏化五气，以生喜怒思忧恐。"故四时五行就是风火湿燥寒。四时以风寒暑湿燥火六气为本，配五脏的三阴三阳为标，这就是《黄帝内经》的五运六气理论，因此解说《伤寒论》不用五运六气理论无法解释。也正因为如此，成无己才在《注解伤寒论》一书中首列五运六气理论，说明成无己是用五运六气理论来解释《伤寒论》。桂林古本《伤寒杂病论》也有《六气主客》一章。治外感病不能不法四时，离开四时就谈不上风寒暑湿燥火六气。但现在的伤寒家大多舍本求末，实乃一大遗憾。

寒邪先伤阳即是伤太阳，次及皮毛即是伤阳明肺，次及腠理即是伤少阳三焦，次及肌肉即是伤太阴脾，后及筋骨即是伤少阴、厥阴。

调经论篇第六十二

"五脏之道，皆出于经隧，以行血气。血气不和，百病乃变化而生，是故守经隧焉。"

按："血气不和，百病乃变化而生"，说明"血气不和"是生百病的根源，因此治病调营卫气血是根本，所以《伤寒论》第一方是桂枝汤，用于调和营卫，小建中汤补气血。

所谓"守经隧"，就是通经脉，通经脉可以调五脏，五脏调则气血和，百病不生矣。

"血气者喜温而恶寒，寒则泣不能流，温则消而去之，是故气之所并为血虚，血之所并为气虚。"

按：因气血喜温而恶寒，所以调气血要以温为主，温能散寒，温阳能通脉，《伤寒论》通脉四逆汤、当归四逆汤、复脉汤均为此设。气有余便是火，火必伤阴血，故曰"气之所并为血虚"。血属阴，血有余则寒，遂不化气，故"血之所并为气虚"。

"夫邪之生也，或生于阴，或生于阳。其生于阳者，得之风雨寒暑；其生于阴者，得之饮食居处，阴阳喜怒。"

按：病因有内外之分，风雨寒暑、饮食居处属外因，阴阳喜怒属内因。病发部位不同，风雨寒暑伤阳，饮食居处和阴阳喜怒伤阴。

"帝曰：经言阳虚则外寒，阴虚则内热，阳盛则外热，阴盛则内寒，余已闻之矣，不知其所由然也。岐伯曰：阳受气于上焦，以温皮肤分肉之间，令寒气在外，则上焦不通，上焦不通，则寒气独留于外，故寒栗。"

按："阳虚则外寒"，感受风寒外邪，容易伤人体阳仪——太阳、少阳、厥阴系统。

"阴虚则内热"，感受风热外邪，容易伤人体阴仪——阳明、太阴、少阴系统。

"阳盛则外热"，有两种说法：一是阳盛与外寒搏争之外热，属麻黄汤证、大青龙汤证；二是火热太过，多属白虎汤证。

"阴盛则内寒"，多属四逆汤证。

章虚谷在《医门棒喝二集·太阳上》就说："上焦外通太阳、阳明，中焦外通少阳、太阴，下焦外通少阴、厥阴。"太阳之上，寒气主之；阳明之上，燥气主之。燥为次寒。肺燥主皮毛，心火卫外，故"温皮肤分肉之间"，今寒气在外，皮肤肌肉不温，故寒栗。

"帝曰：阴虚生内热奈何？岐伯曰：有所劳倦，形气衰少，谷气不盛，上焦不行，下脘不通，胃气热，热气熏胸中，故内热。"

按：此"内热"要与"外热"加以区别。李东垣《脾胃论》对此解释："脾胃一伤，五乱互作，其始病，遍身壮热，头痛目眩，肢体沉重，四肢不收，怠惰嗜卧，为热所伤，元气不能运用，故四肢困怠如此。"

"五乱"见于《灵枢·五乱》，指乱于心、肺、肠胃、臂胫、头，谓："清气在阴，浊气在阳，营气顺脉，卫气逆行，清浊相干，乱于胸中，是谓大悗。故气乱于心，则烦心密嘿，俛首静伏；乱于肺，则俛仰喘喝，接手以呼；乱于肠胃，是为霍乱；乱于臂胫，则为四厥；乱于头，则为厥逆，头重眩仆……气在于心者，取之手少阴心主之输；气在于肺者，取之手太阴荥，足少阴输，气在于肠胃者，取之足太阴阳明，不下者，取之三里，气在于头者，取之天柱大杼，不知，取足太阳荥输；气在于臂足，取之先去血脉，后取其阳明少阳之荥输。"李东垣又说："大抵脾胃虚弱，阳气不能生长，是春夏之令不行，五脏之气不生。脾病则下流乘肾……骨乏无力，是为骨痿。令人骨髓空虚，足不能履地，是阴气重迭，此阴盛阳虚之证。""脾胃不足之源，乃阳气不足，阴气有余。""脾胃不足，皆为血病，是阳气不足，阴气有余，故九窍不通。诸阳气根于阴血中，阴血受火邪则阴盛，阴盛则上乘阳分，而阳道不行，无生发升腾之气也。"知是火热在上，水湿在下，清浊逆乱，而生诸病。

"帝曰：阳盛生外热奈何？岐伯曰：上焦不通利，则皮肤致密，腠理闭塞，玄府不通，卫气不得泄越，故外热。"

按：太阳"开"的功能失调。

"帝曰：阴盛生内寒奈何？岐伯曰：厥气上逆，寒气积于胸中而不泻，不泻则温气去寒独留，则血凝泣，凝则脉不通，其脉盛大以涩，故中寒。"

按：阴盛血凝而脉不通者，多是通脉四逆汤证。

《黄帝内经》对"热中""寒中"多有论述。如《灵枢·寒热病》说"热中善饥""寒中肠鸣腹痛"，《灵枢·师传》说"胃中热则消谷""胃中寒则腹胀"，《灵枢·禁服》说"虚则热中，出糜（大便黏溏），少气，溺色变""盛则胀满寒中，食不化"。李东垣在《脾胃论》中引《素问·调经论》原文论述热中、寒中，创制补中益气汤来治疗，并说补中益气汤："始病热中，则可用之。若末传为寒中，则不可用之。盖甘酸，适足益其病尔。如黄芪、人参、甘草、芍药、五味子之类也。"只能用甘辛热剂温中散寒，如四逆汤类。李东垣《脾胃论》对"脉盛大以涩"的解释："先病热中证者，冲脉之火附二阴之里，传之督脉；督脉者，第二十一椎下长强穴是也。与足太阳膀胱寒气为附经。督脉，其盛也，如巨川之水，疾如奔马，其势不可遏。太阳寒气，细细如线，逆太阳寒气上行，冲顶入额，下鼻尖，入手太阳于胸中。手太阳者，丙，热气也；足膀胱者，壬，寒气也。壬能克丙，寒热逆于胸中，故脉盛大。其手太阳小肠热气不能交入膀胱经者，故十一经之盛气积于胸中，故其脉盛大。其膀胱逆行，盛之极，子能令母实，手阳明大肠经金，即其母也，故燥旺，其燥气挟子之势，故脉涩而大便不通。以此言脉盛大以涩者，手阳明大肠脉也。《黄帝针经》：胃病者，腹胀，胃脘当心而痛，上肢两胁，膈咽不通，饮食不下，取三里以补之。若见此病中一证，皆大寒，禁用诸甘酸药，上已明之矣。"

四时刺逆从论篇第六十四

"厥阴有余，病阴痹；不足病生热痹；滑则病狐疝风；涩则病少腹积气。

少阴有余，皮痹隐轸；不足病肺痹；滑则病肺风疝；涩则病积溲血。

太阴有余，病肉痹寒中；不足病脾痹；滑则病脾风疝；涩则病积，心腹时满。

阳明有余，病脉痹身时热；不足病心痹；滑则病心风疝；涩则病积，时善惊。

太阳有余，病骨痹身重；不足病肾痹；滑则病肾风疝；涩则病积，善时巅疾。

少阳有余，病筋痹胁满；不足病肝痹，滑则病肝风疝；涩则病积，时筋急目痛。

是故春气在经脉，夏气在孙络；长夏气在肌肉，秋气在皮肤，冬气在骨髓中。"

按： 三阴三阳之六气，各有太过不及，内合五脏，法于四时气候亦有变迁之不同，因此人身四时血气所主部位不同，故在针刺时，必须按四时血气所在部位而决定针刺的部位，如果违反这一点进行针刺，就会引起各种病变。现列表说明于下（表15）。

表15　六经有余不足症状

六 气	有 余	不 足	滑脉病	涩脉病	四时所主部位
厥阴风	病阴痹	病生热痹	病狐疝风	病少腹积气	春气在经脉
少阴热	病皮痹隐轸	病肺痹	病肺风疝	病积溲血	夏气在孙络
少阳火	病筋痹胁满	病肝痹	病肝风疝	病积时筋急目痛	夏气在孙络
太阴湿	病肉痹寒中	病脾痹	病脾风疝	病积心腹时满	长夏气在肌肉
阳明燥	病脉痹身时热	病心痹	病心风疝	病积时善惊	秋气在皮肤
太阳寒	病骨痹身重	病肾痹	病肾风疝	病积善时巅疾	冬气在骨髓中

为了说明正确的针刺部位，《黄帝内经》提出了五输穴的概念，如《素问·水热穴论》说："帝曰：春取络脉分肉何也？岐伯曰：春者木始治，肝气始生，肝气急，其风疾。经脉常深，其气少，不能深入，故取络脉分肉间。

帝曰：夏取盛经分腠何也？岐伯曰：夏者火始治，心气始长，脉瘦气弱，阳气留溢，热熏分腠，内至于经。故取盛经分腠，绝肤而病去者，邪居浅也。所谓盛经者，阳脉也。

帝曰：秋取经输何也？岐伯曰：秋者金始治，肺将收杀，金将胜火，阳气在合，阴气初胜，湿气及体阴气未盛，未能深入，故取输以泻阴邪，取合以虚阳邪，阳气始衰，故取于合。

帝曰：冬取井荥何也？岐伯曰：冬者水始治，肾方闭，阳气衰少，阴气坚盛，巨阳伏沉，阳脉乃去，故取井以下阴逆，取荥以实阳气。故曰：冬取井荥，春不鼽衄。"

《灵枢·顺气一日分为四时》说："黄帝曰：善，余闻刺有五变，以主五输。愿闻其数。岐伯曰：人有五脏，五脏有五变。五变有五输，故五五二十五输，以应五时……

黄帝曰：以主五输奈何？藏主冬，冬刺井；色主春，春刺荥；时主夏，夏刺输；音主长夏，长夏刺经；味主秋，秋刺合。是谓五变，以主五输。

黄帝曰：诸原安和，以致五输。岐伯曰：原独不应五时，以经合之，以应其数，故六六三十六输。

黄帝曰：何谓脏主冬，时主夏，音主长夏，味主秋，色主春。愿闻其故。岐伯曰：病在脏者，取之井；病变于色者，取之荥；病时间时甚者，取之输；病变于音者，取之经；经满而血者，病在胃；及以饮食不节得病者，取之于合，故命曰味主合。是谓五变也。"（表16）

表 16　五季脏病

冬	春	夏	长　夏	秋
脏病	色病	时病	音病	味（胃）病
刺井	刺荥	刺输	刺经	刺合

关于五腧穴，《难经》有进一步解释："《十变》言：五脏六腑荥合，皆以井为始者何也？然：井者，东方春也，万物之始生，诸蚑行喘息，蜎飞蠕动，当生之物，莫不以春生，故岁数始于春，日数始于甲，故以井为始也。"（《难经·六十三难》论井穴为始的意义）

"经言所出为井，所入为合，其法奈何？然：所出为井，井者，东方春也，万物之始生，故言所出为井也。所入为合，合者，北方冬也，阳气入藏，故言所入为合也。"（《难经·六十五难》论井合穴出入的意义）

"《十变》又言：阴井木，阳井金；阴荥火，阳荥水；阴输土，阳输木；阴经金，阳经火；阴合水，阳合土。阴阳皆不同，其意何也？然：是刚柔之事也。阴井乙木，阳井庚金，阳井庚，庚者，乙之刚也，阴井乙，乙者，庚之柔也，乙为木，故言阴井木也，庚为金，故言阳井金也，余皆仿此。"（《难经·六十四难》论井荥输经合穴的阴阳五行属性）

"五脏六腑，皆有井荥输经合，皆何所主？然：经言所出为井，所流为荥，所注为输，所行为经，所入为合。井主心下满，荥主身热，输主体重节痛，经主喘咳寒热，合主逆气而泄，此五脏六腑井荥输经合所主病也。"（《六十八难》论井荥输经合五穴的意义和主治疾病）

按：五输穴与四时紧密结合，四时所需刺的部位即找五输穴。

关于五输穴属性和天干的关系，王立早《子午流注传真》记载单玉堂有独到见解，他把五输穴编成序号。

井荥输经合

一二三四五

于是得出阴阳经五输穴五行的化生规律（图66至图68）。

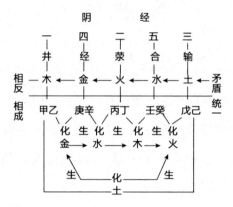

图66 "阴经"化生五行规律（简称"一、四、二、五、三、零"规律）

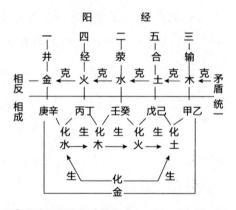

图67 "阳经"化生五行规律（简称"一、四、二、五、三、零"规律）

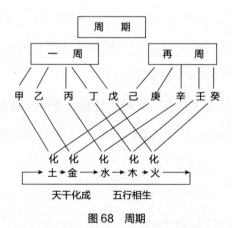

图68 周期

单氏秘传法和五运六气关系密切，更能体现出五运六气的重要性。

著至教论篇第七十五

"黄帝坐明堂，召雷公而问之曰：子知医之道乎？雷公对曰：诵而颇能解，解而未能别，别而未能明，明而未能彰，足以治群僚，不足至侯王。愿得受树天之度，四时阴阳合之，别星辰与日月光，以彰经术，后世益明，上通神农，著至教，疑于二皇。

帝曰：善。无失之，此皆阴阳表里、上下、雌雄相输应也。而道上知天文，下知地理，中知人事，可以长久，以教众庶，亦不疑殆，医道论篇，可传后世，可以为宝。"

《素问·五运行大论》说："黄帝坐明堂，始正天刚，临观八极，考建五常。"

《素问·疏五过论》说："上经下经，揆度阴阳，奇恒五中，决以明堂，审于始终，可以横行。"

《素问·征四失论》说："黄帝在明堂，雷公侍坐。"

按：天人相应思想是古代中国帝王治国理民的工具，为此他们还建筑了天人相应的象征物——明堂。

明堂一词最早见于《左传·文公二年》："《周志》有之，勇则害上，不登于明堂。"

虽然据史籍记载，明堂之名始于西周，但可上溯到神农、黄帝时代。"根据报道，我国考古工作者在辽宁省凌源市牛河梁原始母系氏族社会的遗址中，发掘出明堂的建筑遗迹。这说明明堂在原始氏族社会已经存在。"①《周礼·考工

---

① 乌恩溥著：《周易：古代中国的世界图式》第132页，吉林文史出版社，1989年。

记．匠人》说："夏后氏世室……殷人重屋……周人明堂。"

商代人把明堂叫作重屋，夏人叫作世室。《淮南子·主术训》说："昔者神农之治天下也，神不驰于胸中，智不出于四域，怀其仁诚之心，甘雨明降，五谷蕃植。春生夏长，秋收冬藏，月省时考，岁终献功，以时尝谷，祀于明堂。"

《管子》说："黄帝立明堂之仪，舜有告善之旌，汤有总街之匡，武王有灵台之候。"[①]《艺文类聚》卷三十八引《尸子》说："黄帝曰合宫，有虞曰总章，殷人曰阳馆，周人曰明堂。"[②]

这说明"明堂"为历朝帝王之堂室。关于明堂的结构与性质，叶舒宪《中国神话哲学》[③]中有专章论述，明堂的结构可归纳如下。

一、明堂建于国都南郊外，别称辟雍。

二、明堂的外形为上圆下方，是一种高台建筑，东西南北四方皆有门，外围有水环绕。

三、明堂的俯视形状为一长方形建筑群，其东西边略长于南北边。内部结构如图69。

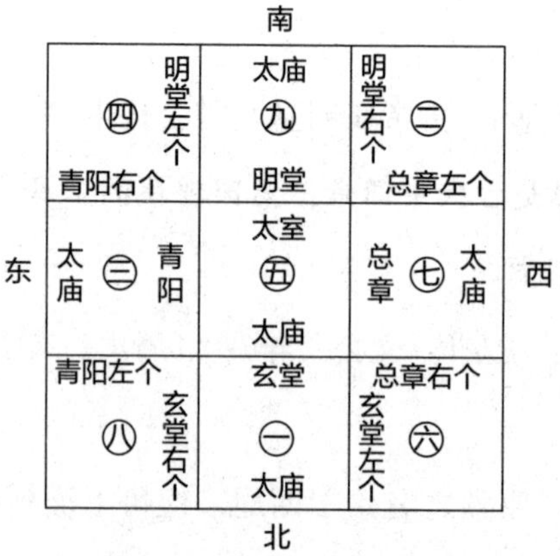

图69　明堂（面外分左右）

---

①　叶舒宪：《中国神话哲学》第145—160页，中国社会科学出版社，1992年。

②　叶舒宪：《中国神话哲学》第145—160页，中国社会科学出版社，1992年。

③　叶舒宪：《中国神话哲学》第145—160页，中国社会科学出版社，1992年。

其内部结构，是按《洛书》的格局安排。明堂有九室，每室四户，八牖，共计三十六户，七十二牖。东、南、西、北四方正位上，各有一间正室，东曰"青阳"，西曰"总章"，南曰"明堂"，北曰"玄堂"。四间正室的两侧各有一个侧室，称为"个"。这在《礼记·月令》中有明确记载，录出如下。

"孟春之月，天子居青阳左个。仲春之月，天子居青阳太庙。季春之月，天子居青阳右个。孟夏之月，天子居明堂左个。仲夏之月，天子居明堂太庙。季夏之月，天子居明堂右个。中央土位，天子居太庙太室。孟秋之月，天子居总章左个。仲秋之月，天子居总章太庙。季秋之月，天子居总章右个。孟冬之月，天子居玄堂左个。仲冬之三，天子居玄堂太庙。季冬之月，天子居玄堂右个。"

（《周礼·春官》："闰月诏王居门终月。"《说文》：告朔之礼，天子居宗庙，闰月居门中。闰从王在门中。）

《吕氏春秋》也是按十二月记载的，称作：孟春纪、仲春纪、季春纪、孟夏纪、仲夏纪、季夏纪、孟秋纪、仲秋纪、季秋纪、孟冬纪、仲冬纪、季冬纪。《通典》所述的明堂建筑结构就与《易经》紧密结合在一起，就说明古人很清楚明堂原是《易经》天人合一论的模型建筑。

"堂方百四十四尺，坤之策也。屋圆径二百一十六尺，乾之策也。太庙明堂方三十六丈，通天屋径九丈，阴阳九六之变，圆盖方载，六九之道，八达以象八卦，九室以象九州，十二宫以应十二辰，三十六户七十二牖，以四户八牖乘九室之数也。户外皆设而不闭，示天下不藏也。通天屋高八十一尺，黄钟九九之实也。二十八柱，列于四方，亦七宿之象也。堂高三尺以应三统，四乡五色，各象其行，外博二十四丈，以应节气也。"[①]

这就类似于一个小宇宙。这个宇宙以太阳为主，《素问》说"天运当以日光明。"所以叶舒宪先生认为明堂之制的实质是"太阳的观测与崇拜仪式"。

---

① 引自叶舒宪：《中国神话哲学》第 152 页，中国社会科学出版社，1992 年。

关于明堂的功用，古籍多有记载。如《孝经援神契》说："明堂者，天子布政之宫。上圆下方，八窗四达，在国之阳。"[1]

《三辅黄图》说："明堂者，天道之堂也。所以顺四时，行月令，宗祀先王，祭五帝，谓之明堂。"[2]

《诗·大雅·灵台》小序孔疏引颖容《春秋释例》说："告朔行政，谓之明堂。"[3]

《史记·太史公自序》说："……太初元年，十一月甲子朔旦冬至。天历始改，建于明堂，诸神受纪。"[4]

司马贞《索隐》引虞喜《志林》说："改历于明堂，班之于诸侯。诸侯群神之主，故曰诸神受纪。"

《白虎通》卷二辟雍："天子立明堂者，所以通神灵，感天地，正四时，出教化，宗有德，重有道，显有能，褒有行者也。"

汉代李尤曾作《明堂铭》说："布政之室，上圆下方。体则天地，在国正阳。窗达四设，流水洋洋。顺节行化，各居其房。春恤幼孤，夏进贤良，秋厉武人，冬谨关梁。"

由上述可知，明堂是仿天道而建的。汉儒桓谭《新论》说："王者造明堂，上圆下方，以象天地。为四面堂，各从其色，以仿四方。天称明，故曰明堂。"明堂与时令、历法天道密切相关，首重天道，顺天道而布政，这在《月令》有明确记载，现举孟春之月说明于下。

"孟春之月，日在营室，昏参中，旦尾中。其日甲乙，其帝太皞，其神句芒，其虫鳞，其音角，律中大蔟。其数八，其味酸，其臭膻，其祀户，祭先脾。东风解冻，蛰虫始振，鱼上冰，獭祭鱼，候雁来。天子居青阳左个，乘鸾路，驾仓龙，载青旂，衣青衣，服仓玉，食麦与羊，其器疏以达。

---

[1] 引自叶舒宪：《中国神话哲学》第 148 页，中国社会科学出版社，1992 年。
[2] 引自叶舒宪：《中国神话哲学》第 148 页，中国社会科学出版社，1992 年。
[3] 引自阮元《十三经注疏》第 148 页，中华书局，1991 年。
[4] 《史记》。

是月也，以立春，先立春三日，太史谒之天子曰：某日立春，盛德在木。天子乃斋。立春之日，天子亲帅三公、九卿、诸侯、大夫以迎春于东郊，还反，赏公、卿、诸侯、大夫于朝。命相布德和令，行庆施惠，下及兆民。庆赐遂行，毋有不当。乃命太史守典奉法，司天日月星辰之行，宿离不贷，毋失经纪，以初为常。

是月也，天子乃以元日祈谷于上帝。乃择元辰，天子亲载耒耜，措之于参保介之御间，帅三公、九卿、诸侯、大夫躬耕帝藉。天子三推，三公五推，卿、诸侯九推。反，执爵于大寝，三公、九卿、诸侯、大夫皆御，命曰劳酒。

是月也，天气下降，地气上腾，天地和同，草木萌动。王命布农事；命田舍东郊，皆修封疆，审端径、术，善相丘陵、阪险、原隰土地所宜，五谷所殖，以教道民，必躬示之。田事既饬，先定准直，农乃不惑。

是月也，命乐正入学习舞。乃修祭典，命祀山林川泽，牺牲毋用牝。禁止伐木。毋覆巢，毋杀孩虫、胎、夭、飞鸟，毋麛，毋卵。毋聚大众，毋置城郭。掩骼埋胔。

是月也，不可以称兵，称兵必天殃。兵戎不起，不可从我始。毋变天之道，毋绝地之理，毋乱人之纪。

孟春行夏令，则风雨不时，草木早落，国时有恐；行秋令，则其民大疫，焱风暴雨总至，藜、莠、蓬、蒿并兴；行冬令，则水潦为败，雪霜大挚，首种不入。"

"太史"就是掌筮法的官员，主管天文历法，不但懂天道，还司"典"礼"法"度，专究天人之际，通古今之变。"其数八"是《河图》东方数。这都是筮数的基本内容。以天象言，正月日在营时，日、月、五星、二十八宿定焉。顺天时以动，有三才之道，"毋变天之道，毋绝地之理，毋乱人之纪"。并陈述了在此天道下的气候、物候之宜。在这一思想指导下，天子发布了适宜正月时令的一系列政令。

一、天子迎春东郊，居青阳左个，以顺天道，行赏官员。

二、发布"德和令"，施惠百姓。

三、命令太史"授民时"，不得有误，按时行典礼法度。

四、发布动员春耕生产令，天子官员齐出动，以宣告春耕生产开始。

五、命令主管农业的官员，舍于东郊以顺应时气；令其修土地，审经术，亲自督导民众。依据土地的不同情况种植不同的作物。

六、命令乐正，正六律，入学习舞，以修祭典。

七、命令祭祀山林川泽。禁止以牝畜作牺牲，禁止伐木，禁止捕杀幼小禽畜，以顺应春生。禁止动用劳力修置城郭，以免影响春耕生产。

八、不可用兵。

九、注意气象常与变。

总之，明堂之制是天人合一的产物，是《易经》理论的模型。"明堂所以明道。"（《周书·大匡》）所谓"神道设教"，神为阴阳不测之意，即天道，就是说，以天道而明人事。神，从示从申。示字，上部为上字，下部为三垂，是上天垂像之意。申者，从丨从曰，曰通上下天地也。

乌恩溥说："可以说，明堂和月令是《周易》的世界图式和天人合一论在社会生活中的体现；而《周易》则是明堂和月令的理论基础。"[1] 明堂模型好比是象数系统，《月令》就是"明堂"的"系辞"。所以，笔者在解读《易经》的时候，就参照《月令》释译"系辞"，使诸多难懂的"系辞"，贯通得解。

明堂之制也是随社会的发展而发展的。在黄帝时代很可能就是一种"四方形高台建筑"，后来发展为在高台上盖起"上圆下方""四面无壁"的"茅茨蒿柱"明堂。后来由原始的"一室"发展成"五室"和"九室"明堂，并从单一建筑发展成建筑群，并出现了功能上的分化。如魏薛综为张衡《东京赋》作注说："言德阳殿东，有辟雍；于西，有灵台。谓于其上，旺教令者，明堂；太合乐、射乡者，曰辟雍；司历纪、候节气者，曰灵台也。"

---

[1] 乌恩溥著：《周易：古代中国的世界图式》第131页，吉林文史出版社，1989年。

在这里，天文观测功能和政治统治的象征已明显分开了。① 到了明代，明堂制已发展扩建成一座城市，即北京城。明代北京城的城市规划设计和布局的指导原则就是天人合一观。图70为明代北京城的示意图。

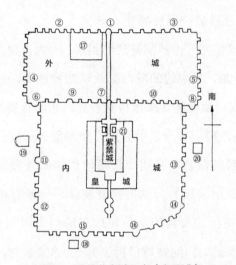

图70　明代北京城示意（乌恩溥）

①永定门；②左安门；③右安门；④广渠门；⑤广安门；⑥东便门；⑦西便门；⑧正阳门；⑨崇文门；⑩宣武门；⑪朝阳门；⑫东直门；⑬阜成门；⑭西直门；⑮安定门；⑯德胜门；⑰天坛；⑱地坛；⑲日坛；⑳月坛；㉑社稷坛

第一，从内城和外城的格局来看，外城在南，为乾、为天、为阳；内城在北，为坤、为地、为阴；外城呈扁圆形，略宽；内城呈正方形，略窄；外城是内城的屏障。这正是天圆地方，乾坤照应，阴阳合德的象征。体现了太极图的日（天）、地体系观念，外城东南角呈曲折突起，代表地户，内城西北角呈洼陷状，代表天门。《素问》说："天不足西北，故西北方阴也……地不满东南，故东南方阳也。""天不足西北，左（北方）寒而右（西方）凉；地不满东南，右（南方）热而左（东方）温。"是太极图阴阳的象征。从八卦布局来看，兑卦位于东南方位，为泽（雨）；艮卦位于西北方位，为山（地）；山高而寒，泽洼而温。天寒凝水为雨，地温水气上升。泽水出于天上所下之雨，地气上升为云为雨。

---

① 叶舒宪：见《中国神话哲学》第145—162页，中国社会科学出版社，1992年。

是天地气交为泰的象征。《颐·彖传》："天地养万物，圣人养贤以及万民。"《序卦》："有天地，然后有万物。"所以，将北京城设计成天地之象，象征天子统治天下万民。

第二，1987年地质矿产局遥感中心研究人员发现，北京城内有两条古龙形建筑。一为古建筑旱龙，由故宫建筑群组成；一为古建筑水龙，由中南等四海组成。"古建筑旱龙，从南边的前门到北端的钟鼓楼，长达4.75公里。（9.5里，合九五数）天安门似龙嘴，金水桥是领虬，东西长安街为龙髯，太庙（今劳动人民文化宫）、社稷坛（今中山公园）如龙眼。天安门到午门的通道，一如龙鼻骨。作为龙身的故宫，其四个角楼恰似伸向八方的龙爪，太和殿是居中宝座，煤山（今景山公园）为龙后身隆起部，一条脊椎骨，直通龙尾的钟鼓楼。登景山之巅南望，故宫的金色琉璃豆恰似龙鳞闪烁，正阳门的瓮城，正如龙衔的明珠（按正阳门的瓮城已拆去）。古建筑水龙，位于古建筑旱龙西侧，半圆形南海酷似龙头，圆圆的瀛台岛如晶莹的龙眼，中海与北海连成龙身，前窄后宽，中海中的一座半岛和北海的琼岛，分布匀当，形似龙的双爪部分，而会刹海作为龙尾，摆向西北方向。水龙也有两条髯，一条是东金水河，另一条是西金水河，现在已经消失了。"[①] 旱龙象征太极图的阳鱼部分，水龙象征太极图的阴鱼部分，合之是一幅完整的太极图。太极图之外为八卦，乾南（天坛），坤北（地坛），离东（日坛），坎西（月坛）等。

第三，从五坛的设计布局来看，天坛位于象征天圆的外城，为圆形建筑，是天子祭天的地方，其位置和形状，体现了南为天、为乾、为阳的思想。地坛位于象征地方的内城，为方形建筑，是天子祭地的地方，其位置和形状，体现了北为地、为坤、为阴的思想。附合于先天八卦方位图乾天、坤地定位的思想。日坛位于东方，象征太阳从东方升起，于卦为离。月坛位于西方，

---

① 引自张其成《易学大辞典》第865页。

象征月亮从西方升起，于卦为坎。日、月躔黄道，体现了太极图的日、月、地总体体系观念。社稷坛位于内城的中央，象征天地的中心，即观测者的中心。这五坛的建筑布局体现了中国古代坐地观天，以太阳视运动为原型而产生的五方五位观念。

1991年地质矿产部航空物探遥感中心研究人员又发现，北京故宫的太和殿、中和殿、保和殿三大殿的基座平台，是一巨大的"土"字形，和《周礼》记载的"中央土"概念相符。这一"土"字形的平台是南上北下，是按中国古代地理方位学"坐北朝南"的观念（天坛在南为上，地坛在北为下）设计的。以社稷坛为象征物，为立极之处，此处为太极"中和"点。故曰三殿为"太和""中和""保和"。处中以制四方，故皇帝居此以统治天下。《尚书·禹贡》①："（徐州）厥贡惟土五色。"孔传："王者封五色土为社，建诸侯则各割其方色土与之，使立社。"故社稷坛立中央土。

第四，从主轴线来看，古建筑旱龙，从南边的前门到北端的钟鼓楼，长达9.5里，反映了中国古代天子居"九五"之尊的观念。又主轴线南起永定门，北至鼓楼，长达15里，纵贯北京城的中心，是以洛书纵向配置的中间三个数9、5、1为依据的，内城的主门——正阳门的门高9尺9寸，有重九艳阳天之意。国君居于九重之位。这就是古老风俗"重九登高"，即登天之意。

第五，城门。内城有九门，以象征明堂九室之制。此"九"非老阳之数之九。古代明堂的建筑结构，上圆下方以象征天地，东西南北四方皆有门，外围有水环绕。明堂的性质是"明堂所以明道"。（《周书·大匡》）明天地之道，以推附人道。所以明堂在建筑结构上要体现出天地之道的运行规则。故宫外的护城河，即仿效明堂外围环水而筑。南海、中海、北海、什刹海四海之筑，实在是以陆地为中心，地载于海的古代宇宙观念的复制。水自天上来，所以金

---

① 《十三经注疏》第148页。

水河来自南边，取乾天之意。

外城七门，此"七"也非少阳数之七，其中有宇宙的含义。"宇宙的观念，在苏美尔的语言中，是用代表'七'这个数字的符号来表示的。"[1]在巴比伦神话中，地狱有七重大门，把象征宇宙的通天塔建造为七层，与幽界七门相应合。总之，在创世神话中可以找到圣数"七"的深层结构的原始文化心理根源（参见《中国神话哲学》）。

第六，华表。天安门前后有两对华表，用巨大的汉白玉雕刻而成，柱身雕有蟠龙等纹饰，上有云板，造型精美。《辞海》和《辞源》均认为此物的建构是作古代宫殿、城垣、陵墓或桥梁等前的标志和装饰品，或认为是古代用于表示王者纳谏及指路的木柱。笔者认为，这种解释不符合华表的原义。华表的原型是古代的"建木"。古人认为，"建木"位于天地正中的轴线上，是天地运动的枢轴。同时，此"建木"又是用来测日影度时的。所以，"建木"又称"太一"或"太极"，即后来的圭表。华者，时光也。如唐·刘方平《秋夜泛舟》："岁华空复晚，相思不堪愁。"由此可知，华表乃测时之表，即圭表也。因日有光华，故将测日影之"建木"称作华表，亦通。古人认为，"建木"是天神上天下地出入所经的天门，故华表之上有云板，表示高耸入云升于天上，而将它立于天安门之旁。

如此看来，北京城的建构是古人精心设计和建造的一个天人合一的小宇宙模型。

由此可知，黄帝所问之"医道"，就是"天道"，要想明白"医道"，首先要明白"天道"。掌握"天道"，一是立杆测日影，二是合四时阴阳，三是辨别星辰日月。这一部分内容可见《素问·八正神明论》《素问·阴阳应象大论》等篇章，所谓"孟春始至，黄帝燕坐，临观八极，正八风之气"（《素问·阴阳

---

[1] 汤姆逊：《古代哲学家》中译本第81页，三联书店，1963年。

类论》）是也。其次是懂得地道，最后是熟悉人道。掌握了天、地、人三位一体的三才之道的学问，才能完全明白"医道"。而今天的医生，有几人懂得天道？今日中医之衰微，完全在于中医教育之错误，今日中医之教材连地道、人道都不讲，哪里还讲天道？哀哉，悲矣！

古人坐明堂，观八极，正天刚，必有祭祀礼节，故《素问·阴阳类论》说："孟春始至，黄帝燕坐，临观八极，正八风之气。"《素问·示从容论》说："黄帝燕坐。"古人坐明堂，观八极，正天刚，必有祭祀礼节，故《素问·阴阳类论》说："孟春始至，黄帝燕坐，临观八极，正八风之气。"关于"正八风之气"的内容见《素问·八正神明论》。燕坐解释为闲坐，不对。"燕"，通宴，清代朱骏声《说文通训定声·乾部》："燕，假借为宴，乡燕也。"《诗·鲁颂》："鲁侯燕喜，令妻寿母。"郑玄笺："燕，燕饮也。"宴，训寝、内室。《易经·随》："君子以向晦入宴息。"孔颖达疏："犹人君既夕之后入于宴寝而止息。"《大戴礼记·保傅》："古者胎教，王后腹之七月而就宴室。"卢辩注："宴室，次宴寝也，亦曰侧室。"又宴通曋，为日出，从《素问·阴阳类论》说"雷公致斋七日，旦复侍坐"来看，训日出意长。燕坐，就是旦坐。综合来看，可引申为帝王按月住明堂各房间，来观天及研讨决策、发布政令。

阴阳类论篇第七十九

"三阳为经，二阳为维，一阳为游部，三阳（当为阴）为表，二阴为里，一阴至绝作朔晦。"

按：此论五脏当以三阴三阳为大纲。三阳为太阳，主阳，主心，心主脉，气血运行的通道，故称经。二阳为阳明，主阴，主肺，肺主诸气，为气之纲纪，故称维。又肺为华盖，为维系盖的大绳。一阳为少阳，运行于太阳和阳明之间，故称游部。张志聪注："游部者，游行于外内阴阳之间，外内皆有所居之部署。"三阴为太阴，主脾，主肌肉，布散津液，故称表。二阴为少阴，主肾，肾主骨藏精，性沉，故称里。一阴为厥阴，厥阴为阴之尽，故称至绝。阴尽则阳生，阳生是朔，阴尽是晦，故称朔晦。张景岳注："阴阳消长之道，阴之尽也，如月之晦，阳之生也，如月之朔，既晦而朔，则绝而复生，此所谓一阴至绝作朔晦也。"

"所谓三阳者太阳也，至手太阴，弦浮而不沉，决以度，察以心，合之阴阳之论。所谓二阳者阳明也，至手太阴，弦而沉急不鼓，炅至以病皆死。一阳者少阳也，至手太阴上连人迎，弦急悬不绝，此少阳之病也，专阴则死。"

按：太阳主心，主阳。手太阴主肺，主阴。故"合之阴阳之论"。阳明主手太阴肺，火克肺金则死。少阳主三焦相火，是人体内一轮红日，相火衰亡，阴盛无阳则死。

"三阴者，六经之所主也。交于太阴，伏鼓不浮，上控志心。二阴至肺，其气归膀胱，外连脾胃。一阴独至，经绝气浮，不鼓钩而滑。"

按：三阴是太阴脾，在太极，为后天之本，故为六经主。交于手太阴寸口，脉象沉伏鼓动而不浮，是脾胃中气下陷而不能上升，以致心志空虚。如《素问·经脉别论》说："食气入胃，散精于肝，淫气于筋；食气入胃，浊气于心，淫精于脉，脉气流经，经气归于肺，肺朝百脉，输精于皮毛。毛脉合精，气行于腑，腑精神明，留于四脏，气归于权衡，权衡以平，气口成寸，以决死生。"

二阴是少阴肾。《灵枢·本输》说："少阴属肾，肾上连于肺，故将两脏。三焦者，中渎之府也，水道出焉，属膀胱，是孤之府也。"少阳三焦统率肾与肺，少阴肾经上至于肺，肺通调水道而下输膀胱，如《素问·经脉别论》说："饮入于胃，游溢精气，上输于脾，脾气散精，上归于肺，通调水道，下输膀胱；水精四布，五经并行，合于四时五脏阴阳，揆度以为常也。"又"肾合三焦膀胱"，也有气归膀胱之意。"饮入于胃，游溢精气，上输于脾，脾气散精，上归于肺"，故曰"外连脾胃"。张景岳注："二阴至肺者，言肾脉之至气口也。《经脉别论》曰：二阴搏至，肾沉不浮者是也。肾脉上行，其直者，从肾上贯肝膈，入肺中，出气口，是二阴至肺也。肾主水，得肺气以行降下之令，通调水道，其气归膀胱也。肺在上，肾在下，脾胃居中，主其升降之柄，故曰外连脾胃也。"

一阴是厥阴肝，厥阴独至，木旺克土，脉但弦，没有胃气，故曰"经绝气浮，不鼓钩而滑"。

"二阳一阴，阳明主病，不胜一阴，脉耎而动，九窍皆沉。"

按：二阳为阳明肺胃，一阴为厥阴肝木，如果肝木盛则克脾胃和反侮肺金，即是"阳明主病，不胜一阴"。《素问·通评虚实论》说："头痛，耳鸣，九窍不利，肠胃之所生也。"需要平肝扶土。

"三阳一阴，太阳脉胜，一阴不为止，内乱五脏，外为惊骇。"

按：三阳者太阳，太阳之上，寒气主之，"太阳脉胜"，寒气盛也。一阴者厥阴，春生阳气者。如果厥阴不能生阳驱散太阳寒气，让寒气侵内入肝胆系统，则会发生"内乱五脏，外为惊骇"之疾。

"二阴二阳病在肺，少阴脉沉，胜肺伤脾，外伤四肢。"

按：王冰、新校正、高世栻等注都不妥。二阴二阳属里部阴仪之经。二阴者少阴肾，少阴之上，热气（君火）主之。少阴肾脉沉则君火——心火旺。二阳者阳明，阳明之上，燥金主之。热必克肺金，故曰病在肺。热伤肺，故曰胜肺。李东垣说心火下乘脾土，则伤脾，脾主四肢，脾伤则外伤四肢。

"二阴二阳皆交至，病在肾，骂詈妄行，巅疾为狂。"

按：二阴者少阴肾，热气主之。二阳者阳明肺金，燥气主之。热克肺燥，燥热伤肺，水之上源日亏，水之下源肾必日虚，故曰病在肾。水益亏则火益炽，故令骂詈妄行，巅疾为狂。

"二阴一阳，病出于肾。阴气客游于心脘下，空窍堤，闭塞不通，四肢别离。"

按：二阴者少阴肾，一阳者少阳三焦相火。经曰"少阴属肾"，少阴少阳相合，水胜火衰，故曰病出于肾。阴气盛则客游于心脘下，《伤寒论》称为心下有水气。堤者，防水建筑物。空窍者，腠理也，《金匮要略》说为"三焦通会元真之处，为血气所注"。三焦火衰不能通调水道，则腠理闭塞不通。四肢者，一来为诸阳之本，今三焦阳气虚而闭塞不通，不和于阳；二来脾主四肢，少阳三焦相火衰则脾病不主四肢；少阳太阴合为太极，今太极为病，故曰四肢别离。

"一阴一阳代绝，此阴气至心，上下无常，出入不知，喉咽干燥，病在土脾。"

按：一阴者厥阴，一阳者少阳，代绝则二者气伤。厥阴少阳主春生阳气，如果此阳气虚衰，即李东垣所说春生少阳之气不足而阴气盛，木生火，母病及子，故阴气至心。厥阴少阳之气，上至于头，下至于足，中循腹胁，内乱五脏，故病发上下无常而出入不知。《素问·阴阳别论》说"一阴一阳结，谓之喉痹"，又咽为胆之使，脾脉结于喉，今阳不生阴不长，故喉咽干燥。太极由少阳太阴组成，少阳火衰，脾阴盛，故病在脾土。

"二阳三阴，至阴皆在，阴不过阳，阳气不能止阴，阴阳并绝，浮为血瘕，沉为脓胕，阴阳皆壮。下至阴阳，上合昭昭，下合冥冥，诊决死生之期，遂合岁首。"

按：二阳者阳明肺燥，三阴者太阴脾湿，燥、湿皆阴邪，故曰至阴皆在。盛阴在下，郁火在上，处于上下不交的否卦之态，故谓"阴不过阳，阳气不能止阴，阴阳并绝"。火在上则"浮为血瘕"，寒在下则"沉为脓胕"。火盛于上，寒盛于下，故谓"阴阳皆壮"。下至之下，非上下之下，训置入、从事。"下至阴阳"，此从阴阳来说。从天地四时阴阳来说，上合天道，下合地道，本于阴阳，才能决断病者的死生之期。肝主春是主气，还要看客气，才能决定岁首。

"冬三月之病，病合于阳者，至春正月，脉有死征，皆归出春。冬三月之病，在理已尽，草与柳叶皆杀，春阴阳皆绝，期在孟春。"

按：《素问·生气通天论》和《素问·阴阳应象大论》说"冬伤于寒，春必病温"，《素问·热论》说"凡病伤寒而成温者，先夏至日者为病温"。此有两层含义：

一是冬行夏令成暖冬，热伤冬寒；二是冬天寒盛而有郁热，都能导致热病。但是，暖冬病在肾热，冬寒则郁热在心。今言冬三月病合于阳，似指暖冬言。至春夏阳气渐盛，而更伤阴，故病温有死症。

至春，阳盛无阴可长，而至阴阳都绝，所以死期在正月。

"春三月之病曰阳杀，阴阳皆绝，期在草干。"

按：如果春三月，阳不生阴不长，可导致阴阳皆绝，草木不生而干死。似为春旱。

"夏三月之病，至阴不过十日，阴阳交，期在濂水。"

按：至阴者太阴脾，在长夏，正是少阳太阴阴阳交之时。《素问·评热病论》说："有病温者，汗出辄复热，而脉躁疾，不为汗衰，狂言不能食，病名为何？岐伯对曰：病名阴阳交。"少阳火盛而太阴阴绝，故死。濂水，即薄水。《说文·水部》："濂，薄水。"即水少时，干旱少雨。

"秋三月之病，三阳俱起，不治自已。"

按：虽然三阳俱起阳盛，但到秋天阳气渐敛，阴气渐长，故不治自已。

下篇 《灵枢》感悟

九针十二原第一

"黄帝曰：愿闻五脏六腑所出之处。岐伯曰：五脏五腧，五五二十五俞，六腑六腧，六六三十六腧，经脉十二，络脉十五，凡二十七气，以上下。所出为井，所溜为荥，所注为输，所行为经，所入为合，二十七气所行，皆在五输也。节之交，三百六十五会，知其要者，一言而终，不知其要，流散无穷。所言节者，神气之所游行出入也。非皮肉筋骨也。"

按：五脏六腑藏于躯体内，针灸不能及，脏腑有病，治疗当取脏腑五输穴及络穴。五输穴都在四肢肘膝以下，五脏有二十五腧，六腑有三十六穴，总共有六十一个腧穴。后人加手厥阴心主——心包络一经五个腧穴，成为六十六个腧穴，即后世子午流注针法所用之六十六穴。

一者，经曰脾主四肢，脾主水；二者，诸阳本于四肢，而主于少阳三焦相火这轮红日。而太阴与少阳组成人体之太极，所以四末有太极之名，是阴阳水火本源地。如《素问·阴阳应象大论》说："故曰：天地者，万物之上下也；阴阳者，血气之男女也；左右者，阴阳之道路也；水火者，阴阳之征兆也；阴阳者，万物之能始也。故曰：阴在内，阳之守也，阳在外，阴之使也。"王冰注："能始，为变化生成之元始也。"即一切能力的原始或发源。左右者，指东西，东属春木，西属秋金，故阳经井穴始于金，阴经井穴始于木，体现了"阴在内，阳之守也，阳在外，阴之使也"的阴阳互根互用之理。金生水，木生火，故曰"水火者，阴阳之征兆也"。

十二经和十五络都源于四末太极之阴阳，从井穴开始，故言所出为井，如泉水初出；所溜为荥，像泉水涓涓而行，其气尚微，未成大流；所注为输，像水已汇集而能转输运行，其气渐盛；所行为经，像水行成渠，其气正盛；所入为合，像水已汇聚，其气入合于内。二十七经络之气由此注入脏腑，昼夜循行不息，会合于三百六十五个穴位处，也就是神气游行出入之所，既是病所，也是治疗之所。

脏腑应时，故又可联系到五输穴与四时的关系，如《素问·水热穴论》说："帝曰：春取络脉分肉何也？岐伯曰：春者木始治，肝气始生，肝气急，其风疾。经脉常深，其气少，不能深入，故取络脉分肉间。

帝曰：夏取盛经分腠何也？岐伯曰：夏者火始治，心气始长，脉瘦气弱，阳气留溢，热熏分腠，内至于经。故取盛经分腠，绝肤而病去者，邪居浅也。所谓盛经者，阳脉也。

帝曰：秋取经俞何也？岐伯曰：秋者金始治，肺将收杀，金将胜火，阳气在合，阴气初胜，湿气及体阴气未盛，未能深入，故取俞以泻阴邪，取合以虚阳邪，阳气始衰，故取于合。

帝曰：冬取井荥何也？岐伯曰：冬者水始治，肾方闭，阳气衰少，阴气坚盛，巨阳伏沉，阳脉乃去，故取井以下阴逆，取荥以实阳气。故曰：冬取井荥，春不鼽衄。"

《灵枢·顺气一日分为四时》说："黄帝曰：善，余闻刺有五变，以主五输。愿闻其数。岐伯曰：人有五脏，五脏有五变。五变有五输，故五五二十五输，以应五时。

黄帝曰：以主五输奈何？脏主冬，冬刺井；色主春，春刺荥；时主夏，夏刺输；音主长夏，长夏刺经；味主秋，秋刺合。是谓五变，以主五输。

黄帝曰：诸原安和，以致五输。岐伯曰：原独不应五时，以经合之，以应其数，故六六三十六输。

黄帝曰：何谓脏主冬，时主夏，音主长夏，味主秋，色主春。愿闻其故。岐伯曰：病在脏者，取之井；病变于色者，取之荥；病时间时甚者，取之输；病变于音者，取之经；经满而血者，病在胃；及以饮食不节得病者，取之于合，故命曰味主合。是谓五变也。"（表17）

表17　五季脏病

冬　肾	春　肝	夏　心	长夏脾	秋　肺
脏病	色变病	时变病	音变病	味（胃）病
刺井	刺荥	刺输	刺经	刺合

关于五输穴，《难经》有进一步解释。

"《十变》言：五脏六腑荥合，皆以井为始者何也？然：井者，东方春也，万物之始生，诸蚑行喘息，蜎飞蠕动，当生之物，莫不以春生，故岁数始于春，日数始于甲，故以井为始也。"（《难经·六十三难》论井穴为始的意义）

"经言所出为井，所入为合，其法奈何？然：所出为井，井者，东方春也，万物之始生，故言所出为井也。所入为合，合者，北方冬也，阳气入藏，故言所入为合也。"（《难经·六十五难》论井合穴出入的意义）

"《十变》又言：阴井木，阳井金；阴荥火，阳荥水；阴输土，阳输木；阴经金，阳经火；阴合水，阳合土。阴阳皆不同，其意何也？然：是刚柔之事也。阴井乙木，阳井庚金，阳井庚，庚者，乙之刚也，阴井乙，乙者，庚之柔也，乙为木，故言阴井木也，庚为金，故言阳井金也，余皆仿此。"（《难经·六十四难》论井荥俞经合穴的阴阳五行属性）

"五脏六腑，皆有井荥输经合，皆何所主？然：经言所出为井，所流为荥，所注为输，所行为经，所入为合。井主心下满，荥主身热，输主体重节痛，经主喘咳寒热，合主逆气而泄，此五脏六腑井荥输经合所主病也。"（《难

经·六十八难》论井荥俞经合五穴的意义和主治疾病）

按： 五输穴与四时紧密结合，四时刺的部位即找五输穴（表18至表20）。

表18 《灵枢·本输》手足三阴五输穴

流注	穴别	五行	肺	心	心包	肝	脾	肾
出	井	木	少商	少冲	中冲	大敦	隐白	涌泉
流	荥	火	鱼际	少府	劳宫	行间	大都	然谷
注	输	土	太渊	神门	大陵	太冲	太白	太溪
行	经	金	经渠	灵道	间使	中封	商丘	复溜
入	合	水	尺泽	少海	曲泽	曲泉	阴陵泉	阴谷

表19 《灵枢·本输》手足三阳五输穴

流注	穴别	五行	膀胱	胆	胃	三焦	小肠	大肠
出	井	金	至阴	足窍阴	厉兑	关冲	少泽	商阳
流	荥	水	足通谷	侠溪	内庭	液门	前谷	二间
注	输	木	束骨	临泣	陷谷	中渚	后溪	三间
过	原		京骨	丘墟	冲阳	阳池	腕骨	合谷
行	经	火	昆仑	阳辅	解溪	支沟	阳谷	阳溪
入	合	土	委中	阳陵泉	足三里	天井	小海	曲池

表20 五输穴五行

五输穴		井	荥	输（原）	经	合
阳经天干	天干	庚	壬	甲	丙	戊
	五行	金	水	木	火	土
阴经天干	天干	乙	丁	己	辛	癸
	五行	木	火	土	金	水
天干合化		乙庚金	丁壬木	甲己土	丙辛水	戊癸火

关于五输穴与脏腑的关系，日本出版的《经络之研究》记载针刺五输穴产生针感比较强的部位，现列表说明于下（表21）。

表21　五输穴针感

	肺	脾	心	肾	心包络	肝	
井木	少商	隐白	少冲	涌泉	中冲	大敦	春刺
	++ 中脘附近 （季肋部）	++ 季肋部，反对侧胸腹部大部分	+++ 肩、季肋部	+－ 不明	+－ 中脘附近	++ 季肋部	季肋部
荥火	鱼际	大都	少府	然谷	劳宫	行间	夏刺
	+ 中脘附近 （全腹部）	+ 关元附近、膻中附近	++ 巨阙、膻中	+－ 膻中附近	+－ 膻中附近	+ 不明	膻中
输土	太渊	太白	神门	太溪	大陵	太冲	季夏刺
	+++ 中脘附近、中府附近	+++ 中脘附近、季肋部	+++ 巨阙至中脘附近	+－ 季肋部	+ 不明	+ 章门附近	中脘、本募穴
经金	经渠	商丘	灵道	复溜	间使	中封	秋刺
	+－ 中脘及其上下、中府附近	+－ 天枢附近、中府附近	++ 肩、中府附近	+ 不明	++ 胸部	+ 期门、中府附近	中府
合水	尺泽	阴陵泉	少海	阴谷	曲泽	曲泉	冬刺
	+++ 中脘下方水分附近	++ 水分附近、中极附近	++ 不明	+－ 不明	++ 胸部及中脘下方	+ 中极、关元附近	水分
	大肠	胃	小肠	膀胱	三焦	胆	
井金	商阳	厉兑	少泽	至阴	关冲	足窍阴	所出

	肺	脾	心	肾	心包络	肝	
	＋＋ 中府附近	＋＋ 中脘附近、 天枢附近	＋＋ 中府附近、 中脘下方	＋ 肺俞、大 肠俞 附近	＋＋ 肩、脐 附近	＋ 全胸部	中府、 天枢附 近
荥水	二间	内庭	前谷	足通谷	液门	侠溪	所溜
	＋－ 水分附近	＋ 中脘附近、 大巨附近	＋ 肩背部	＋ 肾俞	＋ 肩、水分 附近	＋ 胸部及 京门 附近	水分 附近
输木	三间	陷谷	后溪	束骨	中渚	足临泣	所注
	＋－ 季肋部	＋－ 季肋部、中 脘附近	＋＋＋ 中脘附近	＋＋＋ 肝俞、胆 俞附近	＋＋＋ 肩、中脘 附近	＋＋ 肩、季 肋部	季肋部
原	合谷	冲阳	腕骨	京骨	阳池	丘墟	所过
	＋ 天枢附近	＋＋＋ 中脘附近	＋ 全腹部	＋ 膀胱俞 附近	＋＋＋ 不明	＋＋ 季肋部	中脘部
经火	阳溪	解溪	阳谷	昆仑	支沟	阳辅	所行
	＋＋＋ 巨阙附近 达心部	＋－ 巨阙附近	＋ 肩、巨阙 附近	＋＋＋ 三焦俞	＋＋ 肩、膻中 附近	＋＋ 肩、 胸部	巨阙部
合土	曲池	三里	小海	委中	天井	阳陵泉	所入
	＋＋＋ 中脘附近	＋＋ 中脘附近	＋ 中脘附近	＋＋ 脾俞、胃 俞附近	＋ 肩、中脘 附近	＋ 章门附 近	中脘部

注：＋－为针感强度

　　从上表可以看出，肺胃二经多主中脘附近的病。脾胃大肠三经多主脐部的病。三焦、小肠多主肩部的病。心、心包二经多主胸部的病。肝、胆、三焦多主季肋部的病。膀胱经多主腰背部的病。

天枢附近：针合谷、商丘、厉兑（太极病）。

水分附近：尺泽、二间、阴陵泉、少泽、曲泽、液门（太极病）。

中府附近：太渊、经渠、商阳、商丘、灵道、少泽、中封（肺病）。

巨阙附近：阳溪、解溪、少府、神门、阳谷（心脏病）。

膻中附近：大都、少府、然谷、劳宫、支沟（心脏病）。

"观其色，察其目，知其散复。一其形，听其动静，知其邪正。"

按：此望、闻之诊。察色于目，即观眼识病法。

"五脏之气，已绝于内，而用针者反实其外，是谓重竭。重竭必死，其死也静。治之者辄反其气，取腋与膺。五脏之气，已绝于外，而用针者反实其内，是谓逆厥。逆厥则必死，其死也躁。治之者反取四末。"

按：膺，指胸前两旁高处，属足少阴、足阳明经，阴部两经。腋下足太阴脾经，也属阴部经。《灵枢·本输》："腋内动脉手太阴也，名曰天府。腋下三寸手心主也，名曰天池。"

四末，一指四肢，一指手足。

经曰：六腑气绝于外者，手足寒，上气脚缩。五脏气绝于内者，利不禁，下甚者手足不仁。

《灵枢·小针解》说："所谓五脏之气已绝于内者，脉口气内绝不至，反取其外之病处与阳经之合，有留针以致阳气，阳气至则内重竭，重竭则死矣。其死也，无气以动，故静。所谓五脏之气已绝于外者，脉口气外绝不至，反取其四末之输，有留针以致其阴气，阴气至则阳气反入，入则逆，逆则死矣。其死也，阴气有余，故躁。"

陈平伯说：阳受气于四肢，阴受气于五脏。

李东垣在《脾胃论》中谓："《阴阳应象大论》云：'审其阴阳，以别柔刚，阳病治阴，阴病治阳，定其血气，各守其乡，血实宜决之，气虚宜掣引之。'

夫阴病在阳者，是天外风寒之邪乘中而外入，在人之背上腑腧、脏腧，是人之受天外客邪。亦有二说：中于阳则流于经。此病始于外寒，终归外热，敢以治风寒之邪，治其各脏之腧；非止风寒而已，六淫湿、暑、燥、火，皆五脏所受，乃筋骨血脉受邪，各有背上五脏俞以除之。伤寒一说从仲景。

中八风者，有风论；中暑者，治在背上小肠俞；中湿者，治在胃俞；中燥者，治在大肠俞；此皆六淫客邪有余之病，皆泻在背之腑俞。若病久传变，有虚有实，各随病之传变，补泻不定。只治在背腑俞。

另有上热下寒。经曰：阴病在阳，当从阳引阴，必须先去络脉经隧之血。若阴中火旺，上腾于天，致六阳反不衰而上充者，先去五脏之血络，引而下行，天气降下，则下寒之病自去矣，慎勿独泻其六阳。此病阳亢，乃阴火之邪滋之，只去阴火，只损血络经隧之邪，勿误也。

阳病在阴者，病从阴引阳，是水谷之寒热，感则害人六腑。又曰：饮食失节，及劳役形质，阴火乘于坤土之中，致谷气、荣气、清气、胃气、元气不得上升，滋于六腑之阳气，是五阳之气先绝于外，外者，天也。

下流伏于坤土阴火之中。皆先由喜、怒、悲，忧、恐，为五贼所伤，而后胃气不行，劳役饮食不节继之，则元气乃伤。当从胃合三里穴中推而扬之，以伸元气，故曰从阴引阳。

若元气愈不足，治在腹上诸腑之募穴；若传在五脏，为九窍不通，随各窍之病，治其各脏之募穴于腹。故曰：五脏不平，乃六腑元气闭塞之所生也。又曰：五脏不和，九窍不通，皆阳气不足，阴气有余，故曰阳不胜其阴。凡治腹之募，皆为元气不足，从阴引阳勿误也。

若错补四末之腧，错泻四末之余，错泻者，差尤甚矣。按岐伯所说，况取穴于天上，天上者，人之背上五脏六腑之俞，岂有生者乎？兴言及此，寒心彻骨！若六淫客邪及上热下寒，筋骨皮肉血脉之病，错取穴于胃之合，及诸腹之募者必危，亦岐伯之言，下工岂可不慎哉。"

"五脏有六腑，六腑有十二原，十二原出于四关，四关主治五脏。五脏有疾，当取之十二原。十二原者，五脏之所以禀三百六十五节气味也。五脏有疾也，应出十二原。十二原各有所出。明知其原，睹其应，而知五脏之害矣。阳中之少阴，肺也，其原出于太渊，太渊二。阳中之太阳，心也，其原出于大陵，大陵二。阴中之少阳，肝也，其原出于太冲，太冲二。阴中之至阴，脾也，其原出于太白，太白二。阴中之太阴，肾也，其原出于太溪，太溪二。膏之原，出于鸠尾，鸠尾一。肓之原，出于脖胦，脖胦一。凡此十二原者，主治五脏六腑之有疾者也。"

被遗忘的统帅—三焦

《灵枢·动输》说："经脉十二，而手太阴（肺脉）、足少阴（肾脉）、阳明（胃脉），独动不休，何也？"肺脉、肾脉、胃脉三脉独动是因为《灵枢·本输》说："少阴属肾，肾上连肺，故将两脏。"少阳三焦统帅肺（水之上源）、肾（水之下源）水道两脏。少阳三焦与脾胃为太极，三焦又为胃的主宰，没有三焦相火，脾胃就不可能腐熟水谷。另外，厥阴肝木从中气少阳三焦相火，三焦相火又代心君以行令，可知五脏都受三焦主宰。

《素问·六节藏象论》说"凡十一脏，皆取决于胆。"张元素说："胆属木，为少阳相火，发生万物；为决断之官，十一脏之主。"李东垣说："胆者，少阳春生之气，春气升则万化安，故胆气春升，则余脏从之。"[①]原来十一脏取决于胆的关键是肝胆中有少阳三焦相火，就是厥阴从中气少阳之意思，实际上就是十一脏取决于三焦相火。

《难经·八难》说："所谓生气之原者，谓十二经之根本也，谓肾间动气也，此五脏六腑之本，十二经脉之根，呼吸之门，三焦之源。"《难经·三十八难》说："三焦也，有原气之别焉，主持诸气。"《难经·六十六难》说："肾间动气者，人之生命也，十二经之根也，故名曰原。三焦者，原气之别使也，主通行三气，

---

① 李东垣：《脾胃论》。

经历于五脏六腑。原者，三焦之尊号。"可知三焦主人体之元气，故能统帅五脏六腑十二经脉。

我们在三焦膀胱合德中说，少阳、太阳、太阴、阳明、厥阴、少阴六条经脉皆能动于足大趾之间，也应该是统于三焦的，因为冲脉是太极脉，而三焦为太极之主。这也是上文说的三焦"主通行三气"——三阴三阳之气。

三焦"经历于五脏六腑"，故三焦元气充养五脏六腑，三焦元气能治五脏六腑之病。三焦统领内、外、上、下、左、右，如《中藏经·论三焦虚实寒热生死逆顺脉证之法》说："三焦者，人之三元之气也，号曰中清之腑，总领五脏、六腑、荣卫、经络内外左右上下之气也。三焦通，则内外左右上下皆通也。其于周身灌体，和内调外，荣左养右，导上宣下，莫大于此也……三焦之气和，则内外和。逆，则内外逆。"

三焦元气通行十二原。《灵枢·九针十二原》说："五脏有六腑，六腑有十二原，十二原出于四关，四关主治五脏。五脏有疾当取之十二原。十二原者，五脏之所以禀三百六十五节气味也。五脏有疾也，应出十二原。十二原各有所出，明知其原，睹其应而知五脏之害矣。阳中之少阴，肺也，其原出于太渊，太渊二。阳中之太阳，心也，其原出于大陵，大陵二。阴中之少阳，肝也，其原出于太冲，太冲二。阴中之至阴，脾也，其原出于太白，太白二。阴中之太阴，肾也，其原出于太溪，太溪二。膏之原，出于鸠尾，鸠尾一。肓之原，出于脖胦，脖胦一。凡此十二原者，主治五脏六腑之有疾者也。"

这就是说，三焦这位统帅要把好"四关"要塞，因为"四关"是三焦元气通行五脏六腑及经络的要道。"四关"的位置：太渊、大陵在手腕；太白、太溪、太冲在足踝；鸠尾穴在剑突下心募巨阙穴处；脖胦即肓俞在肚脐。故"四关"是指腕、踝、剑突下、肚脐四个部位，既不是两肘两膝（马莳《黄帝内经灵枢注证发微》），也不是太冲、合谷两穴（徐凤《针灸大全》中《标幽赋》注）。

巨阙是心的募穴，阙，宫阙，皇宫门前两边供瞭望的楼，代表国君的居住地，巨阙就是心君的居住地。从巨阙、鸠尾到中庭、膻中、紫宫都属于皇宫，即心君居住的地方。

鸠，鸟名。尾，训鸟兽虫鱼交配，《广韵·志韵》："尾，交接曰尾。"鸠尾是讲鸠鸟交配繁衍生息，就是生养的问题，不是鸠鸟之尾的意思。《诗经·关雎》："关关雎鸠，在河之洲，窈窕淑女，君子好逑。"把《关雎》放在《诗经》的第一篇，表示了中国传统文化对男女婚姻乃至于家庭的重视，在中国人看来，男女婚姻、家庭乃是一个社会的基础，也是一个社会的开始，正如《序卦传》所说："有天地然后有万物，有万物然后有男女。有男女然后有夫妇，有夫妇然后有父子。有父子然后有君臣，有君臣然后有上下，有上下然后礼义有所错。"《史记·外戚世家》曾经记述说："《易》基乾坤，《诗》始《关雎》，《书》美厘降……夫妇之际，人道之大伦也。"又《汉书·匡衡传》记载匡衡疏云："匹配之际，生民之始，万福之原。婚姻之礼正，然后品物遂而天命全。孔子论《诗》，一般都是以《关雎》为始……此纲纪之首，王教之端也。"《礼记·月令》记载在仲春之月燕子到来的时候，国王要亲自带领后妃九嫔到野外过性生活，以示繁衍的重要性，并命令一国男女都要去过野合生活，违令者还要处罚。鸠尾为一要关，主于心，故有的针灸书称鸠尾为心的募穴，三焦代其行令。

肚脐是太极所在地，元气之源。故肚脐为一要关，主于三焦。

或谓鸠尾之上为天，鸠尾之下为地，有天地然后有万物，天地交则万物化生，天地不交则万物不生，也是鸠尾之意。

鸠尾代表男女交配的年龄，就是天癸至的年龄，故鸠尾也叫作膏原。天癸就是天一之水，天一之水来源于阳生阴长上奉之阴精，上奉阴精是水谷之精华，浓稠之物，降而为雨露，可以充养滋润机体。故《礼记·礼运》说："天降膏露，地出醴泉。"阴精是浓稠之物，故称为膏。经云：君火之下，阴精承之。可知上奉阴精，先要充养心血以涵养安定心火，就是水火之交，就是天地之交，就是万物之交，故称膏之原。膏从肉（月），津血充之，故称肉之肥者为膏。

肓，从亡、从肉。亡，训外出、奔，引申为行。肉间为腠理。肓的意思就是通行于腠理。这不正是《难经》所说三焦原气的功能吗？

《左传·成公十年》记载春秋时期，晋景公得了重病，秦国有一个医术很高明的医生缓，诊查后对他说："疾不可为也，在肓之上，膏之下，攻之不可，达之不及，药不至焉，不可为也。"形容病情十分严重，无法医治。膏指膏原，肓指肓原。所谓病入膏肓，一是指肓原元气衰竭，二是指膏原心君病重。肓之上就是肚脐之上，膏之下就是鸠尾穴之下，乃胃脘之处，脾胃所在地，胃气之生源，人无胃气则死。李东垣说，少阳三焦元气不足，则脾胃气虚，就会导致阳不生阴不长，进而阴精不上奉，阴精不上奉则其人夭，不就是膏肓病吗！

腕、踝之关，通三焦元气行五脏六腑经络。

三焦是有名有形完整一体的腑，其功能是统一的，不能把三焦分为上焦、中焦、下焦三段去论述三焦的生理病理，那样就不是三焦本腑的功能，而是其他脏腑的功能。上焦属于心肺，中焦属于脾胃，下焦属于肝肾。

由此可知，四关皆统于三焦。三焦虽是统帅，然必听命于心君。《黄帝内经》所谓"君火以名，相火以位"就是这个意思，三焦相火占太阳膀胱之位，而心君称其名，故云心主太阳。

按：原穴都在手腕、脚腕，所谓四关，当指手足腕，不是肘膝。原者，元也，是元气所出的地方，故治五脏六腑之病。这里只介绍了五脏的原穴，没有六腑原穴，五脏左右各一穴，为十原穴。再加膏原、肓原各一穴，共十二原穴。肓原脖胦穴，丹波元简注："案《玉篇》：脖胦，脐也。犹天枢即脐，而其穴则在挟脐两旁各一寸。"即足少阴肾经肓俞穴（在腹中线旁一寸）。一说是气海穴。当以脐说为是，候太极之气。膏原鸠尾穴，属于任脉，在巨阙穴上一寸剑突下，内有贲门。

《灵枢·本输》则介绍了六腑的原穴，后人又增添了心经原穴神门，即后世所说的六阳经和六阴经十二原穴。

《难经·八难》说："诸十二经脉者，皆系于生气之原。所谓生气之原者，谓十二经之根本也。谓肾间动气也，此五脏六腑之本，十二经脉之根，呼吸之门，三焦之源，一名守邪之神。故气者，人之根本也，根绝则茎叶枯矣；寸口脉平而死者，生气独绝于内也。"《难经·六十六难》说："脐下肾间动气者，人之生命也，十二经之根本也，故名曰原。三焦者，原气之别使也，主通行三气，经历于五脏六腑。原者，三焦之尊号也，故所止辄为原。五脏六腑之有病者，皆取其原也。"《难经·三十八难》说："三焦也，有原气之别焉，主持诸气。"即是说，少阳三焦相火是产生原气的源泉，五脏六腑十二经络有病，首先应取原穴治疗。这种理论的研究与阐述，在临床中也得到了验证，即子午流注针法的应用，取五输穴的原穴。太极元气为十二经之原图见前文。

这种取原穴的治疗方法在《黄帝内经》也有记载，如《素问·刺法论》记载使人健康的"全神养真"法时说："黄帝问曰：十二脏之相使，神失位，使神彩之不圆，恐邪干犯，治之可刺，愿闻其要。岐伯稽首再拜曰：悉乎哉问。至理道真宗，此非圣帝，焉究斯源，是谓气神合道，契符上天。

心者君主之官，神明出焉，可刺手少阴之源。肺者相傅之官，治节出焉，可刺手太阴之源。肝者将军之官，谋虑出焉，可刺足厥阴之源。胆者中正之官，决断出焉，可刺足少阳之源。膻中者臣使之官，喜乐出焉，可刺心包络所流。脾为谏议之官，知周出焉，可刺脾之源。胃为仓廪之官，五味出焉，可刺胃之源。大肠者传道之官，变化出焉，可刺大肠之源。小肠者受盛之官，化物出焉，可刺小肠之源。肾者作强之官，伎巧出焉，刺其肾之源。三焦者决渎之官，水道出焉，刺三焦之源。膀胱者州都之官，精液藏焉，气化则能出矣，刺膀胱之源。

凡此十二官者，不得相失也。是故刺法有全神养真之旨，亦法有修真之道，非治疾也。故要修养和神也，道贵常存，补神固根，精气不散，神守不分，然即神守而虽不去，亦能全真，人神不守，非达至真，至真之要，在乎天玄，神守天息，复入本元，命曰归宗。"

针刺原穴，即可"全神养真"，因十二经之原皆根于黄庭太极。

本输第二

"三焦者，上合手少阳，出于关冲，关冲者，手小指次指之端也，为井金；溜于液门，液门，小指次指之间也，为荥；注于中渚，中渚，本节之后陷者中也，为俞；过于阳池，阳池，在腕上陷者之中也，为原；行于支沟，支沟，上腕三寸两骨之间陷者中也，为经；入于天井，天井，在肘外大骨之上陷者中也，为合，屈肘而得之；三焦下腧在于足大趾，之前少阳，之后出于腘中外廉，名曰委阳，是太阳络也，手少阳经也。

三焦者，足少阳太阴之所将，太阳之别也，上踝五寸，别入贯腨肠，出于委阳，并太阳之正，入络膀胱，约下焦，实则闭癃，虚则遗溺，遗溺则补之，闭癃则泻之。"

《灵枢·邪气脏腑病形》："三焦病者，候在足太阳之外大络，大络在太阳、少阳之间。"

按：此篇断句有问题，现行的书多断为"三焦下腧在于足大趾之前，少阳之后"，应断为"三焦下腧在于足大趾，之前少阳，之后出于腘中外廉"，就是在足太阳经和足少阳经之间，即飞扬穴、外丘穴间以下部位。故《灵枢·邪气脏腑病形》说："三焦病者，候在足太阳之外大络（飞扬穴），大络在太阳、少阳之间。"《灵枢·四时气》则从治疗上做了说明："小腹痛肿，不得小便，邪在三焦，约取之太阳大络，视其络脉与厥阴小络结而血者，肿上及胃脘，取三里。"王冰在《素问·金匮真言论》注引："足三焦者，太阳之别名也。"《素问·宣明五气》注引："膀胱为津液之府，水注由之。然足三焦脉实，约下焦而不通，则不得小便；足三焦脉虚，不约下焦，则遗溺也。《灵枢·本输》曰："三焦者，太阳之别也，并太阳之正，入络膀胱，约下焦，实则闭癃，虚则遗溺。"《太素·卷十一本输》杨上善说："以此三焦原气行足，故名足三焦也。"《此事难知》引："足少阳胆之经，起于目锐眦，终足大趾三毛。头至心为上焦，心至脐为中焦，脐至足为下焦，此又足太阳之别也。又《灵枢》云：脐下膀胱至足，为足三焦……手三焦主持上也，足三焦主持下也，上、中、下三焦通为一气，卫于身也，为外护……下焦在脐下，膀胱上口，主分别清浊，出而不内，即传道也，治在脐下，名曰三焦，其府在气冲中……成氏云：血室者……冲脉是矣，冲者奇经之一也，起于肾下，出于气冲……三焦之府在气冲中，为男女血海之府。"足少阳经终于足大趾，冲脉下入足大趾，三焦下腧在足大趾，于是顺从足少阳经至足太阳经之别络，上踝五寸，别入贯腨肠，出于委阳冲脉入胭中，并太阳之正，上达气冲再合冲脉，此三焦不仅有出处，还有循行路线，及治疗穴位（太阳之大络飞扬穴），故称足三焦。足少阳、足太阳、足三焦、冲脉四经有密切关系，值得我们重视。

"太阳之正"就是足太阳经别。《灵枢·经别》说："足太阳之正，别入于胭中，其一道下尻五寸，别入于肛，属于膀胱，散之肾，循膂，当心入散；直者，从膂上入于项，复属于太阳。"

正因为三焦下合足太阳委阳，又"入络膀胱"，所以《黄帝内经》常将三焦膀胱一起论述，如谓："肾合三焦膀胱，三焦膀胱者，腠理毫毛其应。密理厚皮者，三焦膀胱厚；粗理薄皮者，三焦膀胱薄；疏腠理者，三焦膀胱缓；皮急而无毫毛者，三焦膀胱急；毫毛美而粗者，三焦膀胱直；稀毫毛者，三焦膀胱结也。"（《灵枢·本脏》）

手三焦病和足三焦病是有上下区别的，如《灵枢·经脉》说手三焦"是动则病耳聋浑浑焞焞，嗌肿喉痹。是主气所生病者，汗出，目锐眦痛，颊痛，耳后肩臑肘臂外皆痛，小指次指不用"，而足三焦病为"实则闭癃，虚则遗溺"。

关于"足少阳太阴之所将"一句，历代注家有不同看法。《太素·卷十一本输》无"足少阳"三字，"太阴"作"太阳"。《景岳全书》遗溺类引"少阳"作"少阴"。罗树仁《素问灵枢针灸合纂》说："按肾合三焦、膀胱，则三焦为足少阴太阳之所将。少阳太阴必系少阴太阳之误刊无疑。"周学海说："太阴之阴，原注一本作阳，今寻本篇文义，非'阴'误'阳'，乃'太'误'少'也。"以上诸说都不妥，因为他们不知少阳太阴合为人身之太极。《素问·六节藏象论》说："凡十一脏，取决于胆也。"李东垣《脾胃论》对此的解释非常精辟，谓："胆者，少阳春升之气，春气升则万化安。故胆气春升，则余脏从之。胆气不升，则飧泄、肠澼不一而起矣。病从脾胃生者三也。"这就是从少阳太阴解释的。因为少阳三焦相火寄予胆，胆气升必是三焦相火的作用，故曰"足少阳太阴之所将"。另外，足大趾是足太阴经所起之处，而少阳太阴相合为太极元气（参《中医外感三部六经说》），故足大趾乃元气所聚之处。再者，《灵枢·终始》："三脉动于足大趾之间……其动也，阳明在上，厥阴在中，少阴在下。"前有少阳、太阳、太阴，此有阳明、厥阴、少阴，说明六条经脉皆能动于足大趾之间。其原因为冲脉入于足大趾。《灵枢·动输》说："黄帝曰：足少阴何因而动？岐伯曰：冲脉者，十二经之海也，与少阴之大络，起于肾下（按：命门所在处），出于气街，循阴股内廉，邪（斜）入腘中，循胫骨内廉，并少阴之经，下入内踝之后。入足下，其别者，邪入踝，出属跗上，入大指之间，注诸络，以温足胫，此脉之常动者也。"可知冲脉是关键。冲脉就是太极的经脉。

退一步言，按足少阳太阳之说，也与《灵枢·邪气脏腑病形》所说"候在足太阳之外大络，大络在太阳、少阳之间"者暗合。

脾气散精，上归于肺，通调水道，下输膀胱，膀胱属土，其气化必须由三焦来实现，故脾虚则小便数，脾实则小便少。说明三焦、脾、膀胱之间有密切关系。

足大趾，六经并现，非常重要，也是气功练功要处。如大周天功的另一派说法，与咸卦有关系。现在来分析咸卦的爻辞。爻辞开首说："初六：咸其拇（足大趾）。"接下去是咸其腓（腿肚）、咸其股（髋骨），咸其脢（背肉），咸其辅颊舌。这与艮卦的所经路线相同。咸卦卦辞为"咸，亨，利贞。取女，吉。"爻辞为："初六：咸其拇。六二：咸其腓，凶。居吉。九三：咸其股，执其随，往吝。九四：贞吉，悔亡。憧憧往来，朋从尔思。九五：咸其脢，无悔。上六：咸其辅颊舌。"《周易》六十四卦，详细阐述人体从脚趾开始，随后直达额辅上的，除咸卦之外，还有艮卦。咸，感也。感，动也。《说文》："动人心也。"艮卦主静，主意守。其意思是要排除杂念虚心静养。咸卦主动，主张以意引气动而通行。

《周易》中的艮卦（䷳）卦辞说："艮：艮其背，不获其身，行其庭，不见其人。无咎。"爻辞说："初六：艮其趾。无咎。利永贞。六二：艮其腓，不拯其随，其心不快。九三：艮其限，列其夤，厉，薰心。六四：艮其身。无咎。六五：艮其辅；言有序。悔亡。上九：敦艮。吉。"

由此可见，在气功锻炼中还存在着这样一种从意守脚趾开始进而意守头额的方法。在佛家的禅定中就充分体现了这一特点。《禅秘要法经》卷上说："结跏趺坐，齐整衣服，正身端坐……闭目以舌拄腭，定心令住，不使分散，先当系念着左脚大指上，谛观指半节……次观踝骨"，接下去是按着顺序自下而上地谛观，如"胫骨""膝骨""髋骨""胁骨""脊骨""肩骨""头皮""脑"，及至"系念额上"。佛家《安般守意经》康僧会《序》讲得还要简明："还观其身，自头至足，反复微察内体。"令人吃惊的是，佛家禅定正是从意守脚趾开始，随后直达额上。这的确给人以极大的启迪。由此可以推测艮卦从"艮其趾"到"艮其敦（额）"，大抵是一种古老的气功方法，并非以其罕见而不可思议。（《中国古代气功与先秦哲学》第十七章）

这个路线与冲脉的循行路线暗合。冲脉起足大趾，上入胫骨内廉（腓），上入阴股内廉（股），上入肾下丹田，上循背部（脢），上行入面舌（《灵枢经》）。大周天功从足大趾入足心引向足跟，沿小腿、大腿上升，至环跳向会阴合拢，接着提肛，沿督脉过三关，往上直达头顶，再分两道向眼外侧两耳前入口，会合于舌尖(参《气功精选续篇·大周天功法》)。这是一种古老的气功锻炼方法。

俗话说，人老腿先衰，就是因为三焦相火衰，膀胱经络穴在飞扬穴，飞扬穴、外丘穴以下至脚即属三焦部位，常有困倦压痛感。此处（图71）有阳交、足光明、阳辅、跗阳、飞扬（阳）等穴（我们发现所有带阳字的穴位都与三焦经有关系）。特别是保护足大趾最为重要，因其是六经的发源地。

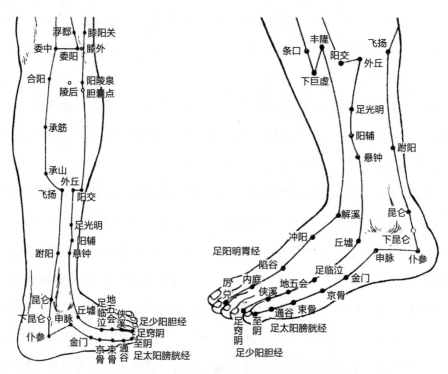

图 71　下肢三阳经腧穴

少阳三焦相火寄于少阳胆经，即肝胆经从中气之意，而足少阳胆经起于足四趾，足四趾应对人体第6、7齿，所以多数人的第6、7齿疾病多，老人首先掉去第6、7齿。所以周尔晋先生说，牙病多在五趾足趾的趾背上。也可按摩足趾趾背以防治牙病（图72）。[1]

① 周尔晋：《火柴棒医生手记》第30页，合肥工业大学出版社，2008年。

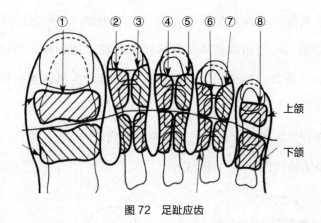

图72　足趾应齿

①第一趾门齿；②第二趾第二门齿；③第二趾犬齿；④第三趾小臼齿；⑤第三趾第二小臼齿；⑥第四趾大臼齿；⑦第四趾第二大臼齿；⑧第五趾智齿

《灵枢·寒热病》说："臂阳明有入顽遍齿者，名曰大迎，下齿龋取之。臂恶寒补之，不恶寒泻之。足太阳有入顽遍齿者，名曰角孙，上齿龋取之。在鼻与顽前。方病之时其脉盛，盛则泻之，虚则补之。一曰取之出鼻外。"臂阳明，指手阳明大肠经。这是说，人的下齿病与手阳明大肠经有关系，上齿病与足太阳膀胱经有关系。大迎穴是足阳明胃经的穴位，与手阳明大肠经相交。角孙穴是手少阳三焦经的穴位（《针灸甲乙经》说是手少阳、足少阳、手阳明之会穴），因为三焦下合于足太阳膀胱经，并入络膀胱。另外，《通卦验》郑康成注"足太阳脉"时说："太阳脉起足小指端，至前两板齿。"直接说明足太阳膀胱经可以通到齿部。而足太阳膀胱经和手阳明大肠经都与三焦有密切关系，这就提醒我们要重视三焦相火。

《灵枢·寒热病》说："齿未槁，取其少阴于阴股之络；齿已槁，死不治。骨厥亦然。"齿为骨之余，肾主之，故取肾经络穴大钟。

《灵枢·杂病》："齿痛，不恶清饮，取足阳明；恶清饮，取手阳明。"

足三焦后合于足太阳膀胱经，前寄于足少阳胆经，通调水道，气化上行，经历五脏六腑，故脏腑之背腧皆在足太阳膀胱经。故后文说："少阴属肾，肾上连肺，故将两脏。三焦者中渎之腑也，水道出焉，属膀胱，是孤之腑也。"这就是说，少阳气化之精微物质，前由少阴肾经上达于肺，后由太阳膀胱经上达于心，心主营血，肺主卫气，营卫气血的衰旺全靠三焦的作用。这样三焦按部位可分为三个部分。

手三焦与心包络相表里，主上。膻中是要穴。

手三焦经脉循行图如下（图73）。

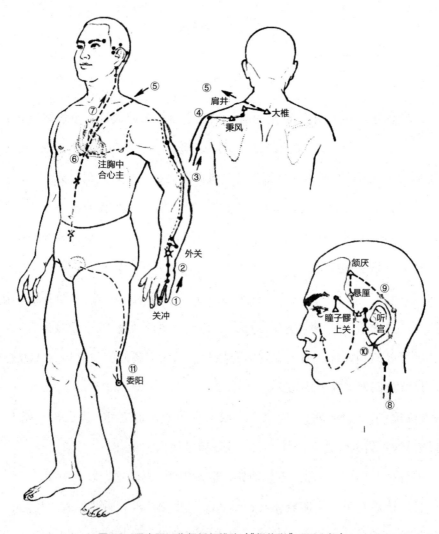

图73　手少阳三焦经循行线路（《经络学》1984年）

手三焦所主病如下。

《灵枢·经脉》说："是动则病：耳聋，浑浑焞焞，嗌肿，喉痹。是主所生病者：汗出，目锐眦痛，颊肿，耳后、肩、臑、肘、臂外皆痛，小指次指不用。"

《灵枢·经脉》说：手厥阴"是动则病：手心热，臂、肘挛急，腋肿；甚则胸胁支满，心中澹澹大动，面赤，目黄，喜笑不休。是主脉所生病者：烦心，心痛，掌中热。"

胃三焦与脾合为太极，主中，中脘、神阙是要穴。如《灵枢·营卫生会》说："上焦出于胃上口，上至舌，中焦并胃中，出上焦之后，下焦别回肠，注于膀胱。"又说："上焦如雾，中焦如沤，下焦如渎。"这本来是讲三焦与脾，火土合德，腐熟水谷，生化气血，运布滋养上下左右内外的，可后来《难经》的作者，却将《灵枢》三焦分布生气的说法，具体化的把胸腹腔分做三段，使三焦形体化。它说："上焦者在心下，下膈，在胃上口，主内而不出，其治在膻中玉堂下一寸六分，直两乳间陷者是。中焦者在胃中脘；不上不下，主腐熟水谷，其治在脐旁。下焦者，当膀胱上口，主分别清浊，主出而不内，以传导也，其治在脐下一寸。"（《难经·三十一难》）

唐·杨玄操在注解《难经·三十一难》时，结合《素问·调经论》《灵枢·营卫生会》《灵枢·痈疽》所言，又从而为之作进一步的阐发说。

"自膈以上，名曰上焦，主出阳气，温于皮肤分肉之间，若雾露之溉焉。胃上口穴在鸠尾下二寸五分也。自脐以上名中焦，变化水谷之味，生血以营五脏六腑，及于身体，中脘穴在鸠尾下四寸也。自脐以下，名曰下焦，脐下一寸阴交穴也。主通利溲便，以时下而传，故曰出而不内也。"（《难经集注·卷三》）

这将上焦、中焦、下焦内在部位的界限体表部位，及其主要生理功能等，都划分得一清二楚。但这种划分法却与《黄帝内经》三焦的含义相违背了。

宋代虞庶在注解《难经·三十一难》时，又提出依《黄庭经》配八卦属五脏法三焦的观点。他说："天有三元，以统五运，人有三焦，以统五脏也。今依《黄庭经》配八卦属五脏法三焦，以明人之三焦法象三元也。心肺在上部，心法离卦，肺法兑卦、乾卦，主上焦。乾为天，所以肺行天气。脾胃在中部，脾胃属土，统坤卦，艮亦属土，艮为运气，主治中焦。肾肝在下部，肾法坎卦、肝法震卦、巽卦，主下焦，主通地气，行水道。夫如是，乃知坎、离、震、兑、坤以法五脏，乾、艮、巽乃法三焦，以合八卦变用。"（《难经集注》）

这种把五脏分三焦的说法，是虞氏的创举。虞氏创建此说之后，渐渐被后世医家所接受，日益盛行。尤其是温病诸家，竟遵上焦心肺，中焦脾胃，下焦肝肾之说，作为以三焦来分辨病机的传变规律。

至清初罗东逸，尝著《内经博议》四卷，独倡言胃部三焦说，谓："论三焦，则《经》曰：'上焦出于胃口，并咽之上，贯膈而布胸中，中焦亦并胃中，出上焦之后，下焦别回肠注于膀胱。'而于阳明胃之经络，则曰：'循喉咙，入缺盆，下膈属胃，其直者，缺盆下乳内廉，其支者，起胃口下循腹里，下至气街。'此与三焦同行在前，故知三焦者，特胃部上下之匡廓，三焦之地，皆阳明胃之地，三焦之所主，即阳明之所施。其气为腐熟水谷之用，与胃居太阴脾之前，实相火所居所游之地也。故焦者，以熟物为义。上焦如雾者，状阳明化物之升气也；中焦如沤者，状化时沃溢之象也；下焦如渎者，状济泌分别流水之象也。是以名为三焦者，特为两阳合明之胃，与相火之所职之耳。其为后天谷神出化之本，以出营卫，以奉生身，使胃之气上升于肺，下输膀胱，后天之能事毕矣。"（《内经博议·太冲三焦论》）

按：罗东逸据《灵枢·营卫生会》及《灵枢·经脉》所言三焦经气的循行，基本上与胃经的循行，如出一辙，而认为三焦为胃部上下的匡廓的创说，恰与少阳三焦相火和太阴脾土，乾坤交合成中部太极说暗合（《中医外感三部六经说》）。所以，罗氏能把三焦的行气走水，如雾、如沤、如渎整个气化作用概举无遗，得其机要也。

足三焦合于膀胱，主下，中极是要穴（图 74）。

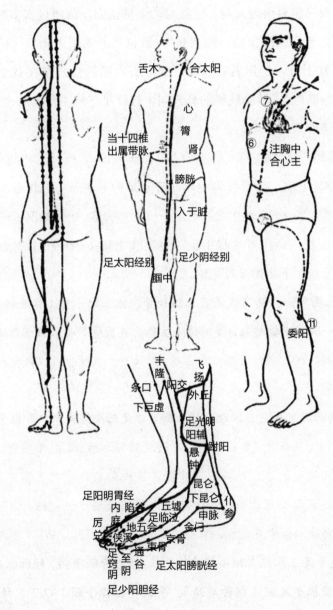

图 74　足三焦循行

足三焦经脉起于足大趾三毛，循足大趾足少阳经脉所起，上行足背冲阳，

上行足太阳和足少阳之间，上踝五寸，过足太阳跗阳、足少阳阳辅、足光明、

阳交、别入贯腨肠过足太阳飞扬（应为阳字）、委阳、承山、承筋、合阳、会阳等穴，因为三焦相火为人身一轮红日，主持诸阳，故所过穴多姓"阳"。然后"并太阳之正，入络膀胱，约下焦"，所谓"并太阳之正"，就是并入足太阳正经及经别上行，经历五脏六腑，故五脏六腑的俞穴都在背部足太阳经。足三焦"入络膀胱"，故膀胱经的募穴叫中极。足三焦主治膀胱之虚实，实则癃闭，虚则遗溺。

《此事难知》总结如下。

"头至心为上焦，心至脐为中焦，脐至足为下焦……上焦者主内而不出，中焦者主腐熟水谷，下焦者主出而不纳……上焦如雾，中焦如沤，下焦如渎……手经者主持上也，命门者主持中也，足经者主持下也……上焦如雾者气也，中焦者气血分也，下焦如渎者血也。"

按：由上图可知，足三焦通贯丘脑和肾，把丘脑—肾上腺连接起来。手三焦把甲状腺—胸腺连接起来，泽田健先生称为乳糜管。心火乘于脾土，则热中。

"是谓五脏六腑之腧，五五二十五腧，六六三十六腧也。六腑皆出足之三阳，上合于手者也。"

按：因为六腑皆出足三阳经，故六腑当以足三阳经为本，即根于足三阳经。

"缺盆之中，任脉也，名曰天突。一次任脉侧之动脉，足阳明也，名曰人迎。二次脉，手阳明也，名曰扶突。三次脉，手太阳也，名曰天窗。四次脉，足少阳也，名曰天容。五次脉，手少阳也，名曰天牖。六次脉，足太阳也，名曰天柱。七次脉，颈中央之脉，督脉也，名曰风府。"

按：这是手足三阳经在颈项部位的穴位，能治疗颈项病。经脉根据《灵枢·根结》所言，皆根于足腕（也称足颈）、手腕（也称手颈）以下，故可取足颈、手颈以下穴位治疗颈项病（图75），如《十二经治症主客原络》说足少阳原穴丘墟治"颈项瘿瘤坚似铁"，昆仑、申脉、京骨、束骨治"项强"，内庭治咽喉痛等（表22至表25）。

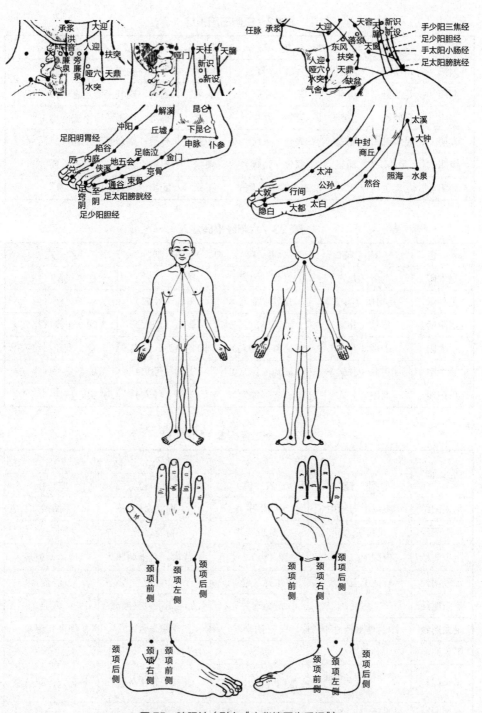

图 75 腕踝针（引自《火柴棒医生手记》）

表22　三阴三阳根结

经　名	根　部	穴　名	结　部	穴　名	病　症
太阳	足小趾	至阴	命门（目）	睛明	开折，则肉节渎而暴病起
阳明	足次趾	厉兑	颡大（钳耳）	头维	阖折，则气无所止息而痿疾起
少阳	足四趾	足窍阴	窗笼（耳中）	听宫	枢折，则骨繇而不安于地
太阴	足大趾	隐白	太仓（上腹）	中脘	开折，则仓廪无所输，膈洞
少阴	足心	涌泉	廉泉（颈喉）	廉泉	枢折，则脉有所结而不通
厥阴	足大趾	大敦	玉英膻中（胸）	玉堂	阖折，则气绝而喜悲

表23　六阳经根溜注入

经　名	根　穴	溜　穴	注　穴	入　穴
足太阳	至阴（井穴）	京骨（原穴）	昆仑（经穴）	天柱、飞阳（络穴）
足少阳	足窍阴（井穴）	丘墟（原穴）	阳辅（经穴）	天容、光明（络穴）
足阳明	厉兑（井穴）	冲阳（原穴）	解溪（经穴）	人迎、丰隆（络穴）
手太阳	少泽（井穴）	阳谷（原穴）	阳谷小海（经穴）	天窗、支正（络穴）
手少阳	关冲（井穴）	阳池（原穴）	支沟（经穴）	天牖、外关（络穴）
手阳明	商阳（井穴）	合谷（原穴）	阳溪（经穴）	扶突、偏历（络穴）

表24　十二经标本（《卫气》）

经　别	本　部		标　部	
	部　位	穴　位	部　位	穴　位
足太阳经	跟以上五寸中	附阳	两络命门	睛明
足少阳经	足窍阴之间	足窍阴（井）	窗笼之前	听宫
足少阴经	内踝上二寸所	复溜（经），交信	背俞，舌下两脉	肾俞，廉泉
足厥阴经	行间上五寸所	中封（经）	背俞	肝俞
足阳明经	厉兑	厉兑（井）	人迎颊下，夹颃颡	人迎
足太阴经	中封前上四寸中	三阴交	背腧与舌本	脾俞，廉泉
手太阳经	外踝之后	养老	命门（睛明）上一寸	
手少阳经	小指次指之间上二寸	液门（荥）中渚	耳后上角下外眦	角孙穴，丝竹空
手阳明经	肘骨中，上至别阳	曲池（合）臂臑	颜下合钳上	头维

（续　表）

经　别	本　部		标　部	
	部　位	穴　位	部　位	穴　位
手太阴经	寸口之中	太渊（输）	腋内动脉	天府
手少阴经	锐骨之端	神门（输）	背俞	心俞
手厥阴经	掌后两筋之间二寸中	内关	腋下三寸	天池

井穴（根穴）、原穴（溜穴）、经穴（注穴）都在手足部位，而入穴天柱、天容、人迎、廉泉、天窗、天牖、扶突等穴都在颈项部位（表25）。睛明、听宫、角孙、丝竹空、头维等穴都在头部。

表25　颈项标部穴位

经脉	任脉	足阳明	手阳明	手太阳	足少阳	手少阳	足太阳	督脉
穴位	天突廉泉	人迎水突	扶突天鼎	天窗	天容	天牖	天柱	风府大椎

“春取络脉诸荥，大经分肉之间，甚者深取之，间者浅取之。夏取诸输，孙络肌肉皮肤之上。秋取诸合，余如春法。冬取诸井，诸腧之分，欲深而留之。此四时之序，气之所处，病之所舍，脏之所宜。转筋者立而取之，可令遂已。痿厥者张而刺之，可令立快也。”

按：五输穴要与四时相配，因为五脏法于四时。

邪气脏腑病形第四

“身半以上者，邪中之也。身半以下者，湿中之也。故曰：邪之中人也无有常，中于阴则溜于腑，中于阳则溜于经。

邪之中人，或中于阴，或中于阳，上下左右，无有恒常，其故何也？岐伯曰：诸阳之会，皆在于面，中人也方乘虚时，及新用力，若饮食汗出腠理开，而中于邪，中于面则下阳明，中于项则下太阳，中于颊则下少阳，其中于膺背两胁亦中其经。

中于阴者，当从臂胻始，夫臂与胻，其阴皮薄，其肉淖泽，故俱受于风独伤其阴……身之中于风也，不必动脏，故邪入于阴经，则脏气实，邪气入而不能客，故还之于腑，故中阳则溜于经，中阴则溜于腑。"

按：此皆太极之病，少阳春气不升而阴阳气不足，脾胃水湿过盛。气不足而正虚，则易于感受外邪。以阳虚为主，故多中阳经。脾胃虚则水湿下流，腰腿以下多困重，压之有痛感，特别是小腿肚足三焦循行（足太阳经与足少阳经之间）处压痛明显。

李东垣对此有心得，他在《脾胃论》中说："中于阳则流于经。此病始于外寒，终归外热，敢以治风寒之邪，治其各脏之腧；非止风寒而已，六淫湿、暑、燥、火，皆五脏所受，乃筋骨血脉受邪，各有背上五脏腧以除之。伤寒一说从仲景。

中八风者，有风论；中暑者，治在背上小肠俞；中湿者，治在胃俞；中燥者，治在大肠俞；此皆六淫客邪有余之病，皆泻在背之腑俞。若病久传变，有虚有实，各随病之传变，补泻不定，只治在背腑俞。"

李东垣的论述有很多独到见解，值得我们多学习。

"黄帝曰：余闻五脏六腑之气，荥输所入为合，令何道从入，入安连过，愿闻其故？岐伯答曰：此阳脉之别入于内，属于腑者也。黄帝曰：荥输与合各有名乎？岐伯答曰：荥输治外经，合治内腑。黄帝曰：治内腑奈何？岐伯曰：取之于合。黄帝曰：合各有名乎？岐伯答曰：胃合于三里，大肠入合于巨虚上廉，小肠合入于巨虚下廉，三焦合入于委阳，膀胱合入于委中央，胆合入于阳陵泉。"

按：此申明五输穴，只有合穴治内腑，其余四穴治经。

"少阳属肾，肾上连肺，故将两脏。"

一因肺为水之上源，肾为水之下源；二因肺吸气，肾纳气；三因肾主小便，肺主皮毛汗。而少阳三焦，一主诸气，二行水道。《难经·三十一难》说："三焦者，水谷之道路，气之所终始也。"

寿天刚柔第六

"谨度病端，与时相应，内合于五脏六腑，外合于筋骨皮肤，是故内有阴阳，外亦有阴阳。在内者，五脏为阴，六腑为阳；在外者，筋骨为阴，皮肤为阳。故曰：病在阴之阴者，刺阴之荥输；病在阳之阳者，刺阳之合；病在阳之阴者，刺阴之经；病在阴之阳者，刺络脉。"

按：本篇重点强调"与时相应"，五脏六腑应于四时，肝胆系统应于春，心小肠系统应于夏，脾胃系统应于长夏，肺大肠系统应于秋，肾膀胱系统应于冬。治疗五脏六腑系统之病则取五输穴。刺阴者取荥输与络脉（病在阴者命曰痹，久痹不去身者，视其血络，尽出其血。春取络脉与荥，夏取输），刺阳者取经与合（病在阳者命曰风，长夏取经，秋取合）。

"营之生病也，寒热，少气，血上下行。卫之生病也，气痛时来时去，怫气贲响，风寒客于肠胃之中。寒痹之为病也，留而不去，时痛而皮不仁。

按：《灵枢·营卫生会》说："营气化血，以奉生身。"《素问·调经论》说："取血于营。故治营出血，以出邪气。"刺出血，就是一种放血疗法，是《黄帝内经》净化血液治疗血病的一种方法。心主汗，所以发汗也是治疗营血病的一种方法。《伤寒论》汗、吐、下三法，汗法治疗阳仪系统的疾病，吐、下二法治疗阴仪系统的疾病。营血生病，用李东垣的话就是脾胃虚弱，阳气不足导致的心火——阴火旺盛，心主营血，病机是阳不升阴不长，阳虚则寒，阴不长而"阴虚则无气"

（《灵枢·本神》），心火旺则热，故病寒热、血上下行。

正如《素问·举痛论》所说："寒气客于脉外，则脉寒，脉寒则缩蜷，缩蜷则脉绌急，则外引小络，故卒然而痛。得炅则痛立止，因重中于寒，则痛久矣。寒气客于经脉之中，与炅气相薄，则脉满，满则痛而不可按也。寒气稽留，炅气从上，则脉充大而血气乱，故痛甚不可按也。"

脉外有寒，脉内有热，热由寒来，脉虽大不得以脉为主，温阳祛寒，兼以清血热。这类病人，临床上最多见。

卫为阳，阳虚感寒则卫病，故要治卫祛邪气。

《素问·举痛论》说："寒气客于肠胃之间，膜原之下，血不得散，小络急引故痛。按之则血气散，故按之痛止……寒气客于小肠膜原之间，络血之中，血泣不得注入大经，血气稽留不得行，故宿昔而成积矣……寒气客于肠胃，厥逆上出，故痛而呕也……寒气客于冲脉，冲脉起于关元，随腹直上，寒气客则脉不通，脉不通则气因之，故喘气应手矣。"

此类病人多在脐腹部位有积聚成块，按压有痛，救在三焦相火。灸神阙、石门、关元、阳池、公孙、委阳等穴，或温药驱寒。

营卫往往同时发病，形成上热下寒病，就是李东垣说的阴火病，日本石原结实在《体温决定生老病死》[1]一书中说："头寒足热"是人体健康的最理想状态，身体有疾患的人多为"头热足寒"。

如果下半身寒凉，热、气、血液等不断上行，就会出现焦躁、心悸、出汗、生疹、口腔炎、咳嗽、喉咙有异物感、高血压（特别是舒张压升高）、便秘等自下而上的症状。这是全身血液循环恶化的反映，特别是静脉血液处于循环不畅的状态，被中医称之为"瘀血"或"血道症"。

焦躁、头晕、头痛、耳鸣、心悸、气喘、神经痛、痔疮、出血（血斑和鼻血等）、

---

[1] 石原结实著、李巧丽译：《体温决定生老病死》第42—43页，南海出版社，2008年。

浮肿、静脉瘤等都是瘀血引发的代表性症状。

　　自行触摸腹部感觉发凉、手掌发红（手掌红斑）、面部及胸部的皮肤毛细血管浮出（蛛网状血管肿）、面色红中透紫、稍一活动就会出汗、腿部易浮肿，有这些症状的人一定要提高警惕，这些都是"瘀血"的症状。

　　石原结实先生并绘有一幅图，形象地表现了这一状况（图76）。

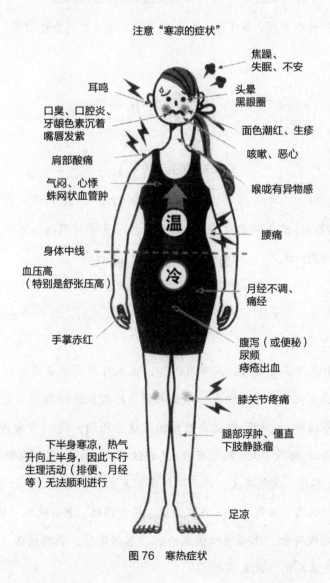

注意"寒凉的症状"

焦躁、失眠、不安

耳鸣

头晕
黑眼圈

口臭、口腔炎、牙龈色素沉着嘴唇发紫

面色潮红、生疹

肩部酸痛

咳嗽、恶心

气闷、心悸
蛛网状血管肿

喉咙有异物感

温

身体中线

冷

腰痛

血压高
（特别是舒张压高）

月经不调、痛经

手掌赤红

腹泻（或便秘）
尿频
痔疮出血

膝关节疼痛

腿部浮肿、僵直
下肢静脉瘤

下半身寒凉，热气升向上半身，因此下行生理活动（排便、月经等）无法顺利进行

足凉

图76　寒热症状

本神第八

"凡刺之法，必先本于神。"

按：心主神，心为阳中之太阳，经曰"阳气者，精则养神"，可知神是阳气的代表，本于神，就是本于阳气，故有阴天不针刺之说。

神是人的外在表现，养于阴，五脏为之主，故五脏五志伤就不可以用针刺。

终始第九

"所谓平人者不病，不病者，脉口人迎应四时也，上下相应而俱往来也，六经之脉不结动也，本末之寒温相守司也，形肉血气必相称也，是谓平人。"

按：不病的人，就是健康的人。健康的人要法于四时阴阳之寒温，六经平和，血气与形体协调一致。

"少气者，脉口人迎俱少而不称尺寸也，如是者则阴阳俱不足，补阳则阴竭，泻阴则阳脱。如是者，可将以甘药，不可饮以至剂。如此者弗灸，不已者，因而泻之，则五脏气坏矣。"

按：对于阴阳俱虚的人，既不可泻阳，也不可泻阴，要用甘药来调理，就是抓太极黄庭部位，本于阴阳也。不能大剂量用药，徐徐图之。灸乃温阳而容易伤阴，故不能灸。《灵枢·根结》也论述了这个问题，谓："黄帝曰：形气之逆顺奈何？岐伯曰：形气不足，病气有余，是邪胜也，急泻之；形气有余，病气不足，急补之；形气不足，病气不足，此阴阳气俱不足也，不可刺之，刺之则重不足。重不足则阴阳俱竭，血气皆尽，五脏空虚，筋骨髓枯，老者绝灭，壮者不复矣。形气有余，病气有余，此谓阴阳俱有余也，急泻其邪，调其虚实。故曰：有余者泻之，不足者补之，此之谓也。"

"阴盛而阳虚，先补其阳，后泻其阴而和之。阴虚而阳盛，先补其阴，后泻其阳而和之。"

按：这是阴阳补泻的最大原则，现在的医生，一见病人火大，就认为该清热解毒，不知补阴，悲哉。

"三脉动于足大指之间，必审其实虚，虚而泻之是谓重虚，重虚病益甚。凡刺此者，以指按之，脉动而实且疾者疾泻之，虚而徐者则补之，反此者病益甚。其动也，阳明在上，厥阴在中，少阴在下。"

按：三脉指阳明、厥阴、少阴三条经脉。《灵枢·经脉》说足阳明经"其支者，别跗上，入大趾间，出其端"，足厥阴经"起于大趾丛毛之际"，足太阴经"起于大趾之端"，足少阳经"其支者，别跗上，入大指之间，循大指歧骨内，出其端，还贯爪甲、出三毛"，《灵枢·本输》说"三焦下腧在于足大趾"，再加足少阴经，是有六经都在足大趾，不只是三经，可知足大趾的重要性了，因此，我们郑重提出足大趾按摩保健法，每天按摩足大趾300下（图77、图78）。

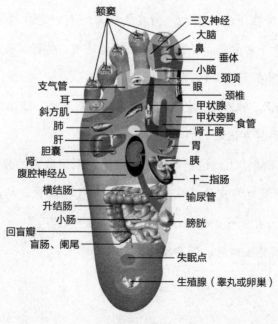

图77 足疗

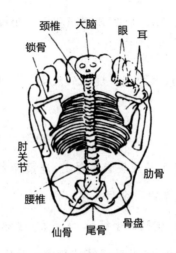

图78　张衡山《手脚按摩诊病大全》

由上图可以看出，足大趾是头脑的反映区，有阳明、厥阴、少阴、少阳、太阴五经分布，皆通于头部，所以古人特别重视足大趾，重视足大趾就是重视头脑，头脑是生命的司令部，不可不知。

"从腰以上者，手太阴阳明皆主之；从腰以下者，足太阴阳明皆主之。病在上者下取之，病在下者高取之，病在头者取之足，病在腰者取之腘。病生于头者头重，生于手者臂重，生于足者足重，治病者，先刺其病所从生者也……病在上者阳也，病在下者阴也。"

按：腰以上为天，肺为天，故腰以上的病取肺系治之。腰以下为地，脾为地，故腰以下的疾病取脾系治之。

上病治下，下病治上，这是一种阳病取阴、阴病取阳的缪刺法。

"春气在毛，夏气在皮肤，秋气在分肉，冬气在筋骨，刺此病者，各以其时为齐。故刺肥人者以秋冬之齐，刺瘦人者以春夏之齐。"

按：针刺不但要按四时，还要按体质。

经脉第十

"人始生先成精，精成而脑髓生，骨为干，脉为营，筋为刚，肉为墙，皮肤坚而毛发长，谷入于胃，脉道以通，血气乃行……经脉者所以能决死生，处百病调虚实，不可不通。"

按：人的生命来源于父母，故《灵枢·本神》说"生之来谓之精"，即此所说"人始生先成精"，胚胎先生成脑髓，然后才生成其他机体组织。

"六经络手阳明少阳之大络，起于五指间，上合肘中。"

按：手六经都络于手阳明、少阳之大络，所以针刺大肠募穴天枢的针感，上方到达同侧的眼部，它的感觉圈从同侧的肩部到上肢，沿着三焦经、大肠经有比较宽大的感觉圈相连接，在指端方向，以食指所发现的感觉最强。

五十营第十五

《黄帝内经》极为强调"五十营"，"五十"之数，合于"大衍之数五十"。营，周也。"大衍之数五十"来源于月亮的运行规律。这说明人气的运行与天体的运行息息相关，紧密吻合。月亮一年运行五十特征点，人气一日运行五十营。以脏腑分阴阳，则昼行腑经，夜行脏经。所以《灵枢·脉度》说："气之不得无行也，如水之流，如日月之行不休。"正是把人体人气运行的功能类比于水流和日月的运行现象。日月分昼夜，故五十分昼行二十五，夜行二十五。《灵枢·营卫生会》还说人体人气的运行"与天地同纪"。而《灵枢·五十营》则详细介绍了如何与天地同纪。

黄帝曰：余愿闻五十营奈何？岐伯曰：天周二十八宿，宿三十六分；人气行一周，千八分，日行二十八宿。人经脉上下左右前后二十八脉，周身十六丈二尺，以应二十八宿，漏水下百刻，以分昼夜。故人一呼脉再动，气行三寸，一吸脉亦再动，气行三寸，呼吸定息，气行六寸；十息，气行六尺，日行二分（应作二分零一毫六丝）。二百七十息，气行十六丈二尺，气行交通于中，一周于身，下水二刻，日行二十五分（应作二十分零一厘六毫）。五百四十息，气行再周于身。下水四刻，日行四十分（应作四十分三厘二毫）。二千七百息，气行十周于身，下水二十刻，日行五宿二十分（应作五宿二十一分六厘）。一万三千五百息，气行五十营于身，水下百刻，日行二十八宿，漏水皆尽脉终矣。所谓交通者，并行一身也。故五十营备，得尽天地之寿矣，凡行八百一十丈也。"

日行二十八宿一周，人气也环行二十八脉一周，二十八脉共长十六丈二尺，与周天二十八宿相应。现列表说明如下（表26）。

表26　人气、呼吸与二十八宿相应

人　气	呼　吸	二十八脉长度	水注时间	日行二十八宿距离	现代时刻	日行度数
行一周	270 息	十六丈二尺	二刻	20.16 分（1008÷50）（0.56 宿）	28 分 48 秒	12.857度
行两周	540 息		四刻	40.32 分	57 分 36 秒	
行十周	2700 息		二十刻	180 分	4 小时 48 分	
行五十周	13 500 息	八百一十丈	百刻	1008 分（二十八宿、一宿 36 分）	24 小时	360 度

这就是说，人气在人体一日运行五十周，其推动力是肺的呼吸，循行路线是二十八脉，长度是八百一十丈，所用时间是水注百刻，即现代时间一日 24 小时——地球自转一周的时间。也即日行二十八宿。所以测定人气昼夜运行五十周的方法就有呼吸定息、水注百刻和二十八宿三种情况。

第一种方法是用呼吸定息，测度营卫偕行"五十营"，营行脉中，卫行脉外，按照营气的运行路线昼行于阳二十五周，夜行于阴二十五周，一昼夜周行人身五十周而会合于手太阴肺经。

如《灵枢·营卫生会》说："其清者为营，浊者为卫，营在脉中，卫在脉外。营不休，五十而复大会……（卫）常与营俱行于阳二十五度，行于阴也二十五度一周也，故五十而复大会于手太阴矣。"

其运行路线见《灵枢·营气》，谓："故气从太阴出注手阳明，上行注足阳明，下行至跗上，注大趾间与太阴合，上行抵髀。从脾注心中，循手少阴，出腋，下臂，注小指。合手太阳，上行乘腋，出颟内，注目内眦。上巅，下项，合足太阳，循脊下尻，下行注小趾之端，循足心，注足少阴，上行注肾。从肾注心，外散于胸中。循心主脉，出腋，下臂，出两筋间，入掌中，出中指之端，还注小指次指之端。合手少阳，上行注膻中，散于三焦。从三焦注胆，出胁，注足少阳。下行至跗上，复从跗注大趾间。合足厥阴，上行至肝，从肝上注肺。上循喉咙，入颃颡之窍，究于畜门。其支别者，上额循巅，下项中，循脊入骶，是督脉也。络阴器，上过毛中，入脐中，上循腹里，入缺盆，下注肺中，复出太阴。此营气之所行也，逆顺之常也。"

这是营气的循行路线，从寅时注入肺经开始，卯时入大肠，辰时入胃，巳时入脾，午时入心，未时入小肠，申时入膀胱，酉时入肾，戌时入心包，亥时入三焦，子时入胆，丑时入肝，昼夜一天入完十二个时辰，故"是谓天地之纪"。现绘其循行路线图于下（图79）。

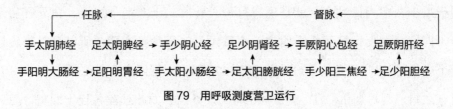

图79 用呼吸测度营卫运行

第二种方法是用日行二十八宿，测度卫气散行"五十营"，即平旦卫气出目向下行三阳经（手足太阳经、手足少阳经、手足阳明经），从足心，经过足少阴经入于阴（五脏），再按肾→心→肺→肝→脾五行相克的顺序运行，复合于足少阴经，再从阴跷脉回归于目。如此夜行于阴二十五周。昼行于阳二十五周。

如《灵枢·卫气行》说："天周二十八宿，而一面七星，四七二十八星，房昴为纬。虚张为经。是故房至毕为阳，昴至心为阴，阳主昼，阴主夜……是故平旦阴尽，阳气出于目，目张则气上行于头，循项下足太阳，循背下至小指之端。其散者，别于目锐眦，下手太阳，下至手小指之端外侧。其散者，别于目锐眦，下足少阳，注小指次指之间。以上循手少阳之分侧，下至小趾次趾之间。别者以上至耳前，合于颔脉，注足阳明，以下行至跗上，入五趾之间。其散者，从耳下下手阳明，入大指之间，入掌中，其至于足也，入足心，出内踝，下行阴分，复合于目，故为一周。是故日行一舍，人气行于身一周与十分身之八；日行二舍，人气行于身三周与十分身之六；日行三舍，人气行于身五周与十分身之四；日行四舍，人气行于身七周与十分身之二；日行五舍，人气行于身九周；日行六舍，人气行于身十周与十分身之八；日行七舍，人气行于身十二周与十分身之六；日行十四舍，人气二十五周于身有奇分与十分身之二，阳尽于阴，阴受气矣。其始入于阴，常从足少阴注于肾，肾注于心，心注于肺，肺注于肝，肝注于脾，脾复注于肾为周。是故夜行一舍，人气行于阴脏一周与十分脏之八，亦如阳行之二十五周，而复合于目。"

卫阳之气平旦出于目，布散三阳经，如同太阳平旦东升，阳光布散大地。周天二十八宿为日月舍，就是说日月每天转过二十八宿一周天，白昼行房至毕十四宿，黑夜行昴至心十四宿。而每天卫气行身五十周，所以日月每转过一个星宿，则卫气行身约 $50 \div 28 = 1.7857$ 周，古人用四舍五入法概定为 1.8 周。日行二宿，则再加 1.8 周，就成 3.6 周，余类推。如此昼夜各行十四宿，卫气行身各约 $1.8 \times 14 = 25.2$ 周。因使用四舍五入法，故有 0.2 周的误差。这是以脏腑分阴阳，上应日行二十八宿所分之昼夜（图80）。

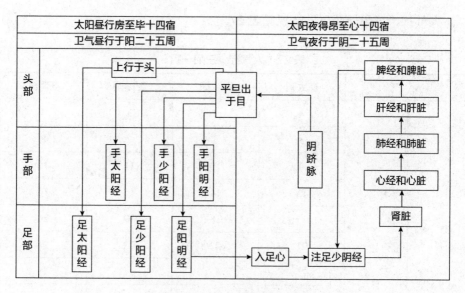

图80　用二十八宿测度卫气运行

　　第三种方法是用水注百刻,测度卫气"阳三阴一"五十营。如《灵枢·卫气行》说:"是故一日一夜,水下百刻……水下一刻,人气在太阳;水下二刻,人气在少阳;水下三刻,人气在阳明;水下四刻,人气在阴分。水下五刻,人气在太阳;水下六刻,人气在少阳;水下七刻,人气在阳明;水下八刻,人气在阴分。水下九刻,人气在太阳;水下十刻,人气在少阳;水下十一刻,人气在阳明;水下十二刻,人气在阴分。水下十三刻,人气在太阳;水下十四刻,人气在少阳;水下十五刻,人气在阳明;水下十六刻,人气在阴分。水下十七刻,人气在太阳;水下十八刻,人气在少阳;水下十九刻,人气在阳明;水下二十刻,人气在阴分。水下二十一刻,人气在太阳;水下二十二刻,人气在少阳;水下二十三刻,人气在阳明;水下二十四刻,人气在阴分。水下二十五刻,人气在太阳,此半日之度也。从房至毕一十四舍,水下五十刻,日行半度;从昂至心,亦十四舍,水下五十刻,终日之度也。日行一舍,水下三刻与七分刻之四。大要曰:常以日之加于宿上也,人气在太阳,是故日行一舍,人气行三阳与阴分,常如是无已,与天地同纪……终而复始,一日一夜水下百刻而尽矣。"

人气行"三阳一阴"的情况见表 27。

表 27　人气行"三阳一阴"

人　气		在太阳	在少阳	在阳明	在阴分
水下刻数	昼	1	2	3	4
		5	6	7	8
		9	10	11	12
		13	14	15	16
		17	18	19	20
		21	22	23	24
		25			
			26	27	28
		29	30	31	32
		33	34	35	36
		37	38	39	40
		41	42	43	44
		45	46	47	48
		49	50		
水下刻数	夜			51	52
		53	54	55	56
		57	58	59	60
		61	62	63	64
		65	66	67	68
		69	70	71	72
		73	74	75	
					76
		77	78	79	80

人　气		在太阳	在少阳	在阳明	在阴分
水下刻数	夜	81	82	83	84
		85	86	87	88
		89	90	91	92
		93	94	95	96
		97	98	99	100
		1 刻	26 刻	51 刻	76 刻

这与《素问·六微旨大论》所述岁气会同的太阳第一年开始于水下一刻，第二年开始于水下二十六刻，第三年开始于水下五十一刻，第四年开始于水下七十六刻是相一致的，都是把一天四分之。而《灵枢·卫气行》又把四分之一再分之成二十五分（表 28）。

表 28　用水注百刻测度人气运行

水注刻数	阳三阴一周数	人气周数	呼吸	二十八宿	昼　夜
4 刻	1 周	2 周	540 息	1.12 宿	昼
8 刻	2 周	4 周	1080 息	2.24 宿	
12 刻	3 周	6 周	1620 息	3.36 宿	
16 刻	4 周	8 周	2160 息	4.48 宿	
20 刻	5 周	10 周	2700 息	5.60 宿	
24 刻	6 周	12 周	3240 息	6.72 宿	
50 刻	12.5 周	25 周	6750 息	14 宿	
100 刻	25 周	50 周	13 500 息	28 宿	夜

水注四刻人气运行两周，经过三阳和阴分一周，可知人气在三阳经运行了 1.5 周，在阴分只运行了 0.5 周。就是说，在白昼水注 50 刻的时间里，人气在三阳经运行了 18.75 周，用时 37.5 刻，在阴分运行了 6.25 周，用时 12.5 刻。水注百刻，人气行五十周，经过三阳和阴分周 25（图 81）。

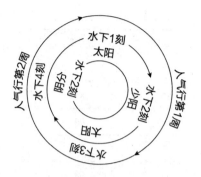

图81　人气昼三阳、夜阴循行

脉度第十七

"五脏常内阅于上七窍也，故肺气通于鼻，肺和则鼻能知臭香矣；心气通于舌，心和则舌能知五味矣；肝气通于目，肝和则自能辨五色矣；脾气通于口，脾和则口能知五谷矣；肾气通于耳，肾和则耳能闻五音矣。

五脏不和则七窍不通，六腑不和则留为痈。故邪在腑则阳脉不和，阳脉不和则气留之，气留之则阳气盛矣。阳气太盛则阴脉不利，阴脉不利则血留之，血留之则阴气盛矣。阴气太盛则阳气不能荣也，故曰关。阳气太盛则阴气弗能荣也，故曰格。阴阳俱盛不得相荣，故曰关格。关格者，不得尽期而死也。"

按：五脏通于头面七窍，在诊断学上有很大用处，要熟记。五脏不和则与之相通的七窍就不通畅。六腑不和则气血凝滞而生痈疽、节疮。

关于阳脉盛、阴脉盛之论，请参阅人迎、脉口之论。

营卫生会第十八

"黄帝曰：愿闻营卫之所行，皆何道从来？

岐伯答曰：营出于中焦，卫出于下焦。"

按：千百年来对"卫出于下焦"争论不休，至今还没有定论。这是因为不识足三焦。三焦"下注足阳明"，顺足阳明经出于足大趾三毛间，故曰三焦下腧在足大趾，然后循足少阳经（足少阳经注足大趾）从足大趾上行于足少阳、足太阳之间，至足太阳之大络，之后并足太阳经，入络膀胱，在这个水库里把水液蒸腾而生成卫气，并行太阳经而卫外，故曰"卫出于下焦"。

卫气的运行有四种形式。

其一，《灵枢·营卫生会》说营卫同行，营行脉中，卫行脉外，营周不休，五十周营卫半夜复大会于子时。阴阳相贯，如环无端。

其二，《灵枢·营卫生会》说卫气昼行于阳二十五度，夜行于阴二十五度，分为昼夜，昼阳夜阴。《灵枢·卫气行》说卫气昼行于阳经二十五度，平旦出于目上走手足太阳经脉之分，依次走手足少阳经脉、手足阳明经脉之分，其行于各条经脉之分者皆散失，唯行于足阳明经脉之分者从阴分至目。夜行于阴经二十五度，从足少阴经脉至肾，然后依次行心、肺、肝、脾，再行肾，经阴跷脉于平旦复会于目。卫气的运行，无论昼夜"常从足少阴之分"（《灵枢·邪客》）是因为"少阳（三焦）属肾"下合膀胱，"卫出于下焦"肾系统也。

其三，行于分肉络脉间。如《灵枢·胀论》说卫气"并脉循分肉"，《素问·痹论》说："卫者，水谷之悍气也，其气慓疾滑利，不能入于脉也，故循皮肤之中，分肉之间，熏于肓膜，散于胸腹。"《灵枢·邪客》说："卫气者，出其悍气之慓疾，而先行于四末分肉皮肤之间，而不休者也。"《灵枢·经脉》说："饮酒者，卫气先行于皮肤，先充络脉。"《灵枢·营卫生会》说："人有热饮食下胃，其气未定，汗则出……卫气走之，因不得循其常道。"这是从经脉发散出来的卫气，分散于细胞组织间的卫气，如同暖气管道的散热。

其四，《灵枢·岁露》和《素问·疟论》所说的"卫气一日一夜，常大会于风府……卫气之行风府，日下一节，二十一日（《素问·疟论》作二十五日）下至尾底（《素问·疟论》作骶骨），二十二日（《素问·疟论》作二十六日）入脊内，注于伏冲（《素问·疟论》作伏膂。丹波元简说："太冲、伏冲、伏膂，皆一脉耳。"）之脉，其行九日，其气上行，出于缺盆之中"似属沿督任循行。这可能与足三焦"并足太阳之正""循膂，当心入散；直者，从膂上入于项，复属于太阳"有关。

营气的运行则是循十二经脉，于寅时复会于手太阴。

"黄帝曰：愿闻三焦之所出。

岐伯答曰：上焦出于胃上口，并咽以上，贯膈而布胸中，走腋，循太阴之分而行，还注手阳明，上至舌，下注足阳明，常与营俱行于阳二十五度，行于阴亦二十五度，一周也，故五十度而复大会于手太阴矣。

黄帝曰：愿闻中焦之所出。

岐伯曰：中焦亦并胃中，出上焦之后，此所受气者，泌糟粕，蒸津液，化其精微，上注于肺脉，乃化而为血，以奉生身，莫贵于此，故独得行于经隧，命曰营气。

黄帝曰：愿闻下焦之所出。

岐伯答曰：下焦者，别回肠，注于膀胱而渗入焉。故水谷者，常并居于胃中，成糟粕，而俱下于大肠，而成下焦，渗而俱下，济泌别汁，循下焦而渗入膀胱焉。"

按：清初罗东逸，尝著《内经博议》四卷，独倡言胃部三焦说，谓："论三焦，则《经》曰'上焦出于胃口，并咽之上，贯膈而布胸中，中焦亦并胃中，出上焦之后，下焦别回肠注于膀胱。'而于阳明胃之经络，则曰：'循喉咙，入

缺盆，下膈属胃，其直者，缺盆下乳内廉，其支者，起胃口下循腹里，下至气街。'
此与三焦同行在前，故知三焦者，特胃部上下之匡廓，三焦之地，皆阳明胃之地，
三焦之所主，即阳明之所施。其气为腐熟水谷之用，与胃居太阴脾之前，实相
火所居所游之地也。故焦者，以熟物为义。上焦如雾者，状阳明化物之升气也；
中焦如沤者，状化时沃溢之象也；下焦如渎者，状济泌分别流水之象也。是以
名为三焦者，特为两阳合明之胃，与相火之所职之耳。其为后天谷神出化之本，
以出营卫，以奉生身，使胃之气上升于肺，下输膀胱，后天之能事毕矣。"（《内
经博议·太冲三焦论》）

　　罗东逸据《灵枢·营卫生会》及《灵枢·经脉》所言三焦经气的循行，基
本上与胃经的循行，如出一辙。其认为三焦为胃部上下的匡廓的创说，恰与
少阳三焦相火和太阴脾土，乾坤交合成中部太极说暗合（《中医外感三部六经
说》）。所以，罗氏能把三焦的行气走水，如雾、如沤、如渎整个气化作用概
举无遗，得其机要也。

　　"上焦如雾，中焦如沤，下焦如渎。"

　　按：上焦指手三焦，与手厥阴相表里，并为心之别使，且连于肺系，如《灵
枢·邪客》说："诸邪之在于心者，皆在于心之包络。"《黄庭经》肺之章说："肺
之为气三焦起。"《灵枢·决气》说："上焦开发，宣五谷味，熏肤充身泽毛，若
雾露之溉是谓气。"《素问·经脉别论》说："脾气散精，上输于肺。"《素问·六
节藏象论》说："五气入鼻，藏于心肺"。所以上焦的开发，全靠三焦的作用，《黄
帝内经》称之为手三焦。

　　中焦如沤是三焦相火的腐熟作用，我们依据罗东逸《内经博议》的说法
称之为胃三焦。

　　下焦如渎，渎训沟渠，《说卦》说"坎为水，为沟渎"，即水的通道。在
人身比喻经脉通道，不只是排泄水液和糟粕，重要的是下焦所出卫气的通道，
卫气是含有水分的气，犹如蒸汽，故称经脉为渎，《黄帝内经》有十二经脉配

十二河流之说。《黄帝内经》称之为足三焦。

雾、沤、渎，这是功能性的三焦，不是部位划分的上心肺、中脾胃、下肝肾的三焦。

四时气第十九

"四时之气，各有所在，灸刺之道，得气穴为定。故春取经血脉分肉之间，甚者深刺之，间者浅刺之；夏取盛经孙络，取分间绝皮肤；秋取经输，邪在腑取之合；冬取井荥，必深以留之。"

按：《黄帝内经》处处有"脏气法时"的思想，并把井、荥、输、经、合五输穴和法时的脏腑结合起来。

《灵枢·寒热病》说："春取络脉，夏取分腠，秋取气口，冬取经输，凡此四时，各以时为齐。络脉治皮肤，分腠治肌肉，气口治筋脉，经输治骨髓、五脏。"

"温疟，汗不出，为五十九痏。风水，肤胀，为五十七痏。取皮肤之血者尽取之。"

按：热病五十九刺和水病五十七刺见《素问·热病论》《素问·水热穴论》。

"腹中常鸣，气上冲胸，喘不能久立，邪在大肠，刺肓之原、巨虚上廉、三里。"

按：肓之原指肚脐旁的肓俞穴，不是气海穴。《玉篇·肉部》："脖肭，肤脐也。"《集韵·没韵》："脖肭，齐也。"《灵枢·九针十二原》："肓之原出于脖肭。"《素问·腹中论》："肓之原出齐下。"王冰注："齐下谓脖肭。"但这个"齐下"，是躺着的脐下，不是站着的脐下。下文说"散于肓，结于脐，故取之肓原以散之"也是说明肓原与脐的关系。巨虚上廉是大肠下合穴。

"小腹控睾引腰脊，上冲心，邪在小肠者，连睾系，属于脊，贯肝肺，络心系，气盛则厥逆，上冲肠胃，熏肝，散于肓，结于脐，故取之肓原以散之，刺太阴以予之，取厥阴以下之，取巨虚下廉以去之，按其所过之经以调之。"

按：小肠与心相表里，故上冲心、络心系。小肠连于门静脉，故能贯肝肺。这里的太阴是足太阴，不是注家说的手太阴，因为足太阴脾主膜原，脐是脾胃病的诊察部位。巨虚下廉是小肠的下合穴。故刺足太阴脾经、肝经和巨虚下廉。

"善呕，呕有苦，长太息，心中澹澹恐人将捕之，邪在胆，逆在胃，胆液泄则口苦，胃气逆则呕苦，故曰呕胆，取三里以下胃气逆，则刺少阳血络以闭胆逆，却调其虚实以去其邪。"

按：此必是少阳胆郁滞所致，乃是柴胡汤证。

"饮食不下，膈塞不通，邪在胃脘，在上脘则刺抑而下之，在下脘则散而去之。"

按：上脘在贲门和食道，下脘在十二指肠。

"小腹痛肿，不得小便，邪在三焦约，取之太阳大络，视其络脉与厥阴小络结而血者，肿上及胃脘，取三里。"

按：此乃三焦膀胱同病，如经曰："三焦者，足少阳太阴之所将，太阳之别也，上踝五寸，别入贯腨肠，出于委阳，并太阳之正，入络膀胱，约下焦，实则闭癃，虚则遗溺，遗溺则补之，闭癃则泻之。"所谓"三焦约"，就是"约下焦"的约。

足太阳的络穴是飞扬穴，也是足三焦的穴位。《灵枢·邪气脏腑病形》："三焦病者，候在足太阳之外大络，大络在太阳、少阳之间。"

寒热病第二十一

【题解】

首先要明确"寒热病"是伤寒热病，寒邪是病因，热是症状。如此才能解释下文。《素问·风论》说："风气藏于皮肤之间，内不得通，外不得泄，风者善行而数变，腠理开则洒然寒，闭则热而闷，其寒也则衰食饮，其热也则消肌肉，故使人怢栗而不能食，名曰寒热……疠者有荣气热胕，其气不清，故使其鼻柱坏而色败，皮肤疡溃，风寒客于脉而不去，名曰疠风，或名曰寒热。"由此可知寒热病的病机在于腠理的开阖，并与脾胃主饮食、主肌肉有关系。脾胃主肌肉，肌肉是由细胞组成的，细胞之间的间隙就是三焦腑腠理，少阳三焦腑腠理和太阴脾肌肉永远不分离，纠缠在一起。脾肌肉就是大地土地，三焦水道、血脉、经脉就是大地上大大小小的河流，渗灌濡养着大地。笔者将少阳三焦和太阴脾称作太极、黄庭，《扁鹊镜经》称其为太虚，谓"三焦者，人之太虚"，并说："太虚之中，地之居也（田按：三焦腑腠理之空隙谓太虚，有脾土大地肌肉），大气举之（田按：指三焦气化之元气），日月运之（田按：阴阳系日月，指阴阳二气的运行），气交差移，生化之宇。（田按：《素问·六微旨大论》："故器者，生化之宇，器散则分之，生化息矣。"）虚者，列应天之精气也（田按：日月星辰、卫气行二十八宿。精气津血营卫）。地者，载生成之形类也（田按：指消化道地气）……其于人者，地气通于胞而藏于精。胞者，精之府也。地气者，载精气之化也。精者真气，身之本也。"还说"谷气通于脾而长于气。长者，气布蕃茂，化气神机也。谷气者，荣卫也。神者，水谷之精气也（田按：血气者，人之神，根于中者命曰神机，根于外者命曰气立。神机者生化之宇，气立者升降出入）。荣而神者，泌津液，注脉化血，以荣四末，内注五脏六腑，以应漏刻之数焉。脾藏荣，足太阴脏脾，脾主为胃行其津液焉。手少阳（三焦）主气，真气长于腠理，气化司于三焦也。谷气津液以行，荣卫大通而长焉。气化和调，长之原也。气化蕃秀，变之由也。黄帝谓曰：五谷入胃，津液、糟粕、宗气，分为三隧。脾气不濡，胃气乃厚矣。""胞络三焦（手厥阴少阳），气布五脏六腑，脉通冲任督跷，乃枢机之寸也"，突出太阴脾和少阳三焦，及胃肠腑道。

由上述可知，《扁鹊镜经》明确指出脾肉中的"腠理者，三焦之道，真气生会之所""三焦者，人之太虚，腠理肓膜也……太虚者精气司化之机，肓膜者气化交变之分也（田按：三焦腑腠理于人体无处不在，故云太虚，肓膜腠理处是气化交变之处，故云是精气司化之机）。分者，肉上肤下者玄府，肉下筋上者溪谷"，因为腠理是三焦腑，所以腠理是三焦之道。腠理由细胞组成，细胞外有细胞膜，故腠理有胞膜。三焦相火气化三焦水道之水为真气，故为"真气生会之所"。三焦腑腠理于人体无处不在，故云"太虚，肓膜腠理处是气化交变之处""精气司化之机"。皮肤和肌肉之间有玄府汗孔，肌肉和筋之间有溪谷。

扁鹊并用"谦"字之"虚"意概括"太虚之象"，阐述吸纳的天气和摄入的谷气在父母遗传之器中生成的真气运行三焦腑腠理太虚之中（图82）。

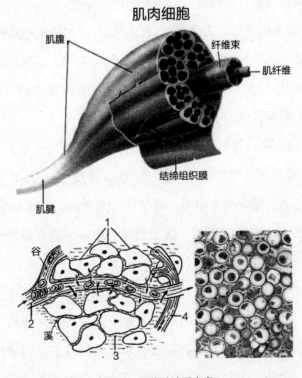

图82　三焦腑腠理太虚

《扁鹊镜经》说："募原乃脏腑类分之使，膜原乃真气治节之府，皆肓膜（田按：《素问·痹论》："卫者……熏于肓膜，散于胸腹。"《素问·举痛论》："寒气客于肠胃之间，膜原之下。"）质同而异等也。三焦主气为经气之海。三焦约者，母腹孕化之本焉。真气谦于血者，禀于父母，受于水谷，化于清气矣。（田按：募原是脏腑的腠理，膜原是经气——"真气治节之府"，募原、膜原、肓膜三者"质同"而异名。三焦主元气为经气——真气之海。"约"，读 yāo，总要、纲要之意。三焦约，指母亲三焦腑腠理是"母腹孕化之本"，养育胎儿之本。《周易·系辞传》说"谦谦君子，用涉大川""谦也者，致恭以存其位者也""谦者，德之柄也"，可知脾肉腠理可以容纳百川。三焦腑腠理可知容纳经脉、血脉、水谷胃气、天气等。经气之经隧之气。《素问·调经论》："五脏之道，皆出于经隧，以行血气。血气不和，百病乃变化而生，是故守经隧焉。"《灵枢·玉版》："胃之所出气血者，经隧也。经隧者，五脏六腑之大络也。"）

"天气通于肺而归于心。人之生，以通天气者，肺司开阖呼吸也。肺脉之行，起于中焦，禀受脐之原气，肇始三焦气化也。肺朝百脉，心藏脉，手少阴脏心，三焦乃心脾之司也。清气归手少阴以布诸经，足太阴禀受清气而化，皆宗募原真气之司应，而并谷气行于身也。

三焦者气化之府，任督者阴阳中根，皆气化司应之本也。冲脉者，诸精渗灌于溪谷也。募原之气所以行于身者，跷脉也。冲任督跷，乃诸舍气化之原也。原者布气化精之机，精者身之本也。精气和于八舍而化，肇于冲任督跷而行，以章气化之枢也。谦者禀气于原，居中为根，阳藏于阴，阴动于阳，致恭而存其位。"

《扁鹊镜经》说："十二经脉，皆络三百六十五节，昼夜行于身五十周有奇焉。左右之气，上下之位，气交之中，皆荣卫溪谷大会之舍焉。溪谷者，腠理之分，真气之所起也。分之小会者溪也，小溪三百五十四名。分之大会者为谷，大谷十二俞焉。溪谷之间，以行荣卫，以会大气者，节之交、舍之度也。"腠理之分:《徐衡脉经·八舍图》曰:"精、气、津、血、营、卫,行会于三焦肓膜之分,各奏其能而为节之交也。三百六十五节会者,皆气舍交奏之度,舍分音律之象也。奏者,差移之动也。奏于肓膜之分为原,乃脏腑形骸气化交变之所,以奏溪谷也。奏于溪谷之分为理,乃荣卫出入交会未化之处,各奏尔能也。腠理者,乃真气生会、荣卫交变之所舍矣。故卫气每至于风府,腠理乃发也。"(田按:三焦腑腠理有溪谷,有"精、气、津、血、营、卫"六气运行其中。参《灵枢·决气》:"人有精、气、津、液、血、脉,余意以为一气耳。")

"黄帝谓曰:真气者,禀受于天,与谷气并而充身焉(田按:实际就是五气五味合生成的神)。

禀气者,血气也。天气者,清气也。谷气者,水谷焉。清、禀、谷三气,交变于五脏六腑,气动于三百六十五节,化生精微焉。

清气归于脉,与血气合而行之(田按:清气是吸入的天气——氧气,与静脉合为动脉,动脉奉养于身),以奉生身焉。"

宗气、真气、神气皆生于中焦肠胃。《素问·平人气象论》说:"胃之大络,名曰虚里,贯膈络肺,出于左乳下,其动应衣(手),脉宗气也。"这说明宗气由呼吸的天气和胃水谷之气组成。

《素问·离合真邪论》说:"真气者,经气也。"《灵枢·刺节真邪》说:"真气者,所受于天,与谷气并而充身者也。"《扁鹊镜经·奇恒》说:"吸入清气,以生真气也。黄帝谓曰:真气者,禀受于天,与谷气并而充身焉。禀气者,血气也。天气者,清气也。谷气者,水谷焉……真气通于三焦而谦于血……腠理者,三焦之道,真气生会之所……真气谦于血者,禀于父母,受于水谷,化于清气矣。"说明真气是由天气、水谷在父母遗传之器中生成的。而天气和谷气生成的是神气。《素问·六节藏象论》说:"天食人以五气,地食人以五味,五气入鼻,藏于心肺,上使五色修明,音声能彰。五味入口,藏于肠胃,味有所藏,以养五气，气和而生，津液相成，神乃自生。"所以宗气和神气组成一样，但宗气生成积于胸中，下行气海；神生成于肠胃而舍于心，行于血脉。真气生成于肠胃而行于经脉之中。

《灵枢·寒热病》阐述寒邪伤阳导致的热病，及其治疗方法，重手足阳明太阴。

"皮寒热者，皮不可附席，毛发焦，鼻槁腊，不得汗。取三阳之络，以补手太阴。

肌寒热者，肌痛，毛发焦，而唇槁腊，不得汗。取三阳于下以去其血者，补足太阴以出其汗。"

《黄帝内经》或称"伤寒热病"为"寒热病"。《灵枢·百病始生》说："是故虚邪之中人也，始于皮肤，皮肤缓则腠理开，开则邪从毛发入，入则抵深，深则毛发立，毛发立则淅然，故皮肤痛。留而不去，则传舍于络脉，在络之时，痛于肌肉。"《素问·长刺节论》说："病在肌肤，肌肤尽痛，名曰肌痹，伤于寒湿，刺大分小分，多发针而深之，以热为故，无伤筋骨，伤筋骨，痈发若变，诸分尽热病已止。"这个部位大概就是《扁鹊镜经》说的"肉上肤下者玄府，肉下筋上者溪谷"。《素问·调经论》说："上焦不通利，则皮肤致密，腠理闭塞，玄府不通，卫气不得泄越，故外热。"《素问·玉机真脏论》说："风寒客于人，使人毫毛毕直，皮肤闭而为热，当是之时，可汗而发也。""皮寒热""肌寒热"言寒邪郁闭肌肤而阳气怫郁在表，《难经·五十八难》在"伤寒有五"中引用了"皮寒热""肌寒热"病，"病发于阳"在太阳阳明（肺），需用解表发汗法，《黄帝内经》用的是针刺法。《灵素节注类编·寒热病证皮寒热》："络浅在皮，皮寒热者，邪闭皮肤而痛。"病机是寒邪郁闭皮肤。三阳络穴是手少阳三焦经的常用腧穴之一，出自于《针灸甲乙经》，别名通间、通门。位于前臂背侧，腕背横纹上4寸，尺骨与桡骨之间。肺主皮毛，开窍于鼻，皮毛汗孔闭塞而不出汗，所以热郁于肺。三阳之络穴属于手少阳三焦经，清肺补阴。另外，张志聪《黄帝内经灵枢集注·寒热病》："邪在表，而病太阴太阳之气，当从汗解。如不得汗，宜取太阳之络以发汗，补手太阴以资其津液焉。"《黄帝内经灵枢集注·卫气》："太阳之在目内，少阳之在耳中，阳明之在颃颡，乃三阳之络脉。"仍取少阳三焦为是。肌肉寒热取足三阳出血泻热，补足太阴脾滋养津液以补汗源。

邪藏肌肤，以扶阳祛邪为主。《伤寒论》第23、25、27、48条的桂枝麻黄各半汤、桂枝二麻黄一汤、越婢汤都是治肌肤寒热病的。

"骨寒热者，病无所安，汗注不休。齿未槁，取其少阴于阴股之络；齿已槁，死不治。骨厥亦然。骨痹，举节不用而痛，汗注烦心，取三阴之经补之。"

"骨寒热"指寒邪伏于骨而生热病。骨寒属太阳本气寒水，"病本于心"而心火郁结心烦出汗不止。齿为骨之余，汗出多必伤津液营卫血气，"齿未槁"是汗出未尽可治，"取其少阴于阴股之络"泻其寒邪；"齿已槁"是津液营卫血气尽则"死不治"。"骨痹"在《素问·长刺节论》说："病在骨，骨重不可举，骨髓酸痛，寒气至，名曰骨痹，深者刺，无伤脉肉为故，其道大分小分，骨热病已止。"大汗伤心血而心火旺，则烦心。可补上文说的手太阴、足太阴以资津液。《灵枢·决气》说："谷入气满，淖泽注于骨，骨属屈伸，泄泽补益脑髓，皮肤润泽，是谓液……液脱者，骨属屈伸不利，色夭，脑髓消，胫酸，耳数鸣。"

下文说皮肤痛治络脉，肌肉痛治分膜，骨痛治经输，谓"络脉治皮肤，分膜治肌肉，气口治筋脉，经输治骨髓、五脏"。

"身有所伤血出多，及中风寒，若有所堕坠，四肢懈惰不收，名曰体解。取其小腹脐下三结交。三结交者，阳明、太阴也，脐下三寸关元也。"

伤血又外感风寒，当以扶正补营血为主，故取小肠募穴关元，乃胃腑命门穴，营之居也，脾胃以生气血。脾主四肢，脾营血亏虚，故"四肢懈惰不收"。

《灵枢·四时气》说："小腹控睾，引腰脊，上冲心，邪在小肠者，连睾系，属于脊，贯肝肺，络心系。气盛则厥逆，上冲肠胃，熏肝，散于肓，结于脐。故取之肓原以散之，刺太阴以予之，取厥阴以下之，取巨虚下廉以去之，按其所过之经以调之。"肠胃道生血气主要在小肠，故取小肠募穴关元。

"厥痹者，厥气上及腹，取阴阳之络，视主病也，泻阳补阴经也。"参阅《灵枢·终始》《灵枢·癫狂》《灵枢·杂病》《灵枢·寒热病》《灵枢·四时气》《素问·长刺节论》。从"厥气上及腹"看，此"厥痹"当指足厥；从"泻阳补阴经"看，当是热厥。《素问·厥论》说："厥之寒热者何也……阳气衰于下，则为寒厥；阴气衰于下，则为热厥……热厥之为热也，必起于足下者何也……阳气起于足五指之表，阴脉者集于足下而聚于足心，故阳气胜则足下热也。"是以"泻阳补阴经也"。《灵枢·终始》说："阴盛而阳虚，先补其阳，后泻其阴而和之。阴虚而阳盛，先补其阴，后泻其阳而和之……病在上者阳也，病在下者阴也。病先起于阴者，先治其阴而后治其阳；病先起于阳者，先治其阳而后治其阴。刺热厥者，留针反为寒；刺寒厥者，留针反为热。刺热厥者，二阴一阳；刺寒厥者，二阳一阴。所谓二阴者，二刺阴也；一阳者，一刺阳也。久病者，邪气入深。刺此病者，深纳而久留之，间日而复刺之，必先调其左右，去其血脉，刺道毕矣。"故云"取阴阳之络，视主病也，泻阳补阴经也"。

"颈侧之动脉人迎。人迎，足阳明也，在婴筋之前。婴筋之后，手阳明也，名曰扶突。次脉，手少阳脉也，名曰天牖。次脉，足太阳也，名曰天柱。腋下动脉，臂太阴也，名曰天府。阳逆头痛，胸满不得息，取人迎。暴喑气鞕，取扶突与舌本出血。暴聋气蒙，耳目不明，取天牖。暴挛痫眩，足不任身，取天柱。暴瘅内逆，肝肺相搏，血溢鼻口，取天府。此为天牖五部。"

本天牖五部还见于《灵枢·本输》，谓："缺盆之中，任脉也，名曰天突。一次任脉侧之动脉，足阳明也，名曰人迎；二次脉手阳明也，名曰扶突；三次脉手太阳也，名曰天窗；四次脉足少阳也，名曰天容；五次脉手少阳也，名曰天牖；六次脉足太阳也，名曰天柱；七次脉颈中央之脉，督脉也，名曰风府。腋内动脉，手太阴也，名曰天府。腋下三寸，手心主也，名曰天池。"《灵枢·寒热病》只用手太阴肺经、手阳明大肠经、手少阳三焦经及足太阳膀胱经、足阳明胃经五经，因为肺与大肠主皮毛，胃主肌肉，三焦膀胱应毫毛腠理，《灵枢·本脏》说："三焦膀胱者，腠理毫毛其应。"寒邪郁闭肌肤而生热在肌肤腠理，故取天牖五部可以治疗之。从根结理论说，是取结穴。

"肝肺相搏"，肝一阴，肺二阳，《素问·阴阳类论》说："二阳一阴，阳明主病，不胜一阴，脉耎而动，九窍皆沉。"阳明肺病"不胜一阴"是厥阴肝侮肺金，《伤寒论》第109条说："伤寒发热，啬啬恶寒，大渴欲饮水，其腹必满，自汗出，小便利，其病欲解，此肝乘肺也，名曰横，刺期门。"《素问·阴阳别论》说："二阳一阴发病，主惊骇、背痛，善噫，善欠，名曰风厥。"此乃肺金凉燥克肝木，肝阳受伤，背为阳，背阳不足受寒则痛。心阳不足则善噫。厥者，逆也。肝主风，肝气顺则风升，逆则郁而不升，故"名曰风厥"。《素问·生气通天论》说："阳气者，精则养神，柔则养筋。开阖不得，寒气从之，乃生大偻。陷脉为瘘，留连肉腠。俞气化薄，传为善畏，及为惊骇。"《素问·金匮真言论》说东方通于肝"其病发惊骇"。《素问·脉解》说"阳气不治，则阳气不得出，肝气当治而未得，故善怒，善怒者，名曰煎厥"，故"血溢鼻口"。取"天府"，泻肺也。

"臂阳明有入颅遍齿者，名曰大迎，下齿龋取之。臂恶寒补之，不恶寒泻之。

足太阳有入颅遍齿者，名曰角孙，上齿龋取之，在鼻与颅前。方病之时其脉盛，盛则泻之，虚则补之。一曰取之出鼻外。方病之时，盛泻虚补。

足阳明有挟鼻入于面者，名曰悬颅，属口，对入系目本，头痛引颔取之，视有过者取之，损有余，益不足，反者益甚。

足太阳有通项入于脑者，正属目本，名曰眼系，头目苦痛取之，在项中两筋间，入脑乃别阴跷、阳跷，阴阳相交，阳入阴出，阴阳交于目锐眦，阳气盛则瞋目，阴气盛则瞑目。"

此取太阳阳明"病发于阳"主表也，故取头部阳明大迎、悬颅二穴，太阳角孙、眼系二穴，共四穴。

"热厥取足太阴、少阳，皆留之；寒厥取足阳明、少阴于足，皆留之。舌纵涎下，烦悗，取足少阴。"

营卫气行于四末。《素问·厥论》说："厥之寒热者何也……阳气衰于下，则为寒厥；阴气衰于下，则为热厥……热厥之为热也，必起于足下者何也……阳气起于足五趾之表，阴脉者集于足下而聚于足心，故阳气胜则足下热也。"阳气之位在黄庭少阳太阴，少阳为纯阳，太阴为纯阴，热厥根在少阳相火之胜，故当泻少阳相火，补太阴脾阴，药用四逆散；寒厥是少阳相火不足，太阴脾湿有余，水湿下流于足少阴肾，故当补胃脘阳气，泻肾水湿，药用四逆汤。

"舌纵涎下，烦悗，取足少阴"是承接"寒厥取足阳明、少阴于足，皆留之"而言。《灵枢·经脉》说足太阴脾经连舌本散舌下，足少阴肾经通舌本。脾虚水湿下流于少阴肾则下寒，心火内郁则烦闷，心开窍于舌，舌热则舌纵不收，口水外流，取足少阴泻寒湿则愈。一般解作肾阴虚不妥。

"振寒洒洒，鼓颔，不得汗出，腹胀，烦悗，取手太阴。"

《素问·疟论》说："疟之始发也，先起于毫毛，伸欠乃作，寒栗鼓颔，腰脊俱痛……阳明虚，则寒栗鼓颔也。"王冰注："栗，谓战栗。鼓，谓振动。"手太阴肺主皮毛，寒邪郁闭皮毛则不出汗、鼓颔，郁热生则胸中烦闷，上焦不开则腹胀，取手太阴肺开上焦解表则愈。

"刺虚者，刺其去也，刺实者，刺其来也。"

针刺虚证要补，应顺着脉气流行的方向"追而济之"施补法；针刺实证要泻，应迎着脉气流行的方向"迎而夺之"施泻法。这说明治疗方法是有方向性的，汗法发散向上向外、下法向下。

"春取络脉，夏取分腠，秋取气口，冬取经输，凡此四时，各以时为齐。络脉治皮肤，分腠治肌肉，气口治筋脉，经输治骨髓、五脏。"

人体内的阴阳营卫运行与四时阴阳消长相应，故突出时间性。如《素问·生气通天论》说："阳气者，一日而主外，平旦人气生，日中而阳气隆，日西而阳气已虚，气门乃闭……阳者，卫外而为固也。"春季多取络脉间穴位治皮肤的病，夏季多取分肉、腠理间穴位治肌肉的病，秋季多取气口血脉间穴位治筋脉的病，冬季多取经输间的穴位治骨髓、五脏的病。

"身有五部：伏兔一；腓二，腓者腨也；背三；五脏之俞四；项五。此五部有痈疽者死。"

痈疽多是伤寒热病。《素问·生气通天论》说："阳气者，精则养神，柔则养筋。开阖不得，寒气从之，乃生大偻。陷脉为瘘，留连肉腠。俞气化薄，传为善畏，及为惊骇。营气不从，逆于肉理，乃生痈肿。"《灵枢·痈疽》说："夫血脉营卫，周流不休，上应星宿，下应经数。寒邪客于经络之中，则血泣，血泣则不通，不通则卫气归之，不得复反，故痈肿。"

《灵枢·经脉》说足阳明胃经"下至气街中而合，以下髀关，抵伏兔"，可知"伏兔"是胃经在大腿的一个部位。

"腓"，胫骨后的肉，腓肠肌，即小腿肚，属膀胱经，胃经、膀胱经属阳。背为阳。"五脏之俞"指背部肺俞、心俞、肝俞、脾俞、肾俞。项指项部，在颈椎部，卫气发于风府部位。这五部属于阳，宜伤于寒而生热，故发痈疽。

"项、背、下肢属阳，寒邪伤阳，血分郁热，故得痈疽。病始手臂者，先取手阳明、太阴而汗出；病始头首者，先取项太阳而汗出；病始足胫者，先取足阳明而汗出。臂太阴可汗出，足阳明可汗出。故取阴而汗出甚者，止之于阳；取阳而汗出甚者，止之于阴。凡刺之害，中而不去则精泄，不中而去则致气；精泄则病甚而恇，致气则生为痈疡也。"

四肢为诸阳之本。上肢手臂、下肢足胫属阳，头为诸阳之会，"病发于阳"在太阳阳明汗之表解则愈。上半身取手阳明太阴，下半身取足阳明太阴。阳病治阴，阴病治阳，故"取阴而汗出甚者，止之于阳；取阳而汗出甚者，止之于阴"。错误的针刺会给人造成伤害，已刺中病还留针不去，就会耗伤人的精气，没有刺中病而立即去针的，正伤则邪气聚，精气耗伤过度会加重病情及导致形体羸瘦，邪气凝滞不散则生痈疡。

癫狂病第二十二

此篇癫狂病的针法多取手阳明大肠经、手太阴肺经、手太阳小肠经、手少阴心经、督脉、任脉、足太阳膀胱经、足太阴脾经、足阳明胃经、足少阴肾经。以肺大肠系统和脾胃系统为主，都属于阴仪系统。孙思邈治癫狂的十三鬼穴也在这个范围内。

《针灸大成》转载《千金方》孙真人针十三鬼穴歌。

"百邪癫狂所为病，针有十三穴须认。

凡针之体先鬼宫，次针鬼信无不应。

一一从头逐一求，男从左起女从右。

一针人中鬼宫停，左边下针右出针。

第二手大指甲下，名鬼信刺三分深。

三针足大指甲下，名曰鬼垒入二分。

四针掌后大陵穴，入针五分为鬼心。

五针申脉为鬼路，火针三下七锃锃。

第六却寻大椎上，入发一寸名鬼枕。

七刺耳垂下五分，名曰鬼牀针要温。

八针承浆名鬼市，从左出右君须记。

九针间使（一作劳宫）为鬼窟，十针上星名鬼堂。

十一阴下缝三壮，女玉门头为鬼藏。

十二曲池名鬼臣，火针仍要七锃锃，

十三舌头当舌中，此穴须名是鬼封。

手足两边相对刺，若逢狐穴只单通。

此是先师真妙诀，狂猖恶鬼走无踪。"

（解释最后四句：如果穴位在手足上，双侧都要针刺，如果只是单穴如人中、承浆、舌缝、会阴，就用透针法。这是先师治疗癫狂病的真正妙诀。）

杨继洲注："一针鬼宫，即人中，入三分。

二针鬼信，即少商，入三分。

三针鬼垒，即隐白，入二分。

四针鬼心，即大陵，入五分。

五针鬼路，即申脉（火针），三下。

六针鬼枕，即风府，入二分。

七针鬼牀，即颊车，入五分。

八针鬼市，即承浆，入三分。

九针鬼窟，即间使（劳宫），入二分。

十针鬼堂，即上星，入二分。

十一针鬼藏，男即会阴，女即玉门头，入三分。

十二针鬼臣，即曲池（火针），入五分。

十三针鬼封，在舌下中缝，刺出血，仍横安针一枚，就两口吻，令舌不动，此法甚效。更加间使、后溪二穴尤妙。

男子先针左起，女子先针右起。单日为阳，双日为阴。阳日、阳时针右转，阴日、阴时针左转。

刺入十三穴尽之时，医师即当口问病人；何妖何鬼为祸，病人自说来由，用笔一一记录，言尽狂，方宜退针。"

按：人中、上星、风府是督脉穴。舌下中缝、承浆、会阴是任脉穴。少商是手太阴肺经穴。曲池是手阳明大肠经穴。隐白是足太阴脾经穴。颊车是足阳明胃经穴。大陵、劳宫是手厥阴心包络经穴。申脉是足太阳膀胱经穴。另外《凌门传授铜人指穴》载宋代医家徐秋夫疗鬼十三穴歌与孙真人十三鬼穴相比较，大同小异，有九个穴位相同，四个穴位不同。不相同的穴位徐氏是"神庭""乳中""阳陵泉""行间"四穴。孙真人为"申脉""上星""会阴""曲池"四穴（表29）。

表29　十三鬼穴

	相同穴位									不同穴位							
孙真人十三鬼穴	人中	风府	承浆	颊车	少商	大陵	隐白	舌缝	间使	申脉	上星	会阴	曲池				
徐秋夫十三鬼穴	人中	风府	承浆	颊车	少商	大陵	隐白	舌缝	间使					神庭	乳中	阳陵泉	行间

【歌诀】

人中神庭风府始，舌缝承浆颊车次，

少商大陵间使连，乳中阳陵泉有据，

隐白行间不可差，十三穴是秋夫置。

与孙真人针刺的次序也不同，徐秋夫是先刺人中、神庭、风府三穴，再刺舌缝、承浆、颊车三穴。刺手、臂的少商、大陵、间使，胸部乳中（乳中针刺是特殊用法），腿部阳陵泉，足部隐白、行间，这是徐秋夫治神志病的十三个穴位。

热病第二十三

【题解】

本篇热病用五十九刺，与《素问·刺热论》同，当属于伤寒热病。本篇论述皮毛、肌肉、血脉、筋骨各种热病属于五体五脏热病，与《灵枢·寒热病》同，也当属于伤寒热病，但不同于《素问·热论》的六经传变。

"偏枯,身偏不用而痛,言不变,志不乱,病在分腠之间,宜温卧取汗,巨针取之,益其不足,损其有余,乃可复也。"

身偏不用即偏枯。《灵枢·刺节真邪》说:"虚邪偏客于身半,其入深,内居荣卫,荣卫稍衰,则真气去,邪气独留,发为偏枯。其邪气浅者,脉偏痛。"如桂枝汤、小柴胡汤营卫虚而受邪也,因邪在分腠尚浅,故语言不变,神志清醒。治疗可采用桂枝汤、小续命汤"温卧取汗"法,针刺用巨针——大针,补营卫之虚,泻邪气之实,就可以恢复正常。

"痱之为病也,身无痛者,四肢不收,智乱不甚,其言微知,可治,甚则不能言,不可治也。病先起于阳,后入于阴者,先取其阳,后取其阴,浮而取之。"

《医学纲目》说:"痱,废也。痱即偏枯之邪气深者,痱与偏枯是二疾,以其半身无气荣运,名曰偏枯;以其手足废而不收,故名痱。或偏废,或全废,皆曰痱也。"四肢不收是脾病。痱重于偏枯,轻者会出现轻的神志语言障碍,是可以治疗的;重者神志不清,不能言语就难以治疗。如果邪气先"病发于阳""后入于阴者",治疗就"先取其阳,后取其阴",先解表,后治里,故云"浮而取之"。常用治疗痱病的方剂有《金匮要略》的小续命汤。

以上两条论述治疗伤寒热病的原则,如《伤寒论》所说先表后里,祛邪第一。

"热病三日,而气口静,人迎躁者,取之诸阳,五十九刺,以泻其热而出其汗,实其阴以补其不足者。身热甚,阴阳皆静者,勿刺也;其可刺者,急取之,不汗出则泻。所谓勿刺者,有死征也。"

《黄帝内经》脉诊曾以人迎脉主春夏,寸口脉主秋冬。《灵枢·四时气》说:"气口候阴,人迎候阳也。"《灵枢·禁服》说:"寸口主中,人迎主外。两者相应,俱往俱来,若引绳大小齐等。春夏人迎微大,秋冬寸口微大,如是者名曰平人。人迎大一倍于寸口,病在足少阳;一倍而躁,病在手少阳。人迎二倍,病在足太阳;二倍而躁,病在手太阳。人迎三倍,病在足阳明;三倍而躁,病在手阳明……人迎四倍者,且大且数,名曰溢阳,溢阳为外格,死不治。""寸口大于人迎一倍，病在足厥阴；一倍而躁，在手心主。寸口二倍，病在足少阴；二倍而躁，在手少阴。寸口三倍，病在足太阴；三倍而躁，在手太阴……寸口四倍者，名曰内关。内关者，且大且数，死不治。"《灵枢·论疾诊尺》说："人病，其寸口之脉，与人迎之脉小大等，及其浮沉等者，病难已也。"人迎主外与寸口主中这种对比诊疗法现在很少有人应用，但应该引起重视。《灵枢·五色》说："切其脉口，滑小紧以沉者，病益甚，在中；人迎气大紧以浮者，其病益甚，在外。其脉口浮滑者，病日进；人迎沉而滑者，病日损。脉口滑以沉者，病日进，在内；其人迎脉滑盛以浮者，其病日进，在外。脉之浮沉及人迎与寸口气小大等者，病难已。病之在脏，沉而大者，易已，小为逆；病之在腑，浮而大者，其病易已。人迎盛坚者，伤于寒；气口盛坚者，伤于食。"于此可知，人迎主春夏阳仪系统，多"伤于寒"；气口主秋冬阴仪系统，多"伤于食"及温病；"气口静"说明阴仪系统无邪，"人迎躁"说明阳仪系统"伤于寒"，会有伤寒热病，故当"取之诸阳"，用五十九穴刺，发汗解表泻热。热必伤阴，故要补其阴之不足。热甚伤阴，却见"阴阳皆静"的阳证阴脉，有死证，故"勿刺"。能刺者急刺诸阳以泻阳补阴。

"热病七日八日，脉口动喘而眩者，急刺之，汗且自出，浅刺手大指间。"

脉口即气口、寸口。《伤寒论》有伤寒六七日、七八日的热病，此言"热病七日八日"当是伤寒热病，外感寒邪，郁热在肺，肺闭不能宣发肃降，故"动喘而眩"。眩，眩冒也，表郁闭，热上炎，不汗出，必眩冒。当急刺肺经少商穴发汗解表。

"热病七日八日，脉微小，病者溲血，口中干，一日半而死，脉代者，一日死。"

伤寒热病七八日，寒伤卫阳、热伤营血，营卫俱伤则脉微小，如果患者有血尿、口中干燥等症，少阴病口舌干燥而渴，是热盛阴竭的死证，一天半死。若见代脉，是脏气衰绝，一天内可死亡。

"热病已得汗出，而脉尚躁，喘，且复热，勿庸刺，喘甚者死。"

伤寒热病七八日已经发汗，但血脉不静，不为汗出平静，余热尚在复发，肺热而喘，不可盲目针刺，因肺热甚伤肺而有死证也。

"热病七日八日，脉不躁，躁不散数，后三日中有汗；三日不汗，四日死。未曾汗者，勿腠刺之。"

伤寒热病七八日已经发汗，脉虽不躁、躁不散数，有躁象就是余邪未尽，若再过三日出汗，邪热随汗而解，病可愈；若在三日后仍不出汗，阳亡阴竭，第四日就会死亡。这种阴阳衰亡，未出汗的热病，不可针刺。

《伤寒论》第4条"伤寒一日，太阳受之，脉若静者，一为不传，颇欲吐，若躁烦，脉数急者，为传也。"第5条"伤寒二、三日，阳明少阳证不见者，为不传也。"张仲景诊察伤寒热病也重视脉的静与躁，脉静热轻，脉躁热重。

以上几条是记载了古人用针刺发汗治疗伤寒热病的例子，但今人用之者少，多以中药发汗。

"热病，先肤痛，窒鼻充面，取之皮，以第一针，五十九。苛轸鼻，索皮于肺，不得索之火，火者心也。

热病，先身涩，烦而热，烦悗，唇嗌干，取之脉，以第一针，五十九刺，肤胀口干，寒汗出，索脉于心，不得索之水，水者肾也。

热病，嗌干多饮，善惊，卧不能安，取之肤肉，以第六针，五十九刺，目眦青，索肉于脾，不得，索之木，木者肝也。

热病，面青脑痛，手足躁，取之筋间，以第四针，于四逆，筋躄目浸，索筋于肝，不得索之金，金者肺也。

热病，身重骨痛，耳聋而好瞑，取之骨，以第四针，五十九刺，骨病不食，啮齿耳青，索骨于肾，不得索之土，土者脾也。"

以上几条是论述五脏所合之热病，肺合皮毛见皮肤痛，心合血脉见血脉病，脾合肌肉见肌肉病，肝合筋见筋病，肾合骨见骨痛。《灵枢·五邪》说："邪在肺，则病皮肤痛……邪在肝，则两胁中痛……邪在脾胃，则病肌肉痛……邪在肾，则病骨痛阴痹……邪在心，则病心痛喜悲，时眩仆……"

《灵枢·寒热病》说："皮寒热者，皮不可附席，毛发焦，鼻槁腊不得汗。取三阳之络，以补手太阴。"《灵枢·百病始生》说："是故虚邪之中人也，始于皮肤，皮肤缓则腠理开，开则邪从毛发入，入则抵深，深则毛发立，毛发立则淅然，故皮肤痛。留而不去，则传舍于络脉，在络之时，痛于肌肉。"《素问·调经论》云："上焦不通利，则皮肤致密，腠理闭塞，玄府不通，卫气不得泄越，故外热"。《素问·玉机真脏论》说："风寒客于人，使人毫毛毕直，皮肤闭而为热，当是之时，可汗而发也。""皮寒热""肌寒热"言寒邪郁闭肌肤而阳气怫郁在表，故云"热病先肤痛"。表郁闭则鼻塞，"鼻槁腊"是肺热。"充面"指热郁熏面而面赤，有人释面肿不妥。苛训细小。"轸"同疹。鼻上有小疹子。肺开窍于鼻，肺热导致鼻生疹子。因为这是伤寒热病，是阳热怫郁在表导致肺热，而不是心火克肺，故不可泻心火。九针第一针是镵针，"镵针者，头大末锐，主泻阳气"，即浅刺泻阳。本条言肺热。

"涩"，身体枯不润泽。伤寒郁闭于表，心火内郁伤损营血，一是不能滋养皮肤肌肉，二是营血滞行，故"先身涩"，即热伤营卫气血，身体粗涩。热郁伤心神则烦。烦悗，即烦闷，胸中热也。《灵枢·经脉》说："心手少阴之脉……是动则病嗌干心痛。""脾足太阴之脉……入腹属脾络胃，上膈，挟咽，连舌本，散舌下；其支者，复从胃，别上膈，注心中。是动则病舌本强，食则呕，胃脘痛，腹胀善噫，得后与气则快然如衰，身体皆重。"脾开窍于口唇。心热乘脾，故见唇嗌干燥，"腹胀口干"。《伤寒论·辨脉法》说："脉阴阳俱紧者，口中气出，唇口干燥，蜷卧足冷，鼻中涕出，舌上胎滑，勿妄治也。到七日以来，其人微发热，手足温者，此为欲解；或到八日以上，反大发热者，此为难治。""脉阴阳俱紧者"寒，"口中气出，唇口干燥"者热，是伤寒热病。"寒汗出"，不能释作出冷汗，是因寒出汗，属于但头汗出、余处无汗之类。肺主皮毛在表，心主阳气卫护于表，心肺主表，故泻心热也用第一针镵针解表。是寒郁闭于表导致的心火内郁，当用第一针解表泻心火。此病不是肾水克心火，故不可泻肾水。本条言心热。

热扰心神，屡发惊痫，手足搐搦，精神狂乱，心包络主脉，这是心包络血脉病。用第四针锋针治疗，"锋针者，刃三隅，以发痼疾"，即以三棱针刺络放血急泻血热。锋针治疗"痼疾"，必是热病时间长了，久伤营血，毛发为血之余，营血日损必伤毛发。若癫疾毛发脱落，属血脉疾病，心主血、心包络主脉，当取心经、心包络经治疗。此病不是肾水克心火，故不可泻肾水。本条言心包络血脉热病。

肌肉热病，咽干，热渴饮水多，神惊，不能安卧，这是热在肤肉，当用九针的第六圆利针，"圆利针者，尖如氂，且圆且锐，中身微大，以取暴气"，暴气者，急病。眼角青，是脾运失常，脾主肌肉，当取脾经治疗。此病不是肝木克脾土的青色，故不从肝经治疗。

筋热病。面青是肝色，肝经上脑，肝合筋。今面色青，头脑作痛，手足躁动等症，是热病在筋当用九针第四针锋针于四肢刺筋结间。张景岳《类经·诸热病死生刺法》注："筋躄者，足不能行也。目浸者，泪出不收也。皆为肝病，肝属木，其合在筋，故但求之于筋，即所以求于肝也。"《素问·痿论》说："肝主身之筋膜……肝气热，则胆泄口苦，筋膜干，筋膜干则筋急而挛，发为筋痿……入房太甚，宗筋弛纵，发为筋痿……筋痿者，生于肝使内也……阳明虚则宗筋纵，带脉不引，故足痿不用也。"《素问·厥论》说："前阴者，宗筋之所聚，太阴阳明之所合也。"筋膜属肝，筋痿则足躄不行，肝开窍于目，所以取肝经可以治疗足躄目出泪之病。此病不是肺金克肝木，故不用泻肺经。

骨热病。肾主水，主骨，开窍于耳。今身体沉重，骨节疼痛，耳聋，好闭目等，都是骨热伤肾，当用九针第四针锋针刺与骨有关的穴位泄热，如骨会大杼三棱针放血。《诸病源候论·齿候》："啮齿者，睡眠而相磨切也，此由血气虚，风邪客于牙车筋脉之间，故因睡眠气息喘而邪动，引其筋脉，故上下齿相磨切有声，谓之啮齿。"这是伤寒热病伤肾伤骨，因寒不能食、耳青，热伤血气而啮齿，不是脾土克肾水所生。

"热病，不知所痛，耳聋，不能自收，口干，阳热甚，阴颇有寒者，热在髓，死不可治。"

《灵枢·官能》说："不知所苦，两跷之下。"《素问·调经论》说："病不知所痛，两跷为上。"可知"不知所痛"是跷脉病，跷脉与足三焦经和足少阴肾经有密切关系，肾开窍于耳，少阳经脉入耳，跷脉照海穴在少阴肾经，所以跷脉热病有耳聋、下肢弛缓不收，阳热甚则口干。《难经·二十八难》说："阴跷为病，阳缓而阴急；阳跷为病，阴缓而阳急。"此"阳热甚"是阳跷脉病，"阳跷为病，阴缓而阳急"即是"阳热甚，阴颇有寒"。脑为髓海，脑命门热为"热在髓"，故为"死不可治"。看来两跷上下与髓有密切关系。

《扁鹊镜经》说"任督为经，维带为纬，冲跷为枢。冲任督跷维带，神机之根。""三焦者气化之府，任督者阴阳中根，皆气化司应之本也。冲脉者，诸精渗灌于溪谷也。募原之气所以行于身者，跷脉也。冲任督跷，乃诸舍气化之原也。原者布气化精之机，精者身之本也。精气和于八舍而化，肇于冲任督跷而行，以章气化之枢也。"因为跷脉行募原之气于身，且阴跷通少阴肾经、阳跷通太阳膀胱经于目命门，故不知所痛取跷脉。

《黄帝内经》总是"三焦、膀胱"一起谈论，就是因为一来膀胱是三焦水道的出口，调节着三焦腑的水液；二来膀胱的气化全靠少阳三焦相火，少阳三焦相火不足或衰亡，足太阳之气就会不足或气绝，故会发生"其足不可屈伸，死必戴眼"的太阳证候，这是以少阳三焦元气来"决死生之要"的方法。如《素问·三部九候论》说："以左手，足上，上去踝五寸按之；庶右手，足当踝而弹之，其应过五寸以上蠕蠕然者不病，其应疾，中手浑浑然者病，中手徐徐然者病。其应上不能至五寸，弹之不应者死。"又说："瞳子高者太阳不足，戴眼者太阳已绝，此决死生之要，不可不察也。手指及手外踝上，五指留针。"不仅如此，足太阴经也随足三焦经上行外踝之上，如《灵枢·经脉》说："经脉十二者，伏行分肉之间，深而不见，其常见者，足太阴过于外踝之上，无所隐故也。"《素问·经脉别论》更明确指出："少阳脏独至，是厥气也。蹺前卒大，取之下俞。少阳独至者，一阳之过也。"张景岳说："蹺，阳蹺也。属足太阳经之申脉，阳蹺之前，乃少阳之经。"吴昆说："蹺，足踝也。少阳胆脉下出外踝之前，病故蹺前卒然肿大。"虽然两说不同，然同指少阳也。少阳三焦合足太阴脾为太极，故能一起上行，并在外踝之上形成诊断区。足踝上五寸处即是足光明穴处，是足三焦循行处，以左手按住病人足踝上五寸处，以右手弹病人足踝上足三焦循行处，看其振动波传及按在足踝上五寸左手处对左手的振感反应，以确定少阳三焦相火的衰盛情况，并以此定养生和治疗方案。手外踝上五寸在三阳络穴附近，三阳络穴是手三焦经的络穴。足外踝尖上3寸有悬钟穴（一名绝骨，八会穴之一的髓会），《针灸甲乙经》称悬钟穴在足外踝上三寸动者脉中（指胫前动脉），足三阳络（《外台秘要·卷三十九》作"足三阳大络"。《铜人腧穴针灸图经》《圣济总录》均作"足三阳之大络"）。按之阳明脉绝（用手重按则足背动脉不跳动，故云按之阳明脉绝）乃取之。《素问·刺疟》说："骱酸痛甚，按之不可，名曰胕髓病，以镵针针绝骨出血，立已。"胕，同腑，不训腐、肤。《广韵·遇韵》："胕，肺胕心膂。"胃、胆、三焦、大小肠、膀胱之总称，以肠胃概括之。《素问·通评虚实论》说："头痛，耳鸣，九窍不利，肠胃之所生也。"六腑一病，阳不生、阴不长则脑髓病矣，故云"胕髓病"。《灵枢·经脉》说："脑为髓海""髓海不足，则脑转耳鸣，胫酸，眩冒，目无所见，懈怠安卧"。绝骨穴在足三焦经上，故称足三阳络，与手三阳络应对。《灵枢·口问》说："上气不足，脑为之不满，耳为之苦鸣，头为之苦倾，目为之眩。中气不足，溲便为之变，肠为之苦鸣。下气不足，则乃为痿厥心悗。补足外踝下留之……目眩头倾（《黄帝内经太素》邪作'项强'），补足外踝下留之；痿厥心悗，刺足大趾上二寸留之，一曰足外踝下留之。"李东垣谓此是治"三焦元气衰旺"之处，真是老到之言啊！

《灵枢·痈疽》说："寒邪客于经络之中，则血泣，血泣则不通，不通则卫气归之，不得复反，故痈肿。寒气化为热，热胜则腐肉，肉腐则为脓，脓不泻则烂筋，筋烂则伤骨，骨伤则髓消，不当骨空，不得泄泻，血枯空虚，则筋骨肌肉不相荣，经脉败漏，熏于五脏，脏伤故死矣……营气稽留于经脉之中，则血泣而不行，不行则卫气从之而不通，壅遏而不得行，故热。大热不止，热胜则肉腐，肉腐则为脓，然不能陷于骨髓，骨髓不为燋枯，五脏不为伤，故命曰痈……热气淳盛，下陷肌肤，筋髓枯，内连五脏，血气竭，当其痈下，筋骨良肉皆无余，故命曰疽。"可知痈疽都是寒邪伏藏经络，阳气怫郁生热所致。

"热病，头痛，颞颥，目瘈脉痛，善衄，厥热病也，取之以第三针，视有余不足。寒热痔。"

"颞颥"，又叫鬓骨，位于眼眶（眉棱骨）的外后方，颧骨弓上方的部位。鬓骨、眼眶外在阳明胃经，肺开窍于鼻，这是阳明热逆上，是阳明"厥热病"。治疗用九针中的第三针鍉针，"鍉针者，锋如黍粟之锐，主按脉勿陷，以致其气"。针体粗大，而针锋钝尖。多用于治疗血脉病及热病。有余泻，不足补。肺热大肠寒都能生痔，故云"寒热痔"。

"热病，体重，肠中热，取之以第四针，于其腧及下诸指间，索气于胃络，得气也。"

本条是少阳阳明热病。《伤寒论》第6条说："风温为病，脉阴阳俱浮，自汗出，身重，多眠睡，鼻息必鼾，语言难出。"第219条说："三阳合病，腹满，身重，难于转侧，口不仁面垢，谵语遗尿。发汗则谵语，下之则额上生汗，手足逆冷。若自汗出者，白虎汤主之。"肺胃均热，三焦水道不通，故体重、肠中热。阳明为温热之地，所以"索气于胃络"。用九针中的第四针锋针取肺胃之腧穴及五输穴的火穴泻之。

"热病，挟脐急痛，胸胁满，取之涌泉与阴陵泉，以第四针，针嗌里。"《类经·诸热病死生刺法》注："挟脐急痛，少阴肾经所行也；胸胁痛，足太阴脾经所行也。故在少阴则取涌泉，在太阴则取阴陵泉。针嗌里者，以少阴太阴之脉俱上络咽嗌，即下文所谓廉泉也。"用九针中的第四针锋针。

"热病，而汗且出，及脉顺可汗者，取之鱼际、太渊、大都、太白，泻之则热去，补之则汗出，汗出太甚，取内踝上横脉以止之。"

《类经·诸热病死生刺法》注："热病阳气外达，脉躁盛者，汗且出也。阳证得阳脉者，脉之顺皆为可汗。"可取手太阴肺经的鱼际（火穴）、太渊（原穴）和足太阴脾经的大都（火穴）、太白（原穴）。泻之则热去，补法则使汗出。如果汗出过多，可取内踝上三阴交穴，补阴止汗，因为太阴脾主营气阴气，不能用泻法。再次强调太阴肺脾在治疗热病的重要性。肺脾后天两本，生营卫血气神。

"热病，已得汗而脉尚躁盛，此阴脉之极也，死；其得汗而脉静者，生。

热病，脉尚盛躁而不得汗者，此阳脉之极也，死；脉盛躁得汗静者，生。"

伤寒热病，已经发汗，脉尚躁动不静，邪入于阴，是阴伤至极的死证，若汗出脉静则生。伤寒热病，脉躁动不发汗，是阳热至极的死证，即无阴为汗的亡阴证，若汗出脉静则生。

"热病，不可刺者有九。

一曰，汗不出，大颧发赤，哕者死；二曰，泄而腹满甚者死；三曰，目不明，热不已者死；四曰，老人婴儿，热而腹满者死；五曰，汗不出，呕，下血者死；六曰，舌本烂，热不已者死；七曰，咳而衄，汗不出，出不至足者死；八曰，髓热者死；九曰，热而痉者死，热而痉者，腰折，瘛疭，齿噤也。凡此九者，不可刺也。"

前文云心病颧赤，肾病颧黑，此言颧赤，自是心热病。汗为心液，汗不出原因有二：一是寒邪束表心热汗不出，二是营血损衰汗不出，此处属于营血损衰汗不出者。哕者呃逆也，心火克肺胃气上逆也，心肺竭，心命门绝，胃腑命门绝，天下不安则死。

热病腹泻当腹满减，今腹满不为泻减，反而益甚，是邪不除而阴下脱，胃腑命门绝则死。

"目不明，热不已"是目命门绝者死。《素问·脉要精微论》说："夫精明五色者，气之华也，赤欲如白裹朱，不欲如赭；白欲如鹅羽，不欲如盐；青欲如苍璧之泽，不欲如蓝；黄欲如罗裹雄黄，不欲如黄土；黑欲如重漆色，不欲如地苍。五色精微象见矣，其寿不久也。夫精明者，所以视万物，别白黑，审短长。以长为短，以白为黑，如是则精衰矣。""目眶陷，真脏见，目不见人，立死。"《难经·二十难》："脱阴者目盲。"

婴儿胃腑命门不旺，老人胃腑命门已衰，腹满当泻，老弱不能大泻，"热而腹满"邪热不去者死。

前言汗不出原因有二：一是寒邪束表心热汗不出，二是营血损衰汗不出，热入营血，迫血妄行而下血，呕者肺胃气衰，胃腑绝者死。

脾经通舌本，脾热者舌本烂。《伤寒论·辨脉法》说："上焦怫郁，脏气相熏，口烂蚀断也。"

咳衄者心肺热，汗不出则热不散，或出汗不足言，化源绝者死。

脑为髓海，目脑命门绝则死。

热甚伤津液至痉，津液竭者死。《金匮要略·痉湿暍病脉证》说："病身热足寒，颈项强急，恶寒，时头热面赤，目脉赤，独头面摇，卒口噤，背反张者，痉病也。"

以上伤寒热病九死证皆与命门绝、津液竭有关，都是正气衰败，邪热亢盛的难以用针刺治愈的危重病，后世医家逐步研究出用中药治疗的一些方法，说明中医在与时俱进啊！

"所谓五十九刺者:两手外内侧各三,凡十二痏(少泽、关冲、商阳、少商、中冲、少冲)。

五指间各一,凡八痏,足亦如是(后溪、中渚、三间、少府;束骨、足临泣、陷谷、太白)。头入发一寸傍三,各三,凡六痏(五处、承光、通天)。更入发三寸边五,凡十痏(头临泣、目窗、正营、承灵、脑空)。耳前后口下者各一,项中一,凡六痏(耳前听会、耳后完骨、口下承浆、项哑门)。巅上一(百会)颢会一(囟会),发际一(前发际神庭,后发际风府),廉泉一,风池二,天柱二。"(图83)

五十九穴说,见《素问·水热穴论》《素问·刺热》和《灵枢·热病》。头上二十五穴,胸部、四肢三十四穴。详见笔者的《针灸真原》一书。

头部穴泻诸阳之热。

胸背穴(大杼、膺俞、缺盆、背俞)泻胸中之热。

气街、足三里、巨虚上廉、巨虚下廉泻胃中之热。

云门、髃骨、委中、髓空泻四肢之热。

心俞、肺俞、肝俞、脾俞、肾俞泻五脏之热。

《黄帝内经》言身穴365穴一应一岁365天,一天一穴。"其三十穴,灸之有害;五十九穴,刺之为灾,并中髓也"是张仲景从临床中得出来的经验,应该引起我们的注意,后世也有不同的禁忌。

"气满胸中喘息,取足太阴大趾之端,去爪甲如韭叶,寒则留之,热则疾之,气下乃止。"

胸中气满而喘促,是脾土不生肺金。《金匮要略·胸痹心痛短气病脉证治》说:"胸痹心中痞,留气结在胸,胸满,胁下逆抢心,枳实薤白桂枝汤主之;人参汤亦主之。"人参汤即理中丸,理中丸补脾。故此言取足太阴脾经井穴隐白,穴在足大趾内侧端,寒者留针温补之,热者用快刺法泄之,看上逆之气下降则止。是从胃腑命门治。

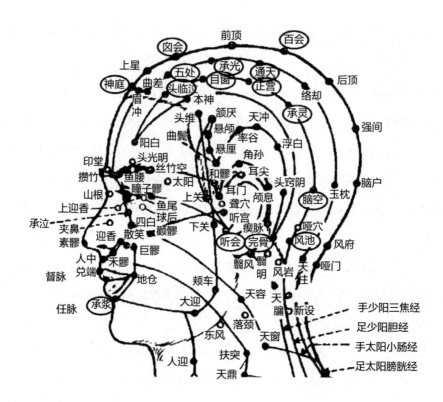

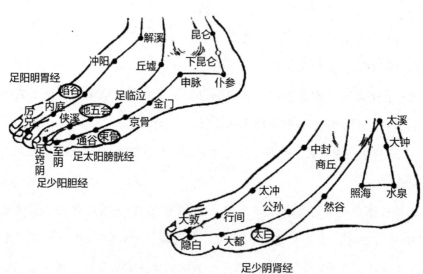

图83 《灵枢·热病》五十九刺

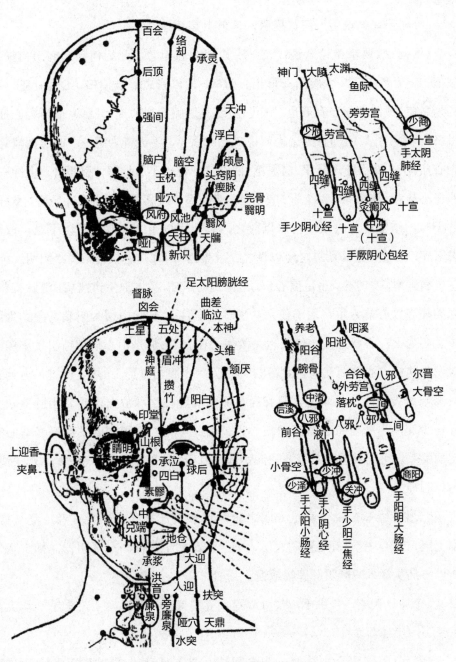

图 83（续）《灵枢·热病》五十九刺

"心疝暴痛，取足太阴、厥阴，尽刺去其血络。"

《素问·脉要精微论》说："帝曰：诊得心脉而急，此为何病？病形何如？岐伯曰：病名心疝。少腹当有形也。帝曰：何以言之？岐伯曰：心为牡脏，小肠为之使，故曰少腹当有形也。"《灵枢·邪气脏腑病形》说："（脉）微滑为心疝，引脐，小腹鸣。"《素问·大奇论》说："心脉小急，不鼓皆为瘕……心脉搏滑急，为心疝。"心腑小肠连脐睾。《灵枢·四时气》说："小腹控睾，引腰脊，上冲心，邪在小肠者，连睾系，属于脊，贯肝肺，络心系。气盛则厥逆，上冲肠胃，熏肝，散于肓，结于脐。故取之肓原以散之，刺太阴以予之，取厥阴以下之，取巨虚下廉以去之，按其所过之经以调之。"《素问·四时刺逆从论》说："阳明（肺）有余病脉痹，身时热，不足病心痹，滑则病心风疝。"本篇主讲热病，滑脉有热，则心疝当以心热为主，属于伤寒热病。吴昆注："凡脉夹缓为阳和，急劲为阴惨。心为火，心脉急，寒包热也，故病心疝。"心疝是由心气郁结引发小肠结聚发生的病。心脾两病，"少腹冤热而痛""少腹当有形"。热之所过，血为之凝滞则血凝，故治疗取足太阴脾经足厥阴肝经在络脉放血泻热。小肠募穴关元在少腹，小肠是胃腑命门的核心也。由此可见，少腹硬的蓄血证当与心有密切关系。可用《普济本事方》海蛤散（海蛤、滑石、炙甘草、芒硝、鸡子清）治疗心疝。

《灵枢·经脉》说"脾足太阴之脉，起于大趾之端……其支者，复从胃，别上膈，注心中""肝足厥阴之脉，起于大趾丛毛之际……环阴器，抵少腹"，所以心疝从足太阴厥阴肝脾经放血治疗。

"喉痹，舌卷，口中干，烦心心痛，臂内廉痛，不可及头，取手小指次指爪甲下，去端如韭叶。"

《素问·阴阳别论》说："一阴一阳结，谓之喉痹。"《灵枢·杂病》云："喉痹不能言，取足阳明，能言，取手阳明。"一阴者厥阴肝，一阳者少阳三焦相火，厥阴从中少阳生化，一阴一阳结者，阳气不生发也。《灵枢·经脉》说："三焦手少阳之脉……是动则病耳聋浑浑焞焞，嗌肿，喉痹。是主气所生病者，汗出，目锐眦痛，颊痛，耳后肩臑肘臂外皆痛，小指次指不用。""心主手厥阴心包络之脉……下循臑内，行太阴少阴之间，入肘中，下循臂行两筋之间，入掌中，循中指出其端；其支者，别掌中，循小指次指出其端。是动则病手心热，臂肘挛急，腋肿，甚则胸胁支满，心中澹澹大动，面赤目黄，喜笑不休。是主脉所生病者，烦心心痛，掌中热。"阳不生则阴不长，于是心火（阴火）起，阴火蒸腾伤营血则"舌卷，口中干，烦心心痛，臂内廉痛，不可及头"，心不受病，心包络代之。少阳三焦经和心包络经皆行"小指次指出其端"，补少阳三焦相火不及，泻心包络心火——阴火有余。心包络代心君行事，可知上两条都是心病。取小肠经少泽穴和三焦经关冲穴。

"目中赤痛，从内眦始，取之阴蹻。"

内眦属足太阳睛明穴，目命门所在，赤痛热也。取阴蹻照海穴补肾阴。前文重视胃腑命门，此言目命门。

"风痉，身反折，先取足太阳及腘中及血络出血。"

《金匮要略·痉湿暍病脉证治》说："太阳病，发热无汗，反恶寒者，名曰刚痉。太阳病，发热汗出，而不恶寒，名曰柔痉。太阳病，发热，脉沉而细者，名曰痉，为难治。太阳病，发汗太多，因致痉。夫风病，下之则痉，复发汗，必拘急。"可知风痉是太阳伤于风寒，出汗太多伤损津液所致。津液营卫损伤不运，气滞血凝，故取足太阳经放血通经活络。

"中有寒，取三里。"

胃肠寒中，取胃经足三里温补之。

"癃，取之阴蹻及三毛上及血络出血。"

《灵枢·本输》说："三焦下腧，在于足大趾之前，少阳之后，出于腘中外廉，名曰委阳，是太阳络也。手少阳经也。（足）三焦者，足少阳太阴之所将，太阳之别也，上踝五寸，别入贯腨肠，出于委阳，并太阳之正，入络膀胱，约下焦，实则闭癃，虚则遗溺，遗溺则补之，闭癃则泻之。"《灵枢·五味论》说："膀胱之胞薄以濡，得酸则缩绻，约而不通，水道不行，故癃。"《素问·宣明论》说："膀胱不利为癃。"厥阴肝经循前阴，也可致癃。《灵枢·经脉》说"肝足厥阴之脉……是主肝所生病者，胸满，呕逆，飧泄，狐疝，遗溺，闭癃"，说明肝病可致癃闭，也可能导致肝腹水。少阴肾为胃之关主水，故取属于少阴肾经的阴跷照海穴和足大趾三毛上足三焦足厥阴经经穴及血络放血。

"男子如蛊，女子如怚（《甲乙经》《千金》张志聪改为阻），身体腰脊如解，不欲饮食，先取涌泉见血，视跗上盛者，尽见血也。"

这里的蛊，不是蛊惑，是病名疝瘕之类病。《素问·玉机真脏论》说："脾传之肾，病名曰疝瘕，少腹冤热而痛，出白，一名曰蛊。"怚，从忄从且，且像雄性生殖器，心动反应于生殖器，指女性月经不调。其症见身体腰脊如同分解一样难受，并不思饮食。可能与小肠心包络有关系。《扁鹊镜经》说："手厥阴胞络之脉，起于胞中，连睾系，属于脊，贯肝肺，络心系，属心，散于心包，布膻中；其直者，出脊前，系于肾，贯肠胃，历络三焦，熏肝，散于肓，结于脐；其直者，出属心系……胞络者，嗣育之本，原气宗始也。《神农下经》曰：男子之胞以藏精，睾囊也；女子之胞以藏血，子宫也。胞者，人命之门也。胞之系者络也。手厥阴胞络者，长养五脏六腑精气也。脉横右关……"手厥阴心包络"贯肠胃"连腰脊、睾系，若不能"长养五脏六腑精气"可导致"身体腰脊如解，不欲饮食"。《素问·阴阳别论》说："二阳之病发心脾，有不得隐曲，女子不月。其传为风消，其传为息贲者，死不治。"《金匮要略·血痹虚劳病脉证治》说："夫失精家，少腹弦急，阴头寒，目眩（一作目眶痛），发落，脉极虚芤迟，为清谷，亡血失精。脉得诸芤动微紧，男子失精，女子梦交，桂枝加龙骨牡蛎汤主之。"凡是涉及男女之事，多与心肾有关，故取足少阴肾经井穴涌泉放血，及行跗上阳经（足阳明少阳，足三焦）血络满处放血。

《灵枢·热病》主要论述五脏伤寒热病，初起强调用五十九穴针刺发汗，强调心肺脾三本的重要作用，强调胃腑命门和目命门的重要性，特别是少阳三焦相火的重要性，最后表现于作为胃腑命门"胃之关"的肾。

厥病第二十四

本篇之厥，是气上逆的意思。是由于厥气上逆引起的厥头痛和厥心痛，与《素问·厥论》有所不同，《素问·厥论》之厥是阴阳不相顺接的意思，并有寒厥热厥之分。

"厥头痛，面若肿，起而烦心，取之足阳明、太阴。

厥头痛，意善忘，按之不得，取头面左右动脉，后取足太阴。

厥头痛，头脉痛，心悲，善泣，视头动脉反盛者，刺尽去血，后调足厥阴。

厥头痛，头痛甚，耳前后脉涌有热，泻出其血，后取足少阳。

厥头痛，贞贞头痛而重，泻头上五行，行五，先取手少阴，后取足少阴。

厥头痛，项先痛，腰脊为应，先取天柱，后取足太阳。"

按：厥头痛六种，前两种取足阳明太阴，中间两种取足少阳厥阴，后两种取足太阳少阴，因足三阳经皆上行于头而足三阴经与之相表里，故以取足经为主。注意足少阳厥阴放血的方法。

"头半寒痛，先取手少阳阳明，后取足少阳阳明。

真头痛，头痛甚，脑尽痛，手足寒至节，死不治。"

按：所谓阳者，胃脘之阳也，必赖春生少阳之气才能上升，故取足少阳阳明。

"头痛，不可取于腧者，有所击堕，恶血在于内，若肉伤痛未已，可则刺，不可远取也。"

按：这是外伤头痛治法，不同于内伤。

"头痛不可刺者，大痹为恶，日作者，可令少愈，不可已。"

按：这类头痛有痹病引起，痹病愈则头痛自愈。

"厥心痛与背相控，善瘈，如从后触其心，伛偻者，肾心痛也，先取京骨、昆仑，发针不已，取然谷。

厥心痛，腹胀，胸满，心尤痛甚，胃心痛也，取之大都、太白。

厥心痛，痛如以锥针刺其心，心痛甚者，脾心痛也，取之然谷、太溪。

厥心痛，色苍苍如死状，终日不得太息，肝心痛也，取之行间、太冲。

厥心痛，卧若徒居，心痛间，动作痛益甚，色不变，肺心痛也，取之鱼际、太渊。

真心痛，手足清至节，心痛甚，旦发夕死，夕发旦死。"

按：这里的厥心痛是五脏气逆犯心而发的疼痛，如《难经·六十难》说："其五脏气相干，名厥心痛。"非心家自病，只有真心痛是心家自病。

病本第二十五

"先病而后逆者，治其本。先逆而后病者，治其本。先寒后生病者，治其本。先病而后生寒者，治其本。先热而后生病者，治其本。先泄而后生他病者，治其本。必且调之，乃治其他病。先病而后中满者，治其标。先中满而后烦心者，治其本。

有客气，有同气。大小便不利，治其标；大小便利，治其本。病发而有余，本而标之，先治其本，后治其标；病发而不足，标而本之，先治其标，后治其本。谨详察间甚，以意调之，间者并行，甚为独行。先小便不利，而后生他病者，治其本也。"

按：今日的中医，多数标本意识淡薄，只是见病治病，悲矣。

口问第二十八

"黄帝曰：人之太息者，何气使然？岐伯曰：忧思则心系急，心系急则气道约，约则不利，故太息以伸出之，补手少阴心主、足少阳留之也。"

按：注家都将此处手少阴心主分为手少阴心经和手厥阴心包经，但这里主要是讲手厥阴心包经，在古十一经中都是手厥阴心包经代替手少阴心经记载。此类太息是由于气虚造成的，需要补气，补气必须用手少阳三焦，三焦与手厥阴心包经相表里，且三焦寄于足少阳胆经，故取手厥阴心包经和足少阳胆经补之。

"凡此十二邪者，皆奇邪之走空窍者也，故邪之所在，皆为不足。故上气不足，脑为之不满，耳为之苦鸣，头为之苦倾，目为之眩；中气不足，溲便为之变，肠为之苦鸣；下气不足，则乃为痿厥心悗。补足外踝下留之。"

按：对于"补足外踝下留之"，注家都指取昆仑穴，这不妥当，是"足外踝下"，而不是足外踝后，昆仑穴在足外踝后，应该是取足少阳胆经原穴丘墟穴，这是足三焦经经过的穴位，可参上一条"补手少阴心主、足少阳留之"和下一条。这是论上、中、下气虚总的治法，五脏六腑之虚皆取决于少阳（包括手少阳三焦和足少阳胆），所谓"凡十一脏，皆取决于胆也"。有的注家"疑'补足外踝下留之'七字涉下误衍"，就更不对了。

李东垣在《脾胃论》中把这归结为"三焦元气衰惫"，谓"此三元真气衰惫，皆由脾胃先虚，而气不上行之所致也"，又说："若元气愈不足，治在腹上诸腑之募穴；若传在五脏，为九窍不通，随各窍之病，治其各脏之募穴于腹。故曰，五脏不平。乃六腑元气闭塞之所生也。又曰：五脏不和，九窍不通，皆阳气不足，阴气有余，故曰阳不胜其阴。凡治腹之募，皆为元气不足，从阴引阳勿误也。若错补四末之腧，错泻四末之余，错泻者，差尤甚矣。按岐伯所说，况取穴于天上，天上者，人之背上五脏六腑之腧，岂有生者乎？兴言及此，寒心彻骨！若六淫客邪及上热下寒，筋骨皮肉血脉之病，错取穴于胃之合，及诸腹之募者必危，亦岐伯之言，下工岂可不慎哉。"按《黄帝内经》宗旨可以取四肢原穴以补元气。

"目眩头倾，补足外踝下留之；痿厥心悗，刺足大指间上二寸留之，一曰足外踝下留之。"

按：目眩是肝胆所属病，故应取足外踝下丘墟穴。据此可知"刺足大趾间上二寸"，应该取足厥阴肝经原穴太冲穴，因为足厥阴肝经从中气少阳也。

肠胃第三十一

"小肠后附脊，左环回周叠积，其注于回肠者，外附于脐，上回运环十六曲……回肠当脐左环，回周叶积而下，回运环反十六曲……广肠传脊，以受回肠左环叶脊上下……"

按：由此可知，脐腹部位诊候不能遗漏大小肠。

海论第三十三

"胃者，水谷之海也，其输上在气街，下至三里。

冲脉者，为十二经之海，其输上在于大杼，下出于巨虚之上下廉。

膻中者，为气之海，其输上在于柱骨之上下，前在于人迎。

脑为髓之海，其输上在于其盖，下在风府。

气海有余，则气满胸中悗息面赤；气海不足则气少不足以言。

血海有余，则常想其身大，怫然不知其所病；血海不足，则常想身小，狭然不知其所病。

水谷之海有余则腹满；水谷之海不足则饥不受谷食。

髓海有余则轻劲，多力，自过其度；髓海不足则脑转、耳鸣、胫酸、眩冒、目无所见、懈怠安卧。"

按：气街即气冲穴。水谷之海的重要腧穴在胃经的气冲和足三里。

冲脉为十二经之海，为血海，其重要腧穴：上在膀胱经的大杼穴（又是骨会穴），下在胃经的上巨虚、下巨虚两穴。

膻中为宗气积聚之处，故称气海，其重要腧穴：上在柱骨——颈椎之上下（张景岳谓：上在哑门，下在大椎），前有人迎穴。

脑为髓海，其重要腧穴：上在百会穴附近，下在风府。

这些穴位也是四海虚实的反映点。颈椎病属于气海，肩背酸困属于血海，颈肩背不舒找气血之海的腧穴——大杼、上下巨虚（大小肠下合穴）、公孙、膻中、人迎、大椎等。

五乱第三十四

"气乱于心，则烦心密嘿，俯首静伏。乱于肺，则俯仰喘喝，接手以呼。乱于肠胃，则为霍乱。乱于臂胫，则为四厥。乱于头，则为厥逆，头重眩仆……气在于心者取之手少阴、心主之俞。

气在于肺者，取之手太阴荥，足少阴俞。

气在于肠胃者，取之足太阴、阳明，不下者，取之三里。气在于头者，取之天柱大杼，不知，取足太阳荥俞。

气在于臂足，取之先去血脉，后取其阳明、少阳之荥俞。"

按：输穴，阴经为五行土，阳经为木。荥穴，阴经为火，阳经为水。阴经取火土，温之。阳经取水木，凉之。

气乱于心，取手少阴心经输穴神门、手厥阴心包经输穴大陵。

气乱于肺，取手太阴肺经的荥火鱼际及足少阴肾经输土太溪。

气乱于肠胃，取足太阴阳明经，不见效则取足阳明胃经合土足三里。

气乱于头，先取足太阳膀胱经的天柱、大杼，不见效则取足太阳膀胱经的荥水通谷和输木束骨。

气乱于臂胫，要先放瘀血，然后，在臂者取手阳明大肠经的荥水二间、输木三间及手少阳三焦经的荥水液门、输木中渚；在胫者取足阳明胃经的荥水内庭、输木陷谷及足少阳胆经的荥水侠溪、输木足临泣。

胀论第三十五

"黄帝曰：胀者焉生？何因而有？岐伯曰：卫气之在身也，常然并脉循分肉行，有逆顺阴阳相随，乃得天和，五脏更始，四时循序，五谷乃化。然后厥气在下，营卫留止，寒气逆上，真邪相攻，两气相搏，乃合为胀也。

营气循脉，卫气逆为脉胀，卫气并脉循分为肤胀。"

按：营卫的运行遵循天道，按四时次序运行，如《灵枢·营卫生会》说："营在脉中，卫在脉外，营周不休，五十而复大会。阴阳相贯如环无端，卫气行于阴二十五度，行于阳二十五度，分为昼夜，故气至阳而起，至阴而止，故曰：日中而阳陇为重阳，夜半而阴陇为重阴，故太阴主内，太阳主外，各行二十五度，分为昼夜。夜半为阴陇，夜半后而为阴衰，平旦阴尽而阳受气矣。日中而阳陇，日西而阳衰，日入阳尽而阴受气矣。夜半而大会，万民皆卧，命曰合阴，平旦阴尽而阳受气，如是无已，与天地同纪。"营卫"与天地同纪"，就是"得天和，五脏更始，四时循序"，也就是天人相应。胀病是营卫运行失常不循天道造成的。营行脉中，卫行脉外，营卫相随如环无端。营行脉中是没有逆行的，只有快慢。但卫行脉外有逆顺，卫气逆行则造成血脉胀病，或循分肉造成肤胀，但必有寒气的参与，乃能成病。如《灵枢·水胀》说："黄帝曰：肤胀何以候之？岐伯曰：肤胀者，寒气客于皮肤之间，鼕鼕然不坚，腹大，身尽肿，皮厚，按其腹，窅而不起，腹色不变，此其候也。鼓胀何如？岐伯曰：腹胀，身皆大，大与肤胀等也，色苍黄，腹筋起，此其候也。肠覃何如？岐伯曰：寒气客于肠外，与卫气相搏，气不得营，因有所系，瘕而内着，恶气乃起，瘜肉乃生。其始生也，大如鸡卵，稍以益大，至其成如怀子之状，久者离岁，按之则坚，推之则移，月事以时下，此其候也。"所以在治疗此种病的时候，要扶阳散寒，服药后放屁多。

厥气就是逆气，卫出下焦，故云"厥气在下"。真指真气，在这里指营卫之气。邪指寒气。三焦主持诸气，故云"三焦出气"（《灵枢·五癃津液别》），并主持水道，所以《灵枢·五癃津液别》说："邪气（寒气）内逆，则气为之闭塞而不行，不行则为水胀……阴阳气道不通，四海塞闭，三焦不泻，津液不化，水谷并行肠胃之中，别于回肠，留于下焦，不得渗膀胱，则下焦胀，水溢则为水胀。"《伤寒论》《金匮要略》常用桂枝汤加减调和营卫，用麻黄附子细辛汤之类祛寒气。

逆顺肥瘦第三十八

"圣人之为道者，上合于天，下合于地，中合于人事，必有明法，以起度数，法式检押，乃后可传焉。"

按：医者必会天地人三合为一之理，奈问今日医者大多不会，并说会者是搞迷信，悲乎，哀哉！

"夫冲脉者，五脏六腑之海也，五脏六腑皆禀焉。其上者，出于颃颡（咽上上颚骨上窍），渗诸阳，灌诸精；其下者，注少阴之大络，出于气街，循阴股内廉入腘中，伏行骬骨（足胫骨，指小腿部）内，下至内踝之后属而别。其下者，并于少阴之经，渗三阴；其前者，伏行出跗属（跟骨结节上缘），下循跗入大指间，渗诸络而温肌肉。故别络结则跗上不动，不动则厥，厥则寒矣。"

按：《灵枢·动输》也有此论，谓："冲脉者，十二经之海也，与少阴之大络起于肾下，出于气街，循阴股内廉邪入腘中，循胫骨内廉并少阴之经下入内踝之后，入足下。其别者，邪入踝出属跗上，入大指之间，注诸络以温足胫，此脉之常动者也。"《灵枢·海论》说："冲脉者，为十二经之海，其输上在于大杼，下出于巨虚之上下廉。"冲脉是黄庭太极之脉，故能为五脏六腑、十二经脉之海。冲脉先入腘中则合委中、委阳，后循足三焦经至足大趾。冲脉是黄庭太极之脉，三焦是黄庭太极的主经络，故二者可以合行。《黄帝内经》其他篇章也有关于冲脉的论述。

"冲脉者，经脉之海也，主渗灌溪谷，与阳明合于宗筋，阴阳总宗筋之会，会于气街，而阳明为之长，皆属于带脉，而络于督脉。"（《素问·痿论》）

"寒气客于冲脉，冲脉起于关元（小肠募穴），随腹直上，寒气客则脉不通，脉不通则气因之，故喘动应手矣。"（《素问·举痛论》）

"冲脉，气所发者二十二穴：侠鸠尾外各半寸至脐寸一，侠脐下傍各五分至横骨寸一，腹脉法也。"（《灵枢·气府论》）

"冲脉者，起于气街，并少阴之经，侠脐上行，至胸中而散。"（《素问·骨空论》）

"任脉通，太冲脉盛，月事以时下，故有子。"（《素问·上古天真论》）

"冲脉任脉，皆起于胞中，上循背里，为经络之海，其浮而外者，循腹右，

上行会于咽喉，别而络唇口，血气盛则充肤热肉，血独盛则澹渗皮肤，生毫毛。"（《灵枢·五音五味》）

《难经·二十七难》说："冲脉者，起于气冲，并足阳明之经，夹脐上行，至胸中而散也。"

《奇经八脉考》："起于少腹之内胞中，其浮而外者，起于气冲，并足阳明、少阴之间，循腹上行至横骨，侠脐左右各五分，上行历大赫……至胸中而散。"

冲脉的循行线路图如下（图84）。

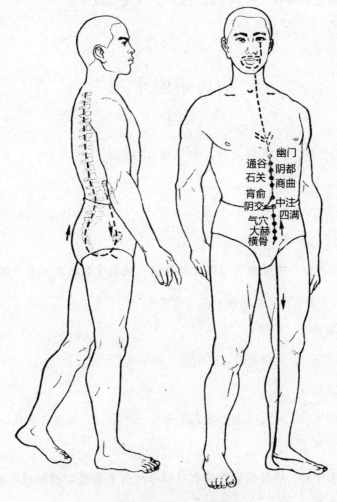

图84　冲脉循行线路（《经络学》）

阴阳清浊第四十

"手太阳独受阳之浊，手太阴独受阴之清；其清者上走空窍，其浊者独下行诸经。诸阴皆清，足太阴独受其浊。"

按：手太阴肺受天食人之五气，足太阴脾受地食人之五味，天之五气和地之五味会于胃肠，主要在于手太阳小肠，在小肠消化而分泌清浊，并把吸收到的营养物质输送到诸经，可知小肠是太极的重要组成部分。

病传第四十二

"病先发于肺，三日而之肝，一日而之脾，五日而之胃，十日不已，死。冬日入，夏日出。

病先发于肝，三日而之脾，五日而之胃，三日而之肾，三日不已，死。冬日入，夏蚤食。"

按：由此可知，肝肺都可以导致脾胃病，故调脾胃病不可忘了肺肝。

"病先发于脾，一日而之胃，二日而之肾，三日而之脊膀胱，十日不已，死。冬人定，夏晏食。

病先发于胃，五日而之肾，三日而之脊膀胱，五日而上之心，二日不已，死。冬夜半，夏日昳。

病先发于肾，三日而之脊膀胱，三日而上之心，三日而之小肠，三日不已，死。冬大晨，夏晏晡。"

按：由此可知，脾胃病和肾病都可以导致背部脊膂、膀胱经有病，注意二者的区别。

顺气一日分为四时第四十四

"黄帝曰：夫百病之所始生者，必起于燥湿寒暑风雨阴阳喜怒饮食居处，气合而有形，得脏而有名，余知其然也。夫百病者，多以旦慧昼安，夕加夜甚，何也？岐伯曰：四时之气使然。

黄帝曰：愿闻四时之气。岐伯曰：春生，夏长，秋收，冬藏，是气之常也，人亦应之。以一日分为四时，朝则为春，日中为夏，日入为秋，夜半为冬。朝则人气始生，病气衰，故旦慧；日中人气长，长则胜邪，故安；夕则人气始衰，邪气始生，故加；夜半人气入脏，邪气独居于身，故甚也。"

按：邪之所入，其气必虚，这个气主要是指卫外的阳气。旦昼是阳气旺的时候，故"旦慧昼安"。夕夜为阴，阳气更不足，不能胜邪，故"夕加夜甚"。

五变第四十六

"此人薄皮肤而目坚固以深者，长冲直扬，其心刚，刚则多怒，怒则气上逆，胸中蓄积，血气逆留，膲皮充肌，血脉不行，转而为热，热则消肌肤，故为消瘅。"

按：《内经博议·胀卒痛肠如疟积消瘅病》说："盖消瘅之疾，皆起于不足，是以灵枢言五脏皆柔弱者，善病消瘅，夫皆柔弱者，云是天元形体不充也。大气不足，五脏气馁，则阴虚生内热，内热不解，则外消肌肉。若肥贵人则膏粱甘脆发热以致之，亦谓之消瘅，此病与三消异。盖此以心肾肝三经之阴虚生热所致，故所谓热中消中者，其不可服芳草石药也。若服之则撄其发癫发狂。使急疾坚劲之气，激之为剽悍，不重使木克土尽乎。故经以为服此者，甲乙日更论也。内经消自为一种，即后世所谓三消也。如气厥论之肺消膈消，奇病论之

399

消渴，此上消也，多饮而渴不止者也。脉要精微论，瘅成为消中。师传篇胃中热则消谷，令人善饥，此中消也。溲便频而膏浊不禁，肝肾主之，此下消也。夫三消之成，皆以水火不交，偏胜用事，燥热伤阴之所致。而要之五行之气相乘，阳胜固能消阴，阴胜亦能消阳。如风木乘二阳胃为肌肉风消，心移寒于肺饮一溲二为肺消，则亢阳之衰而金寒水冷之为也。故由其燥热伤阴而气不化水为消，亦由阴邪偏盛，阳不帅阴而水不化气为消，其谓一也。瘅又为一症，有脾瘅，有胆瘅。脾瘅者，口甘肥美之所发也。肥令人内热，甘令人中满，中满郁热，其气上溢，转为消渴。内经治之以兰，除陈气也。兰草性味甘寒，能利水道。其清气能生津止渴。可除陈积蓄热也。胆瘅者，口苦，以肝取决于胆。而数谋虑不决则胆气虚。虚则其气上溢，而口为之苦，胆之脉会于咽也。"

消瘅是消渴病的一种，即现代医学糖尿病。

《素问·奇病论》云："帝曰：有病口甘者病名为何？何以得之？岐伯曰：此五气之溢也，名为脾瘅。夫五味入口，藏于胃，脾为之行于精气，津液在脾，故令人口甘也，此肥美之所发也。此人必素食甘美而多肥也。肥者令人内热，甘者令人中满，故其气上逆，转为消渴，治之以兰，除陈气也。"

《灵枢·本脏》云："心脆则善病消瘅热中。""善病消瘅易伤。"

《素问·通平虚实论》云："凡冶消瘅、仆击、偏枯、痿厥、气满发逆、肥贵人、则高粱之疾也。"

消瘅病的关键是"血脉不行，转而为热，热则消肌肤"，即血中郁热，病在血。仆击、偏枯、痿厥、气满发逆，可以说是其继发证。

本脏第四十七

"五脏者，所以参天地，副阴阳，而运四时，化五节者也。"

按：此言脏气法时、天人相应的思想，这一思想贯穿《黄帝内经》始终。

"五脏者，固有小大、高下、坚脆、端正、偏倾者。

六腑亦有小大、长短、厚薄、结直、缓急。

凡此二十五者，各不同，或善，或恶，或吉，或凶。"

按：人体五脏有五种不同形态，六腑也有五种不同形态，共有五五二十五种不同形态。加之阴阳二十五人。所以人和人是不同的。

"肾合三焦、膀胱，三焦、膀胱者，腠理、毫毛其应。

肾应骨，密理厚皮者三焦、膀胱厚，粗理薄皮者三焦、膀胱薄，疏腠理者三焦、膀胱缓，皮急而无毫毛者三焦、膀胱急，毫毛美而粗者三焦、膀胱直，稀毫毛者三焦、膀胱结也。"

按：肾与膀胱相表里，其关系易明。至于肾与三焦的关系，据《灵枢·本输》说："肾合膀胱，膀胱者精液之腑也。少阴属肾，肾上连肺，故将两脏。三焦者，中渎之腑也，水道出焉，属膀胱，是孤之腑也。"少阳三焦不但"属肾"，也"属膀胱"，故云"肾合三焦、膀胱"。三焦、膀胱应于腠理毫毛，所以从腠理、毫毛可以诊查三焦、膀胱的厚薄、缓急、直结健康情况。杨上善注："肾以应骨，骨应三焦、膀胱，膀胱气发腠理，故以腠理候三焦、膀胱也。三焦之气如雾沤沟渎，与膀胱水腑是同，故合为一腑也。腠理、毫毛在皮，故亦以皮之毫毛为候也。"其实腠理本为三焦之腑，《金匮要略》说："腠者，是三焦通会元真之处，为血气所注；理者，是皮肤脏腑之文理也。"膀胱腑之水，在三焦相火的气化作用下才能发于腠理，没有三焦的气化功能则"水道"不利，也就是《伤寒论》中的五苓散证。

第71条：太阳病，发汗后，大汗出，胃中干，烦躁不得眠，欲得饮水者，少少与饮之，令胃气和则愈。若脉浮，小便不利，微热消渴者，五苓散主之。

五苓散方

猪苓十八铢（去皮），泽泻一两六铢，白术十八铢，茯苓十八铢，桂枝半两（去皮）。

上五味，捣为散，以白饮和服方寸匕，日三服。多饮暖水，汗出愈。如法将息。

第 72 条：发汗已，脉浮数，烦渴者，五苓散主之。

第 73 条：伤寒，汗出而渴者，五苓散主之。

第 74 条：中风发热，六七日不解而烦，有表里证，渴欲饮水，水入则吐者，名曰水逆，五苓散主之。

第 386 条：霍乱，头痛发热，身疼痛，热多欲饮水者，五苓散主之。

现在大多认为五苓散证是膀胱蓄水，李克绍在《伤寒解惑论》中首先提出"三焦蓄水"的观点，值得称赞。因为蓄水证是水的代谢失常，运化排泄出了问题，三焦是决渎之官，主行水道，三焦相火气化不利，脾失传输，归根到底是太极少阳三焦和太阴脾出了问题。太阳病发汗则伤损阳气，阳气损伤则水气不化而停聚为水，故用桂枝温补三焦相火以加强气化功能，用白术、茯苓一方面健脾布津，另一方面实脾制水。用泽泻、猪苓、茯苓淡渗利水。

五苓散方后注"多饮暖水，汗出愈"重点在于"汗出愈"上，因为发汗不仅伤阳气，也损伤津液，多饮暖水以资发汗之源，以便宣通三焦道路而使"水道出焉"。不但如此，还要注意"如法将息"一语，多指服桂枝汤将息法。

禁服第四十八

"凡刺之理，经脉为始，营其所行，知其度量，内刺五脏，外刺六腑，审察卫气，为百病母，调诸虚实，虚实乃止，泻其血络，血尽不殆矣。"

按：营行脉中，所以刺经脉要知营气。卫行脉外，所以刺络脉要知卫气。卫气就是阳气，是生命的重要物质。现在医家多不注意络病放血的问题，《黄帝内经》多次提及这个问题。营卫生于中宫黄庭，也就是太极，营卫运行正常就是健康人，一旦营卫运行失常，百病便由此而生。太极由少阳三焦相火和太阴脾土组成,以人身红太阳——三焦相火为主导,万物生长靠太阳,有此火则生,无此火则死。

五色第四十九

"风者,百病之始也。"

按:风有外感和内伤之分。从外感来说,风寒暑湿燥火六气无风则不流动,故风为百病之长。从内伤来说,肝风为春生之气,主阳气之生,阳不生则阴不长,而生百病。

论勇第五十

"黄帝问于少俞曰:有人于此,并行并立,其年之长少等也,衣之厚薄均也,卒然遇烈风暴雨,或病或不病,或皆病,或皆不病,其故何也?少俞曰:帝问何急?黄帝曰:愿尽闻之。

少俞曰:春青风,夏阳风,秋凉风,冬寒风,凡此四时之风者,其所病各不同形。

黄帝曰:四时之风,病人如何?少俞曰:黄色薄皮弱肉者,不胜春之虚风;白色薄皮弱肉者,不胜夏之虚风;青色薄皮弱肉,不胜秋之虚风;赤色薄皮弱肉,不胜冬之虚风也。黄帝曰:黑色不病乎?少俞曰:黑色而皮厚肉坚固,固不伤于四时之风;其皮薄而肉不坚,色不一者,长夏至而有虚风者,病矣。其皮厚而肌肉坚者,长夏至而有虚风,不病矣。其皮厚而肌肉坚者,必重感于寒,外内皆然，乃病。

　　黄帝曰：善。"

　　按：《灵枢·九宫八风》说，凡符合季节时令主资长万物的风，称作实风；凡与季节时令相反主收杀万物的风，称作虚风。并指出，体虚人再遇虚风及年虚，三虚相搏，得病最严重。如《灵枢·岁露论》说："乘年之衰，逢月之空，失时之和，因为贼风所伤，是谓三虚。"年虚指岁气不及年，月空之朔月，失时和指四时不正之气——如春不温、夏不热等反常气候。如《素问·刺法论》说："人病心虚，又遇君相二火司天失守，感而三虚。"《素问·本病论》说："人忧愁思虑即伤心，又或遇少阴司天，天数不及，太阴作接间至，即谓天虚也，此即人气、天气同虚也。又遇惊而夺精，汗出于心，因而三虚。"这说明五运六气对人体发病起到了重要作用，由此可知，那些不懂五运六气的医生不可能是一位高明医生。八方虚风与脏腑及病变部位见表30。

表30　八方虚风与脏腑及病变部位

风名与来处				对人体影响		
九宫	五行	风向	风名	内舍	外在	主气
离	火	南风	大弱风	心	脉	热
坤	土	西南风	谋风	脾	肌	弱
兑	金	西风	刚风	肺	皮肤	燥
乾	金	西北风	折风	小肠	手太阳脉	脉绝则溢，脉闭则结不通，善暴死
坎	水	北风	大刚风	肾	骨与肩背之膂筋	寒
艮	土	东北风	凶风	大肠	两胁腋骨下及肢节	
震	木	东风	婴儿风	肝	筋纽	身湿
巽	木	东南风	弱风	胃	肌肉	体重

《灵枢·论勇》强调的是人体虚。人体五脏系统虚损的共同表现是"薄皮弱肉"，形成"薄皮弱肉"的原因是太极元气不足，归根到底是三焦不足。因为皮肉之间是腠理，腠理是三焦腑，脾主肌肉，属于太极系统。

《灵枢·本脏》说："肾合三焦膀胱，三焦膀胱者，腠理毫毛其应。"《灵枢·五癃津液别论》说："三焦出气，以温肌肉，充皮肤。"《太素》说："月满则海水西盛，人焦理却；月郭空则海水东盛，人焦理薄。"杨上善注："三焦之气发于腠理，故曰焦理。"（引自《章太炎医论》）可知三焦不但应腠理，还温充皮肤肌肉。三焦不温充皮肤肌肉就会导致"薄皮弱肉"。

《黄帝内经》讲到腠理的地方，粗略统计有 50 多处，曰"腠理""腠理疏""腠理热""腠理致密""腠理乃发""腠理不开""腠理之间""腠理郄""腠理闭""腠理闭不通""腠理闭室""腠理开""腠理开发""腠理发泄""腠理开闭之常""腠理开闭缓急""腠理开而中于邪""腠理开则邪气入""腠理开则洒然寒""皮腠""肌腠""肉腠""皮理""肌理""肉理"等。既然腠理能开能闭，又是灌注气血、邪气出入的地方，则必为有形之器。

从腠理和三焦的含义解释。《中华大字典》载："腠理，谓文理逢会之中。"又"理，肌肤之文。"《金匮要略》说："五脏元真通畅，人即安和……若人能养慎，不令邪风干忤经络……不遗形体有衰，病则无由入其腠理。腠者，是三焦通会元真之处，为血、气所注。理者，是皮肤脏腑之文理也。"[①]《医宗金鉴》说："腠者，一身气隙，血气往来之处，三焦通会真元之道路也；理者，皮肤、脏腑内外井然不乱之条理也。"徐忠可说："理者，合皮肤、脏腑、内外皆有其理，细而不紊，故曰纹理。"纹通文。《经籍纂诂》载："文者，物象之本。"《周易·系辞》说："物相杂故曰文，文不当者，吉凶生焉。"杂：《中华大字典》载："阴阳错居也。"由此看来，文理即是生成机体的原始物质，相交合有条理的

---

① 南京中医学院金匮教研组编：《金匮要略学习参考资料》，人民卫生出版社，1965 年。

排列组合表现出来的物象，即皮肤、肌肉、脏腑组织的纹理。腠，即是文理组合逢会之中的间隙，实为分布于周身之皮肤、肌肉、脏腑组织之间的各种各样的组织间隙（图85）。生成机体的原始交合物质，即是父母之精的细胞。父母之精在子宫中相结合，形成胚泡，胚泡植入子宫内膜形成胚胎。在胚泡植入后获得较好的营养环境，滋养层细胞迅速增殖分化形成三层。最外面是一些不规则的细胞，细胞境界逐渐消失，并在其中出现一些含有母血的腔隙，这就逐渐形成了机体的腠理。胚胎受母亲气血注入而获得滋养，逐渐生长发育，直到婴儿出世。传统相术和传统医学以望文理来判断人的吉凶和病的进退，就是根于这种机理。近代用皮纹学作为某遗传病的一种诊断手段，也说明文理是生成机体的原始物质相交合后，有条理的排列组合表现出来的物象。所以，文理即是肌肤脏腑的组织构成的井然不乱的条理，人体无处不有文理。其根于父母之精，为生命之本，血、气皆注于此。所以曲丽芳说："仲景腠理定义明示，腠隶属于三焦，是三焦通行会合元真之气的地方，腠与三焦共同构成人身之水道、气道和气化场所，并参与完成三焦的各项功能。理隶属于不同的脏腑组织，功能与其所属的脏腑组织协调一致。如皮理隶属于肺；肌理、肉理隶属于脾；但皮腠属于三焦，肌腠、肉腠也属于三焦，这是腠理三焦与脏腑组织在不同层次上特殊依存关系的体现。由此推测，腠理既是贯穿周身上下，表里内外，五脏六腑的一种解剖结构，也是三焦水道、三焦气道、三焦气化功能活动完成的地方。"[1]

三焦之"焦"字，古作膲，膲字从肉，说明膲是人体的一种组织所构成的特殊器官。《中华大字典》载："焦"通膲，膲音醮，肉不满也。肉不满处，指文理逢会中的空隙，即肌肉的空隙处，属于肌肉间的一种组织，为气、血、津、液往来之处，犹如街道，故谓之"气街"，越人所谓三焦腑即指此言。三焦的"三"

---

① 曲丽芳：《从〈金匮要略〉腠理探三焦系统形质功能》，载《中国医药学报》第149页，2002年第17卷第3期。

字，有三种含义：其一，三是虚数，不是实数。"凡一二之所不能尽者，则约之'三'以见其多，'三'之所不能尽者，则约之九以见其极多，此言语之虚数也。"（《述学·释三九上》）因为肌肉之间的空隙在人体多不可数，故用"三"约言之，谓之三焦。其二，"三"为三元之气，有三生万物的含义。腠理间，血、气所注，滋育长养机体也。由于它分布于人体上、中、下各部，故在上者称上三膲，在中者称中三膲，在下者称下三膲（见《脉经·病可刺证》"平病云：热入血室，无犯胃气及上三膲"）。简称之谓上焦、中焦、下焦，而非单纯区分部位的概念。其三，太阳的南回归线、北回归线、赤道线三线运动。

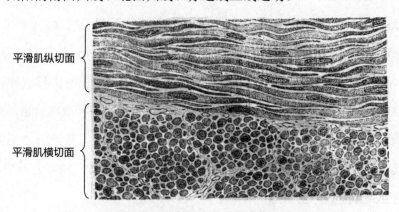

平滑肌纵切面

平滑肌横切面

图 85　平滑肌纵切面和横切面（《人体组织解剖学》第二版）

明白了腠理和三焦的含义之后，再来探析腠理和三焦的功能。

《素问·生气通天论》说："气血以流，湊理以密。"湊、凑、腠古通用，故湊理即腠理。腠写成湊，从水旁，正说明腠理的功能与江河灌注相似，为决渎水道。《素问·阴阳应象大论》说："清阳为天，浊阴为地；地气上为云，天气下为雨；雨出地气，云出天气。故清阳出上窍，浊阴出下窍；清阳发腠理，浊阴走五脏；清阳实四肢，浊阴归六腑。"这是用天人相应的理论来阐述腠理的功能，腠理有"窍"，能开闭，是人与自然进行气物交换的复杂组织结构。所谓"通会"，通为贯通，会为交会，是气与血贯通交会的处所。《素问·至真要大论》说"开腠理，致津液，通气也"，津液即水液，这说明腠理不仅是水道，也是气道。《灵枢·本脏》说："密理厚皮者，三焦膀胱厚；粗理薄皮者，三焦膀胱薄；疏腠理者，三焦膀胱缓；皮急而无毫毛者，三焦膀胱急；毫毛美而粗者，三焦膀胱直；稀毫毛者，三焦膀胱结也。"

既然三焦可辨其厚、薄、缓、急、直、结，那么必实有其物。其厚、薄、缓、急、直、结都与三焦膀胱并论是因为膀胱为水府、三焦通调水道也。因为腠理中的水液有满与不满，故有"三焦理横""三焦理纵"。正因为腠理充满了津液，必受到月亮潮汐的影响，故《太素》说："月满则海水西盛，人焦理却；月郭空则海水东盛，人焦理薄。"所以人体虚弱，必须补太极元气，首选健三焦。

"薄皮弱肉"体虚的人必定营卫气血都虚，关于营卫气血，《黄帝内经》曾设专篇进行论述，主要内容可见于《灵枢·营卫生会》《灵枢·营气》《灵枢·五十营》《灵枢·卫气行》《灵枢·卫气失常》等篇，论述了营卫的生理病理以及与天道相合的规律。如《灵枢·卫气》说："五脏者，所以藏精神魂魄者也；六腑者，所以承水谷而行化物者也。其气内干五脏，而外络肢节。其浮气之不循经者为卫气，其精气之行于经者为营气，阴阳相随，外内相贯，如环之无端。"

营卫失常所致内伤杂病

营卫生成不足，或运行涩滞，其病不仁不用。《素问·逆调论》云："荣气虚则不仁，卫气虚则不用，荣卫俱虚则不仁且不用。"营卫不足，温养濡润功能低下而致感觉、运动功能减退的肉苛之病。《素问·气穴论》云："积寒留舍，荣卫不居，卷肉缩筋，肋肘不得伸，内为骨痹，外为不仁，命曰不足，大寒留于溪谷也。"《素问·痹论》曰："其不痛不仁者，病久入深，营卫之行涩，经络时疏，故不通，皮肤不营，故为不仁。"营卫不足，运行涩滞，筋骨肌肤失养，风寒湿邪乘虚而入，为痹证发病的主要内因之一。如果营卫虚衰，气血不能周行于身，其病为半身不遂之偏枯。《灵枢·刺节真邪》云："虚邪偏容于身半，其入深，内居荣卫，荣卫稍衰，则真气去，邪气独留，发为偏枯。"如果营卫逆行，可致气机阻塞，升降失常，其病为胀。《灵枢·卫气失常》云："卫气之留于腹中，搐积不行，菀蕴不得常所，使人支胁胃中满，喘呼逆息。"《灵枢·五乱》曰："清气在阴，浊气在阳，营气顺脉，卫气逆行，清浊相干，乱于胸中，是谓大悗。"《灵枢·胀论》谓："营气循脉，卫气逆为脉胀，卫气并脉循分为肤胀。"如果卫气与邪气相搏结，运行涩滞乃至留积，息肉乃生，久之其发肠覃。《灵枢·水胀》云："肠覃何如？岐伯曰：寒气客于肠外，与卫气相搏，气不得荣，因有所系，癖而内著，恶气乃起，息肉乃生。其始生也，大如鸡卵，稍以益大，至其成，如怀子之状，久者离岁，按之则坚，推之则移，月事以时下，此其候也。"如果老年营卫虚衰，气血不足，五脏功能减退，其病不寐。《灵枢·营卫生会》云："老者气血衰，其肌肉枯，气道涩，五脏之气相搏，其营气衰少而卫气内伐，故昼不精，夜不瞑。"不局限于老年人，其他人如果邪气入阴，令卫气运行失常，阴阳不通，皆可病不寐。《灵枢·邪客》云："今厥气客于五脏六腑，则卫气独卫其外，行于阳，不得入于阴。行于阳则阳气盛，阳气盛则阳跷陷，不得入于阴，阴虚，故目不瞑。"《灵枢·寿夭刚柔》说："营之生病也，寒热，少气，血上下行。卫之生病也，气痛时来时去，怫气贲响，风寒客于肠胃之中。寒痹之为病也，留而不去，时痛而皮不仁。"此外，《灵枢·大惑论》亦有类似的论述。

营卫失常所致外感病症

四时不正之气侵入人体，卫气即起而与争，其病发寒热。《灵邪·刺节真邪》云："虚邪之中人也，洒淅动形，起毫毛而发腠理……与卫气相搏，阳胜者，则为热，阴胜者，则为寒。"卫气司汗孔之开合，营气化津液以为汗。外感表证，营卫不和，或卫气运行失常，则汗出过多或无汗。《灵枢·营卫生会》云："人有热饮食下胃，其气未定，汗则出，或出于面，或出于背，或出于身半，其不循卫气之道而出，何也？岐伯曰：此外伤于风，内开腠理，毛蒸理泄，卫气走之，固不得循其道。此气慓悍滑疾，见开而出，故不得从其道，故命曰漏泄"。如果阳邪偏胜，则腠理开合失常，营卫失调，其病热。《素问·调经论》云："阳盛生外热奈何？岐伯曰：上焦不通利，则皮肤致密，腠理闭塞，玄府不通，卫气不得泄越，故外热。"《素问·气穴论》曰："荣卫稽留，卫散荣溢，气竭血著，外为发热。"如果邪气与营卫之气相搏，更迭胜负，其病寒热往来，发为疟疾。《素问·疟论》云："此得之夏伤于暑，热气盛，藏于皮肤之内，肠胃之外，此荣气之所舍也。此令人汗空疏，腠理开，因得秋气，汗出遇风，及得之以浴，水气舍于皮肤之内，与卫气并居，卫气者，昼日行于阳，夜行于阴，此气得阳而外出，得阴而内薄，内外相薄，是以日作。""其间日发者，由邪气内薄于五脏，横连募原也，其道远，其气深，其引迟，不能与卫气俱行，不得皆出，故间日乃作也。"详尽地说明了疟疾的病因、病机、发作周期，并据此在《素问·刺疟》篇提出刺疟之法及俞穴。如果邪气引起营卫运行不利，壅遏肉理，其病为痈肿。故《素问·生气通天论》云："营气不从，逆于肉理，乃生痈肿。"《素问·气穴论》曰："邪溢气壅，脉热肉败，营卫不行，必将为脓。"由于外因所致者，《灵枢·痈疽》云："寒邪客于经络之中则血泣，血泣则不通，不通则卫气归之，不得复反，故痈肿。""营气稽留于经脉之中，则血涩而不行，不行则卫气从之而不通，壅遏而不得行，故热。大热不止，热胜则肉腐，肉腐则为脓。"由于内因所致者，《灵枢·玉版》云："病生之时，有喜怒不测，饮食不节，阴气不足，阳气有余，营气不行，乃发为痈疽。"外邪侵袭、情志过极、饮食不节等因素，皆可导致正邪相干，营卫不利，血行涩滞，稽留化热，热胜肉腐成脓。更有甚者，风毒之邪客于人体，导致营卫"其道不利""其气不清"，即运行乖逆，功能失常，其病疠风（麻风）。《素问·风论》云："风气与太阳俱入，行诸脉俞，散于分肉之间，与卫气相干，其道不利，故使肌肉愤膜而有疡，卫气有所凝而不行，故其肉有不仁也。疠者，有荣气热胕，其气不清，故使鼻柱坏而色败，皮肤疡溃，风寒客于脉而不去，名曰疠风。"

　　外感热病失治或误治，轻者营卫不和，病传六经，重者营卫不行，脏腑俱病。《素问·热论》云："三阴三阳，五脏六腑皆受病，荣卫不行，五脏不通，则死矣。"内伤诸病，伤及营卫，脏腑失调，精神内伤，甚则身必败亡。《素问·疏五过论》

云："凡未诊病者，必问尝贵后贱，虽不中邪，病从内生，名曰脱营……病深者，以其外耗于卫，内夺于营，良工所失，不知病情，此亦治之一过也。"[①]

对于营卫的生理病理，周东浩先生等曾在《中国中医药报》上撰文加以详细归纳讨论，[②] 读者可以参阅，这里就不赘述了。

《黄帝内经》之后，张仲景也论述了太极营卫的问题，现就有关《金匮要略》《伤寒论》中的论述，引录于下。

"血痹，阴阳俱虚（指营卫气血皆虚），寸口关上微，尺中小紧，外证身体不仁，如风痹状，黄芪桂枝五物汤主之。

劳之为病，其脉浮大，手足烦，春夏剧，秋冬瘥，阴寒精自出，酸削不能行。

男子脉虚沉弦，无寒热，短气里急，小便不利，面色白，时目瞑兼衄，少腹满，此为劳使之然。

人年五六十，其病脉大者，痹侠背行；若肠鸣、马刀侠瘿者，皆为劳得之。

脉弦而大，弦则为减，大则为芤，减则为寒，芤则为虚，虚寒相搏，此名为革。妇人则半产漏下，男子则亡血失精。

夫失精家，少腹弦急，阴头寒，目眩发落，脉极虚芤迟，清谷亡血失精。脉得诸芤动微紧，男子失精，女子梦交，桂枝龙骨牡蛎汤主之。

虚劳里急，悸，衄，腹中痛，梦失精，四肢酸疼，手足烦热，咽干口燥，小建中汤主之。

虚劳里急，诸不足，黄芪建中汤主之。

虚劳，腰痛，少腹拘急，小便不利者，八味肾气丸主之。

虚劳，诸不足，风气百疾，薯蓣丸主之。

虚劳，虚烦不得眠，酸枣仁汤主之。

---

① 引自王洪图：《黄帝内经研究大成》。
② 周东浩等：《营卫钩玄》，载 2005 年 11 月 28 日《中国中医药报》；《〈黄帝内经〉卫气循行浅析》，载 2004 年 3 月 8 日《中国中医药报》。

五劳虚极，羸瘦，腹满不能饮食，食伤、忧伤、饮伤、房室伤、饥伤、劳伤、经络营卫气伤，内有干血，肌肤甲错，两目黯黑。缓中补虚，大黄䗪虫丸主之。"（以上见《金匮要略》）

"阳脉浮（一作微），阴脉弱者，则血虚，血虚则筋急也。

其脉沉者，荣气微也；其脉浮，而汗出如流珠者，卫气衰也。荣气微者，加烧针，则血留不行，更发热而躁烦也。

阴阳相搏，名曰动。阳动则汗出，阴动则发热。形冷、恶寒者，此三焦伤也。若数脉见于关上，上下无头尾，如豆大，厥厥动摇者，名曰动也。

寸口脉浮而紧，浮则为风，紧则为寒。风则伤卫，寒则伤荣。荣卫俱病，骨节烦疼，当发其汗也。

寸口脉阴阳俱紧者，法当清邪中于上焦，浊邪中于下焦。清邪中上，名曰洁也；浊邪中下，名曰浑也。阴中于邪，必内栗也，表气微虚，里气不守，故使邪中于阴也。阳中于邪，必发热、头痛、项强、颈挛、腰痛、胫酸，所为阳中雾露之气，故曰清邪中上。浊邪中下，阴气为栗，足膝逆冷，便溺妄出，表气微虚，里气微急，三焦相溷，内外不通，上焦怫郁，脏气相熏，口烂食断也。中焦不治，胃气上冲，脾气不转，胃中为浊，荣卫不通，血凝不流。若卫气前通者，小便赤黄，与热相搏，因热作使，游于经络，出入脏腑，热气所过，则为痈脓。若阴气前通者，阳气厥微，阴无所使，客气内入，嚏而出之，声咽咽塞，寒厥相逐（赵本作"追"），为热所拥，血凝自下，状如豚肝，阴阳俱厥，脾气弧弱，五液注下，下焦不阖（赵本注："一作盍"），清便下重，令便数、难，脐（赵本作"齐"）筑湫痛，命将难全。"（以上见于《伤寒论·辨脉法》）

成无己注：浮为阳，沉为阴。阳脉紧，则雾露之气中于上焦；阴脉紧，则寒邪中于下焦。上焦者，太阳也。下焦者，少阴也。发热、头痛、项强、颈挛、腰疼、胫酸者，雾露之气中于太阳之经也；浊邪中下，阴气为栗，足胫逆冷，便溺妄出者，寒邪中于少阴也。因表气微虚，邪入而客之，又里气不守，邪乘里弱，遂中于阴，阴虚遇邪，内为惧栗，致气微急矣。《内经》曰：阳病者，上行极而下；阴病者，下行极而上。此上焦之邪，甚则下干中焦，下焦之邪，甚则上干中焦，由是三焦溷乱也。三焦主持诸气，三焦既相溷乱，则内外之气，俱不得通，膻中为阳气之海，气因不得通于内外，怫郁于上焦而为热，与脏相熏，口烂食断。《内经》曰：隔热不便，上为口糜。中焦为上下二焦之邪混乱，则不得平治，中焦在胃之中，中焦失治，胃气因上冲也。脾，坤也，坤助胃气，消磨医统本作"磨消"水谷，脾气不转，则胃中水谷不得磨消，故胃中浊也。《金匮要略》曰：谷气不消，胃中苦浊。荣者，水谷之精气也；卫者，水谷之悍气也。气不能布散，致荣卫不通，血凝不流。卫气者，阳气也；荣血者，阴气也。阳主为热，阴主为寒。卫气前通者，阳气先通而热气得行也。《内经》曰：膀胱者，津液藏焉，化则能出。以小便赤黄，知卫气前通也。热气与胃医统本作"卫"气相搏而行，出入脏腑，游于经络，经络客热，则血凝肉腐，而为痈脓，此见其热气得行。若阴气前通者，则不然，阳在外为阴之使，因阳气厥微，阴无所使，遂阴气前通也。《内经》曰：阳气者，卫外而为固也，阳气厥微，则不能卫外，寒气因而客之。鼻者，肺之候，肺主声，寒气内入者，客于肺经，则嚏而出之，声咽咽塞。寒者，外邪也；厥者，内邪也。外内之邪合并，相逐为热，则血凝不流。今为热所拥，使血凝自下，如豚肝也。上焦阳气厥，下焦阴气厥，二气俱厥，不相顺接，则脾气独弱，不能行化气血，滋养五脏，致五脏俱虚，而五液注下。《针经》曰：五脏不和，使液溢而下流于阴。阖，合也。清，圊也。下焦气脱而不合，故数便而下重。脐为生气之原，脐筑湫痛，则生气欲绝，故曰命将难全。

喻嘉言：寸口脉阴阳俱紧者，法当清邪中于上焦，浊邪中于下焦。清邪中上，名曰洁也；浊邪中下，名曰浑也。阴中于邪，必内栗也。凡二百六十九字，阐发奥理，全非伤寒中所有事，乃论疫邪从入之门，变病之总，所谓赤文绿字，开天辟地之宝符，人自不识耳。篇中大意，谓人之鼻气通于天，故阳中雾露之邪者为清邪，从鼻息而上入于阳。入则发热、头痛、项强颈挛，正与俗称大头瘟、蛤蟆瘟之说符也。人之口气通于地，故阴中水土之邪者为饮食浊味，从口舌而下入于阴。入则其人必先内栗、足膝逆冷、便溺妄出、清便下重、脐筑湫痛，正与俗称绞肠瘟、软脚瘟之说符也。然从鼻从口所入之邪，必先注中焦，以次分布上下，故中焦受邪，因而不治，中焦不治，则胃中为浊，营卫不通，血凝不流，其酿变即现中焦，俗称瓜瓤瘟、疙瘩瘟等证，则又阳毒痈脓，阴毒遍身青紫之类也。此三焦定位之邪也。若三焦邪溷为一，内外不通，脏气熏蒸，上焦怫郁，则口烂食断；卫气前通者，因热作使，游行经络脏腑，则为痈脓；营气前通者，因召客邪，嚏出、声嗢、咽塞，热拥不行，则下血如豚肝。然以营卫渐通，故非危候。若上焦之阳，下焦之阴，两不相接，则脾气于中，难以独运，斯五液注下，下焦不阖，而命难全矣。伤寒之邪，先行身之背，次行身之前，次行身之侧，繇外廓而入；温疫之邪，则直行中道，流布三焦。上焦为清阳，故清阳从之上入，下焦为浊阴，故浊邪从之下入，中焦为阴阳交界，凡清浊之邪，必从此区分。甚者三焦相溷，上行极而下，下行极而上，故声嗢、咽塞、口烂、食䶥者，亦复下血如豚肝，非定中上不及下，中下不及上也。伤寒邪中外廓，故一表即散；疫邪行在中道，故表之不散。伤寒邪入胃府，则腹满便坚，故可攻下；疫邪在三焦，散漫不收，下之复合。此与治伤寒表里诸法，有何干涉，奈何千年愦愦？试折衷以圣言，从前谬迷，宁不涣然冰释哉？治法，未病前，预饮芳香正气药，则邪不能入，此为上也。邪既入，急以逐秽为第一义。上焦如雾，升而逐之，兼以解毒；中焦如沤，疏而逐之，兼以解毒；下焦如渎，决而逐之，兼以解毒。营卫既通，乘势追拔，勿使潜滋。

　　杨栗山："清邪、浊邪便是杂气。"夏秋之时，暑热湿交互为患，不比单一邪气，故谓杂气。杨氏在《温病脉证辨》中说"杂气由口鼻入三焦，怫郁内炽""从鼻从口所入之邪，必先注中焦，分布上下，故中焦受邪，则清浊相干，气滞血凝不流。"

田按：张仲景说"脐筑湫痛，命将难全"，就点出了脐为生命之根。故成无己说："脐为生气之源，脐筑湫痛，则生气欲绝，故曰命将难全。"这是从正气讲。喻嘉言、杨栗山是从邪气讲，为疫病。

寸口卫气盛，名曰高，荣气盛，名曰章，高章相搏，名曰纲。卫气弱，名曰慄，荣气弱，名曰卑，慄卑相搏，名曰损。卫气和，名曰缓，荣气和，名曰迟，缓迟相搏，名曰沉。

寸口脉缓而迟，缓则阳气长，其色鲜，其颜光，其声商，毛发长，迟则阴气盛，骨髓生，血满，肌肉紧薄鲜硬。阴阳相抱，荣卫俱行，刚柔相搏（赵本作"得"），名曰强也。

寸口脉弱而迟，弱者卫气微，迟者荣中寒。荣为血，血寒则发热；卫为气，气微者，心内饥，饥而虚满不能食也。

寸口脉微而涩，微者卫气不行，涩者荣气不逮。荣卫不能相将，三焦无所仰，身体痹不仁。荣气不足，则烦疼，口难言；卫气虚，则恶寒数欠。三焦不归其部，上焦不归者，噫而酢吞；中焦不归者，不能消谷引食；下焦不归者，则遗溲。

寸口脉微而涩，微者卫气衰，涩者荣气不足。卫气衰，面色黄；荣气不足，面色青。荣为根，卫为叶。荣卫俱微，则根叶枯槁，而寒栗咳逆，唾腥吐涎沫也。

趺阳脉浮而芤，浮者卫气衰（赵本作"虚"），芤者荣气伤，其身体瘦，肌肉甲错，浮芤相搏，宗气衰微（赵本作"微衰"），四属断绝。

寸口脉微而缓，微者卫气疏，疏则其肤空；缓者胃气实，实则谷消而水化也。谷入于胃，脉道乃行（而赵本作"水"入于经），其血乃成。荣盛，则其肤必疏，三焦绝经，名曰血崩。（以上见于《伤寒论·平脉法》）

按：张仲景详细论述了营卫之气旺盛与衰减的生理病理变化，并说明都与三焦有关。

"太阳病，发热汗出者，此为荣弱卫强，故使汗出，欲救邪风者，宜桂枝汤。

病人脏无他病，时发热自汗出，而不愈者，此卫气不和也。先其时发汗则愈，宜桂枝汤。

病常自汗出者，此为荣气和，荣气和者，外不谐，以卫气不共荣气谐和故尔。以荣行脉中，卫行脉外，复发其汗，荣卫和则愈，宜桂枝汤。

伤寒，阳脉涩，阴脉弦，法当腹中急痛，先与小建中汤，不瘥者，小柴胡汤主之。

血弱气尽，腠理开，邪气因入，与正气相搏，结于胁下，正邪分争，往来寒热，休作有时，默默不欲饮食，脏腑相连，其痛必下，邪高痛下，故使呕也，小柴胡汤主之。"（以上见《伤寒论·辨太阳病脉证并治》）

按：这是张仲景《伤寒论》对营卫病的治疗。

气血是人体健康的基本物质，《素问·至真要大论》说："气血正平，长有天命。"天命就是天赋的寿命，即自然寿命。气血和平了，就能活到自然寿命。《素问·生气通天论》说："气血以流，腠理以密……长有天命。"就是说，气血运行畅通，经络无阻碍，腠理固密（所谓阴平阳密，三焦主腠理），就能活到天赋寿命。此属内因，外因即是顺应天之四时阴阳。所以最直截了当的方法是观察一个人的皮肤肌肉了解这个人的健康情况。如《灵枢·天年》说"五脏坚固，血脉和调，肌肉解利，皮肤致密，营卫之行不失其常，呼吸微徐，气以度行，六腑化谷，津液布扬，各如其常，故能长久。"

"勇士者，目深以固，长冲直扬，三焦理横，其心端直，其肝大以坚，其胆满以傍，怒则气盛而胸张，肝举而胆横，眦裂而目扬，毛起而面苍，此勇士之由然者也……怯士者，目大而不减，阴阳相失，其焦理纵，䯏骭短而小，肝系缓，其胆不满而纵，肠胃挺，胁下空，虽方大怒，气不能满其胸，肝肺虽举，气衰复下，故不能久怒，此怯士之所由然者也。"

按：不仅人体虚弱责于三焦，勇怯也责于三焦。勇者"三焦理横"是三焦健旺，怯者"三焦理纵"是三焦虚损。三焦寄于肝胆,又为心君使者,故勇怯又与心、肝、胆有密切关系。由于少阳三焦虚衰,少阳之气不升,故"气不能满其胸"肝肺不举,就是一般说的胸中大气下陷证。

背腧第五十一

"胸中大俞在杼骨之端,肺俞在三焦之间,心俞在五焦之间,膈俞在七焦之间,肝俞在九焦之间,脾俞在十一焦之间,肾俞在十四焦之间,皆挟脊相去三寸所。则欲得验之,按其处应在中而痛解,乃俞也。灸之则可,刺之则不可,气盛则泻之,虚则补之。以火补者,毋吹其火,须自灭也;以火泻者,疾吹其火,传其艾,须其火灭也。"

按:这里的"焦"字,一般都解为椎字,但未必妥当。只有明白了足三焦经脉才能理解这种说法,足三焦经脉上行循足太阳经,正是三焦元气注入五脏六腑的地方。所谓"心俞在五焦之间","五"指椎言,"焦"指三焦言,就是说,心俞在第五椎两旁一寸半三焦经过的地方,余皆同此意。

卫气第五十二

卫气为阳,卫气不足则相火衰,而阳虚则寒,会出现"上虚则眩"(清阳不升)"下虚则厥"(元阳下衰)的病症。卫气有余便是火,会出现"上盛则热痛""下盛则热"的病症。三焦失常则气街病,故说。

"请言气街,胸气有街,腹气有街,头气有街,胫气有街。故气在头者止之于脑，气在胸者止之膺与背腧，气在腹者止，之背腧与，冲脉于脐左右之动脉者，气在胫者止之于气街与承山、踝上以下。取此者用毫针，必先按而在久应于手，乃刺而予之。所治者，头痛、眩仆、腹痛、中满、暴胀及有新积痛。可移者易已也，积不痛难已也。"

按：头胸属上，腹胫属下。阳虚而寒，在上则出现头眩晕等症，在下则出现腰腿痿厥痹痛。从临床看，气街当指风市穴处，风市、承山及踝骨上下处常有痹痛。

逆顺第五十五

"上工治未病，不治已病。"

所谓"上工治未病"，就是充实太极命门元气。

五味第五十六

"脾病者，宜食秔米饭、牛肉、枣、葵。心病者，宜食麦、羊肉、杏、薤。肾病者，宜食大豆、黄卷、猪肉、粟、藿。肝病者，宜食麻、犬肉、李、韭。肺病者，宜食黄黍、鸡肉、桃、葱。"

按：这是五脏不足之病，宜食入本脏之味。

"肝色青，宜食甘，秔米饭、牛肉、枣、葵皆甘。心色赤，宜食酸，犬肉、麻、李、韭皆酸。脾色黄，宜食咸，大豆、豕肉、粟、藿皆咸。肺色白，宜食苦，麦、羊肉、杏、薤皆苦。肾色黑，宜食辛，黄黍、鸡肉、桃、葱皆辛。"

按：五色病则不然，人们注意得少。

青黄色病为太过，要补己所克者，故见青色要食甘味食品，见黄色要食咸味食品。

赤黑色病为不及，要补母生子，故见赤色要吃酸味食品，见黑色要吃辛味食品。

色白病为太过，要补火克金，故食苦味食品。

水胀第五十七

水胀、肤胀、腹胀、肠覃、石瘕等证都是阳气不足寒邪犯体所致。可参阅《金匮要略·水气病脉证并治》。

五禁第六十一

"甲乙日自乘，无刺头，无发蒙于耳内。丙丁日自乘，无振埃于肩喉、廉泉。戊己日自乘，四季无刺腹，去爪泻水。庚辛日自乘，无刺关节于股膝。壬癸日自乘，无刺足胫。"

按：值日的天干，叫作自乘。甲乙日属于东方肝胆，丙丁日属于南方心小肠，戊己日属于中央脾胃，庚辛日属于西方肺大肠，壬癸日属于北方肾膀胱。马元台说："天干之应于人身，头为甲乙，肩喉为丙丁，戊己为手足，四肢合辰戌丑未之四季，庚辛应股膝，壬癸应足胫。故凡天干自乘之日皆无刺之。"心肝春夏为阳，故在上；肺肾秋冬为阴，故在下；脾胃长夏在中，故在腹。

阴阳二十五人第六十四与五音五味第六十五

《灵枢·阴阳二十五人》根据阴阳五行学说，先把人不同禀赋的体形按五行归纳为木、火、土、金、水五种类型，每一类型，又根据五音的大小阴阳属性及左右上下等进一步再分为五类，就成为五五二十五种类型的人，并与手足三阴阳经相配，特别是与时令的适应，充分体现了法时的思想。

五音，就是角、徵、宫、商、羽五种声音，五音配五脏，角配肝脏，徵配心脏，宫配脾脏，商配肺脏，羽配肾脏。

《灵枢·五音五味》承接《灵枢·阴阳二十五人》所述各种类型人的内容，把五音所属各种类型的人，从性质和部位上，分别说明各自与手足三阴阳经的密切关系。

现将两篇内容综合整理于下。

一、木形人

木形上角之人，足厥阴佗佗然；木形大角人，左足少阳之上遗遗然。

木形判角人，左足少阳之下枯枯然。

木形钛角人，右足少阳之上推推然。

木形左角人，右足少阳之下随随然。

1. 木形上角人，足厥阴佗佗然；调右足少阳下。

调左足太阳下。

右足阳明上。

2. 木形大角人，左足少阳之上遗遗然；调右足少阳下（含右角）。

右足少阳上。

左足少阳下。

左足阳明上。

右足太阳上。

3. 木形判角人，左足少阳之下枯枯然；调右足少阳下（含少角）。

左足少阳下。

4. 木形钛角人，右足少阳之上推推然；调右足少阳下。

5. 木形左角人，右足少阳之下随随然；调左足少阳下。

左足少阳下。

左足阳明上。

按：肝主木，肝与胆相表里，故取足少阳胆经。水生木，故取足太阳经。木克土，故取足阳明经。先分左右，左右又分上下，说明阴阳之中复有阴阳。这种上下、左右、上下左右交叉的方法属于缪刺法、巨刺法。

二、火形人

火形上徵人，手少阴核核然；火形质徵人，左手太阳之上肌肌然。

火形判徵人，左手太阳之下颐颐然。

火形右徵人，右手太阳之上鲛鲛然。

火形少徵人，右手太阳之下慆慆然。

1. 火形上徵人，手少阴核核然；调右手太阳上。

2. 火形质（大）徵人，左手太阳之上肌肌然；调左手太阳上。

3. 火形判（质）徵人；左手太阳之下颐颐然；调左手太阳下。

4. 火形右徵人；右手太阳之上鲛鲛然；调右手太阳上。

5. 火形少徵人，右手太阳之下慆慆然；调右手太阳上。

左手太阳上。

（《五音》左徵）左手阳明上。

按：心主火，心与小肠相表里，故多取手太阳小肠经上。

三、土形人

土形上宫之人，足太阴敦敦然；土形太宫人，左足阳明之上婉婉然。

土形加宫人，左足阳明之下坎坎然。

土形少宫人，右足阳明之上枢枢然。

土形左宫人，右足阳明之下兀兀然。

1. 土形上宫人，足太阴敦敦然；调左手阳明上。

右足阳明下。

2. 土形太宫人，左足阳明之上婉婉然；调左手阳明上。

右足阳明下。

右足阳明上。

左足少阳上。

右足少阳上。

左手太阳下。

3. 土形加宫人，左足阳明之下坎坎然；调左足少阳上。

4. 土形少宫人，右足阳明之上枢枢然；调右足阳明下。

5. 土形左宫人，右足阳明之下兀兀然；调左足阳明上下。

按：脾主土，脾与胃相表里，故取足阳明经。大肠、小肠都属于胃，故取手太阳小肠经和手阳明大肠经。胰腺汁和胆汁是重要的消化液，故取足少阳胆经。注意这里提出太阴病要反映在手足阳明经和足少阳经。

四、金形人

金形上商之人，手太阴敦敦然；金形钛商人，左手阳明之上廉廉然。

金形右商人，左手阳明之下脱脱然。

金形左商人，右手阳明之上监监然。

金形少商人，右手阳明之下严严然。

1. 金形上商人，手太阴敦敦然；调右足阳明下。

左足太阳下。

左手阳明上。

右手太阳下。

2. 金形钛商人，左手阳明之上廉廉然；调右足阳明下。

左足太阳下。

3. 金形右商人，左手阳明之下脱脱然；调右手太阳下。

左手阳明上。

4. 金形左商人，右手阳明之上监监然；调左手阳明上。

5. 金形少商人，右手阳明之下严严然；调右手太阳下。

按：肺主金，肺与大肠相表里，故取手阳明大肠经。土生金，故取足阳明胃经（大肠、小肠都属于胃，故取手太阳经）。金生水，有母子关系，故取足太阳经。注意这里的肺病反映在左手阳明上和手足太阳下。左足太阳下，左手阳明上，右手太阳下，右足阳明下。

五、水形人

水形上羽之人，足少阴汗汗然；水形桎羽人，左足太阳之上安安然。

水形少羽人，左足太阳之下纡纡然。

水形太羽人，右足太阳之上颊颊然。

水形众羽人，右足太阳之下洁洁然。

1. 水形上羽人，足少阴汗汗然；调右足太阳下。

左足太阳上。

2. 水形桎羽人，左足太阳之上安安然；调右足太阳下。

3. 水形少羽人，左足太阳之下纡纡然；调右足太阳下。

4. 水形太羽人，右足太阳之上颊颊然；调右足太阳下。

右足太阳上。

5. 水形众羽人，右足太阳之下洁洁然；调右足太阳下。

按：肾主水，肾与膀胱相表里，故取足太阳经。注意这里的肾病多反映在右足太阳下。

关于经络调理左右上下的问题，与缪刺、巨刺、从阴引阳、从阳引阴等方法有关。如《灵枢·阴阳二十五人》说："黄帝曰：刺其诸阴阳奈何？岐伯曰：按其寸口人迎，以调阴阳，切循其经络之凝涩……故曰：气有余于上者，导而下之；气不足于上者，推而休之；其稽留不至者，因而迎之；必明于经隧，乃能持之。寒与热争者，导而行之；其宛陈血不结者，则而予之。先明知二十五人，则血气之所在，左右上下，刺约毕也。"《素问·阴阳应象大论》所说："故善用针者，从阴引阳，从阳引阴……阳病治阴，阴病治阳。"《针灸甲乙经·九针九变十二节五刺五邪》："凡刺有九，以应九变……道刺者，病在上，取之下，刺府俞也。"《针灸甲乙经·针道终始》："从腰以上者，手太阴、阳明主之；从腰以下者，足太阴、阳明主之。病在下者，高取之；病在上者，下取之。病在头者，取之足；病在腰者，取之腘。病生于头者头重，生于手者臂重，生于足者足重。治病者，先刺其病所从生也。"还说"病在上者，阳也；在下者，阴也。病先起于阴者，先治其阴而后治其阳；病先起于阳者，先治其阳而后治其阴。"

百病始生第六十六

百病之生，皆源于正气不足，所以养生才是预防疾病发生的根本所在。

本篇提出邪气的传变路线不同于六经传变。

孙脉	→	络脉	→	经脉	→	俞脉	→	伏冲脉	→	膂筋	→	募原
↓		↓		↓		↓		↓		↓		↓
皮肤痛		肌肉痛		洒淅喜惊		肢节腰痛		体重身痛		腹胀腹泻		成积

特别是关于积的形成与胫寒有关，有临床意义，谓："厥气生足悗，悗生胫寒，胫寒则血脉凝涩，血脉凝涩则寒气上入于肠胃，入肠胃则䐜胀，䐜胀则肠外之汁沫迫聚不得散，日以成积……肠胃之络伤则血溢于肠外，肠外有寒汁沫与血相搏，则并合凝聚不得散，而积成矣。"

这可能就是华佗"伤寒六部传变"（孙思邈《备急千金要方》引）说之源，谓：一日在皮，二日在肤，三日在肌，四日在胸，五日在腹，六日在胃。

行针第六十七

本篇介绍六种阴阳盛衰不同体质人的六种不同针刺反应。

1. 阳气盛（重阳）的人，对针刺反应很敏感。

2. 阳中有阴的人，对针刺反应比较迟钝。

3. 阴阳调和的人，对针刺反应能适时而至，不敏感不迟钝。

4. 阴多阳少的人，对针刺反应较慢，出针后始有反应，或针过数次后才有反应。

以上四种情况与病人的体质和阴阳之气有关，以下两种则与医生的临床技术有关。

1.针刺后发生气逆。

2.针刺后病情加重。

现在的针灸师很少有人注意这种情况，这应该引起我们的重视。

寒热第七十

【题解】

本篇认为，发病于颈腋的瘰疬（一名鼠瘘，现在多认为是淋巴结核疾病），是由于寒热毒气导致的，其本在于脏腑的失调，病在营血。如《灵枢·寿夭刚柔》说"营之生病也，寒热少气，血上下行"。

《灵枢·寒热病》说："皮寒热者，不可附席，毛发焦，鼻槁腊。不得汗，取三阳之络，以补手太阴。

肌寒热者，肌痛，毛发焦而唇槁腊。不得汗，取三阳于下，以去其血者，补足太阴，以出其汗。

骨寒热者，病无所安，汗注不休，齿未槁，取其少阴于阴股之络，齿已槁，死不治。"

指出可从毛发、鼻、唇、齿以候寒热病情，《灵枢·寒热》则指出察目中赤脉。若伏兔和小腿肚处发凉，而背部督脉、五脏腧穴及项部发热，可针刺四肢根穴和颈项部的结穴。

《素问·皮部论》说："凡十二经络脉者，皮之部也，其色多青则痛，多黑则痹，黄赤则热，多白则寒，五色皆见，则寒热也。"《灵枢·邪客》说："因视目之五色，以知五脏，而决死生。视其血脉，察其色，以知其寒热痛痹。"

此寒热瘰疬病即现代的颈部淋巴结结核症，俗称鼠瘘。宋代《疮疡经验全书》中对鼠瘘的发病部位及临床发展过程作了详细描述。

"黄帝问于岐伯曰:寒热瘰疬在于颈腋者,皆何气使生?岐伯曰:此皆鼠瘘寒热之毒气也,留于脉而不去者也。"

本段指出瘰疬的病位在项部和腋窝,病因是寒热毒气留郁脉中日久不去。

"黄帝曰:去之奈何?岐伯曰:鼠瘘之本,皆在于脏,其末上出于颈腋之间,其浮于脉中,而未内著于肌肉,而外为脓血者,易去也。

黄帝曰:去之奈何?岐伯曰:请从其本引其末,可使衰去而绝其寒热。审按其道以予之,徐往徐来以去之,其小如麦者,一刺知,三刺而已。"

本段指出瘰疬病的病机有标本之分,寒热之本在脏,标在颈腋,寒热毒气在脉中。以治疗其本脏为主。没有化脓的好治,已经化脓的难治。内服瘰疬丸、外敷膏药、针灸都可以治疗。

"黄帝曰:决其生死奈何?岐伯曰:反其目视之,其中有赤脉,上下贯瞳子,见一脉,一岁死;见一脉半,一岁半死;见二脉,二岁死;见二脉半,二岁半死;见三脉,三岁而死,见赤脉不下贯瞳子,可治也。"

瘰疬寒热毒气在血脉中,而诸血脉皆上注于目,故以望目白睛血脉决死生。

邪客第七十一

此篇讲述失眠的病因病理及其治疗方法。其病因是邪气客于五脏六腑;病理是营卫不和,卫气行于阳而不得入于阴,阴虚阳盛;治疗原则是调和阴阳;处方用半夏汤(制半夏五合,秫米一升,千里河水五升,芦苇作柴)。汗出则愈。

《伤寒论》调和营卫阴阳的桂枝汤与此方作用相似,都取微汗出则愈。

诊查邪气客于五脏六腑,需诊查四肢肩、肘、髀、腘。《灵枢·邪客》说:"肺心有邪,其气留于两肘;肝有邪,其气留于两腋;脾有邪,其气留于两髀;肾有邪,其气留于两腘。凡此八虚者,皆机关之室,真气之所过,血络之所游,邪气恶血固不得住留，住留则伤筋络骨节，机关不得屈伸，故病挛也。

针刺其部则愈。"

通天第七十二

本篇详细介绍了阴阳五态之人，可用图86表示。

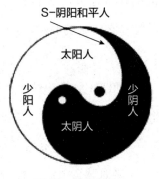

图86　阴阳和平人

刺节真邪第七十五

刺外经去阳病，指热在四肢、皮肤及胸膈头面之病。所谓"阳气大逆，上满于胸中，愤瞋肩息，大气逆上，喘喝坐伏，病恶埃烟，不得息"，与麦门冬汤相似。针刺取小肠经天容穴，去心火也。

咳逆上气，取任脉廉泉，任脉统阳明、少阴阴仪之象。

"耳无所闻，目无所见"而"刺腑俞，去腑病"，取小肠经听宫穴，因耳目头面之病皆肠胃之所生也。头部七窍相通，故扪鼻闭口以通耳目。

病在关节肢络——腰脊、肢胫、阴囊部，就是李东垣所说的"饮食不节，喜怒不时"的内伤病，属水湿下流，可用铍针或砭石放水。

"阳气有余而阴气不足"是内外有热，可针刺肺经的天府穴、督脉别络和骨会大杼穴、膀胱经的中膂俞（《外台秘要》："中膂内俞主寒热痉反折互引。"《铜人腧穴图经》："中膂俞，治肾虚消渴，汗不出。"）去其热邪。病补脾经肺经之阴以出其汗，则热退病愈。汗稀，是微汗的意思，不是汗少。

卫气行第七十六

本篇详细讲解了卫气的运行情况，可用图87表示。

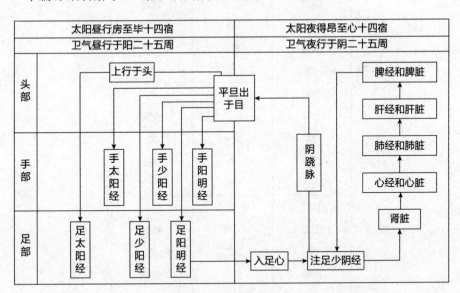

图87 卫气运行示意

昼夜是讲太阳的日周期视运动，卫气随太阳运动而在人体内运行，卫气就是人体的太阳，属于三焦相火。昼行三阳，夜行三阴。文中提出针刺要根据卫气的运行而刺，谓"谨候其时（卫气所到之时），病可与期，失时反候者，百病不治""是故谨候气之所在而刺之（卫气所在），是谓逢时。在于三阳，必候其气在于阳而刺之，病在于三阴，必候其气在阴分而刺之"。这种候卫气所在针刺法不同于营气运行的"子午流注"针刺法。因为营气运行于脉中，卫气运行于脉外。

九宫八风第七十七

《灵枢·九宫八风》的九宫八卦图（图88）。

东南 阴立 巽 洛夏 四	南 上夏 离 天至 九	西南 玄立 坤 委秋 二
东 仓春 震 门分 三	太一	西 仓秋 兑 果分 七
东北 天立 艮 留春 八	北 叶冬 坎 蛰至 一	西北 新立 乾 洛冬 六

图88 九宫八卦

《灵枢·九宫八风》的占术不是从原始的前兆迷信中产生的，而是由具有丰富天文、气象知识的医学家创造出来的，其中一部分古天文、历法、气象、物候知识，建立了天人合一的理论体系。它以文王八卦和洛书为代表符号，表示方位，显示阴阳季节的变化和物候的特征，为人与自然界的联系提供了时间和空间的模型依据。

九宫图的方位，是依据坎、艮、震、巽、离、坤、兑、乾后天八卦方位图的位置来分配的，表示太阳周年视运动。九宫图中，每一宫各有一个数字，是洛书九宫数，表示太阳的周日视运动。古人用九宫八卦图观察宇宙自然界的变化，历史悠久。

《灵枢·九宫八风》可能是《太乙九宫占盘》的简图。用"太乙九宫占盘"一是观星辰天象，二是候八正之风。观"星辰者，所以制日月之行也"（《素问·八正神明论》），候"八正者，所以候八风之虚邪，以时至者也"。

九宫图的中央一宫（中宫），是周围八宫的指导核心。古人观察天象主要是观察日月的运行，如《灵枢·九宫八风》就是讲太阳的周日运动和周年运动。

"太一常以冬至之日，居叶蛰之宫四十六日，明日居天留四十六日，明日居仓门四十六日，明日居阴洛四十五日，明日居上天四十六日，明日居玄委四十六日，明日居仓果四十六日，明日居新洛四十五日，明日复居叶蛰之宫，曰冬至矣。

太一日游，以冬至之日居叶蛰之宫，数所在日，从一处，至九日，复反于一，常如是无已，终而复始。

太一移日，天必应之以风雨，以其日风雨则吉，岁美民安少病矣。先之则多雨，后之则多旱。

太一在冬至之日有变，占在君；太一在春分之日有变，占在相；太一在中宫之日有变，占在吏；太一在秋分之日有变，占在将；太一在夏至之日有变，占在百姓。所谓有变者，太一居五宫之日，病风折树木，扬沙石。各以其所主占贵贱。因视风所从来而占之。风从其所居之乡来为实风，主生，长养万物；

从其冲后来为虚风，伤人者也，主杀、主害者。谨候虚风而避之，故圣人日避虚邪之道，如避矢石然，邪弗能害。此之谓也。

是故太一入徙，立于中宫，乃朝八风，以占吉凶也。"

据经文绘制太一游图（图89、图90）。

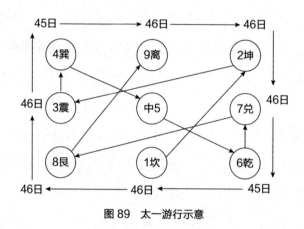

图89　太一游行示意

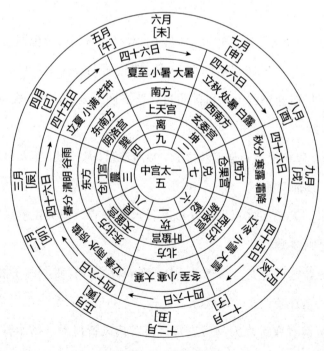

图90　太一游宫示意

"太一移日"是指太一从一宫转向另一宫的那天,也即交换节气之日,如立春日太一由叶蛰宫转向天留宫,春分日太一由天留宫转向仓门宫等,就叫"太一移日",如果换宫的当天和前后几天的气象气候有变化,就可据此预测风雨是否调、水寒冰雹热旱虫等灾害是否发生,以及将流行何种疾病。

所谓"太一入徙,立于中宫,乃朝八风,以占吉凶"者,是指太阳日游九宫的周日视运动。卢良候说:"太一出游之第五日立于中宫乃朝八风,以占吉凶。八风者,四正四维之风也……如居叶蛰之宫,而出游之第五日,风从南西二方而来;如居仓门之宫而出游之第五日,风从西北二方而来;数所在日,而曰不正之风,皆谓之虚风也。"

这就是说有两种占吉凶的方法日。

第一,交换八卦八宫时的节日。太阳周年视运动规律。

第二,太一日游九宫时的第五日。太阳周日视运动规律。

需要注意,太一之游日是从冬至之日开始的,太阳正在南回归线,说明这是讲天道运动。而其中的后天八卦图,据《说卦传》所载,其成始成终点在艮卦立春节,与天道太一出游日相差三节四十五天,而为地道。天道用回归年 366 日,地道用圆周期 360 日,俱载于《素问·六节藏象论》中。这说明《灵枢》九宫八风图内含天道和地道的运动情况,故既可候八风,又可候人体的疾病。

"风从南方来,名曰大弱风。其伤人也,内舍于心,外在于脉,其气主为热。

风从西南方来,名曰谋风。其伤人也,内舍于脾,外在于肌,其气主为弱。

风从西方来,名曰刚风。其伤人也,内舍于肺,外在于皮肤,其气主为燥。

风从西北方来,名曰折风。其伤人也,内舍于小肠,外在于手太阳脉,脉绝则溢,脉闭则结不通,善暴死。

风从北方来,名曰大刚风。其伤人也,内舍于肾,外在于骨与肩背之膂筋,其气主为寒也。

风从东北方来,名曰凶风。其伤人也,内舍于大肠,外在两肋腋骨下及肢节。

风从东方来,名曰婴儿风。其伤人也,内舍于肝,外在于筋纽,其气主为身湿。

风从东南方来,名曰弱风。其伤人也,内舍于胃,外在肌肉,其气主体重。

此八风皆从其虚之乡来,乃能病人。三虚相搏,则为暴病卒死。两实一虚,病则为淋露寒热,犯其雨湿之地,则为痿。故圣人避风如避矢石焉。其有三虚而偏中于邪风,则为击仆偏枯矣。"

关于这一方面的内容,其他古籍也有记载,在此就不一一陈述了。《黄帝内经》在九宫的基础上建立了一套五运六气预测系统,这个系统即是六十甲子体系,详情请看笔者拙著《中医运气学解秘——医易宝典》一书。其对人体的影响见表31。

表31 八风

风名与来处				对人体影响		
九宫	五行	风向	风名	内舍	外在	主气
离	火	南风	大弱风	心	脉	热
坤	土	西南风	谋风	脾	肌	弱
兑	金	西风	刚风	肺	皮肤	燥
乾	金	西北风	折风	小肠	手太阳脉	脉绝则溢,脉闭则结不通,善暴死
坎	水	北风	大刚风	肾	骨与肩背之膂筋	寒
艮	土	东北风	凶风	大肠	两肋腋骨下及胶节	—
震	木	东风	婴儿风	肝	筋纽	身湿
巽	木	东南风	弱风	胃	肌肉	体重

《灵枢·岁露论》对此有补充，谓："黄帝曰：愿闻岁之所以皆同病者，何因而然？少师曰：此八正之候也。黄帝曰：候之奈何？少师曰：候此者，常以冬至之日，太一立于叶蛰之宫，其至也天必应之以风雨者矣。风雨从南方来者为虚风，贼伤人者也。其以夜半至也，万民皆卧而弗犯也，故其岁民少病。其以昼至者，万民懈惰而皆中于虚风，故万民多病。虚邪入客于骨而不发于外，至其立春，阳气大发，腠理开，因立春之日，风从西方来，万民又皆中于虚风，此两邪相搏，经气结代者矣。故诸逢其风，而遇其雨者，命曰遇岁露焉。因岁之和而少贼风者，民少病而少死。岁多贼风邪气，寒温不和，则民多病而死矣。

黄帝曰：虚邪之风，其所伤贵贱何如，候之奈何？少师答曰：正月朔日，太一居天留之宫，其日西北风，不雨，人多死矣。正月朔日，平旦北风，春，民多死。正月朔日，平旦北风行，民病多者，十有三也。正月朔日，日中北风，夏，民多死。正月朔日，夕时北风，秋，民多死。终日北风，大病死者十有六。正月朔日，风从南方来，命曰旱乡；从西方来，命曰白骨，将国有殃，人多死亡。正月朔日，风从东方来，发屋扬沙石，国有大灾也。正月朔日，风从东南方来，春有死亡。正月朔日，天和温不风，糴（dí）贱，民不病；天寒而风，糴贵，民多病。

此所谓候岁之风，残伤人者也。二月丑不风，民多心腹病。三月戌不温，民多寒热。四月巳不暑，民多瘅病。十月申不寒，民多暴死。诸所谓风者，皆发屋，折树木，扬沙石，起毫毛，发腠理者也。"

《灵枢·九宫八风》讲了八卦八方八风应五脏三腑，而《灵枢·九针论》则讲了九宫应人身之九野，谓："黄帝曰：愿闻身形应九野，奈何？岐伯曰：请言身形之应九野也。左足应立春，其日戊寅己丑；左胁应春分，其日乙卯；左手应立夏，其日戊辰己巳；膺喉首头应夏至，其日丙午；右手应立秋，其日戊甲己未；右胁应秋分，其日辛酉；右足应立冬，其日戊戌己亥；腰尻下窍应冬至，其日壬子；六腑膈下三脏应中洲。其大禁，大禁太一所在之日及诸戊己。凡此九者，善候八正所在之处，所主左右上下身体有痈肿者，欲治之，无以其所直之日溃治之，是谓天忌日也。"据此可绘成图91。

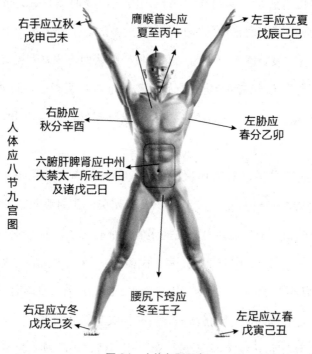

右手应立秋
戊申己未

膺喉首头应
夏至丙午

左手应立夏
戊辰己巳

右胁应
秋分辛酉

左胁应
春分乙卯

六腑肝脾肾应中州
大禁太一所在之日
及诸戊己日

人体应八节九宫图

腰尻下窍应
冬至壬子

右足应立冬
戊戌己亥

左足应立春
戊寅己丑

图91 人体九野示意

二至二分四正位，二至用阳干阳支，二分用阴干阴支，四立及中州则用戊己土。其言"大禁太一所在之日及诸戊己"，"太一所在之日"指太一移居于各宫的那一天，如冬至居叶蛰宫、立春居天留宫等。"诸戊己"指四立及中宫皆属于脾土所管。这里所谓身形应九野的配合方式，主要是根据九宫八卦的位置，结合阴阳五行的属性，来取类比象的，也就是把人体的上下左右分为上为阳，下为阴；左为阳，右为阴，以及阳主升、阴主降的属性，和四季的阴阳盛衰所表现的温凉寒热等气候变化联系起来，以说明人与天地相应的道理。例如在一年之中，春温夏热的气候属于阳，阳气自下而上升，所以把人的左足应立春，左手应立夏。秋凉冬寒的气候属于阴，阴气自上而下降，所以把人的右手应立秋，右足应立冬。至于在躯干部的两胁，位于手足的中间，等于是一年中昼夜时间相等的春分和秋分，所以把左胁应春分，右胁应秋分。同时以头部为诸阳之会，腰以下为诸阴所属，一年中阳气最盛，白昼时间最长的是夏至；阴气最盛，夜间时间最长的是冬至，所以把膺喉首头应夏至，腰尻二阴应冬至。又因人体的腹部在中，所以把腹腔中的六腑及肝、脾、肾三脏与中宫相应。在身形与九野的相应中，每一方位，又各分配着以干支组成的日期，这也是根据九宫八方位置的五行属性，和天干、地支的五行属性相互配合起来的。古人认为，九宫部位的任何一宫，都不可在它相应的时日里进行针刺，特别是对痈肿的刺破排脓。马元台说："《灵枢·九宫八风》内有太一所在九宫及《九针》有身形应九野，乃神圣所言，尤合五行九宫八卦大义，故旧有太一神人歌，凡灸刺破痈者，切宜忌之。"《针灸大成》载"太一歌"如下。

"立春艮上起天留，戊寅己丑左足求，

春分左胁仓门震，乙卯日见定为仇。

立夏戊辰己巳巽，阴洛宫中左手愁，

夏至上天丙午日，正直膺喉离首头。

立秋玄委宫右手，戊申己未坤上游，

秋分仓果西方兑，辛酉还从右胁谋。

立冬左足加新洛，戊戌己亥乾位收，

冬至坎方临叶蛰，壬子腰尻下窍流。

五脏六腑并脐腹，招摇戊己在中州，

溃治痈疽当须避，犯其天忌疾难瘳。"（表32至表34）

这在《通卦验》中也有记载。

表32　二十四节气灾异

二十四节气	晷长	如期而至（平年）	当至不至（退）	未当至而至（进）	灾应所在
冬至	一丈三尺	广莫风至，兰射干生，麋角解，曷旦不鸣。阴气去，阳云出，其茎末如树木之状	万物大旱，大豆不为。人足太阴脉虚，多病、振寒	人足太阴脉盛，多病暴逆脉胀、心痛，大旱	应在夏至
小寒	一丈二尺四分	合冻，虎始定，祭蚯垂首，曷旦入空。仓阳云出氐，南仓北黑。	先小旱，后小水。人手太阴脉虚，人多病喉脾	人手太阴脉盛，人多热，来年麻不为	小暑
大寒	一丈一尺八分	雪降，草木多生心，鹊始巢。黑阳云出心，南黑北黄	则旱，后水。麦不成。人足少阴脉虚，多病蹶逆，惕善惊	人足少阴脉盛，人多病，上气嗌肿	大暑
立春	一丈一尺二分	雨水降，冬风至，雉雏乳，冰解、杨柳梯。青阳云出房，如积水	兵起，来年麦不成，人足少阳脉虚，多病疫疟	人足少阳脉盛，人多病粟，疾疫	立秋
雨水	九尺一寸六分	冻冰释，猛风至，獭祭鱼，鸽鹍鸣，蝙蝠出。黄阳云出亢，南黄北黑	则旱，麦不为。人手少阳脉虚，多病心痛	人手少阳脉盛，人多病目	处暑
惊蛰	八尺二寸	雷候应北。赤，阳云虫翼，南赤北白	则雾，稚禾不为。人足太阳脉虚，人多疫病疟	人足太阳脉盛，多病痈疽胫肿	白露
春分	七尺二寸四分	明庶风至，雷雨行，桃始花，日月同道。正，阳云出张，如积鹄	先旱后水，岁恶，重来不为。人手太阳脉虚，人多病痹痛	人手太阳脉盛，人多病疠疥身痒	秋分
清明	六尺二寸八分	雷鸣雨下，清明风至。元鸟来。白，阳云出，南白北黄	菽豆不为。人足阳明脉虚，人多病疥，虚，振寒洞泄	人足阳明脉盛，人多病温，暴死	寒露
谷雨	五尺三寸二分	田鼠化为鴽。太，阳云出张，上如车盖，不如薄	水物稻等不为。人足阳明脉虚，人多病痈疽疟，振寒，霍乱	人足阳明脉盛，人多温黑肿	霜降

（续　表）

二十四节气	暑长	如期而至（平年）	当至不至（退）	未当至而至（进）	灾应所在
立夏	四尺三寸六分	清明风至，而暑鹊声蜚，电见早出，龙升天。当阳云出咀，紫赤如珠	则旱，五谷大伤。牛畜病。人手阳明脉虚，多病寒热齿龋	人手阳明脉盛，多病头肿嗌喉痹	立冬
小满	三尺四寸	雀子蜚，蝼蛄鸣。阳云出七星，赤而饶	多凶，言有大丧。先水后旱。人足太阳脉虚，人多病满筋急痹痛	人足太阳脉盛，人多病冲气、肿	小雪
芒种	二尺四分	蚯蚓发。长阳云集，赤如曼曼	多凶，言国有狂令。人足太阳脉虚，多病血痹	人足太阳脉盛，多蹶眩头痛痹	大雪
夏至	四寸八分	暑风至，暑且湿，蝉鸣，螳螂生，鹿角解，木茎荣。少，阴云出，如水波崇崇	邦有大殃，阴阳并伤，口干嗌痛	人手阳脉盛，多病肩痛	冬至
小暑	二尺四寸四分	云五色出，伯劳鸣，虾蟆无声，黑，阴云出，南黄北黑	前小水后小旱，有兵。人足阳明脉虚，多病泄注腹痛	人足阳明脉盛，多病胪肿	小寒
大暑	三尺四寸	雨湿，半夏生。阴云出，南赤北仓	外兵作。来年饥。人手少阳脉虚，多病筋痹胸痛	人手少阳脉盛，多病筋痹胸痛，恶气	大寒
立秋	四尺三寸六分	凉风至，白露下，虎啸，腐草为嗌，蜻蜓蚓鸣，阴云出，上如赤列，下黄弊	暴风为灾，年岁不入。人足少阳脉虚，多病疠，少阳气中寒，白茫茫	人足少阳脉盛，多病咳嗽上气，咽喉肿	立春
处暑	五尺三寸二分	雨水，寒蝉鸣，赤，阴云出，南黄北黑	国有淫令，四方兵起。人手太阴脉虚，多病胀，身热。来年麦不为	人手太阴脉盛，多病胀身热，不汗出	雨水
白露	六尺二寸八分	云气五色，蜻蜓上堂，鹰祭鸟，燕子去，室鸟雌雄别，黄，阴云出，南黑北黄	六畜多伤。人足太阴脉虚，人多病痤疽泄	人足太阴脉盛，多病心胀，闭疝瘕	惊蛰

（续　表）

二十四节气	晷长	如期而至（平年）	当至不至（退）	未当至而至（进）	灾应所在
秋分	七尺二寸四分	风凉惨，雷始收。鸷鸟击，元鸟归，盍风至。白云出，南黄北白	草木复荣。人手少阳脉虚，多病温，悲心痛	人手少阴脉盛，多病胸胁膈痛	春分
寒露	八尺二寸	霜小下，秋草死，众鸟去。正阳云出，如冠缨	来年谷不成。六畜鸟兽被殃。人足厥阴脉虚，多病疝痛腰痛	人足厥阴脉盛，多病痛，胸中热	清明
霜降	九尺一寸六分	候雁南向，豺祭兽，霜大下，草禾死。太阳云出，上如羊，下如磷石	万物大耗，来年多大风。人足厥阴脉虚，多病腰痛	人足厥阴脉盛，多病喉风肿	谷雨
立冬	一丈一寸二分	不周风至，如冰，荞麦生，宾爵入水为蛤。阴云出接。	地气不藏，立夏反寒，早旱晚水，万物不成。人手少阳脉虚，多痛温，心烦	人手少阳脉盛，多病臂掌痛	立夏
小雪	一丈一尺八分	阴寒，熊罴入穴，雉入水为蜃。阴云出而黑	来年五谷伤。蚕麦不为。人心主脉虚，多病肘腋痛	人心主脉盛，人多病腹耳痛	小满
大雪	一丈二尺四分	鱼负冰，雨雪。长云出，黑如芥	温气泄，夏蝗生，大水。人手心主脉虚，多病少气，五疸，水肿	人心主脉盛，多病痛疽肿痛	芒种

表33　四季灾异

四季十二月	候卦气不至之灾	辟卦卦气不至	灾　异
春三月	日食无光，君失政，臣有谋，期在其冲，白气应之期，百日二旬，臣有诛者，则多阳	一卦不至（泰）	秋早霜
		二卦不至（大壮）	雷不发蛰
		三卦不至（夬）	三公有忧，在八月
夏三月	大风折木发屋，期百日二旬。多死臣，黑气应之（此句《通卦验》中错简，本文改正之），地动应之，期在其冲	一卦不至（乾）	秋草木早死
		二卦不至（姤）	冬无冰，人民病
		三卦不至（遁）	臣内杀，三公有缞绖之服，崩

四季十二月	候卦气不至之灾	辟卦卦气不至	灾　异
秋三月	君私外家，中不慎刑，臣不尽职，大旱而荒，期在其冲，青气应之，期百有二旬	一卦不至（否）	中臣有用事者，春下霜
		二卦不至（观）	霜著木，在二月
		三卦不至（剥）	臣专政，草木春落，臣有免者则已
冬三月	赤气应之，期准百二十日，内有兵、日食之灾。期三百六旬，三公有免者，期在其冲，则己无兵	一卦不至（坤）	夏雨雪
		二卦不至（复）	水
		三卦不至（临）	涌水出，人君之政所致之

表 34　八卦灾异

八卦	方位	所主节气	卦气色彩	出值时辰	灾　异				
					气出右（后时）	气出左（先时）	卦气不至（不及）	卦气进	卦气退
乾	西北	立冬	白气	人定	气出右，万物半死	气出左，万物伤	乾气不至，则立夏有寒，伤禾稼，万物多死，人民疾疫，应在其冲	乾气见于冬至之分，见阳气火盛，当藏不藏，蛰虫东行。乾为君父、为寒、为冰、为金、为玉。于是岁，是立夏早蛰，夏至寒。乾得坎之塞，则夏雨雪水冰	乾气退（郑玄注：谓见于秋分之分也），伤万物
坎	北	冬至	黑气	夜半	气出右，天下旱	气出左，涌水出	坎气不至，则夏至大寒，雨雪、涌泉出。岁多大水，应在其冲	坎气见立春之分，则水气乘出。坎为沟渎。于是岁，多水灾，江河决，山水涌出	坎气退，则天下旱
艮	东北	立春	黄气	鸡鸣	气出右，万物霜	气出左，山崩涌水出	艮气不至，则立秋山陵多崩，万物华实不成，五谷不入，应在其冲	艮气见于春分之分，则万物不成。艮为山、为止、不止，则气过山崩	艮气退，则数有云雾霜

（续　表）

八卦	方位	所主节气	卦气色彩	出值时辰	灾　异				
					气出右（后时）	气出左（先时）	卦气不至（不及）	卦气进	卦气退
震	东	春分	青气	日出	气出右，万物半死	气出左，蛟龙出	震气不出，则岁中少雷，万物不实，人民疾热，应在其冲	震气见立夏之分，雷气盛，万物蒙而死不实，龙蛇数见，不云而雷，冬至乃止	震气退，岁中少雷，万物不茂
巽	东南	立夏	青气	食时	气出右，风橛木	气出左，万物伤，人民疾湿	巽气不至，则岁中多大风，发气扬沙，禾稼尽	巽气见夏至之分，则风，气过折木	巽气退，是盲风至，万物不成，湿伤人民
离	南	夏至	赤气	日中	气出右，万物半死	气出左，赤地千里	离气不至，见无日光，五谷不荣，人民病目痛。冬无冰，应在其冲	离见于立秋之分，大热（依《古微书》补）	离气退，则其岁日无光，阴必害之
坤	西南	立秋	黄气	晡时	气出右，万物半死	气出左，地动	坤气不至，则万物不茂，地数震，牛羊多死，应在其冲	坤气见于秋分之分，则其岁地动摇，江河水，乍存乍亡	坤气退，则地分裂，水泉不泯
兑	西	秋分	白气	日入	气出右，万无不生	气出左，则虎害人	兑气不至，则岁中多霜，草木枯落，人民疥瘙，应在其冲	兑气见于立冬之分，则万物不成，虎狼为灾，在泽中	兑气退，则泽枯，万物不成

这是孔子用五运六气阐述经脉病，"当至不至"为五运不及年，"未当至而至"为五运太过年，平年则如期而至。孔子讲到十一经脉，与马王堆汉墓帛书《足臂十一脉灸经》《阴阳十一脉灸经》及《灵枢·本输》相同，不同于《灵枢·经脉》讲的十二经脉。从经脉生理来说，郑康成注"手太阴脉"时说："手太阴脉，起于大指内侧，上贯咒唾，散鼻中。"注"足太阳脉"时说："太阳脉起足小趾端，至前两板齿。"此不同于其他医书记载，具有十分重要的价值。"散鼻中"说明了手太阴脉与鼻的直接关系，"至前两板齿"则说明了足太阳脉与

齿的直接关系，使齿为肾主骨之余有了着落。从病理来说，太过年与不及年经脉会发生不同的病症，讲到足少阳太过与不及年都会发生疫病、足太阳不及年会发生疫病，这是其他医书没有讲过的。还有手心主不及年会发生五痹病，也是其他医书没有讲过的。这些贡献都是非常大的，需要我们认真去研究。

我们把《通卦验》所记经脉应日月现象与《灵枢·阴阳系日月》所记经脉应日月现象对比于下（图92、图93）。

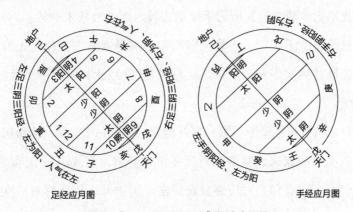

图92 《灵枢·阴阳系日月》经脉应日月

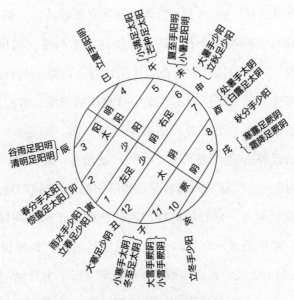

图93 《通卦验》经脉应日月

对比两个图可以看出，《灵枢》经脉应日月图，把足经脉与手经脉分开，故而显得《灵枢》比《通卦验》记载的整齐规律，说明《通卦验》记载的经脉要比《灵枢》记载的经脉早，更古老一些，这是一份难得的有关经脉的史料，可是向来都不被医学家重视。其相同点都是记载十一经脉和上半年配应阳经脉、下半年配应阴经脉。这也与左阳、右阴、上半年为阳、下半年为阴的观念相一致。

如果我们把《通卦验》所记手经脉去掉，两者就基本一致了，若再把《通卦验》记载的夏至手阳明、小暑足阳明和小满足太阳、芒种足太阳对调一下，其一年的经脉排列次序完全一样。这与《灵枢·经脉》所记十二经脉流注并不是一个系统。

《灵枢·九宫八风》说冬至太一居叶蛰宫，过了 46 日，太一就移居天留宫等，并与八卦八节对应起来。叶蛰宫对应冬至坎卦宫，居 46 日；天留宫对应立春艮卦宫，居 46 日；仓门宫对应春分震卦宫，居 46 日；阴洛宫对应立夏巽卦宫，居 45 日；上天宫对应夏至离卦宫，居 46 日；玄委宫对应立秋坤卦宫，居 46 日；仓果宫对应秋分兑卦宫，居 46 日；新洛宫对应立冬乾卦宫，居 45 日。八卦宫（《乾凿度》称作四正四维）合计 366 日，知这里用的是回归年太阳历。可称为八卦太阳历或八月太阳历。太一在这里的迁移方向是顺时针方向，是地道。太一这一迁移路线就是《奇门遁甲》术中排宫法的根源。可是太乙除了 46 日（或 45 日）移居于八卦宫之一外，还要每日游一宫。如说太一在冬至日居叶蛰宫，然后每日迁移一宫。而且说太一从一处起行，经过九天后，太一又回到一处。这里的"一处"，从举例而言即是指洛书的一宫，或曰坎卦宫或叶蛰宫。但原文没有明确说明太一运行的路线，因此就产生了两种路线的说法。其第一种说法认为，是仿照太一环行八卦宫的路线日游，卢良侯说："太一日游于九宫也，数所在日者，以所在之宫数，至九日而复反于本宫也，如居叶蛰之宫，即从叶蛰之一处，一日而至天留，二日而至仓门，三日而至阴洛，四日而至天宫，五日而至中宫，六日而至玄委，七日而至仓果，八日而至新洛，九日复反于叶蛰之宫。如居天留之宫，即从天留数至九日，而复反于天留也。常如是无已。"[1] 即第一日太一在叶蛰宫，第二日就移到天留艮宫，第三日到仓门震宫，然后历经阴洛巽宫、上天离宫、玄委坤宫、仓果兑宫、新洛乾宫，如此到第九日又回到叶蛰宫。但这就与太一在叶蛰宫46日的安排不协调，如此环行五周回到叶蛰宫是第41日，而不是第46日，就不可能明日去居天留宫。故此法不可取。第二种说法认为，是按洛书数的次序移行，如马元台说："太一所游之日，假如冬至居叶蛰之宫，照图数所在之日，从一处至九，冬至为一，立秋为二，春分为三，立夏为四，中央为五，立冬为六，秋分为七，立春为八，夏至为九，复反于冬至之一，常如是轮之无已，终而复始。"[2] 此说在《易纬·乾凿度》中郑玄注也有记载，谓："天数大分，以阳出，以阴入。阳起于子，阴起于午。太一下九宫，从坎宫始。自此而从于坤宫，又自此而从震宫，又自此而从巽宫，还息于中央之宫，即又自此而从乾宫，自此而从兑宫、艮宫，又自此从于离宫。行则周矣。"据此说太一日游，第一日在叶蛰坎一宫，第二日移到玄委坤二宫，第三日移到仓门震三宫，第四日移到阴洛巽四宫，第五日移到中央招摇宫，第六日移到新洛乾六宫，第七日移到仓果兑七宫，第八日移到天留艮八宫，第九日移到上天离九宫，然后第十日复反于叶蛰坎一宫。第十一日又到玄委坤二宫，此后再经历仓门、阴洛、招摇、新洛、仓果、天留、上天各处。太一在第19日再回到叶蛰坎一宫。由此可以推出第28日、第37日、第46日太一都在叶蛰宫。于是太一就会"明日居天留宫46日"。我们可以称这种方法为九宫太阳历。按照洛书数次序运动就是遵循日月天道运动。太一这一种迁移路线就是《奇门遁甲》术中飞宫法（飞盘排法）的根源。《黄帝内经》称此为"天以九九为制"。《奇门遁甲》称此为九星日游九宫。这是九进

---

① 引自陈璧琉等：《灵枢经白话解》第539页，人民卫生出版社，1963年。
② 引自陈璧琉等：《灵枢经白话解》第539页，人民卫生出版社，1963年。

制，一个完整的太阳运动周期。至此我们知道，《灵枢·九宫八风》用的是九宫八卦太阳历。太一日游九宫，五次游45日，游完八宫是360日，6个60甲子日。一宫五次游45日，15日一个节气，共三个节气，故有《奇门遁甲》"八卦定八节，一节统三气"之说。八节是冬至、立春、春分、立夏、夏至、立秋、秋分、立冬，一年二十四节气，冬至统冬至、小寒、大寒三气，则得一节统三气。每一气统五日为一阳局，三五一十五日为阳一局、阳二局、阳三局。

阴洛宫和新洛宫只停45天的原因是古人用立杆测日影的方法，以冬至、夏至为校对时间的标准，如《乾凿度》郑玄注所说"阳起于子，阴起于午"。在冬至日中日影最长时开始测日影，到夏至日中日影最短时为上半年的时间段，如果阴洛宫还用46日，就要超过夏至日中的时间，即超过半年183日的时间，故校正之只用45日。同理新洛宫也只用45日。这跟刘尧汉发掘出的彝族十月太阳历在冬至、夏至过大小年是一个道理。说明这两种历法的应用年代是比较早的。这也是《奇门遁甲》术中阳遁和阴遁所分的时间段的分法，阳遁从坎宫、艮宫、震宫到巽宫为阳顺传，到了巽宫不需要再从巽宫过渡到离宫，因为从离宫起属于阴遁需要逆传，从头开始到乾宫结束。由此可知，《奇门遁甲》术是根源于《灵枢·九宫八风》理论的。

卢央先生说[1]，九宫八风理论除去占测的说明之外，其主要内容就是将一年的历日安排在一个图中表示出来。如果所在之日在阴洛宫，即是在立夏之后，那么再看其日游，就可确定所在日太一居何宫（如太一在坎一宫，则1、10、19、28、37、46日在坎一宫，2、11、20、29、38日在坤二宫，3、12、21、30、39日在震三宫，4、13、22、31、40日在巽四宫，5、14、23、32、41日在中央五宫，6、15、24、33、42日在乾六宫，7、16、25、34、43日在兑七宫，8、17、26、35、44日在艮八宫，9、18、27、36、45日在离九宫。余八卦宫仿此）。

---

[1] 卢央：《易学与天文学》第102页，中国书店出版社，2003年。

或者反过来，知太一在何宫，就可反推出所在日距立夏之日数。如果再将其占测之词，如"太一在冬至之日有变，占在君。太一在春分之日有变，占在相。太一在中宫之日有变，占在吏。太一在秋分之日有变，占在将。太一在夏至之日有变，占在百姓。"将二分二至和中宫特别加以点明，就是要在使用九宫八风图时，有几个明显的标志可以作为校准之用。特别要提到的是中宫（招摇），关于太一在八卦宫的迁移中，并没有涉及到中宫。但在太一日游中，每一个节令中都有五次移入中宫，并且在《灵枢·九宫八风》中说："是故太一徙立于中宫，乃朝八风，以占吉凶也。"这说明只有九宫历和八卦历有效地结合起来，成为九宫八卦历才能有效地预测吉凶。八卦宫主月、节，洛书九宫主日，回归年主岁，制定太阳历的基本元素岁、月、日全有。

《黄帝内经》所用的历法，除回归年之外，还有阴阳历年和公度年。

如《素问·六节藏象论》说："夫六六之节、九九制会者，所以正天之度、气之数也。天度者，所以制日月之行也；气数者，所以纪化生之用也。天为阳，地为阴，日为阳，月为阴，行有分纪，周有道理，日行一度，月行十三度而有奇焉，故大小月三百六十五日而成岁，积气余而盈闰矣。立端于始，表正于中，推余于终，而天度毕矣。帝曰：余已闻天度矣，愿闻气数何以合之？歧伯曰：天以六六为节，地以九九制会；天有十日，日六竟而周甲，甲六复而终岁，三百六十日法也……五日谓之候，三候谓之气，六气谓之时，四时谓之岁，而各从其主治焉。"

一年365.25日，进位即为九宫八卦历一年366日。所谓"九九制会"之法，即洛书九宫法。《尚书·尧典》对此有记载，谓："其三百六旬又六日，以闰月定四时成岁。"此历法至少在尧帝时代已被应用。所谓"日六竟而周甲"，就是"六旬而周甲"，用的是干支六十甲子历。现将六十甲子六旬式列于下。

甲子旬：甲子，乙丑，丙寅，丁卯，戊辰，己巳，庚午，辛未，壬申，癸酉。

甲戌旬：甲戌，乙亥，丙子，丁丑，戊寅，己卯，庚辰，辛巳，壬午，癸未。

甲申旬：甲申，乙酉，丙戌，丁亥，戊子，己丑，庚寅，辛卯，壬辰，癸巳。

甲午旬：甲午，乙未，丙申，丁酉，戊戌，己亥，庚子，辛丑，壬寅，癸卯。

甲辰旬：甲辰，乙巳，丙午，丁未，戊申，己酉，庚戌，辛亥，壬子，癸丑。

甲寅旬：甲寅，乙卯，丙辰，丁巳，戊午，己未，庚申，辛酉，壬戌，癸亥。

这就是《易经》《黄帝内经》中以旬纪历的方法。六十甲子的完整周期表见于已出土的殷代甲骨文中。六十甲子历法用的是公度年，即一年为360天，另余5.25天作为过年日。这六十甲子历正是中医五运六气所用之历法，如运气篇《素问·天元纪大论》说："天以六为节，地以五为制。周天气者，六期为一备；终地纪者，五岁为一周……五六相合，而七百二十气为一纪，凡三十岁；千四百四十气，凡六十岁为一周，不及太过斯皆见矣。"《素问·六微旨大论》也说："天气始于甲，地气始于子，子甲相合，命曰岁立。谨候其时，气可与期。"用这一历法的基础是河图、洛书，这就可以前面所引运气原文为证。又如《灵枢·九宫八风》和安徽阜阳汉初汝阴侯墓出土的《太一九宫占盘》的占测之词在冬至一宫、春分三宫、夏至九宫、秋分七宫及中宫，由前引《素问·六元正纪大论》原文可知其占测之词也在一宫、三宫、九宫、七宫及中宫，说明它们是属于一个体系。六十甲子历不是以六旬配六气，而是以6个六十甲子配六气；并以5个十二地支周配五运。如此"五六相合，而七百二十气为一纪，凡三十岁；千四百四十气，凡六十岁为一周"，故又回到了六十甲子周历法。从其谓"五日谓之候，三候谓之气，六气谓之时，四时谓之岁"来看，五运六气六十甲子历注重的是节气。但如何按节气日游，运气篇并没有说明。笔者认为应该按照《灵枢·九宫八风》先将一年360日分为上下两个半年各180日，即3个六十甲子周期，被称为上中下三元，属于上元的60个甲子先在九宫中分布，也是和九宫八风盘一样从坎一宫起，然后按马元台注所说的那样迁移。

第1个干支甲子布于坎一宫，第2个干支乙丑布于坤二宫，第3个干支丙寅布于震三宫，第4个干支丁卯布于巽四宫，第5个干支戊辰布于中五宫，第 6 个干支己巳布于乾六宫，第 7 个干支庚午布于兑七宫，第 8 个干支辛未布于艮八宫，第 9 个干支壬申布于离九宫，第 10 个干支癸酉又依次布于坎一宫，第 11 个干支甲戌就依次布于坤二宫，如此排下去，至第 21 个干支甲申就依次排在震三宫，第 31 个干支甲午就依次排在巽四宫，第 41 个干支甲辰就依次排在中五宫，第 51 个干支甲寅就依次排在乾六宫，至第 60 个干支癸亥也排在乾六宫，到此上元甲子周分排完毕（图 94）。

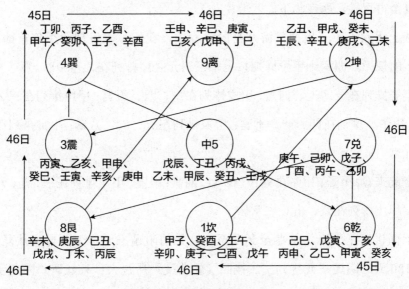

图 94　九宫 60 甲子排列次序

以下第 61 个干支即中元六十甲子周的第 1 个干支甲子按次序应该从兑七宫排起，然后依次顺排下去，中元第 11 个干支甲戌排在艮八宫，中元第 21 个干支甲申排在离九宫，中元第 31 个干支甲午排在坎一宫，中元第 41 个干支甲辰排在坤二宫，中元第 51 个干支甲寅排在震三宫，中元最后一个干支即第 60 个干支癸亥也排在震三宫。到此中元干支周排布完毕。然后接着排布下元六十甲子周。按照以上的排布规律，下元第 1 个干支甲子应从巽四宫起，其余下元六甲旬首甲戌、甲申、甲午、甲辰、甲寅依次排在中五宫、乾六宫、兑七宫、艮八宫、离九宫等。其最后一旬首甲寅排在离九宫，其下元最后一个干支癸亥也排在离九宫。至此上半年的三元干支周全部分排于九宫之中。

这是一个六十甲子的排列次序。

冬至占君，坐北为君。

春分占相，肺在右。

中宫占吏，治四方者吏。

秋分占将，肝在左。

夏至占百姓，面南临下。

从上述六十甲子周期日游九宫的过程中，我们可以发现六甲旬首的排列有如下的规律，即六十甲子周期按上中下三元之序排列在九宫中时。

甲子排列在一、七、四宫；甲戌排列在二、八、五宫；甲申排列在三、九、六宫；甲午、排列在四、一、七宫；甲辰排列在五、二、八宫；甲寅排列在六、三、九宫。

合起来看：甲子、甲午排列在一、七、四宫；甲寅、甲申排列在三、九、六宫；甲辰、甲戌排列在八、五、二宫。

上面讲述了上半年从冬至到夏至180天的阳遁三元，下面再说从夏至到冬至180天的阴遁三元排列法。按照《乾凿度》所说太一行九宫"阳起于子，阴起于午"的法则，其下半年阴遁三元应从离九宫开始，并按阴遁逆行的原则迁移。所以阴遁上元的第1个干支甲子排在离九宫，上元的第2个干支乙丑就排在艮八宫，上元第3个干支丙寅排在兑七宫，上元第4个干支丁卯排在乾六宫，上元第5个干支戊辰排在中五宫，上元第6个干支己巳排在巽四宫，上元第7个干支庚午排在震三宫，上元第8个干支辛未排在坤二宫，上元第9个干支壬申排在坎一宫，上元第10个干支癸酉仍排在离九宫，上元第11个干支甲戌排在艮八宫，如此逆排下去，上元第21个干支甲申排在兑七宫，上元第31个干支甲午排在乾六宫，上元第41个干支甲辰排在中五宫，上元第51个干支甲寅排在巽四宫，上元最后1个干支癸亥也排在巽四宫。至此阴遁上元 60 个干支排布完毕。接着排阴遁中元的 60 个干支，其第 1 个干支甲子排在震三宫，其余六甲旬首的排宫是，甲戌排在坤二宫，甲申排在坎一宫，甲午排在离九宫，甲辰排在艮八宫，甲寅排在兑七宫。阴遁中元最后 1 个干支癸亥也排在兑七宫。至此阴遁中元 60 个干支排布完毕。接下去排阴遁下元60 甲子周，其六甲旬首的排位：甲子排在乾六宫，甲戌排在中五宫，甲申排在巽四宫，甲午排在震三宫，甲辰排在坤二宫，甲寅排在坎一宫，阴遁下元最后 1 个干支癸亥也排在坎一宫。至此阴遁三元排布完毕。由此可知，阴遁六甲旬首的排列也有一定的规律。

甲子排在九、三、六宫；甲戌排在八、二、五宫；甲申排在七、一、四宫；甲午排在六、九、三宫；甲辰排在五、八、二宫；甲寅排在四、七、一宫。

合起来看：甲子、甲午排在九、三、六宫；甲寅、甲申排在四、七、一宫；甲辰、甲戌排在五、八、二宫。

无论是阳遁还是阴遁甲辰、甲戌都排在五、八、二宫。而甲子、甲午与甲寅、甲申在阳遁三元与阴遁三元中的位置却做了交换。

卢央先生说："已知六甲旬首之宫位，已知某个干支对属何遁（即这个干支对在上半年或下半年）何元（即上中下三元之那一元，一元时间跨度大约两个月），就立即可知其九宫的位置。例如戊寅日，很方便地可推出它在甲戌旬中，若已知属阴遁（下半年）下元局（当在霜降至冬至间）。故知甲戌旬头在中五宫，于是第二乙亥在四宫，第三丙子在三宫，第四丁丑在第二宫，第五戊寅在一宫。故立刻可知下半年霜降后戊寅日在一宫坎。当然也可以逆推，即由宫位和日子反求干支对等。"

从以上所述可知，五运六气六十甲子干支周历法系统是根源于九宫八卦系统的，是《奇门遁甲》术历法的基础。但九宫八卦历和五运六气六十甲子历比较古老粗疏，《奇门遁甲》历法用回归年 365.25 天就较精确了，所以《奇门遁甲》历法制定了一个称为"超神接气"的置闰办法。

其余内容可参阅《生命与八卦》一书。

九针论第七十八

"阳病发于冬，阴病发于夏。"

《太素·邪传》注："冬阳在内，故病发冬。夏阳在外，故病发夏。"这就是至阴至阳之病，张仲景在《伤寒论》中论述详备，理法方药具有，读者可参阅笔者拙著《中医太极三部六经体系》一书。

岁露论第七十九

"黄帝问于岐伯曰：经言夏日伤暑，秋病疟，疟之发以时，其故何也？

岐伯对曰：邪客于风府，病循脊而下。卫气一日一夜常大会于风府，其明日日下一节，故其日作晏，此其先客于脊背也。故每至于风府则腠理开，腠理开则邪气入，邪气入则病作，此所以日作尚晏也。卫气之行风府，日下一节，二十一日下至尾底，二十二日入脊内，注于伏冲之脉，其行九日，出于缺盆之中，其气上行，故其病稍益。至其内搏于五脏，横连募原，其道远，其气深，其行迟不能日作，故次日乃蓄积而作焉。

黄帝曰：卫气每至于风府，腠理乃发，发则邪入焉，其卫气日下一节，则不当风府，奈何？

岐伯曰：风府无常，卫气之所应，必开其腠理，气之所舍节则其府也。

黄帝曰：善。夫风之与疟也，相与同类，而风常在，而疟特以时休，何也？

岐伯曰：风气留其处，疟气随经络，沉以内搏，故卫气应乃作也。

帝曰：善。"

《灵枢·卫气行》说：卫气平旦出于目而行三阳，夜行于阴，一日一夜复会于目。而《灵枢·岁露论》则说卫气行督任二脉后而一日一夜大会于风府，这是因为督脉总统三阳，任脉总统三阴，风府处于目系之故。如《灵枢·大惑论》说目系"上属于脑，后出于项中。故邪中于项，因逢其身之虚，其入深，则随眼系以入于脑。入于脑则脑转，脑转则引目系急"。

卫气从风府下行尾底用二十一日，二十二日入脊内从缺盆出用九日，行完督任二脉共用三十日，即一个月。其每日一日一夜则行三阴三阳。这有点类似于太一之游，太一周年行于八卦八宫，周日行于洛书九宫。

《素问·疟论》："虚实不同，邪中异所，则不得当其风府也。故邪中于头项者，气至头项而病；中于背者，气至背而病；中于腰脊者，气至腰脊而病；中于手足者，气至手足而病。卫气之所在，与邪气相合，则病作。故风无常府，卫气之所发，必开其腠理，邪气之所合，则其府也。"

"黄帝问于少师曰：余闻四时八风之中人也，故有寒暑，寒则皮肤急而腠理闭，暑则皮肤缓而腠理开，贼风邪气因得以入乎？将必须八正虚邪乃能伤人乎？

少师答曰：不然。贼风邪气之中人也，不得以时，然必因其开也，其入深，其内极病，其病人也，卒暴。因其闭也，其入浅以留，其病也徐以迟。"

此段指出八正虚邪伤人的条件是腠理的开闭。

"黄帝曰：有寒温和适，腠理不开，然有卒病者，其故何也？

少师答曰：帝弗知邪入乎？虽平居，其腠理开、闭、缓、急，其故常有时也。

黄帝曰：可得闻乎？

少师曰：人与天地相参也，与日月相应也。故月满则海水西盛，人血气积，肌肉充，皮肤致，毛发坚，腠理郄，烟垢著，当是之时，虽遇贼风，其入浅不深。至其月郭空，则海水东盛，人气血虚，其卫气去，形独居，肌肉减，皮肤纵，腠理开，毛发残，膲理薄，烟垢落，当是之时，遇贼风则其入深，其病人也，卒暴。"

此段指出人体的气血与朔望月运动有关。

"黄帝曰：其有卒然暴死暴病者，何也？

少师答曰：三虚者，其死暴疾也。得三实者，邪不能伤人也。

黄帝曰：愿闻三虚。

少师曰：乘年之衰，逢月之空，失时之和，因为贼风所伤，是谓三虚。故论不知三虚，工反为粗。

帝曰：愿闻三实。

少师曰：逢年之盛，遇月之满，得时之和，虽有贼风邪气，不能危之也。"

此段指出三虚与日月有关。